국제의료관광 코디네이터

보건의료 관광행정

Healthcare Tourism Administration

나 승 권 저

감 수

• 윤 형 로 •
공학박사/연세대학교 의공학부 교수

• 황 락 훈 •
공학박사/세명대학교 전기공학과 교수

• 김 종 탁 •
이학박사/상지영서대학교 의료시스템정보과 교수

• 남 삼 극 •
의학박사/삼육의료원 서울병원 의무원장

• 김 선 일 •
관광학박사/한국폴리텍대학 호텔관광과 교수

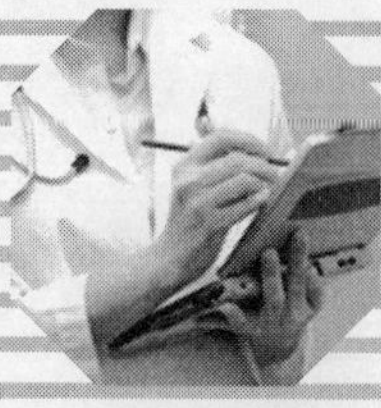

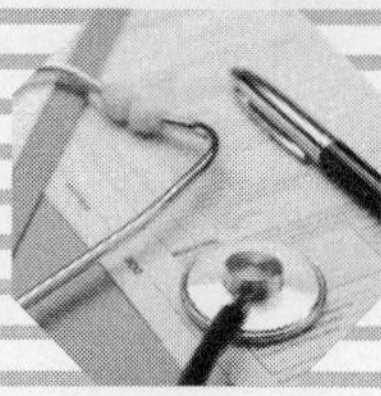

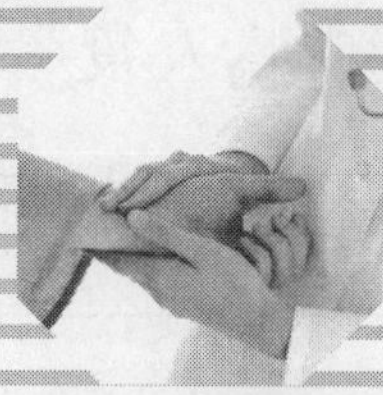

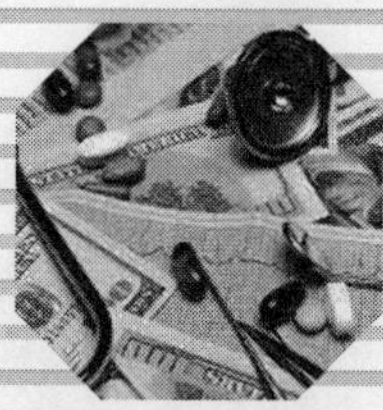

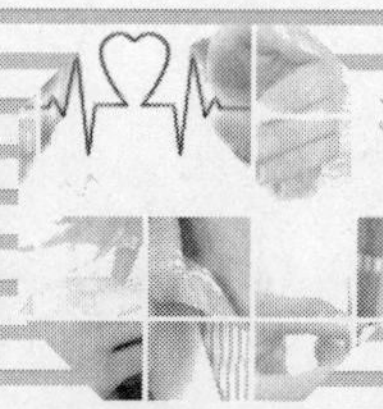

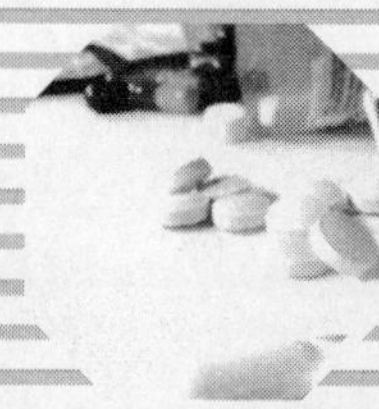

도서출판 상 학 당

欲爲大者 當爲人役

크고자 하거든 남을 섬기라

머리말

Preface

의료관광(글로벌 헬스케어)이 21세기에 들어와서 최첨단 의료장비의 발전과 환자들의 소득수준의 향상에 따라 각광받는 사업으로 떠올랐다. 우리나라의 의료관광산업은 한층 더 탄력을 받아 발전을 하고 있으며, 의료법이 개정된 이후로 의료관광분야에서 활동하는 국제의료관광코디네이터 인력에 대한 수요가 늘었을 뿐 아니라 그 역할의 중요성도 높아지고 있다.

국제의료관광코디네이터는 의료분야뿐만 아니라 호텔 및 관광분야에 걸쳐 ① 보건의료 관광행정, ② 보건의료서비스 지원관리, ③ 보건의료 관광마케팅, ④ 관광서비스 지원관리, ⑤ 의학용어 및 질환의 이해 등 다양한 분야를 수행할 수 있는 능력이 필요하기에 고급 인력으로 인정받는 직업이다. 그러므로 한국을 찾는 해외 환자들의 기대에 부응할 수 있는 수준높은 서비스를 제공하기 위해서 국제의료관광코디네이터 국가자격시험이 시행되고 있다.

국제의료관광코디네이터의 직무특성상 복잡하고 방대한 이론과 현장 중심의 전문성을 요구하기 때문에 이 분야를 처음 접하는 입문자들은 어렵게 생각되는 과목일 수도 있지만 이 책을 통하여 쉽게 학습할 수 있도록 이론을 최대한 단순하게 풀어 설명하였다. 중요 부분은 사례를 통하여 이론을 문제에 적용하는 과정에서 시험과목별 기본원리와 개념을 자연스럽게 습득하도록 집필하였다.

이 책은 제1장 의료관광의 이해, 제2장 원무관리, 제3장 리스크 관리, 제4장 의료관광 법규 등으로 되어 있어 이론과 문제의 범위가 방대하므로 수험생의 눈높이에 맞추어 이해가 쉽도록 구성하였다. 또, 부록에는 관광 · 여행 · 항공 · 운송 · 호텔 · 식음료 등 관련 용어와 해설을 실었다.

학과 공부와 병행하며 국제의료관광코디네이터 책을 위해 늦은 밤까지 고생하고 주말도 할애하여 자료의 수집과 정리 및 그래픽 작업을 함께 한 학생들에게 고마움을 표하며, 특히 자료수집과 문서작업, 일러스트 작업을 위해 수고한 박형철, 이승용 두 학생에게 감사를 전한다.

국제의료관광코디네이터 자격증을 취득하려는 사람들에게 도움이 되는 책이 되길 바라며, 집필 중 많은 고심에도 불구하고 손길이 미치지 못한 곳은 앞으로 계속 보완할 것이다. 끝으로 출판과정에 도움을 주신 도서출판 상학당의 남승우 사장님과 이 책에 관심과 애정을 주신 모든 분들께 감사의 말씀을 전한다.

나 승 권 씀

차 례

Contents

제1장 의료관광의 이해 · 9

01 의료관광의 개념 — 11
1. 의료관광(의료관광객)의 정의 및 역사 ······ 12
2. 국제협정과 의료관광 ······ 33
3. 의료관광 유형 및 특성 ······ 44
4. 의료서비스 유형별 실태와 문제점 ······ 51
5. 의료관광코디네이터의 역할 ······ 58

02 의료관광의 구조 — 74
1. 의료관광의 메커니즘 ······ 74
2. 의료관광의 이해관계자 ······ 88
3. 의료관광의 효과 ······ 89
4. 의료관광의 시장규모와 효과 ······ 91

03 의료관광의 현황 — 98
1. 의료관광의 국내외 환경 ······ 98
2. 의료관광의 현황 및 문제점 ······ 100

제2장 원무관리 · 169

01 원무관리의 이해 — 171
1. 원무관리 ······ 171
2. 원무관리의 필요성 ······ 175

02 환자관리 — 176
1. 외래관리 · 예약관리 ······ 177
2. 입원 · 퇴원관리 ······ 184

3. 진료비 관리 ········· 193

03 의료보험 ——— 195
1. 의료보험에 대한 이해 ········· 195
2. 보험청구업무 ········· 206
3. 국제 의료보험청구 사례 및 실무 ········· 214

04 의료정보관리 ——— 225
1. 의료정보관리의 이해 ········· 226
2. 병원통계관리 ········· 236

제3장 리스크 관리 · 243

01 리스크 관리의 개념 ——— 245
1. 리스크의 정의 ········· 245
2. 리스크 관리의 의미 ········· 250

02 리스크 관리의 체계 ——— 270
1. 리스크 관리정책 수립 ········· 270
2. 리스크 관리 시스템 구축 ········· 287
3. 병원의 리스크 관리 시스템 체계 ········· 298

제4장 의료관광법규 · 307

01 의료 관련 법규 ——— 309
1. 의료법 ········· 309
2. 의료분쟁 사례 ········· 340
3. 의료관광 관련 기타 법규 ········· 350

02 의료 관련 법규해설 ——— 353
1. 의료법 ········· 353

03 관광 관련 법규 ——— 368
1. 관광진흥법 ········· 368
2. 출입국관리법(출입국 절차 및 비자발급 등) ········· 403

3. 재외동포의 출입국과 법적 지위에 관한 법률 ······ 427
4. 재외동포의 출입국과 법적 지위에 관한 법률해설 ······ 430

04 관광 관련 법규해설 ······ 432
1. 관광진흥법 ······ 433
2. 출입국관리법(출입국 절차 및 비자발급 등) ······ 436

부 록 · 459

1. 관광 관련 약어와 해설 ······ 461
2. 관광 · 여행 관련 용어와 해설 ······ 471
3. 항공 · 운송 관련 용어와 해설 ······ 482
4. 호텔 · 숙박 관련 용어와 해설 ······ 484
5. 식음료 관련 용어와 해설 ······ 487
6. 호텔 · 카지노 관련 용어와 해설 ······ 490

■ 참고문헌 및 인용문헌 / 493
■ 찾아보기 / 495

제1장

의료관광의 이해

01 의료관광의 개념

02 의료관광의 구조

03 의료관광의 현황

01 의료관광의 개념

의료산업은 의료에 관련된 서비스, 제약, 의료기기, 의료정보 등에 관한 산업으로 우리 인간의 건강을 보호하고 유지하며, 건강을 증진시키기 위한 제반 경제활동으로 모두 건강한 삶을 위한 것이다. 의료관광산업은 의료와 관광을 겸한 융합 · 복합(convergence) 산업으로 둘 또는 그 이상의 개체나 현상이 함께 어우러져 서로 다른 기술이나 제품을 융합하여 기존 제품들의 산업과 기술융합보다 더 큰 가치를 창출한다. 서비스산업의 특성상 수요의 소득탄력성이 높고 노동집약적인 특징을 가지고 있다.

의료산업은 하이테크*(high-tech)적 속성이 강하며 진입장벽이 높은 데 비해, 관광산업은 수요의 가격탄력성이 높으며 진입장벽이 높지 않다. 의료수요는 정확하고 합리적인 의사결정에 의해 이루어지나, 관광수요는 자신의 문화권을 벗어나는 여행에 대한 상상력과 이국성에 의해 결정되므로, 의료관광산업의 성공을 위해서는 두 분야의 특징이 조화롭게 결합되는 것이 반드시 필요하다.

의료관광산업의 수요는 서비스와 관광산업의 연계로 날로 증가하고 있으며, 스파, 마사지, 해수에 의한 치료, 물리치료, 기치료, 아로마테라피, 양방 · 한방 협진 등 의료서비스를 겸한 상품과 음식의 서비스는 관광산업의 수요를 팽창시키며 하나의 시장을 형성하고 있다. 국내외적인 의료관광의 수요와 기대욕구에 부응하기 위한 상품의 출현은 의료관광을 전문서비스로 하는 여행사, 메디컬 호텔, 메디컬 리조트의 발달을 가져오고 의료관광 전문인력 양성, 의료관광 전문특구 도입 등으로 나타나고 있다.

의료관광산업은 새로운 산업의 모델로 각광받고 있으며, 의료산업과 관광산업의 시너지를 동시에 창출하며 산업 내의 경쟁이 아닌 산업간의 경쟁을 초월한 융합 · 복합산업으로 지속적인 관심과 경쟁력을 갖춰 나가야 할 것이다.

의료관광은 관광과 연계된 의료서비스이며 의료여행이라고도 한다. 이는 환자가 치료를 위해 자국의 의료시스템 대신에 국경을 넘어 해외에 가서 의료서비스를 받는 모든 행위를 의미한다. 의료관광은 해외 의료고객 유치방법 중 하나로 의료서비스와 관광이 상호 복합된 분야이다. 의료서비스와 휴양, 레저, 문화활동 등 관광활동이 결합된 새로운 관광형태로 의료관광객은 의료와 관광이라는 두 가지 목적을 동시에 이루고자 관광을 하는 것과 의료행위에 비중을 둔 치료목적의 관광으로 의료에 관광을 접목한 것이다.

환자가 진료, 휴양과 관광활동을 병행하는 것뿐 아니라 의료기술이 뛰어나고 가격경

---

* 하이테크(high-tech) : 하이테크놀로지(high-technology : 고도한 과학기술)의 약칭이다.

쟁력이 있는 국가에서 진료받기 위해 여행하는 행위이다. 의료관광은 관광산업이 발달한 중남미, 태국, 말레이시아 등에서 관광산업의 유형을 다양화하고 의료서비스 분야의 가격경쟁력을 활용하기 위해 자연스럽게 발달하였고, 특히 동남아에서는 산업분야로 유망하게 되자 국가들이 적극 육성하고 있다.

1. 의료관광(의료관광객)의 정의 및 역사

(1) 의료관광의 정의

① 의료관광은 의료와 관광의 개념이 결합된 것이다. 집을 떠나 심신을 건강하게 하는 의료행위를 받는 것이다. 의료와 관광의 범위를 어떻게 구성하느냐에 따라 [그림 1-1]과 같이 의료관광*의 범위는 천차만별로 다양해질 수 있다. 우선 의료의 범위를 환자를 치료하는 직접적 치료목적으로 제한할 수도 있으며 미용이나 다이어트와 같은 비치료적 서비스를 포함시킬 수도 있다.
심신을 건강하게 하는 스파나 휴양같은 웰니스**도 고려해봐야 한다. 조상들도 피로를 풀고 치료효과를 얻기 위해 온천지역을 찾았던 것을 의료관광의 시초라고 할 수도 있다.

② 조선시대에는 세종의 풍질을 치료하기 위해 온양에 온양행궁이 세워진 기록이 있으니 '집을 떠나', '심신을 치료'하는 온천여행도 의료관광의 일부라 할 수 있다. 최근에는 건강검진 등 문제가 발생하기 전에 보건의 개념으로 의료기관을 방문하기도 하니 반드시 치료행위가 수반되지 않더라도 의료서비스를 받을 수도 있다.

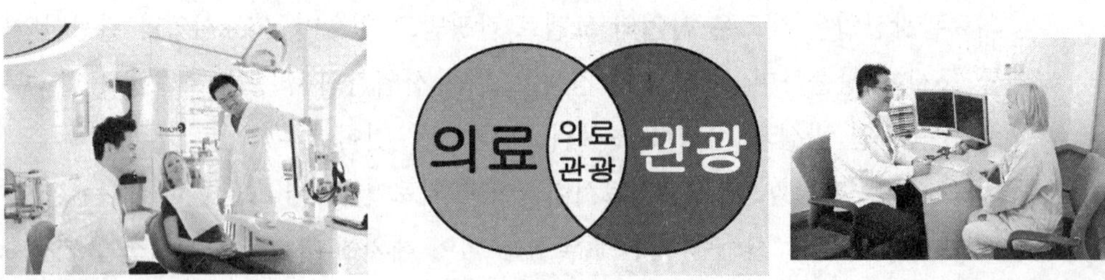

[그림 1-1] 의료관광

③ 의료관광을 바라보는 시각은 학자들 사이에서도 다양하며 많은 연구를 통해 의료관광을 정의하고 있다. 심리적, 육체적 스트레스를 풀기 위해 집을 떠나 행하는 레저활동의 목적 중 하나가 자신의 건강상태를 증진시키는 것(Laws : 1996년)으로 보거

* 의료관광 : 의료서비스와 관광활동이 결합된 새로운 형태의 관광이다.

** 웰니스 : 웰빙(well-being)과 행복(happiness), 건강(fitness)의 합성어로 신체와 정신은 물론 사회적으로 건강한 상태를 의미한다.

나 건강상태를 개선시킬 목적을 가진 사람이 집을 떠나 행하는 모든 레저 형태(Eric : 1996년)가 의료관광에 포함된다고 주장하기도 한다.

④ 의료관광을 건강증진 및 치료를 목적으로 하는 사람들에게 관광활동과 함께 우수한 의료서비스를 제공하는 것으로 정의(goodrich & goodrich : 1987년)하거나 환자가 진료, 휴양과 관광활동을 병행하며 여행하는 것으로 의료와 관광서비스를 동시에 추구하는 것으로 설명(임범종 외 : 2009년)하기도 한다. 의료관광을 의료서비스와 휴양, 문화활동, 레저 등 관광활동이 결합된 새로운 관광형태로 인간이 일시적으로 일상생활을 일탈해서 다시 복귀할 것을 전제로 이루어지는 관광의 일종(주경근 : 2010년)으로 보는 견해도 있다.

⑤ 기존 연구자들에 의해 논의된 의료관광의 개념은 외국인환자의 의료활동 혹은 의료관광객으로서 관광 중 의료활동으로 크게 구분지을 수 있다. 미국에서는 의료관광객을 의료여행자(medical traveler)와 의료관광객(medical tourist)으로 다시 구분하기도 하는데, 의료여행자는 미국의 비싼 의료비 때문에 보다 저렴한 의료비를 찾아 외국을 여행하는 경제적 동기의 의료관광객이며, 의료관광객은 간단한 수술 등의 의료목적과 함께 상당기간 휴양관광을 겸하는 의료관광객이다*.

⑥ 의료관광을 생태관광, 도시관광 등 관광상품의 구체적인 종류와 완전히 분리해서 식별하는 것 역시 불가능하다. 다른 관광상품들은 모두 관광이라는 속성을 공유하는데, 관광 그 자체가 방문객의 모든 일정이 제반활동이기 때문에 의료관광과 서로 연관이 된다.

㉮ 어떤 관광상품이든 식사는 개인의 관광활동에 있어 기본적인 사항으로 해당 목적지에서 그 나라의 전통식사를 음미하고 섭취하는 관광을 음식관광이라 할 경우, 의료관광 역시 그 정도의 차이는 있을지언정 식사시간에 음식을 섭취하는 활동을 공유하고 있기 때문에 음식관광과 의료관광을 완전히 분리해 낼 수는 없다.

⑦ UNWTO**는 관광통계에 대한 국제권고안 IRT2008(International Recommendations for Tourism Statistics 2008)에서 '관광의 주요 목적은 만약 그 관광이 없었더라면 이루어지지 않았을 목적(3.10)'이라고 정의하면서 관광의 목적이 그 여행이 관광으로서의 자격을 가질 수 있는지, 또 여행객이 관광객으로서의 자격을 가질 수 있는지를 결정(3.11)하는데 도움을 줄 수 있다고 지적하고 있다. 이는 의료관광 여부를 결정하는 데에는 그 관광으로 인하여 얻을 수 있었던 소득(목적)을 근거로 판단할 수 있다.

⑧ IRT2008에서는 개인의 관광목적 중 건강 및 치료목적의 관광에는 병원, 클리닉, 회

---

* 의료관광 특구도입에 관한 연구, 유지윤, 2008, 한국문화관광연구원

** UNWTO : United Nations World Toursim Organization, 국제관광기구

복환자, 요양소 등 방문이 포함되며, 일반적으로는 보건 및 사회시설 등으로부터 서비스를 받는 것, 해수치료 및 스파, 의학시설 및 서비스를 사용한 성형수술, 의학적 권고에 기초한 치료를 받기 위해 특정 장소를 방문하는 것 등도 포함한다.

㉠ 1년 이상의 거주를 필요로 하는 장기치료는 관광여행에 속하지 않기 때문에 이 범주에서는 단기적인 치료만 포함한다고 정의하고 있다.

㉡ 우리는 의료관광을 본인 혹은 의료진의 판단에 의거하여 심신의 건강을 보호하고 증진함을 목적으로 거주국가의 국경을 벗어나 1년 이내의 기간으로 타국을 방문하는 방문객의 모든 활동 또는 이를 돕기 위한 동반자의 모든 활동으로 정의하였으며 의료관광객*은 이러한 의료관광을 하는 자로 정의하였다.

㉢ 의료관광사업은 광의로는 의료관광객의 운송, 숙박, 음식, 운동, 오락, 휴양 등을 위한 시설 또는 관련 용역을 제공하거나 그 밖에 관광을 위한 시설을 갖추어 이를 이용하게 하는 모든 활동을 의미하겠으나, 우리는 이 중 외국인환자 유치 및 알선에 대한 등록법'에 의거해 외국국적을 가진 의료관광객을 유치하고자 하는 의료기관 및 의료기관에 의료관광객을 알선하고자 하는 유치업자를 포함한 의료관광객 유치사업을 중심으로 다룬다.

㉣ 의료관광 전문인력은 의료관광객의 고객부터 사후관리에 이르기까지 의료관광객을 위한 의료서비스 및 편의증진 서비스를 제공하는 인력으로 정의한다.

⑨ IRT2008에서는 관광을 주 목적지에서 1년 동안에 발생하는 방문객의 활동으로 정의하고 있으며, 이 기간 중에 고용이나 일정한 보상이 수반되는 행위가 포함되지 않아야 하기 때문에 의료관광객은 의료라는 특정목적을 위해 거주지역의 국경 외부에 있는 목적지로 1년 미만을 여행을 하는 여행객을 의미하며, 방문한 국가의 거주자에 의한 고용이 여행의 주요 목적이 되어서는 안 된다. 그러나 고용 및 보수지급이 여행에서 아주 우발적인 것이라면 해당 여행객은 방문객으로 인정되며 그의 여행 역시 관광여행으로서의 자격을 유지한다.

⑩ IRT2008의 경우 관광통계에서 1년 이상 머무르는 사람은 일상생활 환경 내에 있는 것으로 간주되어 방문객으로 처리되지 않기 때문에 장기 입원 및 치료를 요하여 1년 이상 머무르는 경우 관광객으로 간주되지 않는다**.

㉠ 일반적으로 의료관광은 환자가 경험하는 상황이나 의료관광 목적지의 병원들이 제공하는 선진 의료서비스의 실체를 명확히 반영하지 못함에도 불구하고 시장과 학계에서 두루 사용되고 있다.

---

* 의료관광객 : 다른 나라로 여행을 가는 구체적인 이유가 의학적 치료에 있는 사람이라고 정의한다.

** 의료관광 통계산출, 2012, 한국문화관광연구원

㉡ 의료관광(medical tourism)은 의료와 관광이라는 두 분야가 연결된 서비스 산업이다. 세계 스파는 [그림 1-2]와 같이 테라피 의료휴양도시로 도쿄, 뉴욕 등이 알려진 곳이다.

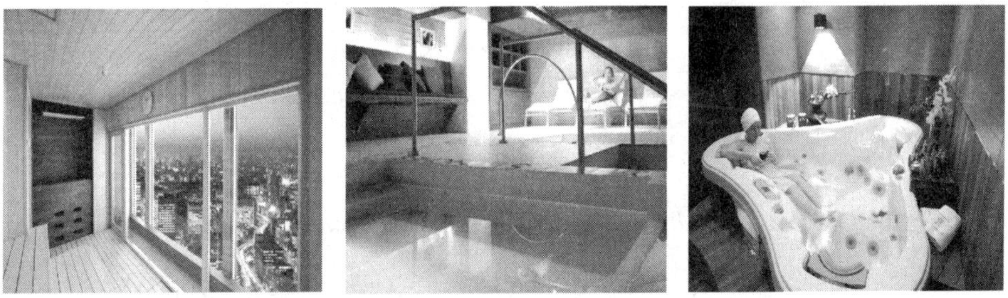

(a) MANDARIN Oriental /도쿄 (b) G SPA & Lounge /뉴욕 (c) 후 스파 팰리스 /서울

[그림 1-2] 스파 테라피

(2) 의료관광 발전배경

의료관광은 관광객의 체류기간이 길고, 체류비용이 커서 21세기 고부가가치 관광산업으로 성장하고 있다. 특히 선진국과 비교하여 비용이 저렴하면서도 선진국 수준의 의료서비스와 휴양시설을 갖춘 태국, 싱가포르, 인도 등 아시아 국가들에서 활발히 추진 중이다. 〈딜로이트〉의 보고서에 의하면 미국 의료관광객은 2008년 기준, 한 해 동안 해외에서 21억$에서 24억$을 소비하고 있다고 한다. 이 금액은 글로벌 의료관광시장의 3[%]에 달하는 규모로, 이 보고서에 따르면 글로벌 의료관광 시장규모는 2017년 최대 795억$까지 증가할 것으로 예측하고 있다.*

1) 글로벌 시장의 성장

글로벌 의료관광시장의 성장은 의료서비스를 필요로 하는 사람들이 다양한 이유로 자국보다는 타국의 의료서비스를 택함으로써 나타나는 현상인데, 〈표 1-1〉과 같이 〈맥킨지〉의 2008년 보고서에 사람들은 보다 나은 치료, 빠른 진료, 낮은 가격 등을 찾아서 의료관광을 나서는 것으로 분석되고 있다.

① 미국이나 일본 등은 자국의 높은 의료비가 주된 이유이며 영국, 캐나다 등은 긴 진료시간을 단축하기 위해서 중국이나 러시아 등은 의료서비스의 질적 향상을 위해 보다 저렴하고 우수한 의료서비스를 제공해줄 나라들을 찾고 있다.

* Making Indian Healthcare Market a Global Medical Tourism Destination, Dr. Rajendra Mishra, IOSR Journal of Business and Management, 2012.7에서 재인용

〈표 1-1〉 의료관광 목적조사

의료관광 목적	응답률(%)
Most advanced technology(가장 진보된 기술)	40
Better quality care for medical necessary procedures(더 나은 의료에 대한 관심)	32
Quicker access for medical necessary procedures(선진 의료기술을 위한 빠른 접근)	15
Lower cost for medically necessary procedures(의학적으로 필요한 절차에 대한 비용 절감)	9
Lower cost for medically discretionary procedures(의학적으로 임의 절차에 대한 비용 절감)	4

출처 : mapping the market for medical travel, 2008, Mckinsey

② 의료관광시장 성장에 따라 기존 선도국가인 태국, 싱가포르 등 아시아 국가 외에도 독일, 스웨덴, 헝가리, 멕시코 등이 신흥 의료관광국으로 부상하고 있으며 두바이, 상하이, 부에노스아이레스 등의 도시도 의료관광지로 성장하고 있다.

[그림 1-3]과 같이 두바이(아랍에미리트)는 세계 첫 헬스케어 자유구역을 선포하고 미국이나 유럽에서 의료법인을 유치하고 있으며, 업무 및 쇼핑 중심지로 시너지 효과를 창출하고 있다.

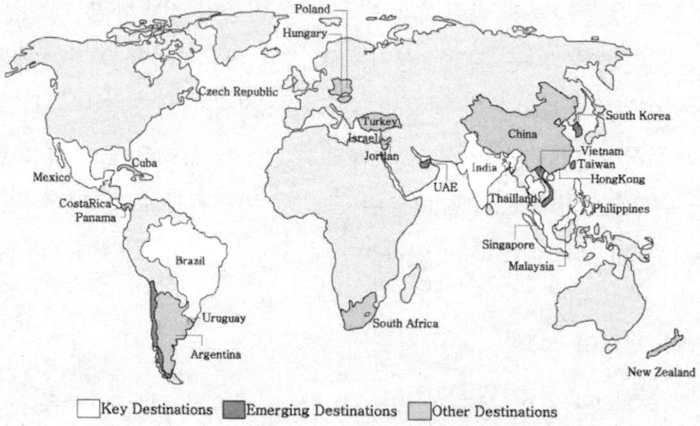

[그림 1-3] 의료관광 목적지

2) 글로벌 시장의 발전배경

상하이(중국)는 대규모 펀드를 의료분야에 투자하고 있고, 외국계 병원진출로 의료서비스 수준이 향상되고 있으며 의료기관의 선택폭이 넓다. 부에노스아이레스(아르헨티나)는 지방흡입 등 성형수술이 뛰어나고, 수술비가 영국의 3분의 1 정도로 저렴하다. 의료관광시장이 확대되면서 각국 정부는 의료비자발급, 세제지원을 비롯한 각종 우대정책들을 선보이고 있으며, 민간 중심으로 의료 기반이 확충되면서 의료서비스의 질 또한 높아지고 있다. 병원은 호텔급의 서비스를 제공하며 스파 등 휴양시설에서는 클리닉 기능을 추가로 갖추는 경우가 늘고 있다. 또한 클리닉들은 소매점처럼 다양한 고객맞춤형 상품을 출시하는 등 세계 각지에서 의료관광객 유치를 위한 변화가 일어나고 있다.

① 비용 및 기다리는 시간 차이

저렴한 비용 혹은 빠른 의료서비스를 위하여 해외를 선택하는 경우가 증가하고 있다. 〈표 1-2〉와 같이 주요 국가별 종합건강검진 가격을 비교하면 한국 국내병원은 460만원 정도이나 싱가포로는 696만원 정도로 한국은 싱가포르보다 검진항목이 많으나 가격이 저렴하고, 아시아 병원의 진료비는 진료과목에 따라 미국 등 선진국 병원의 20~80[%] 수준에 불과하기도 하다.

㉠ 연구결과에 따르면 교통, 숙박 등 모든 비용을 포함해도 최대 약 6만 2,000$을 절약할 수도 있다고 한다*.

㉡ 영국, 캐나다 등은 전 국민을 대상으로 하는 건강보험체제가 잘 갖추어져 있고, 의료서비스의 질도 높으나 수술을 받기 위해서는 장기간 대기해야 하기 때문에 빠른 치료를 위해 해외를 찾기도 한다.

〈표 1-2〉 주요 국가별 종합건강검진 가격비교

병원명	국내 K병원		싱가포르 R병원[1]		태국 B병원		일본 T병원	
상품명	Premium (M)	Premium (F)	Platinum (M)	Platinum (F)	R3 (M)	R3 (F)	T2	T3[3] (호텔 1박)
검진항목개수	129	140	102	107	39	40	97	96
검진가격 (단위 : 만원)	460	490	696.8	790.9	78.2 (할인[2] 49.4)	85 (할인 58.1)	99.9	202.7

1) 싱가포르는 각 연령에 맞추어 가장 적합한 건강검진 상품을 판매하고 있다.
2) 태국의 경우 병원별로 검진가격에 대한 네고(가격조절)가 가능하여 가격변동폭이 큰 편이다.
3) 숙박검진 프로그램은 호텔 객실을 이용하기 때문에 고객이 어떤 방을 선택하느냐에 따라 검진비가 달라진다. 일본의 VIP 고객과 의료관광객을 위해 기획한 검진 프로그램이다.

출처 : 2010 의료관광 실무매뉴얼, 2010, 한국관광공사

② 국가 간 이동성 증대

세계화, 소득수준 향상, 여가활동 증가 등으로 해외여행이 보편화 되었으며, 무역자유화로 인하여 국가 간 이동이 자유로워졌다. 교통여건 개선 및 교통비용 절감으로 도시 간 이동속도나 편리성도 증가하고 있다. 의료관광 활성화를 위하여 의료관광 주요 국가들이 의료비자 제도도입 등 의료관광객의 이동편의성을 높인 것도 주요 이유이다.

* Lowes-Cleveland Clinic & Pepsi-John Hopkins, How Does Retirement Tourism Fit Into Global Healthcare 발표자료 중 인용, Center for Medical Tourism Research(CMTR)

③ 정보통신매체 발달

인터넷 등 정보통신매체의 발달로 각국 간 의료비용과 서비스 품질비교가 손쉽게 가능해짐에 따라 사용자의 능동적인 선택이 가능해졌다. 인터넷과 미디어의 해외의료정보제공으로 사용자는 자신들이 원하는 치료방법과 결과물에 대한 자세한 정보를 얻을 수 있게 되었으며, 지역별 · 국가별로 비교하여 가격 및 서비스 품질우위를 판단할 수 있게 되었다.

④ 의료서비스 인증제도 확산

1991년까지 전 세계적으로 8개에 불과했던 인증 프로그램은 2010년에는 44개로 증가하였다. 미국에서 최초로 의료서비스에 대한 표준화가 도입된 이래 캐나다, 호주, 영국, 뉴질랜드, 네덜란드 등 전 세계로 확산되고 있다.

㉠ 인증제도는 환자 중심의 서비스와 적정 수준 이상의 표준화된 서비스 제공에 대한 신뢰를 심어줄 수 있어 환영받고 있다. 해외환자 유치에 적극적인 아시아 의료기관들 역시 의료서비스에 대한 품질인증 제도를 취득하고 시설 및 장비를 현대화하여 표준화된 선진국 수준의 의료서비스를 제공하고자 노력하고 있다.

㉡ 인증제도가 확산되면서 인증제도 자체를 인증하는 국제의료질관리학회(International Society for Quality in Healthcare : ISQua)의 국제인증 프로그램(International Accreditation Program : IAP)도 확산되고 있다.

㉢ 대표적인 인증 프로그램은 미국의 병원인증제도(Joint Commission International : JCI)는 환자가 병원을 들어서는 순간부터 퇴원할 때까지 치료 전 과정을 11개 분야로 나눠 환자의 안전성과 양질의 의료서비스 제공에 관한 평가를 3년 단위로 수행하고 있다.

㉣ 2013년 전 세계 90여개 국가에서 500여개가 넘는 의료기관이 JCI 인증을 받았다. 우리나라도 대학병원과 전문병원을 중심으로 의료서비스 인증필요성에 대한 인식이 확산되면서 2013년 6월 현재 39개의 JCI 인증이 이루어졌다.

㉤ 국내에서도 의료법에 의거한 자체적인 의료기관 인증평가제도가 2011년 1월 24일부터 2013년 6월까지 183개소의 의료기관이 인증을 획득하였다.

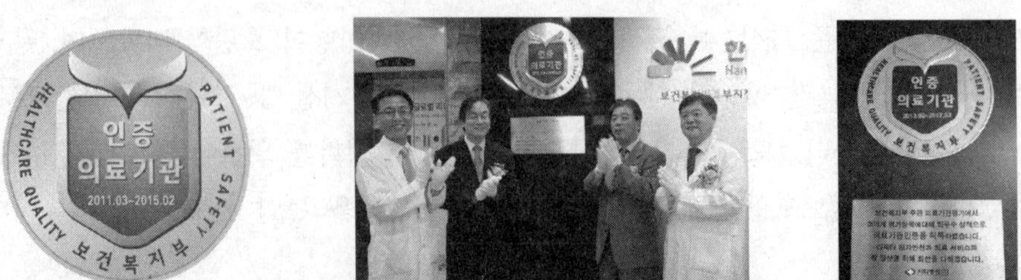

[그림 1-4] 보건복지부 의료기관 인증마크

ⓑ 인증결과는 [그림 1-4]와 같이 의료기관평가인증원 홈페이지(www.koiha.or.kr)에서 확인할 수 있다. 국내 의료기관 인증평가제도 역시 2012년 4월 ISQua의 인증승인을 획득했다.

⑤ 의료관광 네트워크 구축

의료선진국에서 수학한 의료인력이 늘어나면서 의료인력과 의료기관들의 국제적 네트워크도 활발히 구축되고 있다. 의료선진국에서 교육이나 연수를 받은 의료개도국 의사들은 선진국 병원에 자신의 환자를 소개하고, 역으로 선진국에서 면허를 받고 활동했던 의료진이 본국으로 돌아가 네트워크를 활용하여 선진국 환자를 유치하기도 한다. 이런 경우 언어문제도 동시에 해결되므로 의료관광객 유치에 유리하다.

㉠ 심장병수술로 유명한 국내 세종병원의 경우, 러시아, 카자흐스탄 의료진이 찾아와 연수를 받고 자국으로 돌아가는 경우가 많은데, 이들 의료진을 통해 심장수술 실력이 검증되면서 해외환자의 방문이 늘고 있다. 이러한 의료기술에 대한 신뢰와 브랜드가치로 일체의 투자비용 없이 카자흐스탄 '알란앤넷 시스템즈사'와 합작해 카자흐스탄에 '세종-유라시아 클리닉'을 세우는 성과를 올리기도 했다.

㉡ 세종-유라시아 클리닉은 지상 5층, 건축면적 2,400여평, 100병상 규모의 심장전문병원으로 총 16개 진료과가 들어서게 되며, 2015년 8월부터 본격적인 진료를 시작할 예정이다. 또한 호텔과 의료기관이 협력하여 해외환자를 유치하기 위한 공동 마케팅에 나서는 등 네트워크를 통한 사업영역 확장의 시너지 효과를 발휘하기도 한다.

⑥ 의료관광 전문회사 등장

최근 의료관광시장의 성장으로 의사, 간호사, 전문컨설팅 그룹들이 의료관광 컨설팅 회사나 유치업체를 설립하여 개별환자 및 기업들에게 의료관광정보를 제공하거나 해외치료를 주선하고 있다. 선진국에서는 목적지별 국가에 특성화된 의료관광회사들이 활발하게 활동하고 있다.

㉮ 미국의 Medical Tourism International, Global Choice Healthcare가 코스타리카 의료관광을 알선하고 있으며, 미국의 IndoUSHealth와 영국의 Taj Medical Group이 인도 의료관광을 전문적으로 주선하고 있다. 〈표 1-3〉과 같이 국내에서는 2013년 5월 기준으로 의료관광 유치업체가 726곳이 활동하고 있다.

〈표 1-3〉 국내 외국인환자 유치 선도업체(2012년)

지 역	회 사 명	지 역	회 사 명
러시아어권	닥스메디컬코리아	아랍어권	휴케어
	코비즈	베트남어권	고려의료관광개발
중국어권	코앤씨	몽골어권	에스제이유비크

출처 : 보건복지부, 2012.

⑦ 휴양 및 여가 선호

스파, 마사지, 요가 등 휴식을 통한 재충전에 대한 인식이 높아지면서 휴양과 스파 등 건강증진을 위한 활동이 주축을 이루는 웰니스 관광(Wellness tourism)도 의료관광의 한 종류로 고려되고 있다. 대표적인 휴양관광 목적지인 스파의 경우 방문자의 60[%]가 도시생활에 대한 스트레스 해소와 휴식을 주요 목적으로 삼고 있으며, 아로마테라피 마사지, 바디스크럽 등을 곁들여서 휴양과 미용목적을 동시에 달성하기도 한다.

2009년 intelligentspas.com이 조사한 바에 따르면 스파시장은 나날이 규모가 커지고 있으며, 연간 8~32[%] 정도 성장세가 예상되고 있다. 2009년 홍콩의 《아시아스파》 잡지는 아시아 최고의 휴양관광국가로 태국을, 최고의 의료 스파로 태국 방콕의 S Medical Spa를 선정하였다.

3) 의료관광의 배경

세계적으로 의료관광의 기본적인 배경은 의료서비스의 접근성(accessibility), 질(quality) 그리고 비용(cost) 등 3가지 측면이다. 각국의 보건의료제도를 평가하는 주요 구성요소는 [그림 1-5]와 같이 철의 삼각형(the iron triangle)과 같다.

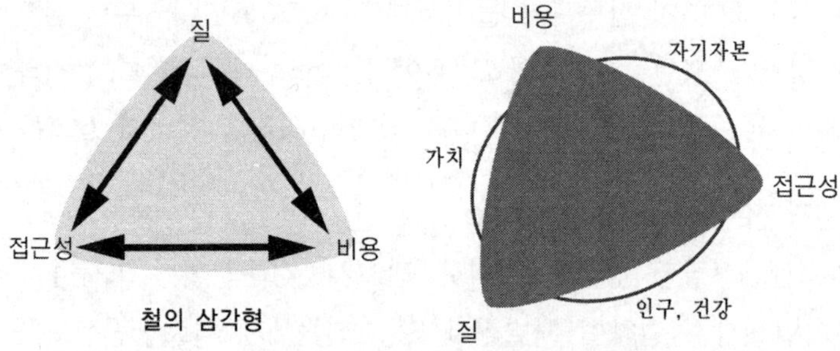

[그림 1-5] 철의 삼각형(접근성 = 비용 = 질)

세계 각국은 오랜 세월 동안 국민의 건강유지 및 증진을 위해 적은 비용으로 양질의 의료서비스 및 접근성 향상을 위한 보건의료제도를 마련하고, 상호 균형적인 발전을 위해 노력해 왔으나, 많은 국가에서 완벽한 의료서비스제도를 마련하지 못해서 세계적으로 많은 사람들이 자국의 부족한 요소로 인해 자국을 떠나 국경을 넘어 자신의 질병치료를 위해 이동하고 있다.

① 접근성의 측면

가계소득의 증가로 해외여행 기회가 증가하고, 세계화, 국제화시대로 전 세계적으로 여행이 일반적으로 증가하였다. 또한 항공산업의 발전으로 국가 간 여행시간이 단축되고, [그림 1-6]과 같이 문화의 세계화(예 K-팝 열풍, 한식의 세계화, 한류 드라마) 및 국제보험의 개발로 여러 국가와 의료기관과의 네트워크 구축으로 보다 빠르게 의료서비스를 제공하거나 제공받을 수 있는 좋은 환경이 조성되고 있다.

의료서비스 품질의 속성을 연구한 초기 연구자인 Myers(1969년)는 의료관광을 지리적 접근성, 경제적 접근성, 문화적 접근성으로 각각 분류하였다.

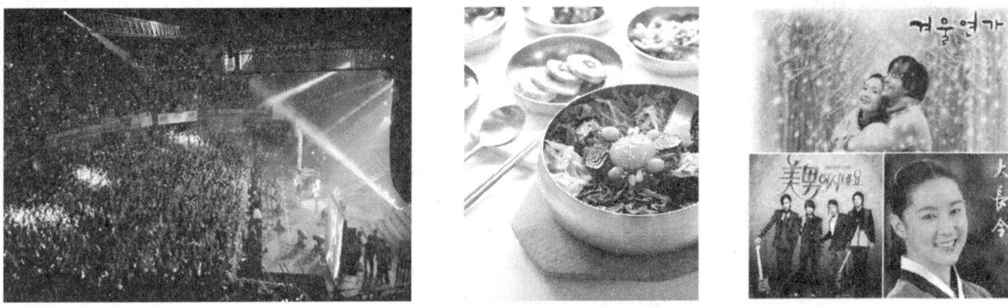

(a) K-팝 열풍　(b) 한식의 세계화　(c) 한류 드라마

[그림 1-6] 문화의 세계화

② 의료서비스 질의 측면

보건의료기술(health technology) 향상은 기초기술, IT와 무선통신기술, 그리고 U-Health 등의 발달 등은 각 국가들 간 서비스 수준의 차이를 나타내고 있다. 사용자들은 인터넷과 미디어 등의 발달로 인해 의료서비스 수준의 차이와 서비스 관련 정보를 미리 파악할 수 있어 탐색과 선택이 용이해졌다. JCI 등과 같은 글로벌 병원인증제도들은 서비스 평가를 통하여 사용자들에게 더욱 객관적인 치료정보를 제공한다.

㉠ U-Health 산업 : IT, BT, 서비스 등이 복합된 융합신산업이자 일자리 창출의 보고로 연평균 12[%] 이상 예상되며 IT 인프라, 신기술 수용문화, 높은 의료기술 등 국내 U-Health 산업의 잠재력을 현실화할 경우 2014년까지 3만9천명의 양질의 고용을 창출할 것이다.

ⓐ 국내 U-Health 산업은 일부 의료기기, 통신서비스 등은 개발되었으나 관련법, 제도와의 상충 등으로 본격적인 추진이 되지 못하며, 의사와 환자 간 원격의료 불허, 의약품의 원격판매, 배송금지(「약사법」 제44조) 등이다.

ⓑ 일부 기업에서는 U-Health를 신성장 분야로 선정하고 의료기기, 시스템 개발, 시범 서비스 등을 추진 중이며, 당뇨, 고혈압, 대사성질환자들에 대한 서비스가 일부 대형병원에서 추진 중이다. 대표적 성공모델 부재, 공공의료 중심 제한적 시장 및 표준, 인증, 인력, 통계 등 전반적 인프라 부족으로 본격적인 확산과 수출산업화가 되지 못하는 상황이다.

ⓒ 지식경제부는 U-Health 서비스를 만성질환자를 대상으로 하는 치료 중심의 [그림 1-7]과 같이 U-Medical, 65세 이상의 노령자를 대상으로 하는 요양 중심의 U-Silver, 일반인을 대상으로 하는 건강관리 중심의 U-Wellness 분야로 분류하고, 각 분야별로 특화된 맞춤형 육성전력을 추진하였다.

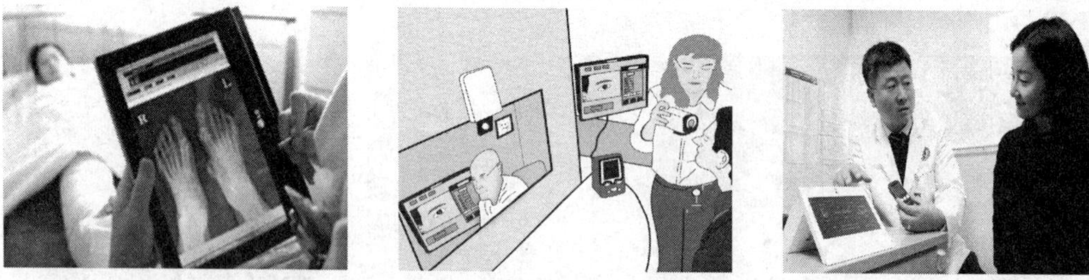

(a) IT 기술을 이용한 모습　(b) 안과환자가 원격진료로 검진을 받는 모습　(b) 스마트폰으로 검진

[그림 1-7] U-Health 방식

㉡ U-Medical 분야 : 의료 관련법, 제도의 개선이 관건으로 스마트케어 시범사업의 성공적 추진을 통해 신시장창출 및 원활한 제도개선을 유도하는 시장확대형 육성전략을 추진하였다.

㉢ U-Silver 분야 : 고령친화형 제품개발과 함께 사용자의 체험과 경제적 경감을 통해 수요를 이끌어내는 것이 관건이다.

㉣ U-Wellness 분야 : U-Medical과 달리 의료 관련 법규의 제한이 없는 가운데, 다양한 업종의 사업자에게 성공적인 비즈니스 모델을 제시하여 소비자의 투자를 촉발하는 것이 핵심으로서 소비자 중심의 시범사업을 통해 새로운 수익모델 개발 가능성을 열어주는 촉매제 역할 중심의 시장창출형 육성전략을 추진할 계획이다.

㉤ 스마트케어 서비스 : 당뇨병, 고혈압 등 만성질환자들이 직접 병원을 방문하여 진단, 치료, 투약 등을 하는 방식을 벗어나 IT 기술을 이용하여 원격진료에서 건강관리까지 가능케 하는 신개념 의료서비스 모델을 구축하는 사업으로, 개인병원과 기업이 중심이 되어 건강관리 서비스와 단말기, 모바일 사업 등을 통합한 실질적인 비즈니스 모델을 구축, 테스트하므로 기존 사업과 차별화가 된다.

③ 비용의 측면

의료기술의 발달, 생활수준의 향상 등으로 선진국을 시작으로 최근에는 개발도상국을 포함한 대부분의 국가에서 노령화, 고령화*의 속도가 빨라지고 의료비용 지출금액이 늘

* 고령화 : 고령자의 수가 증가하여 전체 인구에서 차지하는 고령자 비율이 높아지는 것이다. 고령화의 동향은 일반적으로 고령화율로 나타낸다.

어나는 주요인으로 보다 저렴한 의료서비스를 제공하는 국가로의 환자이동이 시작된 배경이다.

㉠ 의료관광은 의료사용자나 가족이 의료서비스를 받기 위해 국경을 넘어 이동하는 것을 의미한다. 의료관광, 건강관광, 의료여행 등의 개념과 동일하게 사용되었지만 현재는 의료관광으로 용어가 정리되었다.

㉡ 의료관광은 개념에 대해서 수많은 정의가 있고 유사개념도 많기 때문에 체계적으로 정리가 필요하고 의료관광객의 개념도 다양하다.

(3) 의료관광이 등장한 역사적 배경

의료관광은 오래전부터 행해져 왔으며, 수천년 전 그리스 순례자들이 모든 지중해 지역에서부터 에피다우리아(Epidauria)라는 사로니코스만(Saronic Gulf)*에 있는 작은 영토를 여행하였다. 이 영토는 아스클레피오스(Asklepios)라는 신을 치료하는 성역이었다. 그러므로 에피다우리아는 의료관광의 최초 여행국가로 [그림 1-8]과 같다. 스파타운과 휴양지는 의료관광의 초기형태이기도 하다.

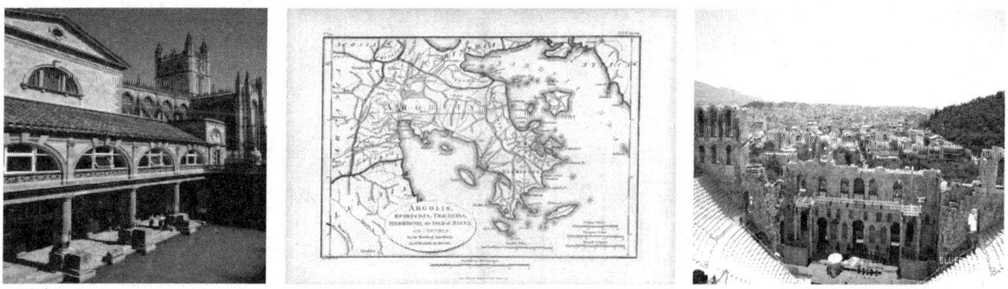

(a) 로마의 최초 스파시설 (Roman bath at Baden Baden)　(b) 에피다우리아(Epidauria) 유적　(c) 아크로폴리스

[그림 1-8] 의료관광의 최초 여행국가

① 기원전 3세기경 고대 로마에 위치한 사이프러스(Cyprus)와 알렉산드리아(Alexandria)는 그리스인들이 가장 선호하는 의료관광지로 정치적 · 기후적으로 무척 안정적이며 좋은 의료시설로 알려져 있었다.

② 19세기 고대 영국 남부에 살던 켈트족인 브리튼인들은 독일의 깨끗한 물을 사용하기 위해 독일 스파(Spa)리조트로 여행을 했다. 비록 당시에는 의료관광이 하나의 산업으로 인식되지 않았지만 어떤 특별한 목적을 가지고 있는 특정 상류층이나 특수 이익집단은 끊임없이 그들의 욕구를 충족시킬 수 있는 여행지를 선택하여 아름다운

* 사로니코스만 : 그리스 동남 해안

자연경관을 감상하고 동시에 의료서비스를 받는 의료관광 형태의 여행을 즐겼다.

③ 의료서비스 분야에서 국제사회는 경쟁이 일어나고 있다. 역사적으로 후진국의 부유층들은 선진국의 우수한 의료기술의 혜택을 받기 위해 선진국을 찾아 다녔으나, 요즘 많은 사람들은 후진국으로만 알던 국가에 보다 저렴한 비용으로 첨단 의료서비스를 받기 위해 가고 있다. [그림 1-9]는 고대시대의 목욕그림이다.

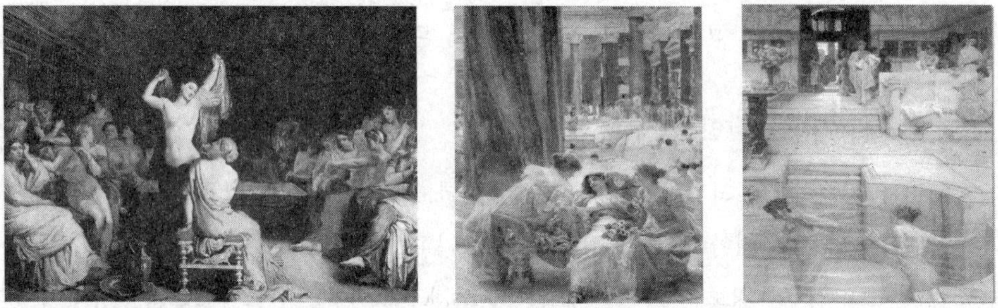

(a) 고대 로마시대의 목욕 (b) 고대 그리스시대의 목욕 (c) 카라칼라 목욕

[그림 1-9] 고대시대의 목욕

④ 로마시대에는 넓은 지배영토에 목욕시설을 설치하고, 정치와 철학을 논하는 일종의 사교장으로 활용하였다. 로마인들은 치료의 목적으로 바닷가나 온천으로 장거리 여행을 떠났다.

로마인들은 성지에서 목욕을 통해 신의 계시와 보살핌을 받으므로 몸이 정화된다고 믿었다. 그러나 로마제국의 멸망 후, 질병이 온천을 통해 전파되었다는 두려움이 확산되어 수백년간 온천이 사라지게 되었다. [그림 1-10]은 로마시대 목욕탕이다.

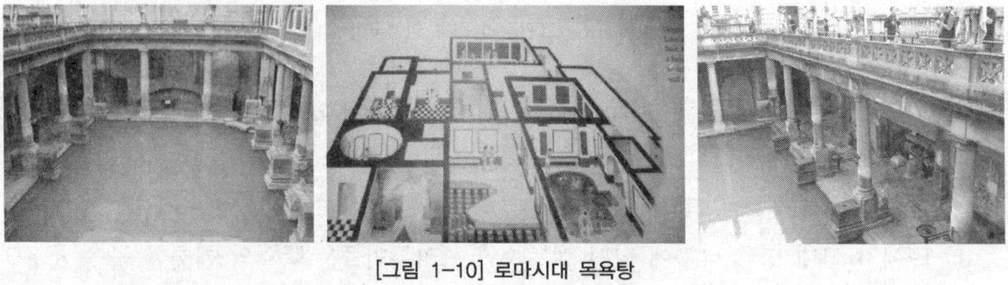

[그림 1-10] 로마시대 목욕탕

⑤ 9세기에 로마식 목욕문화에 이슬람식 목욕문화가 접목되어 터키식 증기사우나인 하맘*(그림 1-11)이 등장하게 되어 목욕에 종교적 정화의식이 더 가미되었으며,

* 하맘 : 터키 대중목욕탕으로 가장 큰 특징은 물이 담긴 탕이 없이 우리나라 찜질방 같은 터키 전통목욕탕이다.

주류를 이룬 여행은 물의 효능을 찾아 떠나는 형태를 취하고, 신체적 치료보다는 영적 치료에 있었다. 결국 몸과 마음을 새롭게 하고자 하는 순례여행의 성격을 띠고 있었다.

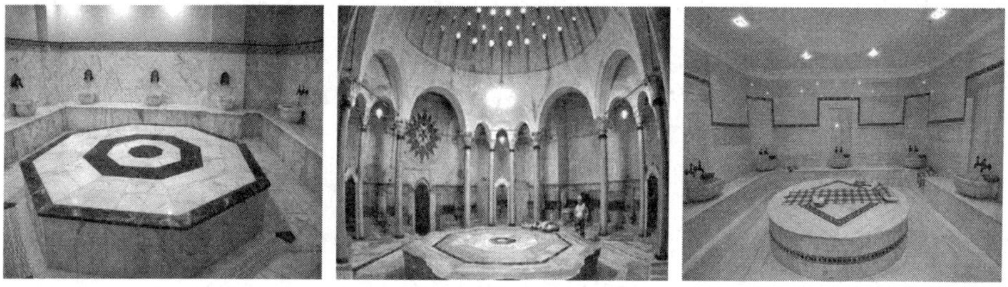

[그림 1-11] 하맘

⑥ 16세기 르네상스 시대에는 유럽에서 온천요법이 일종의 의학적 치료방법으로 각광받기 시작하였다. 이는 치료를 목적으로 광천수를 이용하여 온수목욕, 자연증기목욕 등인데 주로 이탈리아 지역에서 발달하였다. 1553년 베니스에서 발간된 스파디렉토리는 200개가 넘는 스파를 소개하고 있었다. 증기목욕 장면은 [그림 1-12]와 같다.

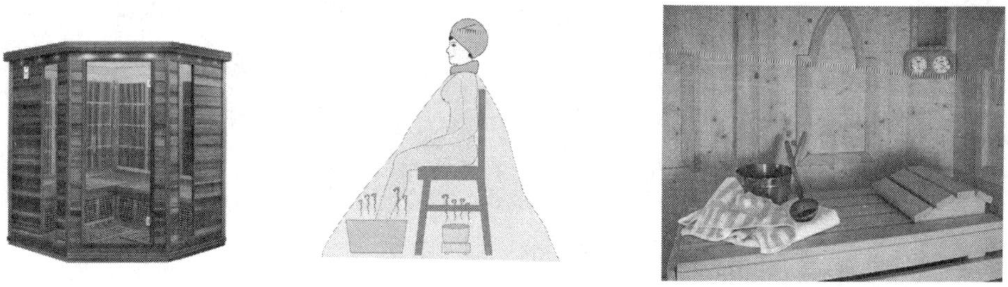

[그림 1-12] 증기목욕

⑦ 18세기에는 해수의 치료효과가 밝혀져서 해수요법이 각광받기 시작하였다. 바다의 영양성분들을 이용해서 인체에 활력을 불어넣는 치료나 예방법을 의미하며, 주로 프랑스에서 인기가 있었다.

해수치료법은 고대 이집트에서 시작되었고, 그리스시대에는 진흙까지 첨가하여 사용하였다. 산이나 바닷가로 치유여행을 가는 기후요법도 등장하였다. 맑은 공기가 건강과 정신에 도움이 된다는 인식으로 결핵환자는 산으로 가고, 기관지염이나 관절염 환자는 바닷가로 가기도 하였다(그림 1-13).

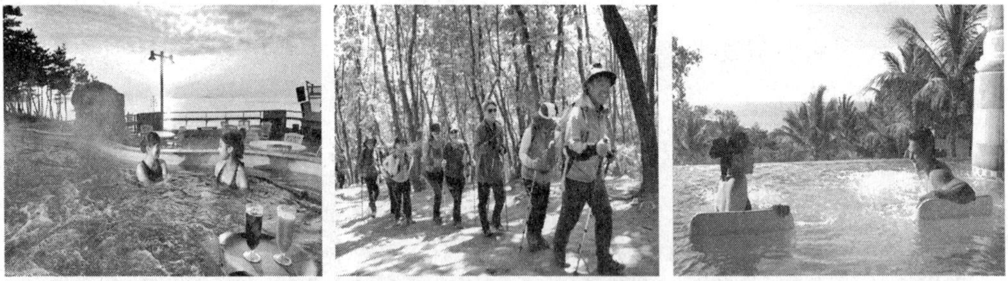

[그림 1-13] 산과 바다에서 치유받고 있는 관광객들

⑧ 19세기에는 현대적인 마사지치료가 새롭게 부상하므로 서비스를 이용하려는 여행객이 증가하였는데 특히 스웨덴에서 발달하였다. 아시아에서는 [그림 1-14]와 같이 태국이 타이마사지로 유명하며 2,500년의 역사를 가지고 있다. 마사지는 '장수의 지식'이라 하며 아유로베다에서 유래했으며, 인도의 전통적인 대체의학으로서 기원전 5000년으로 거슬러 올라간다. 마사지도 신체와 영혼을 치유하는 기능을 하는 것으로 간주되어 왔다.

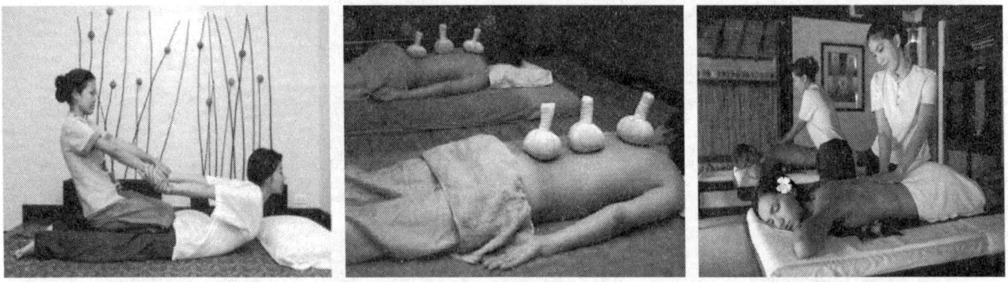

[그림 1-14] 타이마사지

⑨ 20세기 이후의 의료관광은 의학기술의 발달로 의학적 치료를 목적으로 이동하는 현상이 부각되기 시작하였다. 주로 후진국이나 개발도상국에서 선진국의 앞선 의료기술의 혜택을 보고자 방문하는 의료관광객이 주를 이루었고, 이들은 소수의 부유층이었다(그림 1-15).

이들을 대상으로 서비스를 제공한 서구의 의료기관들을 주로 민간부문의 병원들이었다. 그러나 1990년대 들어서 큰 변화를 경험하였다. 의료관광의 흐름이 선진국에서 개발도상국으로 바뀌었다.

⑩ 아시아 시장의 급부상 이면에는 다음과 같은 요인들이 작용하여 선진국 내에서의 비싼 의료비, 오랜 기다리는 시간 등의 문제점이 부각되고, 동시에 개발도상국의

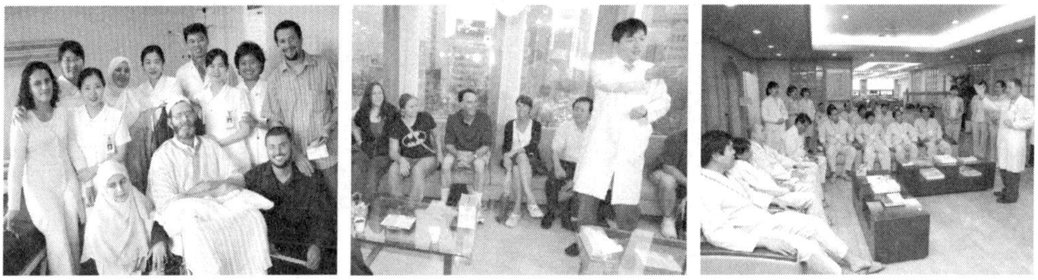

[그림 1-15] 해외에서 치료받고 있는 의료관광객들

의료기술이 급속도로 발전하면서 의료관광 흐름의 역전현상이 벌어졌다. 쿠바, 멕시코 등이 특화된 의료서비스를 가지고 의료관광시장을 개척하게 되었고, 이어서 태국, 싱가포르, 인도와 같은 아시아 국가들이 급부상하게 되었다.

㉠ 정부의 적극적인 지원이 있었다.

1997년 발생한 태국 바트화의 폭락은 인도네시아, 한국 등의 아시아 각국에 연쇄적으로 금융위기를 초래하였다. 이러한 위기상황을 극복하고 경제를 되살리기 위하여 동남아시아의 나라들은 경제*활성화 정책을 추구하였다. 이런 정책의 일환으로 각국 정부는 의료관광산업의 활성화를 적극적으로 지원하게 되었고, 아시아는 빠른 시간 내에 의료관광의 새로운 목적지로 부상하게 되었다(Turner : 2010년).

㉡ 의료기관과 인력의 고급화와 국제화가 빠르게 이루어졌다.

의료관광을 추진하는 아시아의 많은 병원들이 JCI 인증을 받았다. 태국의 범룽랏병원의 경우, 200명의 의사가 미국 의사면허증이 있다(Cortez : 2008년).

즉 선진 외국의 의료인력을 대거 유치하여 빠른 시간 내에 선진 의료기술과 문화가 뿌리내릴 수 있었다.

㉢ 미국에서 발생한 9.11 테러로 인해서 유럽과 아랍에서 미국으로 가던 의료관광객들이 아시아쪽으로 방향을 돌리게 되었다(Bookman & Bookman : 2007년).

9.11 테러로 인해서 미국비자 발급절차가 까다롭게 되었고, 미국 내 반아랍정서로 인하여 기존의 의료관광객들이 대안을 찾게 된 것이다.

⑪ 인도를 찾는 해외환자는 약 50여 만명의 의료관광객 중에 미국 환자들이 대다수 포함되어 있으므로 의료관광을 통해 환자들은 미국에서 쓰는 의료비용을 크게 줄일 수 있다.

* 경제 : 인간의 생활에 필요한 재화나 서비스를 만들고, 나누고, 쓰는 모든 활동과 그 활동을 둘러싼 질서나 제도이다.

㉠ 인도의 아폴로병원*에서 심장수술비용은 미국이나 유럽의 절반 가격이므로, 각 국가별 의료가격이 환자가 국가를 넘어 치료목적지로 선택하는 가장 중요한 요소 중 하나이다.

㉡ 해외환자유치 사업을 위한 정부의 정책방향은 기본적으로 의료기관 등 민간이 주도하고 정부가 이를 지원하는 형태로 추진하도록 독려하고 있다.

㉢ 민간이 주도하고 정부는 이를 지원하는 형태로 추진하되 초기 시장질서 확립 및 기본 인프라 구축사업 시장참여자 모두에게 편익이 분배되는 사업 등 개별 의료기관 단위로 추진하기 곤란하거나 비효율적인 사업을 국가재정 사업으로 추진하고 있다.

㉤ 싱가포르 정부는 의료기관 국제마케팅 및 인프라 구축자금을 지원하고 국제 네트워크 구축활동을 지원하고 있다.

㉣ 따라서 정부의 지원정책으로는 크게 해외환자유치 종합계획수립 및 제도개선과 한국의료 인지도**와 신뢰도***를 제고할 수 있는 홍보활동이다.

㉤ 해외환자가 안심하고 찾아올 수 있는 친환경조성 마지막으로 국내 의료기관의 국제의료 인프라 강화로 구분하여 진행된다.

⑫ 한국 의료관광의 잠재력으로 한국 의료서비스는 국내 0.1[%]의 최상위 우수한 인력으로 이뤄진 수준 높은 의료진과 전문분야별 다양한 의료기관, 의료서비스 수준에 비해 경쟁국 대비 상대적으로 낮은 의료수가, 그리고 극동러시아 등 의료후진국에서 2~3시간 내에 방문할 수 있다.

㉠ 한국 의료서비스의 약점 : 의료관광을 국가 핵심 동력산업으로 육성하기에는 외국어에 대한 약점과 한국의료에 대한 국제적 인지도와 이미지 부족, 다인종, 다문화에 대한 상대적 이해도가 낮아 연관기관 간 상호 커뮤니케이션의 부조화가 일어날 수 있다.

㉡ 한국 의료서비스의 기회요인 : 신성장동력으로서 국가차원의 의료관광과 관련된 관련 법률의 제도정비, 중국 · 동남아 · 극동러시아 · 미국 · 일본 등 의료한류 관광에 대한 관심 증대, 그리고 $화 대비 원화 약세인 점 등이다.

㉢ 위협요인 : 미국과 같은 고가 시장과 태국과 같은 저가 시장 사이에서의 정체성 논란 글로벌 의료시장에 한국의 신규 진입에 따른 의료관광 선도국들의 파격적인 의료비 할인 등 공격적 마케팅, 일본 · 중국 · 대만 등 잠재적 경쟁국의 출

* 아폴로(Apollo)병원 : 국제공인인증과 JCI 인증을 받은 세계 3위인 병원이다.

** 인지도 : 광고효과를 측정하는 인지적인 측면의 대표적인 지표는 인지도이다. 인지도의 대상은 광고 자체와 그 광고가 담고 있는 것들이고, 측정은 회상(recall)과 재인(recognition)의 두 수준에서 이루어진다.

*** 신뢰도 : 동일한 검사 또는 동형의 검사를 반복 시행했을 때 개인의 점수가 일관성 있게 나타나는 정도이다.

현 가능성 등이 있다.

㉣ 강점과 약점 : 기회와 위협요인 등의 분석을 통해 의료관광 활성화를 위해 진료 분야별 타깃 시장에 맞는 최적의 해외홍보 마케팅과 민관 공동의 의료관광객 수용여건 개선협력을 통한 국제적 신뢰도 제고가 뒷받침 되어야 한다.

㉤ 한국 의료서비스 : 글로벌 경쟁력을 갖추기 위해 반드시 선결되어야 할 조건으로는 의료기관들의 의료관광을 위한 준비가 부족하다. 즉 국제 진료수가와 언어소통능력, 국제적 인증체계, 국가별 의료 관련 문화차이에 대한 이해, 의료기관의 서비스, 비즈니스 마인드 부족 그리고 마지막으로 쇼핑, 휴양, 치료 등을 한 곳에서 해결할 수 있는 복합형 기능을 갖춘 진정한 의미의 의료관광 전문 국제병원이 없다.

㉥ 여행업계 : 의료관광 에이전시의 열악한 풍토도 의료관광의 활성화를 저해하는 주요한 요인 가운데 하나이다. 대부분의 [그림 1-16]과 같이 의료관광 에이전시는 의료마케팅의 특성에 대해 잘 알지 못함으로써 환자에게 신뢰를 주지 못하고, 의료를 매개로 한 다양한 상품개발에 소극적이어서 부가가치 창출을 기대하기 어려운 경향이 있다.

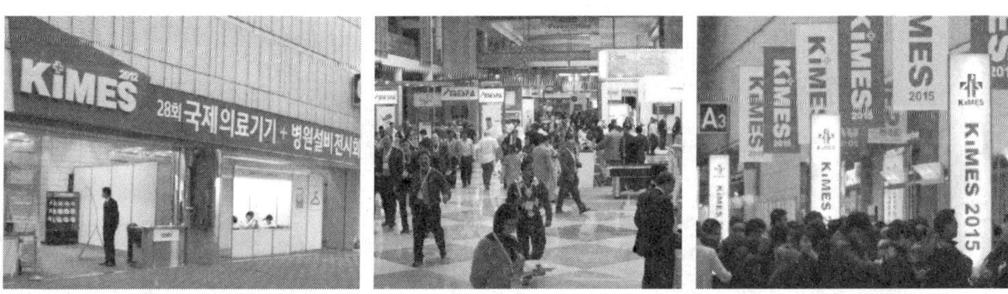

[그림 1-16] 세계의 의료기기 박람회

⑬ 지자체와 관련 단체 및 기관의 중복투자와 과당경쟁을 통제하고 조율할 수 있는 컨트롤 타워의 부재도 문제이다.

㉠ 의료법 개정 : 전후로 전국 16개 시 · 도 중 절반 이상이 의료관광에 관심을 두고 있으나, 의료기관과 유치업자간의 상호 이해부족에 따른 과다한 경쟁으로 의료관광이 블루오션*의 핵심으로 인식되면서 자격없는 에이전시의 난립과 각종 의료관광 단체와 협회가 속속 출현하여 의료관광에 대한 핵심 없는 과열이 현실로 나타나고 있다.

* 블루오션(blue ocean) : 현재 존재하지 않거나 알려져 있지 않아 경쟁자가 없는 유망한 시장이다.

㉡ 의료관광 : 의료기관과 유치업체 간의 역할 분담을 둘러싸고 혼선이 빚어지고 있는데 의료기관이 해야 할 일과 국내외 에이전시가 해야 할 일이 무엇인지에 대한 이해부족으로 생긴 일이다. 이러한 문제점을 해결하기 위해서는 민간기관의 철저한 조사와 사전준비를 해야 하며 정부는 해외환자유치 사업에 방해가 되는 제도를 개선하여 빠른 시간 안에 국제적 경쟁력을 확보해야 한다.

㉢ 의료관광의 장점 : 국내의 의료서비스를 받고 싶어하는 외국인들을 국내 병원의 의료진에게 연결시켜주며, 동반하는 가족들에게 입국과 출국을 모두 맡아주는 것이다.

⑭ 의료관광은 현대 사회에서 육체적 · 정신적 건강의 조화를 통해 행복하고 아름다운 삶을 추구하는 생활방식이나 문화를 통틀어 일컫는 개념으로 [그림 1-17]과 같이 웰빙*이라는 생활양식이 대두되면서 건강관리 측면에서 환자 즉, 사용자의 적극적인 건강추구에 대한 선택권이 다양해짐에 따라 더욱 발전할 것이다.

㉠ 우리나라의 의료수준은 선진국과 비교하여 비슷하거나 어떤 질병에 관해서는 세계 최고의 수준으로 평가받고 있다. 또한 우수한 인력을 계속 배출되고 있어 의료강국으로의 가능성은 충분히 있다.

㉡ IT 강국으로서의 국가위상으로 볼 때 의료서비스 관련 산업은 우리나라가 성장 가능성이 높은 분야이다. 따라서 해외환자유치 증대를 통해 의료기관 설비투자를 확대하고 의료서비스산업과 연계된 관광 · 금융산업 등의 발전을 견인하여 한국의 미래 성장동력산업으로서의 효자 역할을 톡톡히 해야 한다.

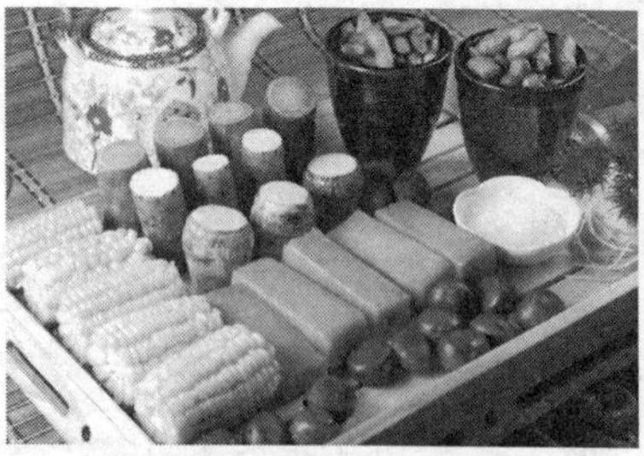

(a) 웰빙 음식들

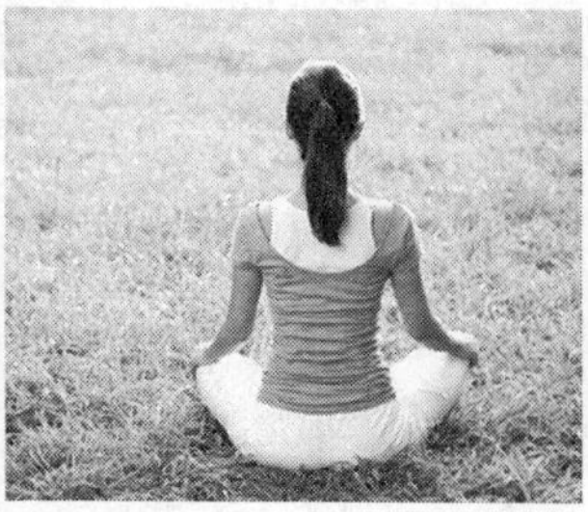

(b) 슬로우 운동

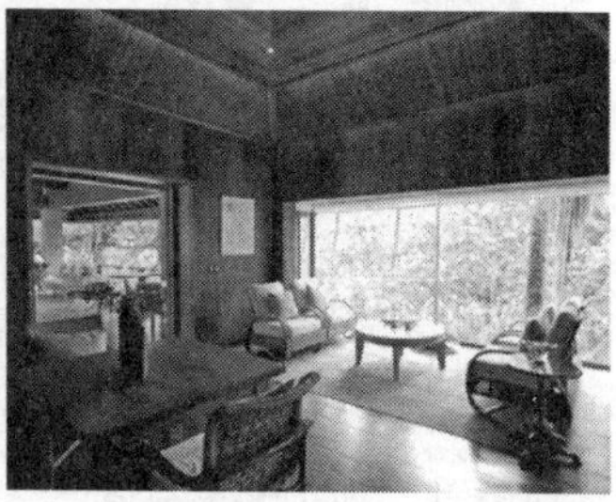

(c) 더 팜 엣 산 베니토 웰빙리조트

[그림 1-17] 웰빙 시대

* 웰빙(well-being) : 2000년 이후로 이전에도 다양한 형태로 육체적 · 정신적 삶의 유기적 조화를 추구하는 움직임이나 삶의 문화가 포괄적 의미로서 웰빙은 '복지 · 행복 · 안녕'을 뜻한다.

(4) 의료관광객의 분류

의료관광객은 "다른 국가로 여행을 가는 구체적인 목적이 의학적 치료에 있는 사람"으로 정의하고, 이 개념과 관련해서 여러 분류방식이 존재한다. 해외로 이동하여 치료를 받게 되는 상황이 있는데, 그 중 Lunt와 Carrera(2010년)는 환자의 이동(pation mobility)을 여러 상황으로 나눈 결과 의료관광객이 갖고 있는 의지를 중요 요소로 보고 각각 다섯 집단으로 분류하였다.

1) 해외 임시 여행객

해외여행 중 사고나 갑작스런 질병으로 의료서비스를 이용하는 사람을 의미한다.

2) 장기 거주자

은퇴 후에 해외로 이주하여 거주하는 사람 혹은 해외로 취업하여 근무하는 자로서 의료서비스를 이용하는 경우를 의미한다.

3) 인접국 이동자

국경을 공유하는 국가 간에 교차 의료서비스를 인정하는 경우, 국경을 넘어 인접국의 서비스를 이용하는 사람들이 있다. 벨기에와 그 인접국에서 이런 현상이 발생한다.

4) 아웃소싱 환자

오래 기다리는 시간이나 서비스 부재로 인하여 의료기관이나 보험자에 의해 해외의 의료기관으로 이송된 환자를 의미한다. 태평양군도에서는 환자를 뉴질랜드나 호주로 이송하기도 한다.

5) 의료관광객

자신의 의지로 결정하여 해외의 의료기관을 이용한 환자를 의미한다. Cohen(2008년)은 의료관광객을 다음의 네 집단으로 나누었는데, 의료기관 방문의도와 관광의도 등을 이용하여 분류하였다. 그는 여행환자와 단순환자의 경우가 의료여행(medical travel)에 해당하고, 관광요소가 의도적으로 포함된 경우를 전형적인 의료관광객으로 간주할 수 있다(그림 1-18).

① 의료(치료)관광객 : 해외여행 중에 발생한 사고나 질병으로 의료서비스를 받은 사람을 의미한다.

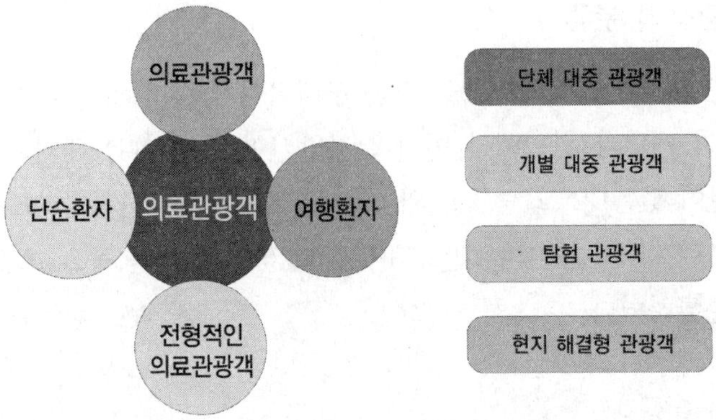

[그림 1-18] Cohen의 분류와 관광객의 종류

② 전형적인 의료관광객 : 처음부터 의료서비스와 관광을 하러 여행을 간 경우와 여행 중에 의료서비스를 받기로 결정한 경우를 의미한다.

③ 여행환자 : 의료서비스를 주목적으로 여행하였는데 우연히 회복기간에 관광을 하게 된 사람을 의미한다.

④ 단순환자 : 관광기회를 이용하지 않고, 의료서비스만을 받기 위해 이동하는 사람을 의미한다. 의료관광은 "선진국에서 저개발국가로 치료 이외에 관광목적이 결합되어 이동하는 현상"으로 기술되었다. 이 개념에서는 선진국에서 저개발국가로의 이동에 초점을 맞추면서 치료와 관광의 균형을 강조하였다.

(5) 의료관광 패러다임의 변화

개발도상국의 부유층들은 선진국의 [그림 1-19]와 같이 첨단 의료시설에서 의료서비스를 받을 수 있는 기회를 찾아 미국이나 유럽으로 의료관광을 했다. 하지만 최근 들어 선진국의 국민들은 비용절감을 위해 자국에서 제공하는 의료시스템에 만족하지 못하고 해외의 다양한 의료서비스를 찾는 의료관광분야가 성장하기 시작했다.

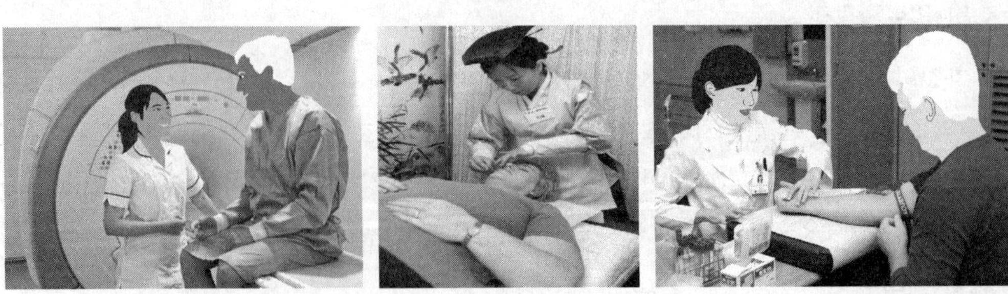

(a) CT (b) 시침 (c) 혈액검사

[그림 1-19] 의료관광객의 검사

매년 많은 미국 국민들이 해외에서 진료를 받기 위해 타국으로 가고 있다. 이러한 원인은 사용자, 즉 환자들의 선택권이 다양해졌으므로 세계의 개발도상국을 포함한 선진국들의 자국 의료서비스 시장관리에 점점 더 큰 영향을 미칠 것이다. [그림 1-20] 의료관광객들이 진료 대기하고 있다.

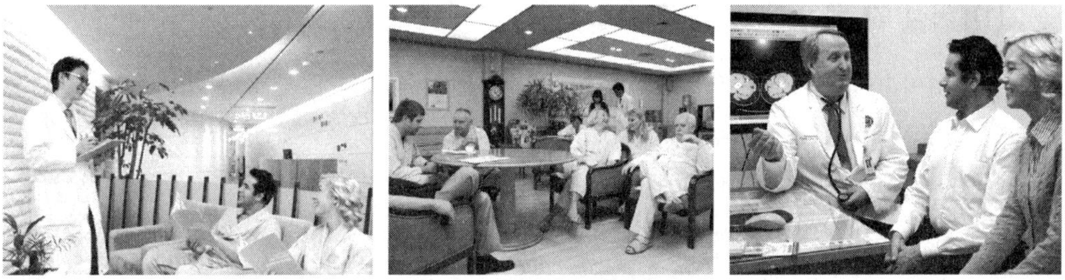

(a) 의사로부터 설명을 듣고 있는 외국인들 (b) 의료 외국관광객 (c) 검진결과를 듣고 있는 외국인

[그림 1-20] 의료관광객들

2. 국제협정과 의료관광

의료서비스는 특정 지역의 사회문화적인 속성에 영향을 받는다. 의료서비스는 해당 국가의 질병패턴, 생활방식, 건강이나 의료 관련 믿음 등과 밀접하게 연관되어 있어서 지역적인 속성을 빈영하고 있다. 또한 의료서비스는 공공의 성격이 강하고 생명을 다루기 보다 엄격한 법적 규제를 받으므로, 의료서비스 분야에서는 급격한 혁신이나 국제적 교류가 일반적인 비즈니스 분야에 비해서 상대적으로 늦게 이루어졌다.

1995년 세계무역기구(WTO)의 창설과 함께 서비스 무역에 관한 일반협정(General Agreement on Trade in Services : GATS)이 제정되었다. [그림 1-21]은 GATS에서는 의료서비스 무역의 4가지 모드를 규정하고 있다(Smith, 2009년).

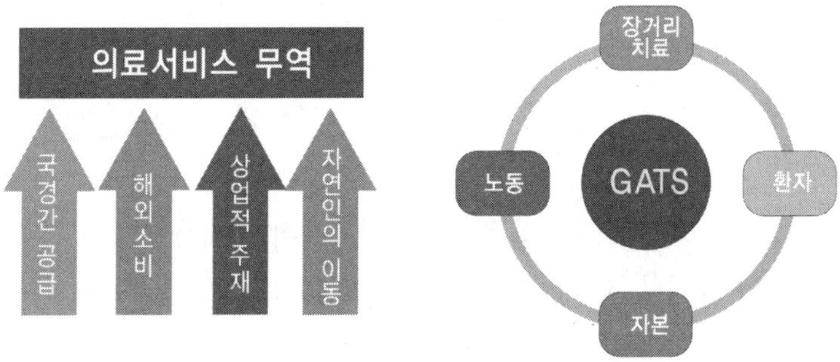

[그림 1-21] GATS에 의한 의료서비스 무역

국제적인 자유무역은 초기에 상품시장에서 주로 이루어졌으며, 서비스 시장은 상대적으로 적은 부분을 차지하였다. 그러나 최근에 서비스 시장에서의 교류가 빠르게 증가하고 있다. 의료인의 국제적인 이동의 증가, 정보와 커뮤니케이션 기술의 발달, WTO 제도의 정착 등은 의료서비스의 국제적 교류가 활성화되는 데 기여하였다.

(1) 국경 간 공급

의료서비스는 한 회원국의 영토로부터 다른 회원국의 영토 내로의 서비스 공급을 의미하는데 원격의료를 들 수 있다.

① 인터넷과 커뮤니케이션 기술의 발달로 인하여 원격의료서비스의 내용은 다양해지고 있으며, 보다 쉽게 국경을 넘어 다른 국가까지 서비스 범위를 넓히고 있다.

② 쿠바나 인도는 일찍이 원격상담 및 진단 서비스를 선진국에 제공하기 시작하였고, 필리핀은 다른 국가의 의무기록을 위탁관리하는 서비스를 제공하고 있다.

③ 미국은 이미 방사선과 업무가 인도, 호주, 이스라엘과 같은 해외의 전문기관으로 외주가 주어지고 있고, 조만간 임상병리업무도 해외로 외주가 이루어질 전망이다 (Terry : 2007년).

㉠ 200억 $에 달하는 미국의 의무기록 관리시장의 일부도 외국으로 외주가 이루어지고 있다(Lazarus : 2004년).

㉡ 외국에서 미국 병원의 의무기록이 관리되고 심지어 청구작업이 이루어지기도 한다.

㉢ 미국 내에서는 자국 환자의 임상자료가 해외로 전송될 경우 개인정보보호를 어떻게 할 것이냐는 것이 새로운 정치적이고 법적인 이슈로 부각되고 있다.

㉣ 국제적인 원격의료 시장규모는 최소 10억$을 넘으며, 국제적인 수요가 1조$에 이를 것으로 추정되고 있다(Mutchnick et al. 2005년).

㉤ IT 기술의 발달과 의료비 절감의 필요성 때문에 서비스의 국경 간 공급(cross-border supply) 현상은 더욱 확산될 전망이다.

(2) 해외소비

한 회원국의 영토 내에서 다른 회원국에서 온 서비스 사용자에게 서비스를 공급하는 것으로 의료관광의 예이다. 제네바의 국제무역위원회는 의료관광시장이 연간 20[%] 성장하여 2013년에는 1,880억$이 되었다(Olarte : 2006년).

(3) 상업적 주재

한 회원국의 서비스 공급자가 다른 회원국의 영토 내에서의 상업적 주재(commercial presence)를 통해 서비스를 공급하는 것을 의미하며 병원플랜트 수출이 이에 해당한다. 병원플랜트 수출과 관련하여 병원이 진출하고자 하는 대상국에서는 자구의 특정 의료분야 진입에 제한을 두거나 병원개설과 관련된 여러 규제조건을 만들어 제한을 가하였다. 그러나 최근에 이러한 진출은 점점 증가 추세를 보이고 있다. Herman(2009년)은 EU의 의료서비스 분야에서 외국자본의 비율이 16.51[%]에 이를 것으로 추정하였다.

(4) 자연인의 이동

한 회원국의 서비스 공급자가 다른 회원국의 영토 내에서의 주재를 통해 서비스를 공급하는 것으로 의료인력의 해외이주를 예로 들 수 있다.

① 의사나 간호사와 같은 의료인력의 국제적 이동은 저개발국가에서 선진국으로 혹은 선진국 내에서 주로 이루어졌다.
  ㉠ 영국 의사의 30[%]가 외국계이고, 캐나다, 호주와 미국 의사의 20[%] 정도가 외국계이다.
  ㉡ 영국에 있는 외국계 간호사의 50[%]는 인도와 필리핀에서 왔다(Smith : 2009년).

② 의료서비스의 국제적 교류가 다양한 형태로 이루어지고 있다.
  ㉠ 이동의 대상도 의료인력, 환자, 검취물, 의무기록, 의료기기나 자본 등으로 다양하고, 이동방식도 신체적 이동, 자료의 물리적 이동, 사이버 공간에서의 자료이동 등과 같이 여러 유형을 보이고 있다.
  ㉡ 네 가지 모드는 서로 완전히 별개로 존재하기보다는 서로 간에 영향을 미치면서 시너지 효과를 낼 수 있다.
  ㉢ 원격상담, 상업적 주재나 자연인의 이동(presence of natural person)을 통해서 다른 국가에 자국의 의료브랜드를 알릴 수 있고, 이런 기회를 통해서 외국인환자가 자국으로 이동해 오는 의료의 해외사용자가 조장될 수 있다.

③ 해외에서의 의료소비를 통해서 자국민이 다른 나라의 의료기술을 경험하므로, 거부감이 줄어들어 다른 나라의 병원이 자국에 진출할 수 있는 여건이 조성될 수도 있다.

④ 의료관광을 GATS 협정의 네 모드 중의 하나로 제한할 것이 아니고, 다른 모드와의 상호작용 속에서 벌어질 수 있는 현상으로 보는 시각이 필요하다. 이런 이해에 기초하여 의료관광에 대한 포괄적인 전략이 수립되어야 한다.

(5) 해외환자 유치를 위한 국제인증

최근 들어 전 세계적으로 의료관광시장이 점점 커지고 의료관광객이 증가되면서, 자국을 떠나 다른 나라에서 치료를 받는 기회가 늘어나고 있다. 의료관광을 통한 의료관광 목적국의 의료기관이나 의료인*의 질에 관한 평가가 확실치 않아 환자안전에 대한 염려가 여전히 존재한다.

1) 국제인증의 필요성

자국을 떠나 다른 나라의 의료기관을 이용할 때에는 안전에 대한 확신이 있어야 한다. 안전한 병원은 환자의 안전과 질관리를 잘하는 병원이다. 이러한 의료기관의 환자가 안전과 질에 대한 평가를 누가, 어떻게, 타당하고 신뢰성 있게, 객관성이 보장될 수 있도록 할 것인가에 대한 요구와 분위기 속에서 의료기관의 질평가를 위한 국제적인 수준의 의료기관 인증평가 시스템의 필요성이 점차 대두되기 시작하였다.

2) 국제인증의 기대효과

국제인증기관의 인증을 받음으로써 의료관광을 통한 해외환자를 유치했을 때의 기대효과는 8가지 이상이다.

① 인증과정 준비와 절차준비를 통해 질적 수준이 향상된다.
② 보다 안전하고 효율적인 병원환경 조성에 동기유발 및 안전에 기여한다.
③ 의료의 질과 안전을 위해 부서 간 상호 협력하는 분위기를 조성한다.
④ 의무기록의 중요성 인식으로 의무기록 관리의 향상을 도모한다.
⑤ 환자의 만족도 증대 및 신규 고객유치, 기존 고객의 이탈방지로 인한 병원 경영상 수익성을 증대한다.
⑥ 병원에 대한 신뢰도가 증가하고 대외 인지도가 증가한다.
⑦ 국제인증을 얻은 경우 의료관광산업으로 해외환자를 유치할 때 미국 보험사나 의료관광유치 업체와의 단체계약을 위한 협상 시 유리하다.
⑧ 대외적으로 국제인증을 받은 의료기관이라는 대외 홍보효과가 크다.

3) 국제의료기관 신임평가

국제의료기관 평가제도의 대표적 인증기관으로 미국의 국제의료기관 신임합동위원회(Joint Commission International : JCI)가 있다.

---

* 의료인 : 병을 치료하는 일에 종사하는 사람

① 미국 JCI 개요

우리나라에서도 2009년 5월 의료관광 활성화로 해외환자 유치를 위해 의료법 일부 개정 이후 의료관광산업에 대한 한국 의료기관들의 관심이 커지기 시작하였다.

㉠ 2007년 5월 국내에서는 연세대학교 세브란스병원이 최초로 JCI 인증을 획득하였으며 이후 최근까지(2013년 3월 기준)[그림 1-22]와 같이 전남대학교 병원, 대전예치과 병원, 구미공단예치과병원, 강남예치과병원, 인하대학교 병원, 고려대학교 안암병원, 부산대학교 양산병원, 서울 우리들병원, 가톨릭대학교 병원, 가천의과대학교 뇌건강센터, 연세대학교 강남세브란스 병원 등 11개 병원이 JCI 인증을 획득하였다.

㉡ 해외환자 유치를 위한 의료법 일부 개정 전이 2007년 5월 이전에는 JCI 인증 국내 의료기관이 단 하나도 없었던 점과 비교하면 짧은 기간 동안 많은 의료기관이 국제수준의 의료기관 인증을 받았다. 현재 우리나라의 의료수준이 국제적 기준에 따라 의료의 질향상 및 환자의 안전에 기여하고 있다. 현재 한국 의료기관들이 JCI 인증획득을 위한 사전조사나 준비를 하고 있다.

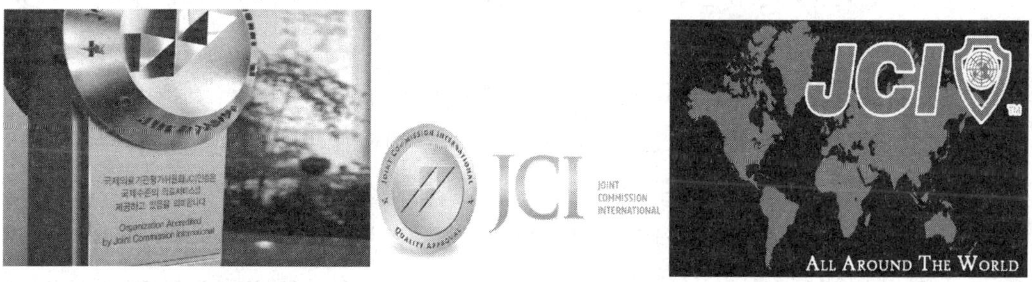

(a) JCI 세브란스병원 (b) JCI 인증마크

[그림 1-22] JCI 인증병원

② 미국 JCI의 역사

원래 JCI는 미국 의료기관의 의료수준을 평가하는 비영리 민간단체이다.

㉠ JACHO(Joint Commission on Accreditation of Health Organizations Joint)가 1994년에 설립한 국제적인 기관으로 Joint Commission Resouces의 국제부서로서 1994년부터 전 세계 80개국 이상에 있는 보건의료기관, 보건국 및 국제기관과 협력해오고 있으며, 인증(Accreditation)과 증명(Certification)을 통해 환자진료의 안전을 향상시키고, 자문과 교육을 통해 의료기관들이 실질적이고 지속적인 해결책을 채택할 수 있도록 돕고 있다.

2007년 9월 JCI는 의료의 질을 위한 국제의료 QA협회(ISQua)로부터 인증을 받았다. 이러한 ISQua(International Society for Quality in Health Care)의 인증은 JCI

가 의료기관 인증에 사용하는 기준, 교육, 과정이 세계 최고 수준임을 증명한 것이다.

ⓛ JCI는 병원, 외래 치료설비, 임상병리 검사실, 진료연결 서비스, 의료운송기관 및 1차 의료서비스에 대한 인증만이 아니라 질병 또는 증상특정진료(CCPC)에 대한 증명도 발급하고 있다.

ⓐ JCI의 기준 : 국제보건의료 전문가에 의해 만들어졌기 때문에 성취가능하고 공평하며, JCI의 인증과 증명을 받은 보건의료기관들은 세계 각국에 있는 자원과 서비스로 연결될 수 있다. 즉 측정치의 목표를 세우는 데 도움을 줄 수 있는 국제 질측정 시스템, 위해감소 방안 및 선진의료 과정 등이 이에 포함된다.

ⓑ JCI는 보건의료의 질과 환자안전에 있어 세계 최고로 인정을 받고 있으며, JCI의 자문위원 및 조사단은 고도의 교육을 받은 임상전문가로서 환자의 안전을 위해 일하고 있다.

ⓒ 감염관리 경험, 의약품안전, 설비안전 및 인증준비 등을 통해 보건의료 질향상과 환자안전을 제공함은 물론 국제보건의료 전문가에 의해 개발되었고, 세계 각 지역에서 인정을 받고 있다.

ⓓ JCI 인증결정은 보건의료 전문가로 구성된 국제위원회에서 내리게 되며, 유럽, 중동 및 아시아 태평양에 있는 JCI 자문위원회는 환자안전 및 질과 관련된 주요 사안에 대한 지침을 제공하는 보건의료 지도자로 구성되어 있다.

ⓔ 고도의 경험을 가진 직원들은 혁신적이면서도 실질적인 해결책을 도입하여 의료원이 직면한 환자안전 문제를 돕고 있으며, 2005년에 설립된 [그림 1-23]과 같이 세계보건기구 협력센터(WHO Collaborating Centre for Patient Safety Solutions)는 환자안전 해결책 발견을 목적으로 Joint Commission과 함께 세운 기구이다.

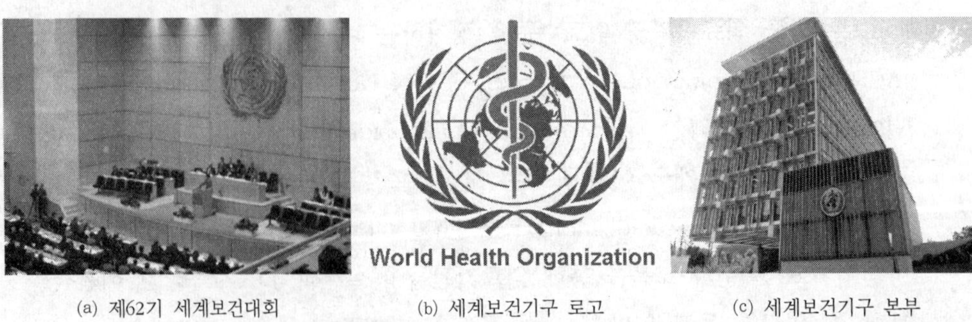

(a) 제62기 세계보건대회　(b) 세계보건기구 로고　(c) 세계보건기구 본부

[그림 1-23] 세계보건기구(WHO)

6) 국내 의료관광의 정의

국내에서는 한국관광공사에서 "의료관광은 의료서비스와 휴양 콘텐츠, 레저, 문화활동 등 관광활동이 결합된 새로운 관광형태"라고 정의한다. 보건산업진흥원에서는 "의료관광은 보건분야에서 관광자원으로 활용 가능한 부분을 발굴, 개발하고 관광을 상품화하여 서비스 또는 제품을 제공하는 사업으로, 우수한 보건 서비스와 관광이 결합된 보건관광 프로그램을 개발하여 재외 한국인을 포함하여 외국인에게 제공함으로써 관련 산업분야의 발전을 꾀하고 아울러 외국인 유치를 통한 외화획득 중 국가경제에 이바지 하고자 하는 사업"이라 정의했다.

① 의료관광에 대해서 각 주체들이 접근하는 방식들을 고찰해보면 건강과 관련된 모든 수단과 대상을 포괄하면서 다양한 의료관광상품 개발을 염두에 두고 있다. 의학기술의 발달로 20세기 들어서는 의학적 치료를 목적으로 이동하는 현상이 부각되기 시작하였다. 주로 후진국이나 개발도상국에서 선진국의 앞선 의료기술의 혜택을 받고자 방문하는 의료관광객이 주를 이루었고, 이들은 소수의 부유층이었다. 이들을 대상으로 서비스를 제공한 서구의 의료기관들을 주로 민간부문의 병원들이었다. 그러나 1990년대 들어서 큰 변화를 경험하였다.

② 의료관광의 흐름이 선진국에서 개발도상국으로 바뀌었다. 선진국 내에서의 비싼 의료비, 오래 기다리는 시간 등의 문제점이 부각되고, 동시에 개발도상국의 의료기술이 급속도로 발전하면서 의료관광 흐름의 역전현상이 벌어졌다. 쿠바, 멕시코 등이 특화된 의료서비스를 가지고 의료관광시장을 개척하게 되었고, 이어서 태국, 싱가포르, 인도와 같은 아시아 국가들이 급부상하게 되었다.

③ 의료서비스는 특정 지역의 사회 · 문화적인 속성의 영향을 받는다. 의료서비스는 해당 국가의 질병패턴, 생활방식, 건강이나 의료 관련 믿음 등과 밀접하게 연관되어 있어서 지역적인 속성을 반영하고 있다. 또한 의료서비스는 공공성의 성격이 강하고 생명을 다루므로 보다 엄격한 법적 규제를 받는다. 이런 이유에서 의료서비스 분야에서는 급격한 혁신이나 국제적 교류가 일반적인 비즈니스 분야에 비해서 상대적으로 늦게 이루어졌다.

(6) 의료관광의 유형

정진수(2009년)의 유형, 정기택(2005년)의 유형, 신재기 · 유명희(2009년)의 유형, Smiith와 Puczko(2009년)의 유형으로 분류한다.

1) 정진수의 유형 분류

의료관광의 유형은 〈표 1-4〉와 같이 의료관광의 형태를 관광 중심과 의료 중심으로 구분하였다. 의료 중심은 수술치료형 의료관광, 관광 중심은 선택치료형 의료관광과 연관지을 수 있다. 〈표 1-5〉와 같이 선택치료형과 수술치료형으로 구분하였다.

① 선택치료형 : 미용, 성형 수술형과 웰빙형이 있다.

② 수술치료형 : 수술치료형과 장기재활형으로 세분화한다.

〈표 1-4〉 정진수(2009년)의 의료관광 유형

관광 중심	치료+관광	간단한 미용치료(medical skin care 등)+관광
	비즈니스+치료	Service Business Trip+관광
	환자 동행 가족	치료받는 가족구성원(현지 관광도 겸함)
의료 중심	순수 치료목적	특정 병원/의사를 찾아서 입국
	순수 치료 응급환자	다른 치료목적으로 입국했으나 응급치료를 받는 사람(건강검진+수술)

〈표 1-5〉 선택치료형과 수술치료형

유 형		육성분야	경쟁요소	국가별 대표사례
선택 치료형	미용, 성형 수술형	미용 및 성형, 기본적 수술	• 가격경쟁력 • 관광 및 휴양 연계	• 동남아 국가(태국 등)
	웰빙형	온천, 스파 및 테라피, 휴양 프로그램, 한방	• 질병방지 및 억제효과 • 전통문화의 상품화	• 일본 : 온천요법, 국제건강센터 • 중국 : 동인당, 북경대학침술 • 태국 : 전통타이치료법 명상스파
수술 치료형	수술치료형	중증 난치병 치료	• 최고 의료수준 • 해외 네트워크 • 의료 세미나	• 미국 : MD 앤더슨 • 싱가포르 : 래플즈병원 • 태국 : 범룽랏병원
	장기재활형	요양 및 재활 프로그램 센터		

2) 정기택의 유형 분류

의료관광의 유형은 〈표 1-6〉과 같이 질병 의료관광, 전통 의료관광, 미용 의료관광, 휴양 의료관광으로 구분하였으며, 각 유형에 따른 개념과 대표국가들을 정리하였다.

〈표 1-6〉 정기택(2005년)의 의료관광 유형

질병 의료관광	개 념	심장수술, 장기이식, 공수이식과 같이 생명의 보존과 직결되는 응급한 상황에서 자국에서 시술되지 못하는 경우 타국에서 수술받는 유형
	주요 요소	• 법적 허가 • 진료를 받을 수 있는 인프라
	대표국가	독일, 요르단
전통 의료관광	개 념	만성질환, 알레르기 등을 치료하고 건강을 유지하기 위해 관광지 고유의 전통의학을 체험하고 온천과 스파를 즐기는 형태의 의료관광
	대표국가	인도의 아유베다, 한국의 한방치료

미용 의료관광	개 념	성형수술이나 미용, 마사지, 온천, 스파, 피부마사지를 위한 의료관광의 유형으로써 여성들이 애용하는 관광상품
	주요 요소	• 뛰어난 의료기술 • 가격 경쟁력
	대표국가	멕시코, 아르헨티나, 태국, 말레이시아, 남아프리카
휴양 의료관광	개 념	휴양지에 적합한 자연환경과 건강을 위한 의료서비스의 인프라가 갖추어진 곳을 방문하여 체류
	주요 요소	• 경제적, 시간적 여유를 가진 관광객 확보 • 휴양지 내의 건강과 의료, 휴양에 필요한 시설
	대표국가	대부분의 국가

3) 신재기 · 유명희의 유형 분류

의료관광의 유형은 〈표 1-7〉과 같이 의료 클러스터, 의료관광상품, 의료관광산업으로 구분하였다. 의료 클러스터는 바이오, 신약 · 의료기기개발, 메디클러스터, 의료관광 복합단지, 건강문화 클러스터, 허브형 의료복합단지로 분류하였고, 의료관광상품은 질병치료 관광상품, 미용, 성형 의료관광상품, 휴양 · 전통 의료관광상품으로 분류하였다. 의료관광산업은 교육연구 개발유형, 중증치료형, 선택치료형, 복합형으로 분류하였다.

〈표 1-7〉 신재기(2009)의 의료관광 유형

구 분	분 류	내 용
의료 클러스터	바이오 클러스터	치료목적의 기초연구 수행
	산약 · 의료기기 개발 클러스터	응용기술과 제품개발
	메디클러스터 또는 혁신형 연구병원	병원 중심의 클러스터
	의료관광 복합단지	연관산업의 융합 · 복합과 지역경제의 활성화
	건강문화 클러스터	치료보다는 시설과 쾌적한 환경제공
	허브형 의료복합단지	다양한 유형의 클러스터를 단계적 가치사슬 전체를 통합
의료관광상품	질병치료 관광상품	특정 질병이 있는 환자들이 치료를 받고 치료 후 관광행위를 할 수 있도록 구성
	미용, 성형 의료관광 상품	미용 관련 서비스나 성형미용을 받고 관광을 겸하는 상품으로 주로 여성들이 애용
	휴양의료관광상품	의료서비스 인프라가 갖추어진 곳에 방문하여 체류
	전통의료관광상품	전통의학으로 치료와 관광을 목적으로 하는 상품
의료관광산업	교육연구 개발유형	신치료, 신약 등 연구 · 개발하여 적용
	중증치료형	난치병 또는 프리미어급 치료를 원하는 대상에게 의료서비스를 제공
	선택치료형	저렴한 의료비용과 휴양과 연계된 프로그램 제공
	복합형	의료 관련 시설, 상업 및 주거시설까지 개발

4) Smiith와 Puczko의 유형 분류

의료관광의 유형은 〈표 1-8〉과 같이 신체적 치료, 미용치료, 휴식, 레저, 일의 균형, 심리적, 정신적 치료로 구분하였으며 그 종류를 제시하였다.

〈표 1-8〉 Smiith와 Puczko(2009년)의 의료관광 유형

신체적 치료	미용치료	이완/휴식	레저/오락	라이프/일의 균형	심리적 치료	정신적 치료
의료	성형수술	팸퍼링	스파	전신센터	전신센터	명상센터
스파/목욕	관광	스파 / 목욕	리조트	–	–	–
Mofetta	호텔 / 데이스파	웰니스 호텔	스포츠 / 휘트니스 휴가	직업 웰니스 워크숍	워크숍(호프만, 사이코드라마)	요가센터
수술관광	해수요법 센터	–	–	–	–	성지순례
재활센터	–	–	–	–	–	–

(7) 의료관광객의 정의

우리나라는 의료관광의 활성화를 위해 국내 의료기관과 유수의 국제보험사와의 진료비 직접 청구(direct billing)에 대한 협정 및 계약체결을 위해 노력하고 있다.

㉠ 중국의 평안보험을 비롯하여 [그림 1-24]와 같이 시그나(CIGNA) 보험, UHI(United Healthcare International) 보험, 아랍에미리트의 국영보험사인 Daman 국제보험사와 국내 유수의 의료기관과 이들 국제보험사의 지불보증으로 진료 및 치료를 받는 외국인환자에 대한 직접 청구할 수 있다.

(a) UHI 보험

(b) SIGNA 보험

(c) 중국의 평안보험

[그림 1-24] 세계 보험사

① 정부 대 정부 사업(G2G)으로 국제협정을 통한 자국의 환자송출에 따른 의료서비스 제공 등의 노력도 계속되고 있다. 보건복지부와 UAE 보건부, 아부다비와 두바이 보건청과 환자송출에 대한 환자유치협약을 체결한 바 있으며, 이 밖에도 조만간 러시아와 우리나라 사이에는 양국 간 비자면제협정을 통해 급격히 증가하고 있는 러시아 의료관광객의 국내 의료기관 방문도 쉬워질 것이다.

② 세계 여러 나라에서의 국제협정*을 통한 의료관광 활성화는 여러 부분에서 찾아볼 수 있다. 유수의 외국 의과대학 또는 의료센터와 체결한 양해각서**(Memorandum Of Understanding : MOU)는 각 기관들과 상호 협력이 유지되고 있는 한 상호 간 서비스의 질이 계속 좋아질 것이라는 약속이 포함되고, 동시에 지역병원이 최신의 의료지식이나 기술에 대한 접근권을 가지고 있다.

㉿ 인도의 워크하르트(Wockhard)병원과 두바이의 헬스케어시티(Healthcare City)는 하버드 의대가 설립한 국제기구인 하버드 메디컬 인터내셔널(Harvard Medical International)과 제휴를 맺고 있다. 인도의 아폴로(Apollo)병원***과 파나마의 푼다 파시피카병원(Hospital Punta Pacific)은 미국의 존스 홉킨스 인터내셔널(Johns Hopkins International)과 협력관계를 유지하고 있다.

③ 국제적인 협정을 통해 외국에서 온 환자들에게 그들이 받는 의료서비스의 질이 제휴관계에 있는 환자 본인 나라의 의료서비스 수준과 동일하다는 확신을 심어 주게 된다.

④ 국제협정은 단순한 상호 간 비준뿐만 아니라 서비스의 공급과도 연관되어 있는데, 피츠버그대학병원의 경우 팔레르보, 키프로스, 카타르, 더블린과 국제 협력관계를 맺고 있을 뿐만 아니라 GE 헬스케어와의 합작투자도 진행하고 있다. 아울러 국제협정을 통한 제휴는 의료인 교환 프로그램 등을 통해 의료훈련 영역까지도 확대되고 있다.

⑤ 코넬 의과대학(Conell Medical School)은 카타르 의학교육에 관한 [그림 1-25]와 같이 협력관계를 유지하고 있으며, 서울에서는 자문센터를 운영하고 있다. 이러한 선진국의 의료기관이나 의과대학에서 훈련받은 개발도상국 의사들은 자국으로 돌아가 현지에서 치료하기 힘든 자국민을 치료가 가능한 외국으로 소개하는 역할을 담당하기도 한다.

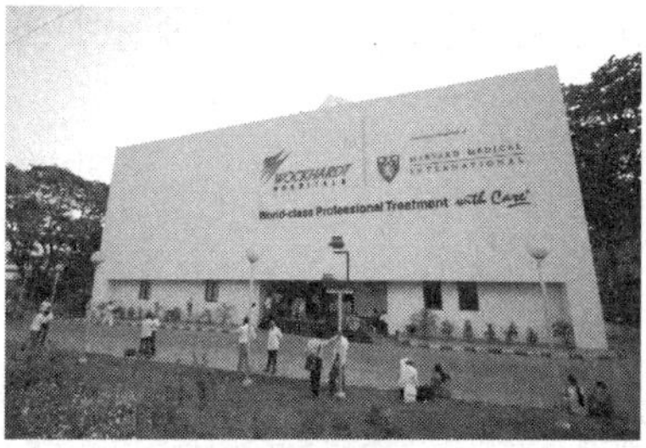

(a) 인도의 워크하르트 병원

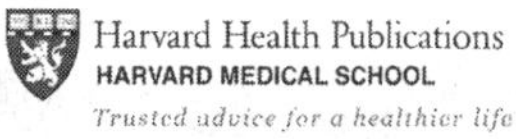

(b) 하버드 메디컬 스쿨 로고

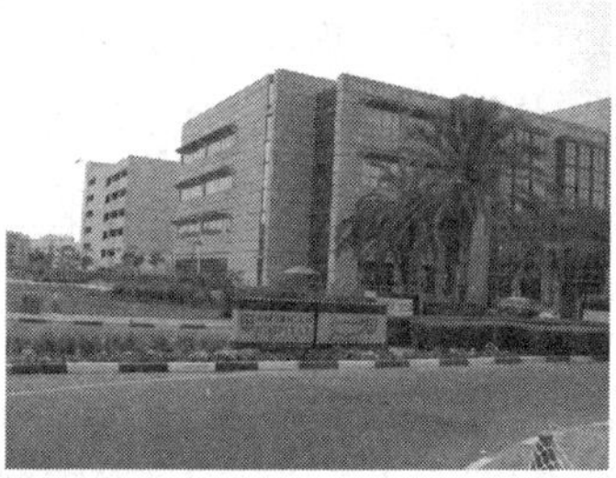

(c) 두바이 헬스케어 시티

[그림 1-25] 하버드 메디컬 인터내셔널과의 제휴관계

* 국제협정 : 넓은 뜻으로는 일체의 국제적 사항에 관한 협정이며, 좁은 뜻으로는 경제적·사회적 사항을 비롯하여 주로 문화적·인도적·기술적 사항에 관한 국제적 협정을 의미하는 경우가 많다.

** 양해각서(Memorandum Of Understanding : MOU) : 당사국 사이의 외교교섭 결과 서로 양해된 내용을 확인·기록하기 위해 정식계약 체결에 앞서 행하는 문서로 된 합의문이다.

*** 아폴로(Apollo)병원 : 국제공인인증과 JCI 인증을 받은 세계 3위인 병원이다.

(8) 해외 의료관광 정의

의료관광은 과거부터 학자들의 정의가 폭넓고 다양하게 언급되어져왔다. 헬스투어리즘(health tourism)의 정의는 지난 1973년 세계관광협의회가 정의한 "한 국가 내의 자연자원을 이용한 건강시설을 제공하는 관광"을 시작으로 "특별한 흥미가 있는 관광 중의 하나로 주요 동기가 건강과 관련 있는 관광"이라 하였다. "건강관리 서비스 및 시설과 일반적인 관광시설이 결합된 것을 홍보함으로써 관광지를 관광시설과 목적지로 유치하기 위한 의도적인 시도"라고 하였다.

① 1996년도 로한은 "의료관광은 자신의 건강상태를 개선시킬 목적으로 집을 떠나는 레저 활동이다"라고 하였으며, 폴락과 윌리엄은 건강과 행복을 개선하고 유지할 수 있게 하는 관광상품과 서비스를 사용하기 위하여 직장과 가정의 혼란으로부터 벗어나는 여가적이고 휴양적이며 교육적인 행동을 의미한다고 정의했다.

② 최근 자료는 개인의 정신적, 신체적 안녕을 유지하고, 향상시키고 회복하기 위해서 국부적인 환경을 벗어나 조직적으로 구성한 여행이라 정의하였다.

3. 의료관광 유형 및 특성

의료관광의 개념을 협의로 하느냐 아니면 광의로 정의하느냐에 따라서 의료관광의 유형이 다르게 분류되고 개념들 간의 관계도 다르게 정립된다. 의료관광산업은 새로운 관광수요를 창출하고 있으며 의료관광이 증가하는 이유는 생활의 여유로 풍요로운 물질혜택, 교통의 발달로 인한 국제항공운임의 혜택, 환율변동의 혜택, 고가의 치료비용, 장기대기 등의 요인과 함께 자국에서 받기 어려운 의료서비스를 해외관광 중에 양질의 의료서비스를 저렴한 비용으로 받을 수 있는 장점이 있다.

[그림 1-26]과 같이 휴양, 레저, 관광, 문화활동 등을 결합하여 복합적인 관광활동이 가능하다.

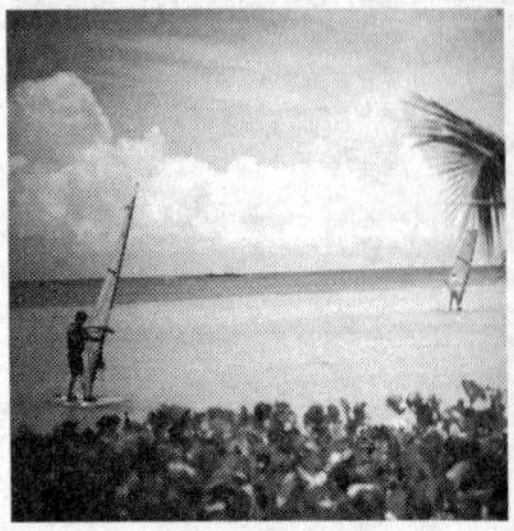

(a) 외국휴양림

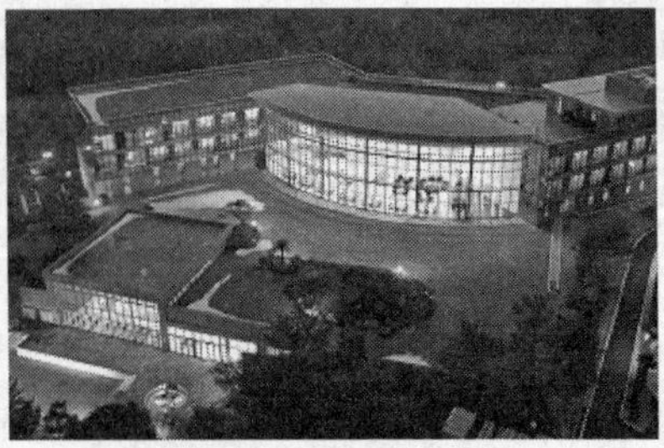

(b) 메디텔

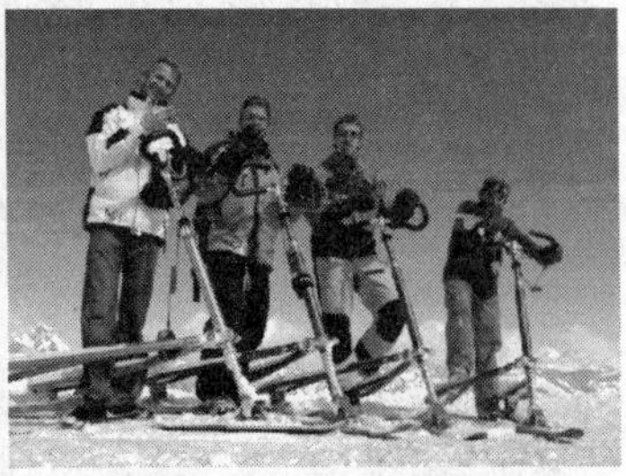

(c) 외국인환자들의 레저 활동

[그림 1-26] 의료휴양

(1) 의료관광객의 행위에 따른 분류

기존 연구에서 가장 쉽게 접할 수 있는 분류법은 의료관광객의 일정 중에서 의료서비스가 차지하는 우선순위 혹은 제공되는 의료서비스의 종류에 따른 분류이다.

정진수(2009년)의 연구에서는 의료관광객 본인의 관광, 비즈니스, 동반자를 위한 관광 등 관광활동이 중심이 되고, 여기에 의료서비스가 더해진 관광 중심의 의료관광과 순수한 치료목적으로 입국하였거나, 다른 치료목적으로 입국했으나 응급치료를 받는 경우를 대상으로 하는 의료중심의 의료관광으로 구분하였다.

유지윤(2009년)의 연구에서는 특정한 치료를 위해 타국에서 적극적인 의료활동을 추구하는 의료지향형과 전반적인 건강상태의 개선 및 미용, 웰빙 등을 추구하며, 현지에서의 관광 및 휴양활동에 적극적으로 연계되는 관광지향형으로 구분하였으며, 의료관광객의 행위에 따라 교육연구 개발형, 중증치료형, 선택치료형, 복합형의 4가지로 분류한 연구도 있다(서병로 외, 2009년).

1) 의료서비스의 종류

치료 및 의료시술, 피부 및 성형, 건강검진 및 건강관리, 한방진료(임춘례, 2011년)하고, 〈표 1-9〉와 같이 Henderson(2004년)의 연구에서는 의료관광을 건강증진을 목적으로 여행하는 것이라고 정의하고 의료관광산업, 미용관광, 온천 및 대체요법의 3가지로 분류하였다.

〈표 1-9〉 Henderson의 분류

Health Tourism			
Medical Tourism (의료관광산업)	Cosmetic Tourism (미용관광)	Spas and Alternative Therapies (스파 및 대체요법)	
Cancer treatmen(암치료) Health screening (건강검사) Health surgery (건강진료) Joint replacement (관절대체) Medical check-ups (건강검진) Neurosurgery (신경외과수술) Transplants(이식수술)	Breast augmentation (가슴확대수술) Facelifts (주름제거수술) Liposuction (지방흡입술)	Acupuncture(침술) Aromatherapy(향기요법) Beauty care(미용) Facials and body scrubs (각질제거용비누) Exercise and diet (운동과 식이요법) Aroma therapy(향기요법) Herbal healing(한방치료) Homeopathy(동종요법) Holistic lifestyle(생활방식) Hydrotherapy(수압치료)	Hypnosis(최면) Massage(마사지) Yoga(요가) Meditation(명상) Mud therapy (머드테라피) Retreats(수련) Stress management (스트레스 대책) Thalasso therapy (해수테라피) Thermal springs(온천)

출처 : mapping the market for medical travel, 2008, Mckinsey

의료관광은 암치료, 심장수술, 장기이식, 검강검진과 같은 의료서비스에 속하며, 가슴확대, 주름제거술, 지방흡입술의 경우는 성형수술에 속한다. 또한 피부관리, 운동 및 식이요법, 최면술, 마사지, 온천요법, 요가 등은 온천 및 대안적 치료법에 해당한다.

2) 의료관광 유형

의료관광상품에 따라 치료형, 건강증진형, 미용형으로 분류한다(변정우 · 김양균, 2010년). 치료형은 중증질환 치료 혹은 입원을 의미하며, 건강증진형은 치료형과 연관되며, 건강관리를 위한 건강검진 등 진단치료이다. 미용형은 스파, 마사지, 휘트니스 등이다.

의료관광은 〈표 1-10〉과 같이 의료관광객의 행위에 따라 의료서비스에 중점을 둔 순수치료형, 관광에 목적을 두되 가벼운 의료서비스를 더하는 치료+관광형, 본인은 의료서비스를 받지 않으면서 동반자를 위한 일정이 주를 이루는 간호형, 의료서비스를 목적하지 않았으나 기회가 닿았거나 긴급사태로 인하여 의도치 않은 의료서비스를 받게 되는 잠재형으로 나눌 수 있다.

〈표 1-10〉 방문목적별 의료관광 유형

방문목적	주요 특징
순수치료형	특정 병원/의사를 찾아 입국한다.
치료+관광형	간단한 치료+관광을 겸한다.
간호형(동반자)	치료받는 가족구성원의 Care가 우선 목적이나 현지관광도 겸한다.
잠재형	다른 치료목적으로 입국했으나 응급치료를 받는 경우 혹은 출장/사업 등 다른 목적으로 방문 후 체류국 의료서비스 정보를 알고 치료를 겸한 후 귀국한다.

① 순수치료형

처음부터 특정 병원이나 의사를 찾아서 입국하고 주로 자국에서의 치료가 힘든 난치병환자 혹은 차별화된 프리미엄급의 치료나 서비스를 원하는 외국인들을 대상으로 의료서비스를 제공한다. 이들 치료는 지명도, 의료수준, 서비스의 질이 우선시되며 세계 각국 부유층의 이용도가 높다.

[그림 1-27]과 같은 병원의 사례를 보면 미국 미네소타 로체스터시의 메이요 클리닉(Mayo Clinic), 텍사스 휴스턴시의 MD Anderson(MD 앤더슨) 암센터 등이다.

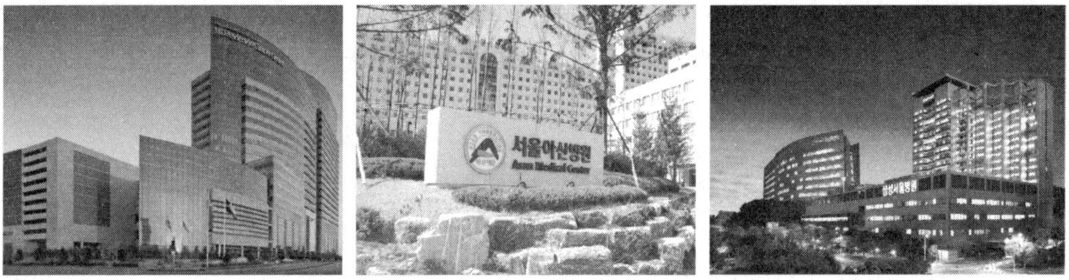

(a) Anderson 암센터 (b) 서울아산병원 (c) 삼성서울병원

[그림 1-27] 순수 치료가 목적인 병원

② 순수 치료목적 입국자 중 응급환자

다른 치료목적으로 입국했으나 [그림 1-28]과 같이 사고나 긴급상황으로 인하여 목적과는 별개의 응급치료를 받게 된다.

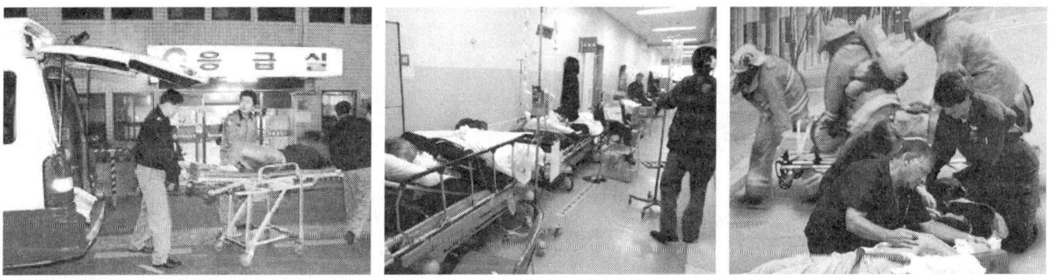

(a) 응급환자를 후송하는 119대원의 모습 (b) 응급실의 모습 (c) 응급치료를 하는 모습

[그림 1-28] 순수 치료목적 입국자 중 응급환자

③ 치료+관광형

관광과 휴양이 발달한 지역에서 많이 나타나며 외국인들을 대상으로 Medical Spa 등의 간단한 치료와 관광이 결합되는 경우이다.

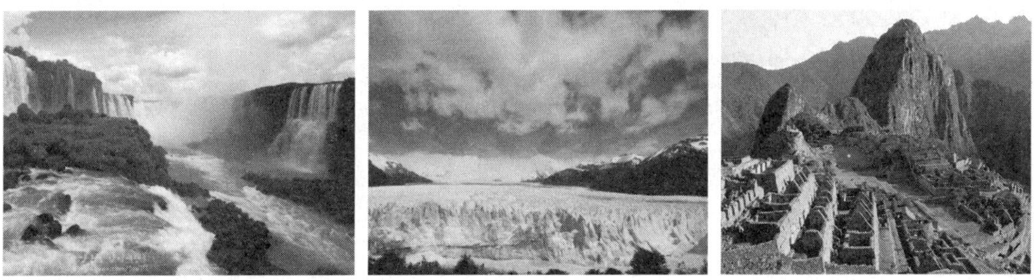

(a) 브라질(이과수 폭포) (b) 아르헨티나(페리토모레노 빙하) (c) 페루(마추픽추)

[그림 1-29] 남미의 관광도시

최근에는 양성자 치료처럼 위험도는 높지 않으나, 장기간에 걸친 치료가 필요하여 휴양이나 관광 등 치료 외의 서비스가 필요한 상품이나 전통의학과 관광자원을 결합한 웰니스 상품도 개발되고 있다.

④ 간호형(동반자 : 간호목적의 환자가족)

직접적으로 의료서비스를 받지는 않지만 치료받는 가족 및 동료의 간병을 목적으로 입국하는 경우로 환자간호 및 지원이 주된 목적이지만 현지관광에 대한 관심도가 높다.

㉠ 한국의 의료 인프라는 세계적 수준이며 의료비용은 낮아 의료관광국으로 두각을 나타내고 있다. 하지만 태국과 싱가포르에 비해 낮거나 비슷한 수준으로 책정되어 있다.

ⓐ 아시아 의료관광 목적지 중에서 한국은 중국에는 인지도가 높으나, 상대적으로 미국, 일본에서는 인식률이 낮다. 그러나 KPMG*조사에서는 한국방문 경험자가 한국에 대해 긍정적으로 평가하는 것으로 나타나고 있고, 한국 의료서비스 이용이 67[%]로 나타나므로 서비스질에 대한 불만족보다는 인지도 자체가 낮게 나타나는 것이다.

ⓑ 한국의 의료서비스를 선택하는 이유는 높은 의료수준(20.9[%])과 특정 진료분야에 대한 인지도(13.1[%])가 가장 큰 영향을 미치는 것으로 파악된다.

ⓒ 의료서비스는 [그림 1-30]과 같이 항목 중에서는 메디컬 스킨케어(medical skin care), 한방진료, 성형외과, 척추 등 외과수술이 타 서비스에 대비해 우수하다.

ⓓ 한국방문 전에 인지한 의료서비스나 향후 이용하고 싶은 의료서비스 분야에서도 메디컬 스킨케어, 한방진료가 높게 나타나고 있다.

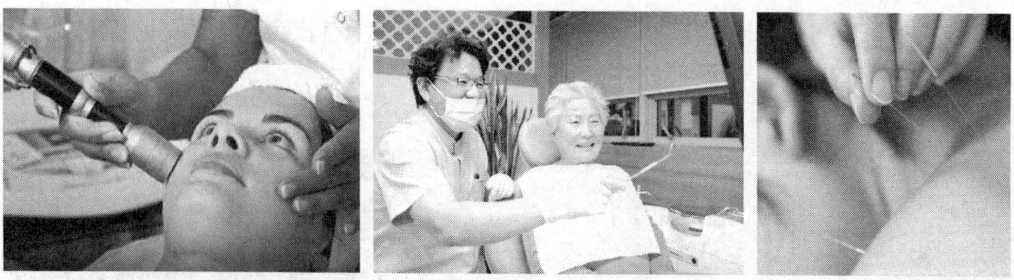

(a) 메디컬 스킨케어　(b) 임플란트　(c) 한방진료

[그림 1-30] 의료서비스 항목

---

* KPMG(Klyneveld Peat Marwick Goerdeler) : 컨설팅을 주력으로 하는 다국적 기업이다.

ⓛ 의료관광을 목적으로 한국을 2회 이상 방문한 경험자의 메디컬 스킨케어 인지도가 상대적으로 높게 나타났다.

ⓐ 의료서비스 속성은 아시아 국가 내에서는 대부분의 항목이 일본 다음으로 긍정적으로 인식되고 있으나, 의사소통 측면에서의 우위가 뚜렷하지 않다.

ⓑ 의료관광산업은 새로운 관광수요를 창출하고 있다. 선진국에 비교하여 손색없는 의료수준과 서비스, 휴양시설 등을 갖춘 아시아지역이 의료관광의 경쟁력을 갖추고 있으며, 싱가포르, 태국, 인도, 말레이시아 등 많은 아시아권 국가들은 정부의 적극적인 지원과 민간에 의한 주도로 관광상품화하여 발전시키고 있다. 이들 국가들은 의료관광산업을 국가정책의 전략산업으로 삼고 지원을 하고 있으며 관광홍보에 적극 나서며 의료관광의 허브를 지향하고 있다.

ⓒ 의료관광은 의료사용자들이 적기에 적절한 장소에서 최적의 의료서비스를 받기 위해 자국을 떠나 다른 나라를 방문하고 여행하는 것으로 [그림 1-31]과 같이 헬스 투어리즘(health tourism)의 하나의 유형으로 구분해 볼 수 있다.

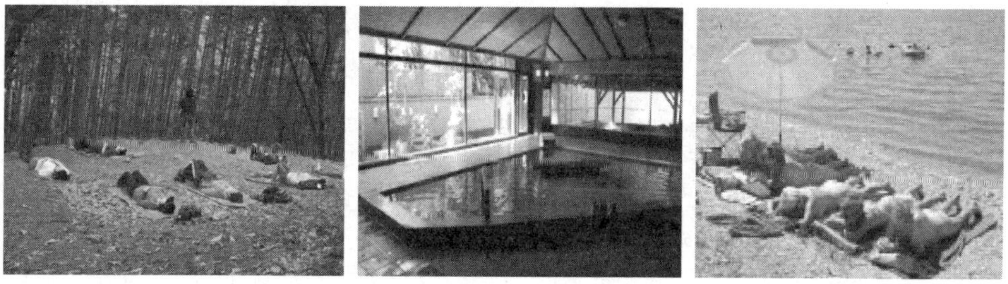

(a) 양평군 갈산공원 헬스케어　(b) 일본의 오고토 온천　(c) 남아프리카공화국 누두해변

[그림 1-31] 헬스투어리즘

⑤ 잠재형(비즈니스+치료목적)

다른 치료목적으로 입국했으나, 사고나 긴급상황으로 목적과는 다르게 응급치료를 받게 되는 경우 또는 출장 · 사업 등 의료서비스를 염두에 두지 않고 해당 국을 방문하였으나, 체류기간 중에 의료서비스에 관한 정보를 얻어 치료를 겸한 후 귀국하는 경우로 차후 의료관광의 잠재적 수요자가 되며, 자국으로 돌아가서도 주변인들에게 해당국의 의료관광 접점으로 작용하기도 하며 비즈니스를 겸한 치료목적이다(그림 1-32).

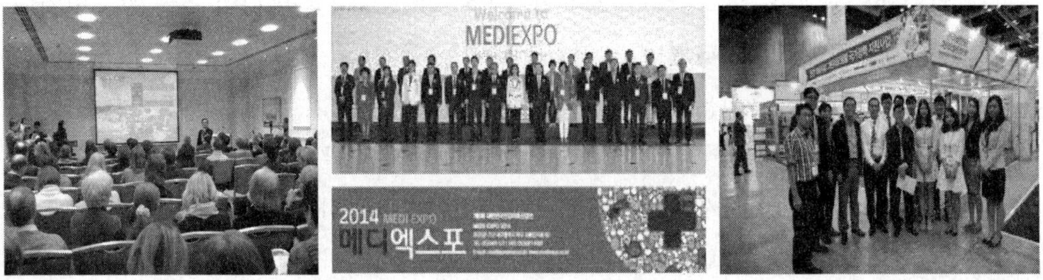

(a) 국제의료 종사자에 대한 세미나 (b) 대구 메디엑스포 (c) 일산 국제병원 의료산업 박람회

[그림 1-32] 비즈니스를 겸한 치료목적

(2) 의료관광객의 거주지역 특성에 따른 분류

1) 인접국가

의료관광 목적지와 가까이에 있어 방문할 기회가 상대적으로 많고 이동시간이 짧아 가벼운 치료나 쇼핑, 휴양 등의 목적으로 쉽게 선택할 수 있는 경우이다. 우리나라를 의료관광 목적지로 가정했을 때 일본과 중국 등 근거리 국가가 해당된다. 이 경우 목적지에 대한 관심도가 높고 온·오프라인을 통한 홍보도 상대적으로 다양하게 이루어지고 있어 정보노출 빈도가 높다. 상품도 스파, 휴양 등 관광요소와 연계한 다양한 상품이 개발될 수 있다.

2) 의료후진국

자국 국가의 낙후된 의료수준으로 만족할 만한 혹은 안정적인 치료를 보장받지 못하여 해외 의료서비스를 통해 치료를 받고자 하는 경우로 우리나라를 목적지로 가정할 때 러시아, 몽골, 베트남, 인도네시아 등이 대표적이다. 뇌혈관, 심장질환, 암 등 전문시술을 위해 방한하는 경우가 많으나 최근에는 건강검진, 미용·성형을 위해 방문하는 사례도 늘고 있다.

3) 의료선진국

의료관광객은 대부분 건강보험 혜택 등의 이유로 서비스 비용이 고가이거나 긴 기다리는 시간 등 자국 내에서 충분한 의료서비스를 받지 못해서 해외 의료기관을 선택하는 경우이다. 성장하는 미래형 시장으로 북미 등 의료선진국과 중동 등 자원부국이 포함되며, 의료비절감과 관광의 목적을 동시에 갖는 경우가 많다.

대표적인 의료선진국인 미국의 경우 비보험 인구가 전체 국민의 17[%]인 4천만 명에 이르며, 치과부문 비보장 인구는 1억 2천만 명 수준으로 매년 5~70만 명이 진료비가 상대적으로 저렴한 해외에서 진료를 받고 있다. 이들의 한국 방문목적은 보통 건강검진, 한방, 양성자치료 등으로 특화된 의료서비스나 장기 요양이 필요한 전문서비스를 요하는 경우가 많다.

4. 의료서비스 유형별 실태와 문제점

(1) 국내 의료서비스의 경쟁력

국내 의료서비스는 특화된 서비스와 품질, 가격으로 나눌 수 있다. 우리나라의 특화된 서비스로 치과는 임플란트, 심미수복 등, 일반진료 분야에서는 미용성형, 최소 침습시술 등, 한방에서는 중풍재활, 침구과 등을 내세우고 있다.

1) 특화된 서비스

치아 임플란트는 결손된 치아를 위한 최고의 치료법이다. 손상되었거나 충치가 있는 치아를 뽑은 경우, 크라운이라고 하는 치아의 외관 및 치근은 모두 소실된다. 치아 임플란트는 [그림 1-33]과 같이 턱뼈에 시술되기 때문에 뼈에 융합되어 인공치아가 강하고 견고한 기반을 갖게 되는 것이다.

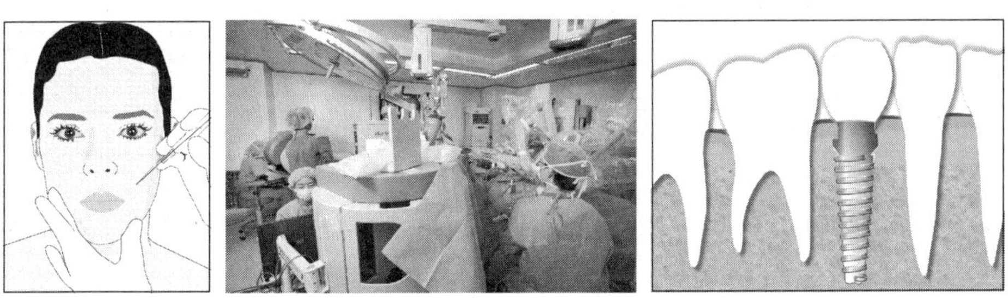

(a) 미용 · 성형 (b) 암치료 (c) 임플란트

[그림 1-33] 우리나라의 특화된 서비스

② 임플란트는 개별 치아, 임플란트 지지 브리지 또는 다수의 치아로 구성된 의치를 대체하는데 사용된다. 우리나라의 특화된 서비스 분야로는 〈표 1-11〉과 같이 치과, 안과, 일반진료, 한방 등이 있다.

〈표 1-11〉 치과, 안과, 일반진료, 한방에 대한 서비스 분야

구 분	특성화된 서비스 분야
치과	임플란트, 보철, 심미수복
안과	라식, 라섹, 에피라식, 눈성형 등
일반진료	미용, 성형, 척추교정, 최소침습, 척주관절수술, 불임시술, 대장항문 등
한방	중풍재활, 아토피, 침구과, 재활 등

2) 품 질

우리나라는 미용, 성형분야의 품질경쟁력이 높으며, 특히 안과, 피부과, 성형외과, 치과 등이 상대적으로 수준이 높다.

① 미국 대비 국내 의료수준은 〈표 1-12〉와 같다.

〈표 1-12〉 미국 대비 국내의료 기술수준

국내 우수 진료과목	임상기술 우수 영역	미국 대비(100점) 기술수준 점수
치과	임플란트 수술, 약교정(턱교정) 수술, 3차원의 영상분석	91
신경외과	뇌혈관내수술, 디스크 수핵용해술, 비침습적 디스크 수술	89
재활의학과	근전도검사, 연하곤간치료	89
안과	라식, 라섹수술, 백내장, 녹내장수술	89
이비인후과	두경부종양수술, 만성중이염수술, 부비종내시경수술, 인공와우이식술	86
진단방사선과	간암색전술, 폐결핵진단, 경동맥스텐트술, 간질환 및 폐질환의 영상진단, 뇌졸중혈관내치료	81
성형외과	미세혈관수술, 지방흡입이식술, 안검성형술, 비성형술, 안면윤곽수술, 유방재건술, 수지접합술	90
피부과	박피술, 피부레이저치료, 보톡스시술, 모발, 자가표피이식술	85~92

② 우리나라에서 치료 시 일본사람이 느끼는 우리나라와 일본의 의료수준은 〈표 1-13〉과 같이 미용, 성형, 라식·눈성형, 한방·재활부분에서 우리나라가 일본보다 우수하다.

〈표 1-13〉 일본사람이 느끼는 미용, 성형, 라식·눈성형, 한방·재활부분 진료과목별 의료수준

국가	치아미백, 보철, 임플란트	교통사고 응급처치	미용, 성형	라식·눈성형	디스크	불임치료	대장항문	한방재활
한국	6.9	5.7	7.2	7.0	6.6	6.9	6.9	7.2
일본	6.9	6.7	6.5	6.6	7.0	7.2	7.2	6.3

3) 가 격

우리나라와 싱가포르, 태국, 인도, 미국 등 다른 나라 의료비를 과별로 비교하면 〈표 1-14〉와 같다.

〈표 1-14〉 싱가포르, 태국, 인도, 미국의 과별 의료비 비교

진료과	의료서비스 항목	싱가포르	태국	인도	미국	한국
안과	라식수술	–	150	115	430	213
산부인과	자연분만	252	107	–	699	125
	제왕절개	363	155		1,540	231
성형외과	유방확대	–	200	364	622	578
	쌍꺼풀		85	163	431	156
	주름제거술		405	278	724	550
정형외과	인공관절수술	918	957	727	3924	1,180
흉부외과	관상동맥우회술		1,148	1,053	1억1771	1,825

① 우리나라의 의료비는 〈표 1-15〉와 같이 대만, 일본, 미국 등 전반적으로 낮은 편이며, 미국 대비 1/10, 일본 대비 1/5 수준으로 가격이 저렴하여 경쟁력이 있다.

〈표 1-15〉 한국, 대만, 일본, 미국의 수술절제술

구 분	한국	대만	일본	미국
인공신장 투석	57	156	140	163
위내시경	28	57	120	415
충수절제술	170	205	784	1,976
담낭절제술	309	355	1,523	2,235
제왕절개술	183	282	1,554	2,364

주) 의료보험수가 적용

② 우리나라의 검사료는 〈표 1-16〉과 같이 미국 대비 1/3~1/20, 일본 대비 1/2~1/5 정도의 저렴한 수준이다.

〈표 1-16〉 처치료 및 수술료 비교

구 분	한국	대만	일본	미국
요검사	1,370	5,510	2,940	13,440
EKG	18,426	30,400	25,200	61,234
혈액검사	4,220	5,700	15,750	28,000
단순 가슴사진	3,890	7,600	15,750	75,040

주) 의료보험수가 적용 [검사료 비교]

③ 국가별 의료비 수준은 한국을 100으로 하였을 때 미국 338, 중국 167, 일본 149, 싱가포르 105로 한국보다 의료비가 비싼 것으로 나타났고, 태국은 66으로 한국보다 의료비가 저렴한 것으로 나타났다.

(2) 사용자의 의료관광 목적에 따른 분류

의료관광 목적에 따른 분류로는 질병치료, 선택적 진료, 질병예방관리, 대체의학 체험으로 나뉜다.

1) 질병치료

순수 질병치료만을 목적으로 하는 유형으로 [그림 1-34]와 같이 관광의 요소가 배제된 의료서비스만 제공받기 원하는 형태이다. 암 또는 심장수술 및 기타 수술을 목적으로 타국을 방문하는 환자이다.

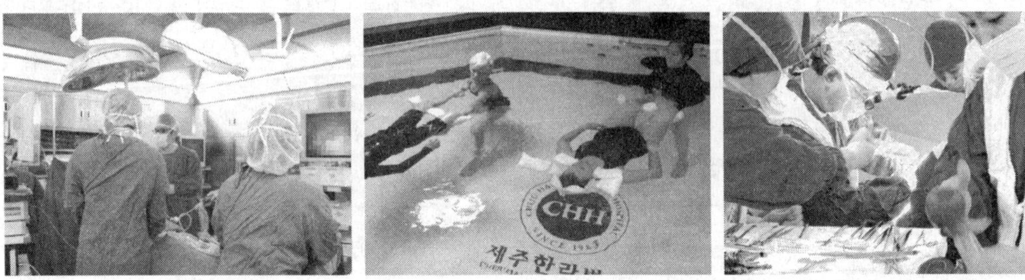

(a) 대장암 수술 (b) 수치료 (c) 동맥경화 수술

[그림 1-34] 질병치료

2) 선택적 진료

치료이지만 질병치료 개념이 아닌 선택진료를 목적으로 하는 유형이다. 미용수술*이나 개인의 심리적 만족을 위하여 서비스를 받는 형태이다. 성형수술 혹은 안과 및 치과진료와 현지여행을 겸해 [그림 1-35]와 같이 타국을 방문하는 환자의 경우이며, 수술 및 시술 후 현지의 문화를 체험할 수 있다.

* 미용수술: 여성의 경우 모습을 아름답게 수정하기 위한 하나의 교정술이다. 임상의학의 정형외과와는 본질적으로 다르고, 성형외과와도 그 목적을 달리하고 있다.

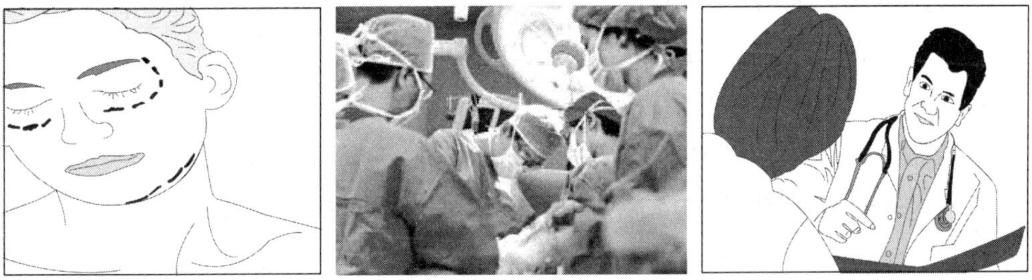

(a) 미용, 성형 환자 (b) 암환자 (c) 해외 병원에 상담

[그림 1-35] 타국을 방문하는 환자들

3) 질병예방관리

예방의학을 목적으로 하는 유형이다. 이는 현지의 문화체험을 우선적으로 선호하는 차원에서 [그림 1-36]과 같이 건강검진 · 체질감별 · 식이요법 등의 예방의학 차원의 관광이다.

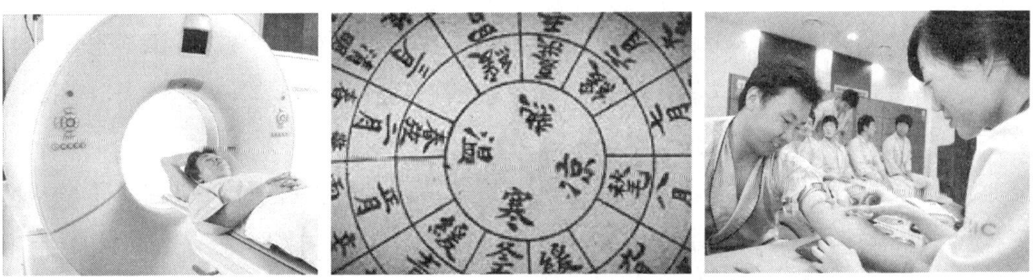

(a) MRI를 찍는 모습 (b) 한방 체질의학 (c) 종합검진

[그림 1-36] 질방예방관리

4) 대체의학 체험

지역 고유의 대체의학 체험을 목적으로 하는 유형으로 순수한 문화관광 체험을 위주로 하면서 현지 고유의 대체의학 및 정신수련 등의 서비스를 제공받는 형태이다.

(3) 사용자의 계층에 따른 분류

싱가포르 관광청의 Yap(2006년)은 의료관광을 목적과 서비스 유형에 따라 다음과 같이 분류하였다.

① 휴양을 겸한 의료서비스를 원하는 계층(reset seeker)이다.

② 기본적인 의료서비스를 받고자 여행을 하는 계층(essential seeker)이다.

③ 본국에서 이용이 가능하지만 고액의 비용 때문에 해외에서 의료서비스를 원하는 계층(affordable healthcare seeker)이다.
④ 자국의 의료서비스가 낙후되어 안전하고 확실한 치료를 위해 국제적인 명성 혹은 인증을 가진 해외병원에 가는 계층(quality healthcare seeker)이다.
⑤ 의료비용 및 부대비용이 매우 비싼 고급 의료서비스를 원하여 해외로 가는 부유계층(premium healthcare seeker)이다.

(4) 기타 의료관광 분류

1) Mckinsey & Company에 의한 분류

① Western Value-seekers : 미국 · 영국 · 캐나다 등 선진국에서 자국의 높은 의료비와 긴 기다리는 시간으로 인해 심혈관계질환이나 인공관절치환술 등 일부 정형외과 질환의 치료를 위해 의료관광을 떠나는 유형으로 대개 '확실' 의료의 질이 보장되는 곳을 선호한다.
② Asian Quality-seekers : 아시아 개도국을 중심으로 자국의 열악한 의료환경을 피하여 높은 수준의 의료서비스를 찾아 심혈관계질환이나 종양 등 중증질환의 치료를 위해 의료관광을 떠나는 유형이다.
③ Cosmic : 성형외과와 피부과를 중심으로 아름다움의 추구를 위해 여행을 떠나는 유형으로 의료의 질에 '적정한 가격'을 면밀히 비교하여 의료관광을 떠나게 된다.
④ Leisure : 휴양을 겸한 건강검진의 목적으로 의료관광을 떠나는 유형으로 가격과 여행의 편의성에 관심이 높다.

2) 워싱턴 포스트지의 분류

《워싱턴 포스트》(2007년)지의 분류로는 치료여행, 의료관광이 있다.
① 치료여행(medical travel) : 자국에 비해 상대적으로 치료비가 저렴한 국가를 찾아 여행하는 것으로 경제적 이유가 주된 동기가 되는 의료여행이다.
② 의료관광(medical tourism) : 피부미용이나 간단한 미용, 성형 등의 시술이나 수술 등의 의료목적 및 상당기간의 휴양관광을 겸하는 의료관광이다.

3) 지역에 따른 의료관광 분류

의료관광의 분류로는 인 바운드(in-bound), 아웃 바운드(out-bound), 인트라 바운(intra-bound) 3가지로 나뉜다.

① 인 바운드 의료관광 : 다른 나라로부터 의료관광을 위해 자국을 방문하는 의료관광이다.
② 아웃 바운드 의료관광 : 치료 및 관광을 위해 자국을 떠나 다른 나라를 방문하는 의료관광이다.
③ 인트라 바운드 의료관광 : 치료 및 관광을 위해 자국 내 다른 지역으로 이동하는 의료관광이다.

4) Henderson의 분류

핸드슨(John C. Henderson, 2004년)은 의료관광을 긴급성이 덜한 성형수술 · 온천 및 대체요법과 대조되는 형태로 구분하였다. 의료관광을 일반적으로 사용자의 요구에 따라 다음과 같이 3가지 유형으로 구분한다.

① 생명과 직결되는 수술, 즉 암수술, 심장수술, 골수이식, 장기이식 등과 같은 의료서비스 유형이 있다.
② 가슴확대술, 얼굴주름살 제거, 지방흡입술 등과 같은 의료서비스 유형이 있다.
③ 온천 및 대체요법, 침술, 방향요법, 한방치료, 피부관리, 운동 및 다이어트, 동종요법, 마사지, 명상, 스트레스 관리, 해수요법, 요가 등으로 치료하고 건강증진을 위한 전통의학을 체험하고 [그림 1-37]과 같이 온천을 즐기는 유형이 있다.

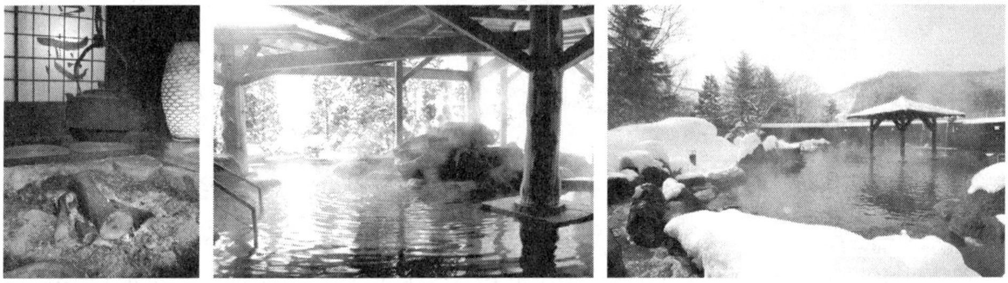

(a) 온천 (b) 일본의 규슈지방의 벳부 (c) 일본의 홋카이도

[그림 1-37] 온천여행

5) Smith와 Puczko의 분류

스미스와 푸츠코(Smith & Puczko, 2009년)는 보건관광의 유형을 웰니스 관광과 의료관광으로 구분하여 [그림 1-38]과 같이 그 상품 및 시설의 범위를 포괄적으로 설명하였다.

① 웰니스 관광 : 보건관광의 한 부분으로 레저와 레크리에이션 및 전체적인 기능치료이다.

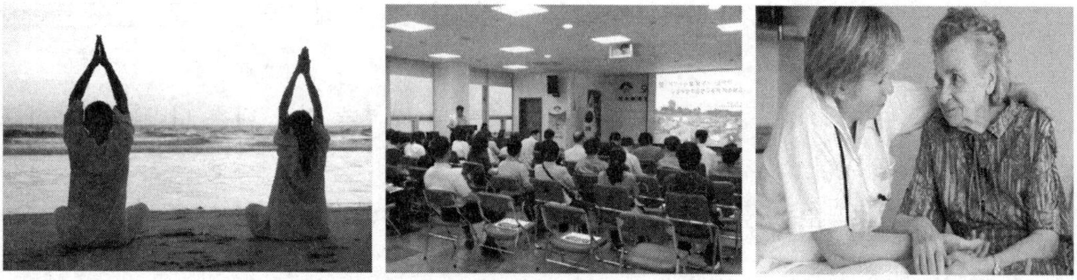

(a) 요가를 하면서 심신을 치유하고 있다 (b) 헬스투어리즘에 관한 학술제 (c) 환자를 간호하고 있다

[그림 1-38] 웰니스 관광과 의료관광

② 의료관광 : 외과수술(성형수술, 치과 및 제반 수술)이나 질병과 관련한 치료 및 회복을 위한 의료서비스 이전의 의료관광이 건강관리 중심의 헬스투어리즘(health tourism)이라는 관광지의 매력이었다면 앞으로는 헬스케어*의 서비스와 부대시설을 활용하여 질병의 치료와 건강관리, 휴양, 레저, 문화활동 등 다양한 상품을 필요로 하는 방향으로 발전하고 있다.

③ 의료관광분야에 새로운 일자리를 창출하고, 전문인력을 공급하기 위하여 한국에서는 2013년 1월부터 국제의료관광코디네이터 국가기술자격증제도가 시행하고 있다. 국제의료관광코디네이터의 수행직무는 구체적으로 진료서비스지원, 관광지원, 국내외 의료기관의 국가 간 진출을 지원할 수 있는 의료관광 마케팅, 의료관광상담, 리스크 관리 및 행정업무 등을 포함한다.

5. 의료관광코디네이터의 역할

의료관광코디네이터는 의료관광객이 양질의 의료서비스를 제공받고 의료서비스 제공자가 효과적으로 고객을 관리할 수 있도록 의료지식과 통역 · 번역 능력을 바탕으로 의료관광 유치업무의 핵심을 담당하면서 의료진과 의료관광객과의 중개자이자 의사소통창구이다.

(1) 의료관광코디네이터의 정의

의료관광코디네이터**는 국내병원에서 진료와 치료를 받고자 하는 외국인환자에게 유능한 의료진을 연결시켜주고 환자와 동반 가족들의 국내 체류 · 관광을 지원하는 역할을 수행하는 전문직업인이다. 의료관광코디네이터는 [그림 1-39]와 같이 의료 및 관광분야

* 헬스케어(health care) : 유비쿼터스와 원격의료 기술을 활용한 건강관리 서비스이다. 유비쿼터스 헬스케어(ubiquitous health care)의 줄임말로 유비쿼터스 건강관리라고도 한다. 시간과 공간의 제한없이 의료서비스를 제공받을 수 있는 것이 가장 큰 특징이다.

** 의료관광코디네이터 : 국내 병원에서 진료와 치료를 받고자 하는 외국인환자에게 유능한 의료진을 연결시켜주고 환자와 동반 가족들의 국내 체류관광을 지원하는 전문직종이다.

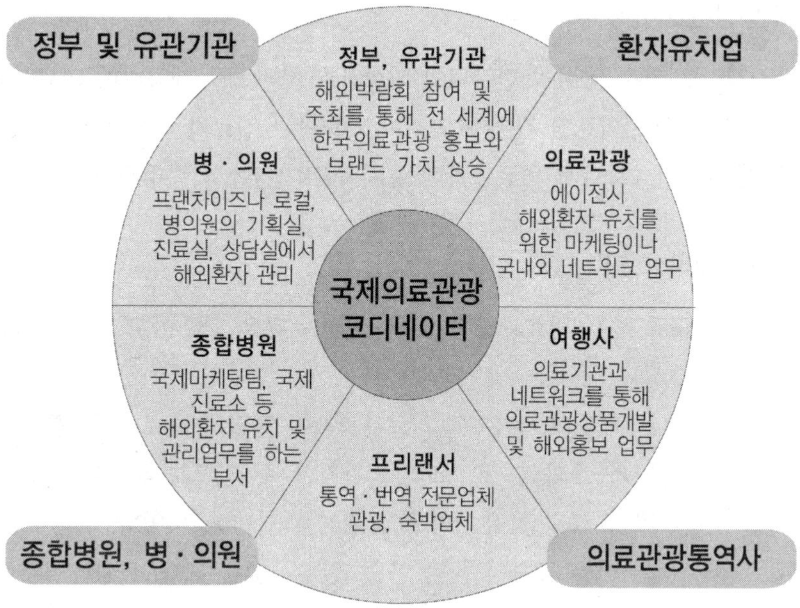

[그림 1-39] 국제의료관광코디네이터

의 지식과 어학실력은 물론 매너와 서비스 정신이 필요하다.

정부는 의료법개정을 통해 해외 외국인환자의 국내 병원 유치활동을 허용하고, 의료관광 유치업체와 병원에 의료관광 전문 코디네이터 고용제 도입을 검토하기도 하였다.

(2) 의료관광 전문인력

의료관광산업이 지속적으로 성장함에 따라 국제적인 수준을 가진 의료진의 수요가 급증하고 있다. 언어, 문화적 이질성을 갖춘 의료관광객을 유치하고 고객감동 차원의 서비스를 제공하기 위해서는 의료전문지식과 함께 의사소통은 물론 외국문화를 이해할 수 있는 글로벌 수준의 소양을 갖춘 전문인력이 필요하기 때문이다. 의료관광객의 활동에 직접적인 영향을 미치는 의료관광 전문인력의 범위와 주요 활동내용을 정리하면 다음과 같다.

1) 국제 전문의사

국제인증 등 글로벌 경쟁력을 갖추고 의료관광객을 유치하고자 하는 의료기관에서 전문의사로서 의료서비스의 핵심적인 역할을 하게 된다. 최근에는 해외에서 학위 또는 수련과정을 마치거나 의료활동을 펼친 의사가 늘고 있으며, 의료기관에서도 국제진료센터를 개설하는 등 의료관광객과 의료진 사이의 언어, 문화적 공감대 형성에 힘쓰고 있다.

2) 국제 임상간호사

글로벌 경쟁력을 갖춘 양질의 전문적인 임상간호 서비스를 제공하며 의료상황의 전 과정에서 환자와 보호자, 의료진 간에 효과적이고 원활한 진료가 이루어질 수 있도록 조절, 중재 및 관리하는 간호사로서 의료관광객 유치 의료기관에서 중추적인 역할을 담당한다.

3) 의료관광코디네이터

세계시장을 목표로 하는 의료관광산업에서 언어능력은 필수이고 가장 중요한 능력으로 손꼽을 수 있다.

① 의료관광코디네이터(그림 1-40)는 의료관광객이 양질의 의료서비스를 제공받고, 의료서비스 제공자가 효과적으로 고객을 관리할 수 있도록 의료지식과 통역 · 번역 능력을 바탕으로 의료관광 유치업무의 핵심을 담당하고 있다.

② 의료관광코디네이터는 공항영접 및 환송, 원무, 진료, 요양, 관광레저문화, 보험 등 의료 및 관광 서비스 등 의료관광객의 입국에서 출국, 사후관리까지 필요한 모든 관련 서비스를 원스톱으로 지원하게 되며 의료진과 의료관광객과의 중개자이자 의사소통창구로 활동한다.

③ 의료관광코디네이터는 메디컬센터, 종합병원 및 대학병원을 포함해 각 분야별 의료기관 혹은 의료관광 유치업체에 소속되어 활동하며 이 외에도 의료컨설팅 업체, 실버타운, 병원서비스 강사 등으로 활동하기도 한다.

④ 의료관광코디네이터는 영어, 중국어, 일본어, 러시아 등 언어적 능력 외에도 문화적 공감대 형성능력과 고도의 전문적 의료관광 통역 · 번역 지식을 갖추어야 한다.

⑤ 한국관광공사를 비롯한 다양한 교육기관에서 의료관광코디네이터 양성교육이 실시되고 있으며, 2013년부터는 '국제의료관광코디네이터' 국가공인자격증 제도가 시행되고 있다.

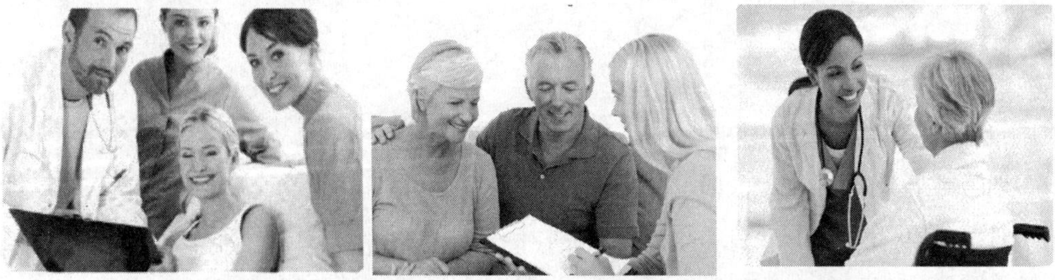

(a) 의료코디네이터 (b) 상담받고 있는 해외환자들

[그림 1-40] 의료코디네이터들

4) 의료관광 마케터

국내외 의료관광 서비스의 공급과 수요를 상호 연결하고 교환이 일어나도록 하여 상품개발 및 홍보 등 의료관광 서비스의 가치를 창출하는 활동에 참여하게 된다. 의료관광 마케터는 여행사, 의료컨설팅 업체에서부터 메디컬센터, 종합병원 및 대학병원을 포함한 의료기관까지 폭넓게 활동하고 있다.

5) 의료관광 푸드코디네이터

종교 및 지역별 식문화에 대한 이해를 바탕으로 한국을 방문하는 의료관광객들에게 입맛에 맞는 자국의 요리를 제공하는 역할을 담당한다. 해당 의료관광객에게 맞춤 요리를 제공하는 것은 환자들의 만족도를 높이는 것은 물론 부가가치를 향상시켜 의료기관의 수익성 향상 등 의료관광 발전에 다방면에서 기여하고 있다. 의료관광객이 많은 대형 종합병원의 영양사 및 조리사가 의료관광 푸드코디네이터의 역할을 담당하게 된다.

6) 의료관광 국제간병사

의료관광객의 입원기간 내내 환자 가까이에서 전문적인 간병서비스는 물론 통역 등의 시비스를 제공하게 된다. 그러므로 전문적인 간병지식과 질병별 간병법은 물론 영어, 일어, 중국어, 몽골어와 아랍어 등 외국어 구사능력과 해외환경에 대한 이해도도 요구된다. 한국관광공사에서 2010년부터 다문화가정 구성원을 대상으로 하는 국제간병사(caregiver) 교육과정을 시행하고 있다.

7) 의료관광 테라피스트

스파, 허브, 에스테틱을 비롯하여 손을 사용해 직접 · 간접적인 방법으로 피부에 일정한 자극을 주어 생체반응을 일으키게 하여 환자의 건강을 증진시키는 역할을 담당한다. 최근 웰니스 관광의 활성화로 의사소통 능력을 갖춘 테라피스트의 수요가 늘고 있다.

(3) 의료관광코디네이터의 업무 및 역할

1) 의료관광코디네이터의 업무

사전 질병상담에서부터 견적산출, 입국비자를 위한 서류발급업무 외 입국에서부터 출국까지 환자를 위한 비용, 의료관련 상담, 개별고충상담 외에 의료전문 상식을 기반으로 전문통역과 다양한 문화에 대한 이해가 수반되어야 한다.

① 각 의료기관의 현실로 보아 아직까지 많지 않은 외국인환자를 위한 별도의 전문의료 통역사를 고용하기가 쉽지 않고 외국어만 되는 비전문가를 쓰기에는 검증되지 않는 위험이 있다.

② 각 의료기관마다 장기적으로 외국어가 가능한 전문의료인을 양성 또는 고용하는게 가장 바람직하지만 현실적으로 재정부담 및 의료인의 업무과중 등 어려움이 많다. 따라서 관광지원, 의료관광 마케팅, 상담, 리스크 관리 및 행정업무를 담당하는 전문가인 의료관광코디네이터는 의료기관, 의료관광에이전시, 정부기관, 여행사 등 의료관광산업과 관련된 분야에서 폭넓게 활동하며 업무를 수행한다. [그림 1-41]은 의료관광 흐름도이다.

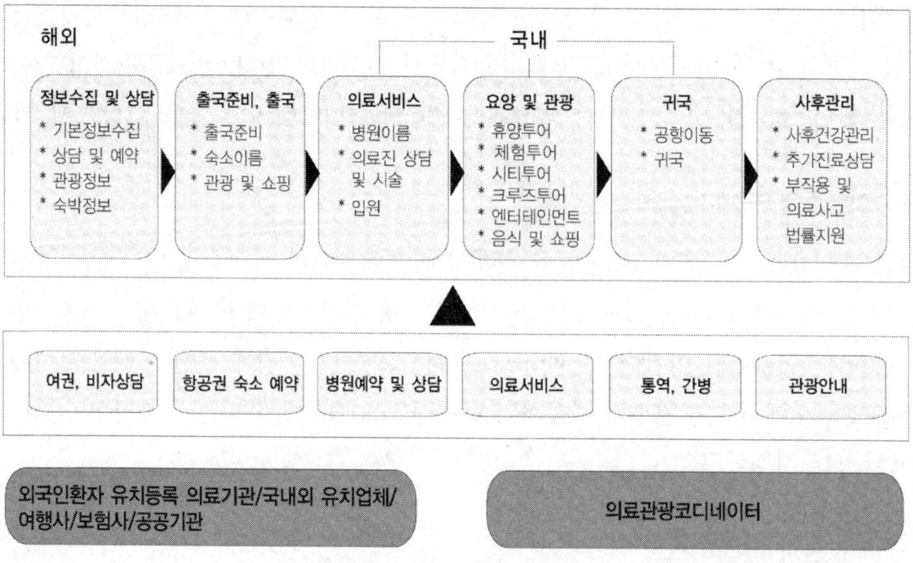

[그림 1-41] 의료관광 흐름도

2) 의료관광코디네이터 국가자격제도

새로운 일자리를 창출하고, 전문인력을 공급하기 위하여 한국에서는 2013년 1월 이후에 국제의료관광코디네이터 국가기술자격증 제도가 시행되고 있다.

① 국제의료관광코디네이터의 수행직무는 진료서비스지원, 관광지원, 국내외 의료기관의 국가 간 진출을 지원할 수 있는 의료관광 마케팅, 의료관광상담, 리스크 관리 및 행정업무 등을 포함한다.

② 의료관광산업은 국가 신성장동력 산업의 핵심분야로 향후 상당한 발전이 기대되고 있다.

③ 국제의료관광코디네이터는 의료관광산업 분야의 활성화를 위해 반드시 필요한 인재이며 국제의료관광코디네이터 국가자격시험이 신설되므로 이는 정부 차원에서 의료관광사업을 육성하겠다는 의지이다.

3) 의료관광코디네이터의 역할

병원과 의원 간의 차이가 있다. 병원은 의료관광 관련 행정적 업무를 국제협력팀에 부여하고, 환자 관련 서비스 업무는 국제진료팀에 주로 부여한다. 의원은 대형병원과 같이 조직이 세분화되어 있지 않고, 인적 자원에도 제한이 있다. 의원의 경우, 한·두명이 의료관광 관련 행정과 서비스 업무를 동시에 수행한다. 같은 대형병원 간에도 〈표 1-17〉과 같이 의료관광코디네이터의 역할에 차이가 있다.

① 의료관광협력과 국제진료로 팀이 나뉘어진 병원들도 두 개 팀원들에게 주어지는 역할이 병원마다 차이가 있다.

② 세계는 끊임없이 변화하고 있고, 세계의 문화적 교류는 활발하게 이뤄지고 있다. 빠른 속도로 발전하고 있는 의료관광시장도 마찬가지이다.

③ 문화의 차이에 대한 깊은 이해와 수용이 없으면 부정적인 영향에서 벗어날 수 없을 것이다.

〈표 1-17〉 의료관광코디네이터의 업무별 요구지식 및 기술

업무(Task)	지식(Knowledge)	기술(Skill)	태도(Attitude)
의료관광상품 상담	• 의료관광상품 종류 및 내용파악 • 상품기획	• 상품기획 능력 • 상품개발 능력 • 상품상담 능력	의료관광상품 개발을 위한 창의적·적극적인 태도
일정관리	보편적인 일정관리에 대한 이해	• 일정내용파악 능력(예약확인) • 일정조정 및 분배 능력(예약변경 등)	무리한 일정이 되지 않도록 배분하는 합리적 태도
의료제도 및 보험안내	• 의료제도의 특성에 대한 이해 • 건강보험 및 국제보험에 대한 지식	• 의료제도의 특징 및 차이점 분석 능력 • 의료관광산업과의 연계성 적용 능력	신속하고 정확한 안내를 위한 적극적 태도
리스크 상담 정보제공	• 의료의 리스크 이해 및 지식 • 사전·사후 리스크 예방 및 정보획득·제공에 관한 지식	• 리스크 분석 능력 • 리스크 제거를 위한 대책수립 능력 • 리스크 제거를 위한 정보제공 능력	과학적이고 분석적인 태도가 요구
병원행정 업무처리	• 병원행정에 대한 지식 • 병원업무에 대한 지식(원무 등)	• 병원 서식처리 능력 • 병원 안내처리 능력	친절하고 자세한 설명을 할 수 있는 태도

업무(Task)	지식(Knowledge)	기술(Skill)	태도(Attitude)
병원생활 안내	병원시설이용 이해	병원생활 설명 능력	자세하고 친절한 설명을 할 수 있는 태도
사고 및 분쟁 예방	• 의료법에 대한 지식 • 의료과오 및 분쟁에 대한 지식	• 의료과오 파악 능력 • 의료분쟁 조정 능력 • 의료분쟁 해결 능력	정밀하고 세련된 문제파악 및 해결 태도
진료 및 치료 통역·번역	• 의학용어에 대한 지식 • 의학 생활영어 지식	진료를 위한 옳은 통역 및 번역 능력	친절하고 적극적인 조력자의 태도
여행업에 대한 이해	• 여행업에 대한 지식 • 관광지에 대한 지식	• 여행에 대한 안내 능력 • 관광소개에 대한 능력	자세한 설명이 가능한 태도
호텔예약	• 국내 호텔산업에 대한 이해 • 호텔예약 및 변경 이해	호텔예약, 예약확인, 변경 능력	적극적이고 신속한 문제해결 태도
항공예약	항공산업에 대한 이해	• 관광스케줄 관리 • 관광상품기획	적극적이고 신속한 문제해결 태도
관광안내	관광산업에 대한 이해	• 관광스케줄 관리 • 관광상품기획	친절하고 적극적인 조력자 태도
비자발급 지원	비자발급절차 및 비자연장에 대한 지식	비자발급, 비자유형변경, 비자연장 수속 능력	정밀하고 신속한 문제해결 태도
다문화 맞춤형 서비스 제공	각국의 의료문화 차이에 대한 지식	의료문화역량, 문화적 차이를 배려한 서비스 제공 능력	친절하고 자세한 설명이 가능한 태도
고객 편의제공	교통편의 제공방법	–	–
고객서비스 유지 및 관리	고객관계관리(CRM)에 대한 지식	기존 획득고객에 대한 사후관리(Post-care)	적극적이고 신속한 문제해결 태도
외국어 능력	해당 외국어 구사능력	외국어 읽기, 쓰기, 듣기, 말하기 기술, 능력	자세하고 친절한 설명을 할 수 있는 태도
의학지식	의학용어 및 일반질환에 대한 이해	의학용어 구사능력 및 질환에 대한 기초지식	정밀하고 자세한 설명이 가능한 태도
고객서비스 마인드	CS에 대한 이해	지속적 고객서비스 제공 능력	친절하고 적극적인 조력자의 태도

(4) 의료관광코디네이터 활동 매뉴얼

의료관광코디네이터는 [그림 1-42]와 같이 국제화되는 의료시장에서 의료관광객을 유치하고 관리하기 위한 구체적인 진료서비스지원, 관광지원, 국내외 의료기관의 국가간 진출을 지원할 수 있는 의료관광 마케팅, 의료관광상담, 리스크 관리 및 행정업무 등을 담당함으로써 우리나라 글로벌 헬스케어 산업의 발전 및 대외경쟁력을 향상시키는 업무를 수행하는 의료관광 전문가이다.

1. 문의 및 상담	* 의료관광객 문의 및 상담 * 질환에 대한 정보수집
2. 의료관광 의뢰 및 체류계획 설정	* 의료관광객 진료비 산정 및 체류계획 수립 * 의료관광객 입국 일정 상담
3. 의료기관 예약 및 비자업무	* 의료기관 예약 및 비자업무
4. 숙박시설 예약 및 공항 영접	* 숙박시설 예액 및 공항영접, 부가서비스 * 예약
5. 병원 방문 검사 및 치료	* 병원방문 , 검사 및 치료
6. 퇴원	* 수납 및 증명서 발급 * 관광, 쇼핑 안내
7. 체류기간 연장	* 체류기간 연장 수속
8. 후속 관리	* 출국 및 사후관리 * 2차 방문계획 수립

[그림 1-42] 의료관광코디네이터의 주요 활동

1) 문의 및 상담

의료관광객과의 상담이 시작되면 우선 확보되어야 하는 것이 의료관광객의 정보(개인정보, 진료기록, 각종 검사결과물과 진단서 등)이다. 의료관광객이 관심을 보이는 진료상품과 관광상품도 꼼꼼히 체크하여 신속한 대응이 될 수 있도록 해야 한다.

2) 의료관광 의뢰 및 체류계획 설정

의료관광객 정보를 수집하게 되면 환자의 상황에 따라 진료과목을 결정하고, 국내 의료기관에 진료계획 및 진료비 산정을 의뢰하게 된다. 이때 의료관광객으로부터 정확한 자료를 받는 것이 병원에서 진료계획을 세울 때 도움이 된다.

① 의료관광객이 국내에서 체류해야 하는 기간과 비용에 대해 정확하게 예상할 수 있도록 진료계획은 되도록 상세하게 산출하는 것이 중요하다.

② 진료계획안에는 치료일정에 따른 입원일수 및 외래 진료횟수, 치료 전 검사, 예상진료, 부가서비스 등이 고려되어야 한다.

③ 산출된 진료비는 의료관광객이 입국을 결정하게 하는 예민한 요소로, 입국 후에 진료비가 변동될 수 있음을 고지해야 한다. 사전에 진료비 변동사항에 대해 충분하게 숙지가 되지 않으면 불만을 토로하고 각 서비스 항목을 일목요연하게 볼 수 있도록 서비스체크리스트와 진료비예상 상세견적을 만들어 보내주는 것이 좋다.

④ 의료관광객 상담 시 주의점은 다음과 같다.

㉠ 서비스 체크리스트는 호텔 및 숙박시설, 휴대폰 대여, 공항 영접, 관광, 쇼핑 등 제공 가능한 서비스를 무료와 유료로 나눠 일목요연하게 정리하여 해당 외국어로 번역하여 상담과정에서 선택할 수 있도록 준비한 서식이다.

㉡ 의료관광객에게 받은 문의내용은 최대한 신속하게 전달하는 것이 좋다. 의료관광객은 적어도 3~4개 이상 예상 상세견적을 받아서 비교를 하기 때문에 국내 의료기관에 유치하기 위해서는 정확한 견적내용과 차별화된 서비스 강점을 가지고 있다는 것을 빨리 알려줘야 한다.

3) 의료기관 예약 및 비자업무

의료관광객이 국내 의료기관에서 치료받기로 결정이 되면 그 다음 절차로 입국비자신청을 해야 한다.

① 법무부는 외국인환자와 동반자의 합법적인 장기체류를 위하여 2009년 5월 이후 출입국관리법 시행규칙을 개정하여 의료관광 비자를 발급하고 있다.

② 미용치료 등 90일 이하의 간단한 진료에는 90일 이하 단기비자인 C-3-M, 90일 이상의 장기치료와 재활이 필요한 경우엔 1년짜리 장기비자인 G-1-M 비자를 발급받으면 된다.

③ 의료관광 비자발급과 관련된 보다 자세한 자료는 다음 절에서 다루기로 한다.

④ 의료관광 비자(C-3-M, G-1-M)를 받기 위한 준비서류

㉠ 사증발급 신청서

㉡ 여권 및 신분증

㉢ 의료기관에서 발급한 의료목적 입증서류

㉣ 치료 및 체류비용 조달능력을 입증할 수 있는 서류

㉤ 외국인환자 유치 의료기관 또는 유치업자 등록증 사본

4) 숙박시설 예약 및 공항영접

의료관광객이 입원을 하는 경우에는 [그림 1-43]과 같이 공항에서 바로 입원을 할 수 있도록 사전에 의료기관측과 병실예약 부분을 확인해야 한다.

① 입국 당일 입원하지 않아도 되는 경우에는 의료관광객이 선택한 숙박시설을 예약하고 확인하여 일정에 차질이 없도록 신경을 써야 한다.

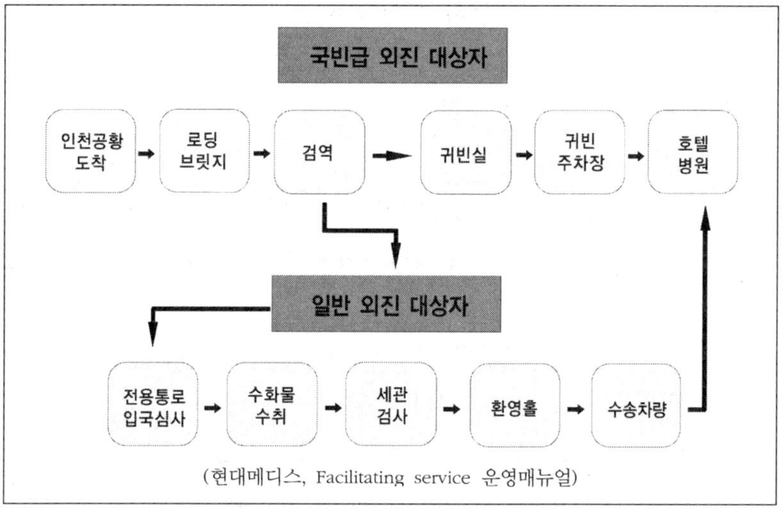

[그림 1-43] 인천국제공항 영접 흐름도

② 공항영접 시 미팅 포인트로 [그림 1-44]와 같이 인천국제공항 1층 입국장(5번 출구 앞)에 있는 한국관광공사 의료관광 안내홍보센터를 이용하면 편리하다.

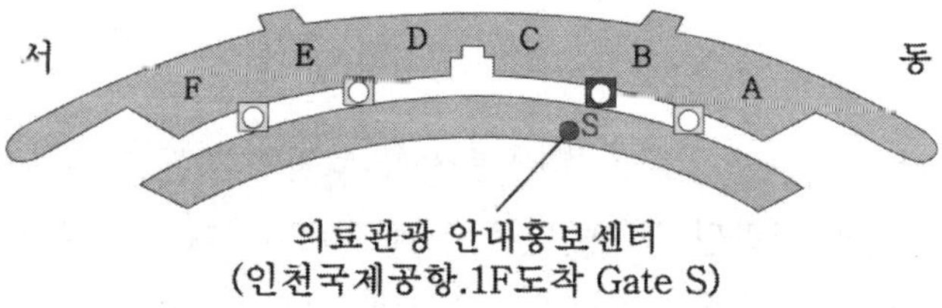

[그림 1-44] 인천국제공항 의료관광 안내홍보센터 위치

5) 의료기관 방문, 검사 및 치료

의료관광객이 입국하게 되면 이제부터 본격적인 업무가 시작된다.

① 유치등록 의료기관에 의료관광코디네이터들이 상주하고 있는 경우라도 환자와 함께 외래 접수부터 해줘야 하는 경우가 많다. 단체든 개인이든 사전에 일괄 접수할 수 있도록 환자정보를 의료기관에 보내 사전예약을 하는 것도 좋은 방법이다. 이렇게 처리할 경우에는 정보수집 단계에서 환자의 개인정보를 의료기관에 공개한다는 의료기록 및 개인정보이용 동의서를 받아두도록 한다.

② 의료관광객이 진료를 받거나 검사를 받는 동안의 진행과정에 대해 미리 알려주어 의사소통이 안 되어 생길 수 있는 불안감과 불편함을 줄여주도록 노력한다. 모든 과정에서 의료관광객이 결정할 수 있도록 충분히 설명해 주고, 생각할 시간을 주

어 정확히 이해하고 결정했는지 확인하는 것이 좋다.

③ 의료기관 방문, 검사 및 치료 시 유의점이다.

㉠ 접수할 때 확인해야 할 사항

ⓐ 의료관광객의 비자종류와 체류기간

ⓑ 보험 가입여부와 가입증명서 확인, 해당 보험사에 지급보증 여부 확인

ⓒ 퇴원 시 병원으로부터 발급받아야 되는 보험청구서식 확인

㉡ 입원할 때 확인해야 할 사항

ⓐ 입원기간 중에는 가급적 하루에 한번 이상 의료관광객 요구사항을 파악하여 병원에 전달하도록 한다.

ⓑ 휴대폰을 대여해주어 항상 연락이 가능하도록 해준다.

ⓒ 환자의 진료 진행사항을 의료진에게 확인하여 초기 견적내용상 입원일수가 늘어나지 않도록 관리해준다.

㉢ 검사 및 수술(시술)할 때 주의사항 : 각종 검사 및 수술은 시행 전에 검사내용과 방법, 부작용 등을 의료관광객의 자국 언어로 준비된 서면 자료를 통해 사전에 충분하게 알려주고 동의서에 서명하도록 한다.

6) 퇴 원

① 외래 진료가 끝나거나 입원을 했던 환자가 퇴원을 하는 경우 모두 수납을 하게 된다. 수납은 돈과 관련된 업무이기 때문에 의료관광객이 납득할 수 있도록 진료내역에 대한 자세한 설명과 진료비 납입방법을 상의하여 결정한다.

② 퇴원 시에는 환자의 의무기록과 복용해야 할 약설명, 추후 관리방법에 대해 구두로만 설명하지 말고 의료관광객이 사용하는 언어로 서면 작성하여 전달한다.

③ 의료관광객이 의료기기나 약을 항공기에 가지고 가야 한다면 항공사나 세관에 제출할 소견서를 별도로 작성하여 준비해 준다.

④ 퇴원 후 관광을 하거나 쇼핑을 할 경우 의료관광객이 원하는 곳으로 안내하거나 기존 관광 프로그램을 통하여 안내한다.

⑤ 퇴원할 때 유의점이다.

㉠ 환자의 보험청구 관련 서식

㉡ 거동이 불편한 환자의 경우 앰뷸런스나 이동수단 확인예약

㉢ 환자의 의무기록 및 의사진단 및 소견서

7) 체류기간 연장

의료관광객의 경우 의료관광으로 단기 입국할 시에는 체류기간 연장 사유가 발생하기 어렵지만, 상병치료를 목적으로 들어오는 경우에는 허가를 받은 체류기간(보통 90일 기준, 최장 1년)을 넘기는 경우가 발생하기도 한다. 이때 의료관광객 본인 및 대리인이 체류기간 연장신청을 하고 국내 체류기간을 재허가 받아야만 한다.

① 전국 해당지역의 출입국관리사무소 또는 출장소에서 업무를 담당하고 있으며, 전자민원(http : //www.immigration.go.kr/) 신청 또는 방문예약을 통해 처리할 수 있다.

② 전자민원은 토, 일, 공휴일을 포함하지 않은 체류기간 만료 3일 이전까지 신청 가능하며, 방문예약은 체류기간 만료일 1일 전까지만 신청하면 처리가 가능하다.

③ 체류기간 연장을 위한 비자연장 신청서류이다.

㉠ 체류기간 연장허가서

㉡ 여권

㉢ 체류기간 연장 소명자료

8) 후속관리

의료관광객이 의료서비스 및 관광을 마치고 자국으로 돌아가는 길에도 의료관광코디네이터의 도움이 필요하다.

① 입국 시 공항영접 서비스와 마찬가지로 출국 시에도 공항까지 가는 교통편을 준비하고 환송서비스를 제공한다.

② 의료관광객이 한국에서 부가가치세 면제품목(tax free)을 구입한 경우 면세구역 안에 있는 세금환급코너(tax refund) 등에서 세금환급을 받을 수 있도록 신고서를 작성하거나 절차를 숙지시킨다. 또한 인천공항의 경우 대부분의 외항사는 탑승구가 제2청사로 배정되므로 이동시간을 염두하여 사전에 확인하여야 한다.

③ 의료관광객이 자국으로 돌아간 이후에도 지속적인 건강관리나 추가진료에 대한 상담이 필요하다. 치료를 받고 7~10일 정도 지난 시점에 치료효과와 약복용 후의 반응 등에 대하여 물어봐주고, 문제가 있을 시 주치의에게 물어 개선할 수 있는 방안을 제시할 수 있어야 한다.

④ E-mail이나 전화를 통한 추가 약의 주문 시에는 주치의와의 상담 후 처방을 받아야 하며, 약처방 후에는 약값과 배송비용 그리고 지불방법에 대한 상세한 안내를 제공한다.

⑤ 배송은 입금확인 후에 하는 것을 원칙으로 하며 배송 전에 변경의 여지가 있으므로 주소를 재확인하고, 배송 후에는 EMS 번호를 메일로 알려 고객에게 배송정보를 제공한다. 기존 의료관광객의 만족도가 높은 경우, 자국으로 돌아가서 추가 의료관광객을 보내주거나 주변의 홍보를 통해 매출과 마케팅을 동시에 수행하기 때문에 지속적인 관리는 필수적이다.

⑥ 만약의 부작용 및 의료사고발생 시 보험사, 의료기관 등과 협조체계를 구축하여 이에 대한 신속하고 명확한 대응이 이루어져야 한다.

⑦ 한국관광공사는 이러한 사태에 활용할 수 있도록 《2010 의료관광 실무매뉴얼》에 의료관광객 리스크 관리 사례 및 행정처리 절차에 관한 내용을 수록하고 있다.

㉠ 2012년 4월부터는 한국의료분쟁조정중재원(http : //www.k-medi.or.kr)이 설립되어 〈표 1-18〉과 같이 의료사고 및 불편사항으로 발생하는 분쟁에 대해 도움을 주고 있다.

〈표 1-18〉 의료분쟁 리스크 관리 체크리스트

진행일정	위험요인	내 용
최초상담	사전정보 오류로 인한 분쟁	• 의료관광객의 국적, 성별, 나이, 병력, 재정상황 등을 체크 • 입국비자 필요 시 비자유형은 확인하였는가? • 현재 진료현황자료는 확인하였는가? (의료관광객 국적병원의 진단서) 환자진료 설계범위는 확정하였는가? (진료요청기간, 진료범위, 질병여부에 따른 추가 진료사항, 진료기간, 재조정 등) • 전염병 예방접종 및 관련 서류를 확인하였는가? • (안전사고발생 시 책임범위 확인) 환자가 가입한 보험의 범위는 확인하였는가? • 입국에 필요한 준비사항은 충분히 설명하였는가? • 예상치 못한 추가 병력발견 시 진료기간 연장 및 상호 조정사항에 대해 확인하였는가? • 사고발생 시 상호 책임범위 및 분쟁해결 방안에 대해 협의하여 진료계약서에 반영하였는가?
	통역 오류로 인한 분쟁	• 의료관광객 국적별 통역 가능한 코디네이터가 있는가? • 코디네이터의 통역내용은 상담일지에 작성하였는가? • (여러 차례 전화를 하게 됨) 의료관광객에게 코디네이터 연락처를 정확하게 전달하였는가? • 상호 연락처가 변경되었을 경우 올바르게 수정 후 변경사항을 교류하였는가? • 상담 시 안내매뉴얼은 구비되어 있는가? (영어, 일어, 중국어 등 최소 3개 언어정비 필요)
상담내용 분석 및 비용 산출	상담내용 분석 오류	• 상담내용에 대해 국제진료담당자와 정확히 논의 후 분석하여 프로세스를 설계하였는가? • 알레르기 유무, 식사 주의사항 등 환자 특이사항을 올바르게 체크하였는가? • 과거병력은 상세히 체크하였는가? • 현재 복용 중인 약물은 체크하였는가?

진행일정	위험요인	내 용
	비용산출 오류	• 세부진료 내용별 검사항목, 투약 여부(양약/한약), 옵션 사항 등 의료관광객의 요청 사항을 올바르게 반영하여 전체 치료비용을 산출하였는가? • 예상 진료비용을 에이전시 및 의료관광객에게 미리 설명하였는가? (의료관광객 개인부담이 될 경우 준비가 필요)
	체류자격 및 비자기간 체크 오류	• 비자가 필요한 국적을 가진 의료관광객의 경우 비자발급 및 기간은 체크하였는가? • 만료 7일 전일 경우 담당의사 소견서 및 체류연장 신고서는 제출하였는가? • 체류자격에 따라 조치계획을 수립하였는가?
예 약	진료설계 오류	진료설계(진료범위, 절차, 기간, 비용산정 포함) 완료 후 예약확인서를 발급하였는가?
	대사관과의 분쟁	• 입국비자를 위해 대사관에서 요청한 사전 필요서류를 확인하였는가? • 대사관 요청서류를 충족하여 제출하였는가?
입 국	진료불가	• 필요서류를 구비하였는가? • 입국비자 종류를 확인하였는가?
교통편의 제공	안전사고	• 의료관광객 입국, 출국 시 교통편의 제공이 옵션 사항인가? • 공항픽업은 누가 할 것인가?(업체위탁 여부 결정) • 업체위탁할 경우 계약체결은 적정한가? • 안전사고 예방을 위한 주의사항은 충분히 설명하고 계약체결 시 반영하였는가? • 사고보험의 외국인 보장여부는 확인하였는가? • 사고발생 시 보고체계 및 대응조치는 수립되어 있는가?

출처 : 의료관광실무매뉴얼, 한국관광공사, 2009 재구성

ⓛ 중재원에서는 의료서비스 과정에서 겪은 의료사고와 관련한 기초적 상담부터 고액의 중·상해·사망사고에 대한 손해배상 사건까지 포괄적인 의료분쟁 해결역할을 수행하며, 소송 전 단계에서 기초상담 및 법률상담과 조정역할 등을 담당한다. 그러나 중재원은 외국인 전담 상담기관이 아닌 만큼 사전에 사건배경과 현재 상황 및 문제점 등에 대한 사전자료를 준비하는 것이 좋다.

(5) 의료관광코디네이터의 자질

의료관광코디네이터는 외국환자에게 [그림 1-45]와 같이 의료관광코디네이터 교육기관을 국내병원을 소개하기 위해서는 언어능력과 의학지식을 포함한 다양한 능력과 자질이 요구된다.

1) 외국어 대화능력

외국인환자가 자연스럽게 코디네이터와 대화할 수 있어야 하며, 외국인의 언어와 비언어적 표현방식을 잘 이해하고 있어야 한다. 특히 미국, 일본, 중국, 러시아 등의 주요국가 출신의 외국인에 대해서는 비언어적 표현방식을 이해할 필요가 있다.

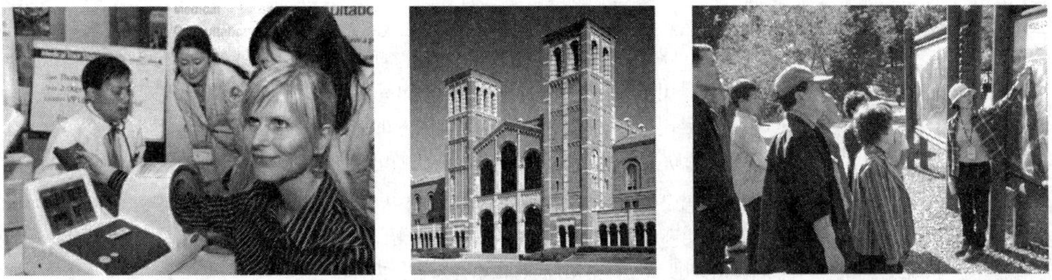

(a) 국제코디네이터가 되기 위한 외국어 (b) 외국의료보험회사의 Coverage (c) 문화에 대한 지식

[그림 1-45] 의료관광코디네이터의 자질

① 외국기관과 서신교환을 위해서는 외국어로 된 비즈니스 서류를 작성하는 능력을 갖추어야 한다.

㉠ 외국의 의료관광 에이전시나 광고회사와의 업무협의를 위해서는 외국어로 된 비즈니스 서류를 정확하게 작성해야 하고, 외국어로 된 문서를 정확하게 해석할 수 있어야 한다. 잘못된 해석은 의료사고나 재정적 손실로 이어질 수도 있다.

㉠ 환자 전자의무기록(EMR) 자료나 외국의료보험회사의 커버지(coverage) 내용을 정확하게 읽고 이해하지 못하면 문제가 발생할 수 있다. Coverage 그룹 건강보험은 기업이나 회사에서 단체로 가입하는 건강보험으로서(1~50명의 그룹플랜, 50명 이상의 그룹플랜으로 나누어진다) 근로자만이 아닌 사업주까지 그 혜택이 포함된다.

② 기본적인 보험약관은 사업주에게 발행이 되지만 보험혜택 내역 등 의료혜택을 받는데 필요한 서류는 개개인의 근로자 앞으로 발행된다.

③ 사업주는 건강보험에 새로 가입해야 하는 근로자의 정보를 전하는 역할에서부터 근로자의 건강보험을 종결시키는 사무적인 일을 맡아서 하게 된다.

④ 회사에서 필요한 사람의 건강을 위해서 마련되는 보험이라 회사는 근로자의 의료비용에 대한 불안감을 해소하는 입장에서 바람직하다. 미국에서는 많은 수의 건강보험회사가 여러 가지의 플랜을 소개하고 취급하므로 혜택의 차이는 있다. 보통의 경우, 보험혜택을 받으려는 보험가입자는 본인부담액(deductible)을 내야 하는 경우도 있으며 의사를 접하는 방문비(co-payment)만을 내는 경우도 있다. 또한, 각 플랜에 따라 혜택의 최고액을 평생 1,000,000$~5,000,000$가 정해지게 된다. 간혹, 혜택의 제한액이 없는 경우도 있다.

⑤ 개인과 그룹 건강보험의 차이점은 그룹 건강보험은 가입자의 현재 가지고 있는 병의 유무에 관계없이 가입이 가능하다.

⑥ 사업주는 보험불입금에 대한 금액에 대해 세금공제를 받을 수 있는 혜택이 있다. 가입심사과정에서도 관대한 심사를 한다. 하지만, 그룹 건강보험하고 종업원 상해보험을 혼돈해서는 안된다.

⑦ 건강보험은 직장일과 상관없이 의료혜택을 받을 경우에 필요한 보험이고, 종업원 상해보험은 직장일과 상관된 일로 의료혜택을 받을 수 있다. 종업원 상해보험은 사업주는 혜택을 받을 수 없다.

2) 전문용어 이해능력

의학용어에 대한 지식은 필수적이다. 외국인환자에게 질병에 대한 설명을 하기 위해서는 의학용어를 정확하게 알고 있어야 한다.

① 서류에 질병 코드명을 쓰는 경우가 있는데, 이럴 경우를 대비하여 주요 질병 코드명을 이해해야 한다.

② 전 세계적으로 ICD*-9CM이나 ICD-10 등의 질병 코드가 쓰이고 있다. 물론 의무기록실에서 서류를 작성하겠지만, 코디네이터도 어느 정도의 기본적 지식을 갖는 것이 필요하다.

③ 미국에서는 처치 코드라고 있는데 처치항목별로 CPT-4 코드를 사용하고 있다. 상황에 따라서는 CPT-4 코드에 대한 이해가 필요할 수 있다.

3) 커뮤니케이션

고객에게 감동의 서비스를 제공하기 위해서는 책임있는 듣기와 책임있는 말하기가 중요하다. 최근에는 커뮤니케이션에서 듣기, 특히 경청의 중요성이 부각되고 있다.

① 고객의 말을 제대로 이해하고 감동의 메시지를 전달할 수 있어야 한다.

② 외국인환자에게 공감하는, 즉 상대방의 입장에서 생각하는 자세가 더욱 중요하다.

③ 외국인환자에게 [그림 1-46]과 같이 의료관광상품을 정확하게 소개하고 추가적인 상품구매를 유도하는 능력도 중요하다. 외국인환자는 문화가 다르므로, 작은 일에도

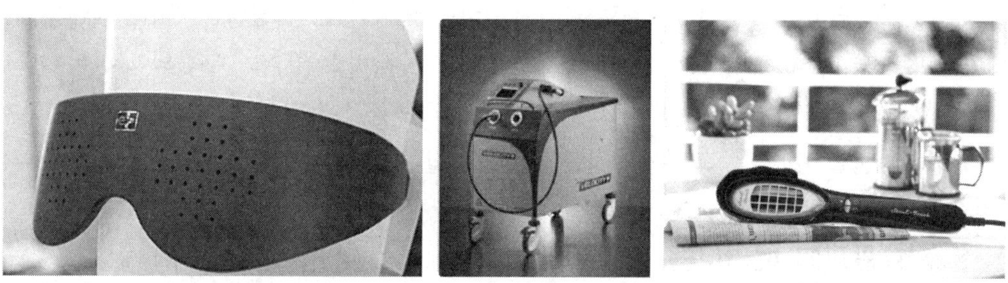

(a) 안구건조증 치료용 의료기기 (b) 백반증 치료기 (c) 아토피 피부치료기

[그림 1-46] 의료기기 상품들

* ICD(Implantable Cardioverter Defibrillator) : 체내세동제거

오해를 할 수 있으며 고객불평으로 이어져 나쁜 소문이 퍼지게 할 수도 있다. 따라서 불만이나 의료사고접수 시 즉각적으로 고객의 불만내용과 원인을 파악하여 이를 시정하고 서비스 회복을 이끌어낼 수 있어야 한다.

4) 문화에 대한 지식

각 나라별로 질병에 대한 인식과 의료기관이나 의료인에 대한 믿음, 표현방식 등에 차이가 있다.

① 환자에 대한 진료나 서비스가 환자에게 만족감을 제공하려면 각 나라의 문화에 대한 이해가 중요하다.
② 타 문화를 이해하고, 타 문화 사람을 만나는 것에 자신감이 있고, 실제의 상황에서 상호 접촉을 실행에 옮기는 능력이 있어야 한다.
③ 변화하는 글로벌 사회를 반영한 공통적인 에티켓과 문화정도는 충분히 인지하고 준비해야 한다.
④ 한국의 글로벌화를 통해 한국 브랜드 가치를 높이고 해외환자 유치에 중요한 역할을 할 것이다.
⑤ 의료관광코디네이터는 다양한 문화까지도 이해할 수 있고 중요하지만 어려운 직업이다.

02 의료관광의 구조

세계는 국제교류가 활발해지고 국경, 인종, 민족 등의 장벽은 점점 허물어지고, 무한경쟁체제로 변화되면서 자유무역협정(FTA)이라는 울타리 안의 영역은 점점 확대되어 가고 있다. 특히 단순무역의 개념을 넘어 이제 새로운 서비스 영역이 부각되고 있는 현 시점에 '의료'라는 서비스 영역은 고도의 기술과 인적 · 물적 자원의 집약체로, 최고의 부가가치를 창출할 수 있는 고부가가치산업이라고 할 수 있다.

1. 의료관광의 메커니즘

의료관광산업의 수요는 서비스와 관광산업의 연계로 날로 증가하고 있다. 스파*, 마

* 스파(spa) : 지하수 수온이 그 지역의 연평균기온이나 얕은 지층의 지하수 수온보다 높은 경우로 한계온도는 지역에 따라 나라마다 정의가 다르다.

사지, 해수에 의한 치료, 물리치료, 기치료, [그림 1-47]과 같이 아로마테라피, 양방 · 한방 협진 등 의료서비스를 겸한 상품과 음식의 서비스는 관광산업의 수요를 팽창시키며 하나의 시장을 형성하고 있다.

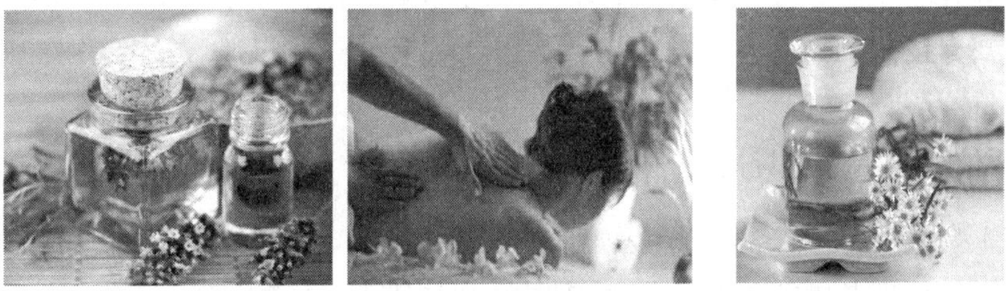

(a) 라벤더 아로마테라피 (b) 아로마테라피 마사지 (c) 카모마일 저먼 아로마테라피

[그림 1-47] 아로마테라피

국내 · 외적인 의료관광의 수요와 기대욕구에 부응하기 위한 상품의 출현은 의료관광을 전문서비스로 하는 여행사, 메디컬 호텔, 메디컬 리조트의 발달을 가져오고 의료관광 전문인력양성, 의료관광 전문특구 도입 등으로 나타나고 있다. 의료관광산업은 새로운 산업의 모델로 각광받고 있으며, 의료산업과 관광산업의 시너지를 동시에 창출하며 산업내의 경쟁이 아닌 산업 간의 경쟁을 초월한 융합 · 복합산업으로 지속적인 관심과 경쟁력을 갖춰 나가야 할 것이다.

한국문화관광연구원* 유지윤(2008년)의 연구에 의하면 의료관광은 의료서비스와 관광산업이 결합된 상품구조로 의료와 관광의 결합유형, 사용자의 니즈에 따라 구분하여 볼 수 있다. 해외여행과 현지국가의 의료서비스의 결합으로 새로운 형태의 의료관광의 이동이 창출되고 있고 관광일정 중 [그림 1-48]과 같은 건강관리 및 미용, 중증수술 및 치료, 관광, 휴양, 레저, 보양, 웰빙 등 폭 넓은 연계구조를 보이고 있다.

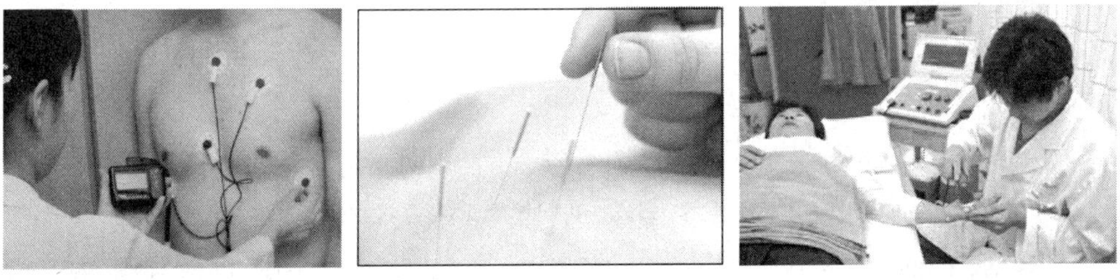

(a) 홀터검사를 받고 있는 환자 (b) 침술을 받고 있는 환자 (c) 물리치료를 받고 있는 환자

[그림 1-48] 의료서비스

* 한국문화관광연구원 : 문화 · 관광 분야의 정책연구 및 대안 제시를 위한 정책연구기관이다.

(1) 의료관광의 결정요인

의료관광의 결정에 영향을 미치는 요인은 직접적인 요인과 부수적인 요인으로 나눌 수 있다. 직접적인 요인은 의료관광객을 해외로 밀어내는 요인과 이들을 유인하는 방문국가의 요인으로 나눌 수 있다. 부수적인 요인으로는 의료관광을 촉진하는 촉진요인, 방해하는 방해요인 그리고 여행하려는 시기의 상황요인이 있다.

1) 의료관광객을 밀어내는 요인

자국의 의료서비스가 환자의 욕구에 대해 충족시키지 못하기 때문에 환자가 원하는 욕구를 만족시키기 위해 해외로 나가게 된다. 이렇듯 의료서비스를 찾아 해외로 나가도록 하는 요인을 밀어내는 요인이라 하며 크게 5가지 유형으로 분류한다.

① 높은 의료비 : 의료비가 비싼 선진국들은 비싼 의료비를 경감시키고자 보험제도를 운영하고 있지만 보험의 혜택을 받지 못하는 계층이나 보험적용이 안되는 치료에 대해서는 의료비가 큰 부담으로 의료관광객이 해외로 나가는 요인이 된다.

② 낮은 의료수준 : 의료관광의 초창기에는 저개발국가의 환자들이 자국의 낮은 의료서비스에 선진국의 보다 나은 서비스를 받으러 이동하였지만 최근에는 중국, 러시아, 중동 등 산업경쟁력에 비해 의료서비스 분야가 상대적으로 낙후된 국가에서 환자들이 보다 나은 서비스를 받기 위해 해외로 이동하고 있다.

③ 긴 기다리는 시간 : 영국이나 캐나다와 같이 국가의료서비스제도를 갖춘 국가에서 주로 부각되는 문제로서 많은 대기자 환자들이 치료순서가 되기까지 많은 시간을 기다리기만 한다. 결국 기다리는 시간을 기다리지 못한 환자들은 빠른 치료를 받기 위해 해외로 이동한다.

④ 제한적 의료서비스 : 장기이식이나 대리출산, 안락사 같은 의료서비스는 각 국가의 법률에 따라 제공 가능한 서비스에 차이가 있다. 따라서 환자는 받고 싶은 의료서비스가 자국에서는 불가능할 때 서비스를 받기 위하여 서비스가 가능한 타국으로 이동해서 서비스를 받는다.

⑤ 특정치료에 대한 부정적 시각 : 자국의 문화적, 사회적 이유로 특정치료에 대해 부정적인 경우 비난을 피하기 위해 해외로 나가서 의료서비스를 받는다.

㉮ 성전환수술 같은 경우 자국에서도 수술 가능하지만 주위의 호기심과 비난을 피하기 위해서 성전환수술을 자유롭게 받아들이는 타 국가로 찾아가서 수술하는 경우가 있다.

2) 의료관광객을 유인하는 요인

의료관광객을 밀어내는 요인과 타국의 의료관광객을 자국으로 찾아오도록 결정하게 하는 주요 요인들이다.

① 높은 의료수준 : 초기부터 의료관광을 유발하는 주요 요인으로 환자들은 자국의 낮은 의료서비스에 만족하지 못해서 혹은 더 좋은 서비스를 받기 위해서 해외로 이동하게 되고, 선진국의 병원이나 의원들은 이러한 환자들을 유치하기 위하여 국제인증이나 유명병원과의 네트워크 구축을 통해 자신의 의료수준을 알리기 위해 노력하고 있다.

② 낮은 의료비 : 의료관광객을 자국으로 유인하는 요인으로 동남아시아 국가나 중남미 국가들이 주요 경쟁력 요소로 홍보하고 있다. 딜로이트(2009년)가 조사한 의료서비스 고객조사에서 응답자의 40[%]가 의료비를 50[%] 이상 절감할 수 있다면 해외로 나갈 용의가 있다고 했다.

③ 짧은 기다리는 시간 : 자국의 오래 기다리는 진료시간을 견디지 못한 환자들은 빠르고 신속한 진료와 치료가 가능한 국가를 찾아가게 된다. 병원들은 별도의 프로세서를 통해 빠른 의료서비스를 제공하여 의료관광객들을 유치하려 노력하고 있으며, 멕시코의 경우 미국의 의료관광객을 위해 출입국검문소에 의료관광 전용창구를 만들어 출입국에서 기다리는 시간을 획기적으로 줄여 더욱 경쟁력을 높이고 있다.

④ 의료서비스 선택폭 : 환자들이 자국에서 치료받기 어렵거나 어려운 서비스를 원하는 경우 대안으로써 해외로 나가 서비스받는 것을 선택하게 된다. 또한 한방과 서양의학의 통합진료는 새로운 치료대안으로 인식될 수 있고, 최근에는 이러한 보안대체의학이 의료관광상품 구성에서 중요한 부분을 차지하고 있다.

⑤ 여행상품과 패키지 : 최근에는 단순한 치료목적의 의료관광보다는 치료와 더불어 관광자원을 결합한 패키지 형태의 의료관광이 주를 이루고 있다. 높은 의료수준으로 의료관광객을 유인하는 선진국과는 달리 아시아, 중남미, 아프리카 국가들은 의료서비스를 자국의 관광자원과 결합시키는 차별화된 전략을 동원하여 브랜드화해서 의료관광객들을 끌어들이고 있다.

⑥ 국가의 배경적 속성과 의료서비스의 결합 : 한 국가에는 고유한 인종적, 사회문화적, 혹은 종교적 특성이 각인되어 있으므로, 의료서비스와 결합해서 의료관광객을 유인하는 요소로 적용할 수 있다. 콜롬비아, 베네수엘라 같은 중남미 국가에서는 미스월드가 많이 배출되기 때문에 미인의 나라 이미지로 미용, 성형과 연관시켜 광고를 할 수 있다. 또한 이스라엘의 경우 예루살렘이 갖는 기독교적 상징성을 이용해서 순례자를 대상으로 의료관광상품을 내놓기도 했다.

3) 촉진요인

의료관광을 활성화 시키는 요인으로 그 자체만으로 의료관광의 목적이 되기보다는 보조적인 역할을 하는 요인이다.

① 교통의 발달 : 지난 수 세기에 걸친 교통의 발전은 보다 많은 사람이 편하고 빠르게 이동할 수 있는 교통수단을 만들게 되었다. 또한 최근의 고속철도나 저가 항공사의 출현은 여행객들의 선택의 폭을 넓혔다. 결국 편리하고 저렴한 교통편을 통해 의료관광이 활성화되는 역할을 한다.

② 인터넷 : 관광시장에서 중요한 정보교류 창고이다. 특히 의료관광시장에서는 의료서비스에 관한 정보를 얻는 소스가 부족하기에 인터넷이 더욱 중요한 역할을 한다. 관광객들은 인터넷을 통해 외국의 의료시설, 의사에 대한 정보, 환자들의 후기 등을 접하고 의사결정을 하게 된다. 또한 마케팅 수단만이 아닌 사전상담, 모니터링, 사후관리 등 다양한 서비스를 제공하는 수단으로 인터넷을 사용하면서 더욱 중요한 요인이 되었다.

③ 의료관광비자 : 까다로운 비자발급 절차는 의료관광을 저해하는 요소로 작용할 수 있지만 각 국가에서는 의료관광 활성화 및 의료관광객 유치를 위해 방문목적이 치료일 경우 비자발급의 절차가 간단하고 발급받기 쉬운 의료비자를 신설하고 있다.

4) 방해요인

의료관광객이 의사결정을 할 때, 여행이나 의료서비스와 관련한 두려움이 의사결정 과정을 지체하게 만들거나 심지어 의료관광을 포기하게 만들기도 한다.

① 여행에 대한 두려움 : 의료관광객은 출국 전부터 목적지 국가의 의료수준뿐만 아니라 사회문화 전반에 대해 궁금해하며 걱정을 하게 된다. 가장 큰 걱정요인은 의사소통으로 공항에 도착한 순간부터 출국하는 순간까지 의사소통에 문제가 없을지 걱정하게 된다. 또한 각 국가의 고유문화에 따른 음식같은 불편함을 걱정한다. 그리고 각 국가의 사회 인프라 수준도 요인 중 하나이다.

② 의료시설에 대한 두려움 : 의료관광객은 의료서비스에 대해서도 다양한 걱정을 하게 된다. 주로 의료기관의 수준과 의료진의 수준, 합병증과 부작용, 사후관리, 의료사고에 대한 보상 등이다.

5) 상황요인

의료관광객의 이동에 영향을 미치는 요인으로 상황에 따라 방해하는 요인이 되기도

하고 활성화하는 요인이 되기도 한다.

① 글로벌 경제상황 : 글로벌 경제상황에 따라서 의료관광객의 증감이 영향을 받을 수 있다. 글로벌 경제활황은 국제적인 인구이동이 늘어나고, 의료관광객의 증가하고 반대로 경제불황은 여행의 교류를 억제하는 요인으로 작용한다. 그리고 자국의 경제여건에 따라 변동하는 통화가치 또한 의료관광객의 증감에 영향을 줄 수 있다.

② 정치적 상황 : 의료관광 목적지 국가의 안전 및 정치적 상황은 여행결정의 중요사항이다. 의료관광객은 낯선 환경에서 치료를 받기 때문에 일반 관광객보다 더욱 안전에 신경을 쓴다. 이들은 병원에서 안전한 치료를 받을 수 있는지를 판단하는데 목적지 국가의 정치적, 사회적 안정을 고려해서 결정하게 된다.

③ 물질적 거리 : 의료관광시장에서 큰 시장점유율을 보이는 중요한 수입원의 출발국가를 보면 대부분 근거리에 위치하고 있다. 가까운 거리가 의료관광에서 중요 요인이 되는 것은 이동거리가 증가할수록 이동에 따른 일상적인 위험이 증가할 수 있으며, 치료목적의 장거리 여행은 고가의 치료를 요하는 중증환자의 외면을 받게 된다. 그리고 먼거리에 비해 상대적으로 저렴한 교통비 또한 선택요인으로 작용한다.

(2) 의료관광 시스템 모델

관광학*에는 다양한 관광시스템 모델이 존재하며 대표적으로 Leiper(1995년)의 관광시스템은 관광객 발생지와 경유지, 그리고 관광목적지라는 공간개념과 관광객의 이동경로와 관광산업이 제공하는 서비스를 이용하여 관광현상을 설명하는 모델로써, 의료관광현상을 설명하는데 보다 효율적이고 쉽기 때문에 많이 인용되고 있다.

1) Leiper의 관광시스템

관광객, **관광객발생지**(traveler generating regions) 단계는 아직 여행자가 관광서비스를 경험하기 이전의 단계이므로 Tourist 대신 Traveler라는 용어를 사용하였다. 이외에 **경유지**(transit route regions), **관광목적지**(tourist destination regions), **관광산업**(tourism industries) 등 5가지 구성요소의 관광현상이 있다.

2) 의료관광현상

의료관광 시스템을 구성하는 **의료관광객**(medical tourists), **의료관광발생지**(Medical

---

* 관광학 : 일상의 거주지를 떠난 생활의 일부인 관광의 기초 · 원인 · 수단 · 영향 등을 넓은 범위에 걸쳐 연구하는 과학이다.

Tourism Generating Regions : MTGR), **의료관광목적지**(Medical Tourist Destination Regions : MTDR), **의료관광산업**(medical tourism industries)의 4가지는 기본요소이며, 이 시스템의 연계구조와 그 작동 메커니즘을 이해하고 각 요소들이 시스템에 미치는 영향을 이해하기 위해서는 반드시 필요하다.

3) 싱가포르의 해외환자 유치사업

싱가포르의 경우 해외환자 유치사업 [그림 1-49]와 같은 전담기구(singapore medicine)를 설치하여 2003년 23만 명의 해외환자를 유치하였고, 태국의 경우에는 해외환자를 유치하는 병원의 품질관리 및 JCI와 같은 인증제도를 도입하여 의료서비스의 위상을 높이는 활동을 전개해왔다. 이런 철저한 준비를 갖추고 진행하므로 의료관광을 선두에서 이끄는 두 나라로 평가받고 있다.

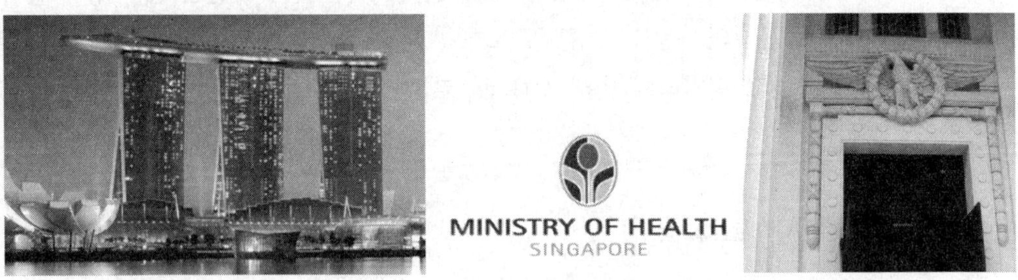

(a) 싱가포르 메디신 전경 (b) 싱가포르 메디신 로고

[그림 1-49] 싱가포르 메디신

4) 국내 의료서비스 산업

우수한 의료기술과 가격경쟁력을 갖추고 있음에도 해외환자를 유치하기 위한 기본 인프라가 만들어지지 않고 자리를 잡지 못한 상황으로, 최근 의료관광 유치에 각 병원 및 관련 단체가 신경을 쓰고 있으나, 일관성 없는 업무 대응으로 환자들로부터 각종 민원이 제기되고 있다.

또한 같은 질환과 치료절차에도 진료수가가 각 병원마다 다르고, 경쟁국가와의 비교절차를 거치지 않은 경쟁력 없는 수가를 제시하여 환자유치에 있어 일선에서 일하는 유치업자들 간의 혼선에 빚어지고 있는 문제점으로 현상황에서 한국 의료관광사업을 빠른 시간 내에 정착시키기 위해서는 각 병원과 유관기관이 업무를 명확히 정의하고, 서로의 업무에 대해 효율적 조정을 하여야 한다.

5) 해외환자 유치

해외환자의 유치업무에 필요한 환자관리업무는 체계적으로 정리하고 매뉴얼화하여 실제 해외환자 관리업무를 행하는 현장에서 시행착오를 줄이고, 보다 효율적인 해외환자 관리업무 프로세스의 표준을 제시한다.

(3) 외국인환자 유치 등록절차

외국인환자 유치사업 등록 대상은 외국인환자를 유치하고자 하는 국내의료기관 및 유치업자로 정하며, 「의료법」 제27조2에 따라 외국인환자를 유치하고자 하는 의료기관 및 유치업자는 일정 요건을 갖추어 등록하여야 한다.

① 외국인환자 유치사업 등록업무 및 사업실적 보고는 **한국보건산업진흥원**이 위탁받아 수행한다. 외국인환자 유치사업 등록접수는 한국보건산업진흥원에서 2009년 4월 23일부터 수시로 받고 있으며, 등록신청서 제출 후 20일 이내에 등록증을 교부받을 수 있다(「민원사무처리에 관한 법률」 제6조제2항).

② 한국보건산업진흥원은 신청서 및 구비서류를 접수 검토하여 보건복지부에 그 내용을 알리고, 보건복지부는 등록요건에 적합한 경우 등록증을 발행하여 한국보건산업진흥원에 송부하고, 한국보건산업진흥원은 발행된 등록증을 신청자에게 통보 및 교부한다. 등록신청 시 대표자 본인이 직접 방문할 경우는 신분증을 지참하고, 대리인이 신청할 경우는 대표자의 신분증 사본 및 위임장을 제출한다(우편접수 시 대표자 신분증 사본제출).

(4) 외국인환자 유치사업 등록요건

외국인환자 유치 의료기관의 등록요건사항은 다음과 같다. 유치하고자 하는 외국인환자 진료과목의 전문의 1인 이상, 다만, 진료과목이 「전문의의 수련 및 자격인정 등에 관한 규정」 제3조에 따른 전문과목이 아닌 경우는 제외한다(재직증명서 등을 통해 진료과목 전문의가 현재 병원에 근무하고 있음을 증명하도록 함).

외국인환자 유치사업 등록요건 절차는 다음과 같다.

① 외국인환자 유치 관련 등록신청을 의미하는 의료기관은 등록신청서와 함께 서류를 구비하여 제출하여야 한다.

② 의료기관 개설신고 증명서 또는 개설허가증 사본 1부가 필요하다.

③ 사업계획서 1부(기관소재, 사업목적 및 주요 사업내용, 업무조직 등 포함)가 필요하다.

④ 진료하고자 하는 외국인환자 진료과목 전문의의 명단 및 자격증 사본(치과, 한의과 등은 의사명단 및 자격증 사본제출)이 필요하다.

⑤ 사업자등록증 사본 1부가 필요하다.

(5) 외국인환자 유치사업 등록절차

외국인환자 유치사업 등록업무 위탁은 외국인환자 유치사업 등록 및 사업실적 보고 업무를 한국보건산업진흥원*에 위탁받아야 하며, 「의료법 시행령」 제42조(업무의 위탁), 법 제86조제2항에 따라 보건복지부장관은 다음 각 호의 업무를 「한국보건산업진흥원법」에 따른 한국보건산업진흥원에 위탁한다.

법 제27조의2 제1항 및 제2항에 따른 등록업무(등록요건 검토는 포함하되, 등록 여부 결정 및 등록증 발행·재발행은 제외한다), 법 제27조의2 제3항에 따른 사업실적 보고 업무가 있다.

외국인환자 유치사업 등록절차 [그림 1-50]과 같이 신청인(신청서 작성) → 진흥원(신청서 접수 및 검토) → 복지부(등록증 발행) → 진흥원(등록증 교부 및 통보) → 신청인(등록증 수령)순으로 전달한다.

① 외국인환자 유치 희망 의료기관 및 유치업자는 한국보건산업진흥원(이하 진흥원)에 등록을 신청할 수 있다.

② 신청인은 등록요건을 확인하고 등록신청서와 구비서류를 준비하여 진흥원에 신청해야 한다.

③ 진흥원은 신청인의 서류를 접수하고 검토 후 그 내용을 보건복지부에 알린다.

④ 보건복지부는 등록요건에 적합한 경우 등록증을 발행하여 진흥원에 송부한다.

⑤ 진흥원은 발행된 등록증을 신청인에게 통보 및 교부(접수일로부터 20일 이내)해야 한다.

⑥ 신청인은 등록증을 수령한다. 처리기간은 '일' 단위로 계산하고 초일을 계산하되, 공휴일을 계산하지 않는다(「민원사무처리에 관한 법률」 제6조제2항).

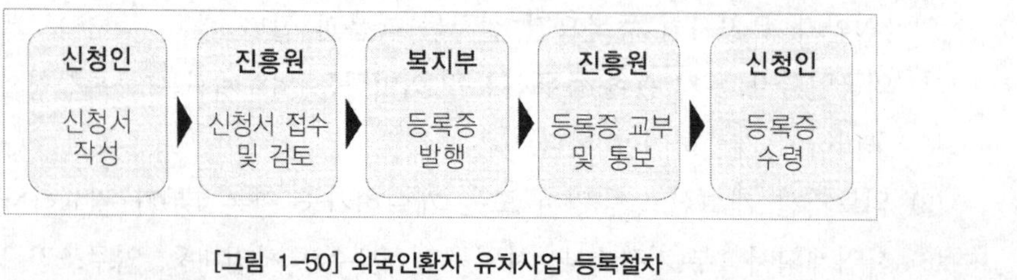

[그림 1-50] 외국인환자 유치사업 등록절차

* 한국보건산업진흥원(이하 진흥원) : 한국보건산업진흥원법에 근거하여 설립된 위탁집행형 준 정부기관이다.

1) 외국인환자 등록접수 전 확인사항

① 외국인환자 유치사업 등록신청서 충실 기재 여부를 확인한다.
② 사업계획서 1부를 제출한다.
③ 사업자등록증 사본 1부가 필요하다.
④ 의료기관 개설허가증 및 개설신고증명서 사본 1부가 필요하다.
⑤ 유치하고자 하는 외국인환자 진료과목의 전문의* 명단 및 자격증 사본 1부가 필요하다.

2) 외국인환자 유치사업 등록의무 및 준수사항

외국인환자 유치 희망 의료기관 및 유치업자는 반드시 등록요건을 갖추어 등록 업무기관인 한국보건산업진흥원(이하 진흥원)에 접수해야 하며, 등록기준에 적합할 경우 등록증을 발부받아 외국인환자 유치사업을 시작할 수 있다.

외국인환자 유치업자 및 의료기관의 등록은 다음과 같은 경우 취소할 수 있다.
① 등록요건을 충족시키지 못할 경우이다.
② 외국인환자 유치 허용 대상 이외의 자를 대상으로 유치하는 행위를 한 경우이다.
③ 의료법 제63조에 따른 지정명령을 이행하지 아니한 경우이다.
④ 상급종합병원(종합전문요양기관)이 병상의 100분의 5를 초과하여 외국인환자를 유치한 경우이다.

(6) 의료관광객 수치의 문제점

의료관광시장의 규모를 나타내는 지표로 의료관광객 수가 주로 이용되고 있다. 의료관광객수에 준하여 대표적인 선도 국가들이 분류하고, 지표수치를 믿고 많은 의료관광객들이 해당 국가로 여행을 떠나고 있으나, 각 국가에서 발표하고 있는 수치의 신뢰성에 대해서는 의문점이 많다. 학계에서는 의료관광객에 대한 엄격한 정의가 내려졌지만, 현실에서는 의료관광객수에 대한 엄밀한 측정이 이루어지지 않고 있다. 각 나라마다 발표하는 의료관광객수는 대부분 추정치일 뿐이지 체계적으로 수집된 것이 아니다.

(7) 외국인환자 유치 대상

국내 거주와 국외 거주자 유치 대상이 다르며 외국인환자 유치 대상은 〈표 1-19〉와 같다.

* 전문의 : 의사 또는 치과의사로서 전문의의 수련 및 자격인정 등에 관한 규정에 의한 소정의 과정을 이수하고 보건복지부장관이 실시하는 전문의 자격시험에 합격하여 그 자격을 인정받은 사람이다.

〈표 1-19〉 외국인환자 유치 대상표

분 류	거주	유치 대상이 되는 경우	유치 대상이 안되는 경우
외국인	국내 거주	① 건강보험 미가입+외국인 등록하지 않은 경우 ② 건강보험 미가입+외국인 등록+G-1 체류자격	① 건강보험 가입자 (피부양자) ② 건강보험 미가입 +외국인 등록 ③ 외국인근로자 (산재보험 가입자)
	국외 거주	항상 유치 대상이 된다.	–
특수한 외국인 ① 주한외국공관과 국제기구의 직원 및 그의 가족 ② 주한미군 및 그의 가족 ③ 대한민국정부가 초청한 자 등으로서 외교·산업·국방상 중요한 업무에 종사하는 자 및 그의 가족 ④ 기타 법무부장관이 특별히 외국인 등록을 면제할 필요가 있다고 인정하는 자	국내 거주	건강보험 미가입+외국인 등록하지 않은 경우	① 건강보험 가입자 (피부양자) ② 건강보험 미가입 +외국인등록
재외국민(영주권자) 대한민국의 국민으로서 외국의 영주권을 취득한 자 또는 영주할 목적으로 외국에 거주하고 있는 자	국내외 거주	–	의료법에서 규정하고 있는 외국인이 아니므로 외국인환자 유치 대상이 되지 못한다.
외국국적동포(시민권자) 대한민국의 국적을 보유하였던 자(대한민국정부 수립 전에 국외로 이주한 동포를 포함한다) 또는 그 직계비속으로서 외국국적을 취득한 자	국내 거주	① 건강보험 미가입+외국인 등록하지 않은 경우 ② 건강보험 미가입+국내거소 신고+G-1 체류자격 ③ 건강보험 미가입+외국인 등록+G-1 체류자격	① 건강보험 가입자 (피부양자) ② 건강보험 미가입 +국내 거소신고 ③ 건강보험 미가입 +외국인등록
	국외 거주	항상 유치 대상이 됨	

(8) 입국 관련 서류준비

대한민국에서 취업하려는 외국인근로자는 여권과 재외공관에서 발급받은 사증(비자)을 가지고 출입공항에서 출입국관리 공무원의 입국심사를 받아 입국한다.

외국인근로자가 체류기간 내에 출국했다가 재입국하려는 경우에는 출국 전에 미리 재입국허가를 받아야 하며, 부득이한 사유로 허가받은 기간 내에 재입국할 수 없을 경우에는 기간 만료 전에 재입국 허가기간 연장허가를 받아야 한다.

1) 입국 비자발급

의료관광을 목적으로 한국을 찾은 외국인들의 편의를 돕기 위해 사증(비자)발급이 간소화 되었다. 해외환자 유치 및 알선행위가 허용된 데 맞춰 2009년 5월 11일부터 해외환자들을 위한 '메디컬 비자'가 신설되었다. 새로 도입된 비자는 기존의 단기종합(C-3 · 90일), 일반(G-1 · 1년) 비자에 치료목적의 입국을 의미하는 메디컬(M) 표기를 더해 C-3(M), G-1(M)으로 표기된다.

① 성형, 미용 치료 등 간단한 진료에는 단기 · 장기치료와 재활의 경우 1년짜리 비자를 발급받으면 된다. 외국인이 메디컬 비자를 받으려면 해당 국가의 진료기록, 국내에서 치료비를 낼 수 있는 재산증명, 국내 병원의 예약확인증 등을 제출한다.

② 비자발급은 한국보건산업진흥원에 외국인환자 유치를 위해 등록한 기관 가운데 법무부에서 비자업무 대행 허가를 받은 곳이 할 수 있다. 의료기관들은 그동안 해외환자들이 치료를 위해 우리나라에 입국할 때 비자발급에 시간이 오래 걸려 치료시기를 놓칠 수 있으므로, 계속 관련 제도를 개선해줄 것을 요구해서 의료관광비자가 신설되었다. 그러나 입국비자와 관련해서는 우리와 경쟁하고 있는 국가에 비해 부족한 것이 많다.

③ 공항접견에서 공항마중 서비스는 고객의 선택으로 원하는 경우에 한해 제공한다. 따라서 격식을 갖춘 서비스를 통해 국제적 예의를 갖춰야 한다. 공항마중에도 여러 가지의 리스크가 있을 수 있다.

㉑ 교통이 막힘으로 늦을 수도 있고 또는 환자가 공항에 나오지 않는 경우 등 원하지 않는 상황이 발생하기도 한다.

④ 메디컬 비자발급 대상의 범위와 문제점은 다음과 같다.
2009년 정부에서는 외국인환자를 위한 메디컬비자를 신설하면서 비자의 발급범위를 환자와 그 가족으로 한정하였다. 그러나 최근에 외국인환자들이 가족이 아닌 (전문)간병인 또는 수행원을 동반하는 경우가 많이 증가하면서 비자발급 · 체류자격 변경 등과 관련하여 여러 문제들이 발생하고 있다.

⑤ 외국인환자가 치료를 위해 장기간 거주하게 될 경우, 메디컬 비자발급 대상인 환자 본인과 그 가족들은 국내에 장기 거주할 수 있는 비자(G-1-M)로 변경이 가능하지만 가족이 아닌 간병인이나 수행원의 경우 메디컬 비자의 발급 대상이 아니므로 체류자격 변경이 쉽지 않다.

⑥ 동남아시아, 아프리카 국가들은 법무부에서 비자발급에 신중을 기하는 국가들로서 체류연장이 안될 경우 지속적인 치료와 심리적 안정이 필요한 환자 및 보호자에게 악영향을 미칠 수 있다.

⑦ 국가 간 환자송출계약으로 많은 수의 환자들이 우리나라를 방문할 것으로 예상되는데 이러한 불편함이 개선되지 않는다면 국가 간의 신뢰문제 등 갈등이 발생할 수 있다. 메디컬 비자를 개선하면 외국인환자의 증가 추세를 보았을 때 더 많은 외국인환자들이 우리나라를 방문할 것이다.

⑧ 외국인환자 유치기관뿐 아니라 본 사업을 수행하고 관련 제도와 법규를 정비하고 있는 정부기관 등에서도 외국 문화에 대한 이해와 함께 그들 고유의 문화를 정부의 정책에 반영할 수 있는 폭넓은 시각을 지닐 필요가 있다. 외국인환자와 간병인(가족이 아닌), 수행원들이 동반 입국할 경우를 예상하여 우리나라 입국 및 장기체류에 대비한 체류연장 또는 체류자격 변경 등을 위한 비자발급을 고려하여야 한다. 또한 외국인환자뿐 아니라 동반자들의 불법체류를 방지할 수 있는 방안을 제도적으로 마련해야 한다.

㉮ 개인적으로 입국하는 환자들보다는 상대적으로 신분이 확실한 국가 간 환자송출계약에 의하여 입국하는 환자(동반자)에게는 메디컬 비자발급을 좀 더 유연하게 하고, 치료비를 일정부분 선납한 경우, 질병치료목적의 입국이 확실한 경우에 메디컬 비자발급을 가능토록 하는 것이다.

⑨ 불법체류한 이력이 있는 유치업체나 의료기관에는 기존의 비자 대리 신청금지뿐 아니라 벌금이나 과태료를 부과하고 제재를 더욱 강화할 필요가 있다.

⑩ 메디컬 비자가 불법체류로 이용되면 정작 치료를 꼭 받아야 하는 외국인환자들이 비자를 받지 못하는 경우도 발생할 수 있으므로, 이러한 부작용을 최소화하고 외국인환자의 편의를 증진하며 그들의 빠른 건강회복을 위하여 필요한 제도적인 지원을 적극적으로 해야 한다.

2) 접 수

공항에서 병원에 도착한 환자를 위해 코디네이터 등은 각 병원에서 준비한 환영 이벤트를 제공하는 것도 좋으며, 따뜻한 인사와 웃는 얼굴, 친절한 행동은 환자에게 안정감을 준다. 한국 전통인사법인 허리숙이는 인사법은 처음 대하는 외국인들은 다소 어색해하지만 미리 통역을 통해 최대한 존중하는 전통인사법임을 설명하면 많이 좋아한다. 환자가 입원실로 이동하기 전에 접수와 수납(선불)을 하는데 반드시 확인해야 할 사항은 다음과 같다.

① 환자 확인을 위한 예약확인서, 현지 의사진단서를 확인해야 한다.

② 환자 패스포드 확인 : 입국날짜, 비자종류, 체류기간 등 꼼꼼히 확인(체류기간 연장 시 약 7일 전 관련 서류를 작성해 해당 출입국관리소에 연장신청), 여행자보험 및 각 사보험, 공보험에 대한 가입여부 확인해야 한다.

③ 귀중품 및 현금보관에 관한 것을 확인해야 한다.
④ 병원이용서약서에 대한 고지 및 서약(반드시 보호자도 동의받을 것)해야 한다.
⑤ 사전 약속된 보증금 납부 및 영수증을 발급해야 한다.

3) 진료, 입원, 검사

진료, 입원, 검사 등 일반적인 한국 환자와의 병원동선과 같은 일정으로 진행된다. 단, 상황별 해외환자를 위한 세심한 주의가 필요하다.

① 환자와의 충분한 상담과 병력 히스토리에 대한 충분한 검토에 의해 주치의 배정 및 주치의 진료일정을 확인하고 다시 한 번 사전에 검토해 봐야 한다.
　㉥ 환자가 주치의를 만나기 위해 2~3일을 기다리면 코디네이터와의 신뢰에 심각한 영향을 줄 수 있기 때문이다.(대학병원의 경우 진료일자에 맞는 스케줄 조정이 반드시 필요)

② 진료과에 맞는 코디네이터 또는 통역자가 준비하고 있는지 알아봐야 한다. 전문상식 없는 통역의 경우 자칫 의료사고로도 연결될 수 있다.
③ 검사, 시술 및 수술 및 각종 주의사항에 사전 고지를 알기 쉽게 설명하였는지 환자가 이해하고 동의했는지 확인해야 한다. 특히 특정 식품, 약에 대한 알레르기에 대해 충분히 설명, 고지되었는지도 확인해야 한다.
④ 검사, 시술 및 수술동의서 등에 대해서도 충분한 설명과 동의서를 모두 받아야 한다(동의서 등은 각나라 언어별로 준비하는 것이 좋다)
⑤ 기타 병원생활 안내, 안전사고에 대한 주의사항에 대하여 환자와 보호자에게 설명하고, 고가의 비용이 추가될 때는 반드시 환자와 보호자에게 동의를 구하고 시행해야 한다. 그리고 병원비용은 3~4일 중간 진료비를 고지하고 약 7일 간격으로 중간 수납하도록 한다.

4) 체류기간 연장신청

3개월(G-1-M 비자 제외) 이상의 체류기간 연장이 필요할 경우에 국적과 관계없이 외국인이라면 누구나 필요양식을 구비해 체류기간연장을 신청해야 한다. 이상의 서류를 구비하여 관할 출입국 관리소에 제출하면 된다. 환자의 경우 대리인이 신청할 경우에는 위임장도 함께 제출해야 한다. 체류기간 연장에 필요한 서류는 다음과 같이 필요하다.

① 주치의의 소견서는 주치의가 여행자에 대해 소견을 쓴 문서이다.
② 진단서는 여행자의 병명이 기재되어 있는 서류이다.
③ 신원보증서는 여행자의 신원을 보증하는 서류이다.

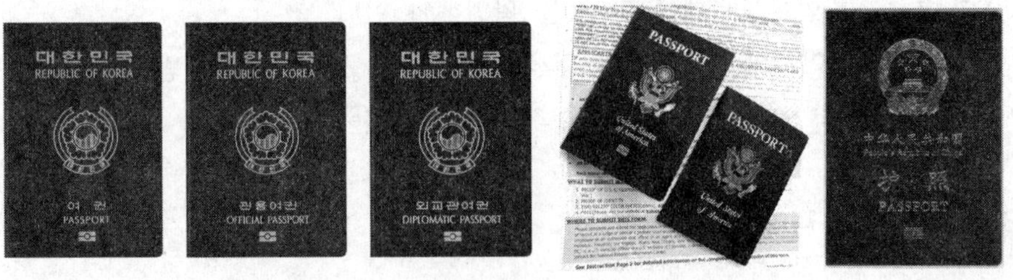

(a) 대한민국 여권 (b) 미국의 여권 (c) 중국의 여권

[그림 1-51] 각 국의 여권

④ 여권사진 2매는 여권에 붙이는 사진이다.

⑤ 여권은 [그림 1-51]과 같이 외국을 여행하고자 하는 자가 발급받는 증명서류이다.

2. 의료관광의 이해관계자

의학적 치료와 휴양을 겸비한 의료관광사업이 국가의 새로운 성장동력으로 주목받고 있는 가운데, 의료관광시장의 중국은 특히 잠재적 수요가 많아 시장성이 높을 것으로 기대하고 있다. 우리나라가 더 많은 세계 의료관광객을 유치하고, 의료관광객들에게 질 높은 의료서비스를 제공하기 위해서는 의료진과 의료관광 관계자, 의료관광객의 의사소통을 할 의료관광 통역 · 번역사의 역할이 중요하다.

해외환자 유치가 용이해짐에 따라 한국의 문화 및 천혜의 관광자원과 연계한 특화된 의료관광상품을 홍보하고, 수준 높은 의료진과 다양한 진료과목 등 풍부한 의료 인프라를 소개할 계획이며, 세계인들의 관심이 많은 의료기술 등을 실시할 것이다.

1) 국가와 국가 간의 경쟁

미국, 중국 등과 같은 선진국은 높은 수준의 의료시설과 전문화된 의료진으로 대부분의 의료유통이 이루어졌지만, 동남아 등 제3세계의 의료시설 발전과 선진국의 의료진들의 포진으로 인해 점점 변화되고 있다. 저렴한 의료비용과 교통의 발달로 용이해진 접근성 등으로 선진국과 개발도상국들 간의 의료관광객 유치를 위한 경쟁이 심화되고 있다.

2) 글로벌 기업들

현대의 의료수요는 점점 늘어나고 있으며, 의료시장은 매년 폭발적인 증가세를 보이고 있다. 이에 각 나라의 기업들도 의료시설의 기반시설 및 연구활동을 활발히 하고 있으며 외국인환자 유치사업 및 휴양지를 결합한 관광산업 등을 육성하고 있다.

3) 의료관광객

치료가 목적이 아닌 관광을 통한 휴식과 문화체험에 대한 관심이 높아지면서 보다 저렴한 의료비용을 탐색하고 수준 높은 의료시설과 빠른 기다리는 시간감소는 의료관광객들의 선택의 폭을 넓히고 있다.

4) 보험회사와 병원 간의 연계

선진국의 건강보험사들은 가입자들의 진료비용을 감소시키기 위해 상대적으로 진료비용이 저렴한 아시아 지역의 병원과 협력체계를 구축한 후 환자를 송출하고 있는데, 의료사고의 발생이나 가입자의 클레임 발생을 미연에 방지하기 위해 보험회사는 병원의 임상수준, 시설, 서비스 수준 등을 철저하게 검증하고 있으며, 특히 미국의 경우 국제병원인증 획득여부는 보험회사가 환자를 설득하는데 있어서 핵심 관건이다.

3. 의료관광의 효과

의료관광객이 출발하는 출발국가의 긍정적, 부정적 효과 그리고 도착하는 목적지 국가의 긍정적, 부정적 효과 이렇게 4가지로 구분할 수 있다.

(1) 출발국가의 긍정적 효과

의료관광객은 의료관광을 통해 자국에서 의료서비스를 받는 것보다 좋은, 혹은 빠르게 서비스를 받을 수 있으며 저렴한 비용에 관한 혜택을 받을 수 있다.

1) 보험자

의료관광을 통해 얻는 이익은 우선 비용의 감소이다. 자국의 비싼 의료기관에서 치료를 받는 것보다 저렴한 해외에서 치료를 받으면 의료비를 절감할 수 있고, 절감된 진료비용을 질병 예방같은 분야에 투자해 더욱 큰 효과가 있다.

2) 고용주

의료관광은 고용주에게도 긍정적인 영향을 줄 수 있다.

㉕ 유럽의 경우 고용주가 피고용자의 의료보험료 일부를 부담하는데 의료보험료의 가파른 상승과 경제불황으로 보험료가 부담이 되며 보험료를 줄이기 위한 대안으로 해외 의료서비스를 선택할 수 있다.

3) 보건산업

단기적으로 의료관광은 보건산업의 수익성을 악화시키는 요인이라 할 수 있지만 중장기적으로는 보건산업의 경쟁력 향상을 유도하는 자극제 역할을 할 수 있다. 또한 진료비 인하 압박요인이 될 수 있고 의료기관들은 운영비용을 절감하고 새로운 저렴한 치료법을 개발하여 진료비를 낮추도록 하고 있다.

(2) 출발국가의 부정적 효과

의료관광객은 선택한 치료 국가의 의료기관에서 의료사고를 경험할 수 있다. 치료 국가의 의료수준이 낮거나 시설이 열악할 경우 외국의 병원에서 전염성 질환에 감염될 수 있고, 수술의 실패 혹은 합병증과 같은 부작용을 경험하게 될 수 있다. 또한 의사소통의 문제로 잘못된 치료가 이루어질 수 있으며, 환자가 잘못 이해해서 지시를 따르지 않아서 의료사고를 경험하게 될 수도 있다.

1) 보험자

의료관광을 통해 비용절감을 할 수 있지만 외국에서 치료과정에 얻게 된 합병증, 부작용 그리고 의료사고에 따른 문제는 환자의 귀국 후에 보험자의 부담이 된다.

2) 보건산업

의료관광이 보건산업에 자극제 역할을 할 수도 있지만, 의료관광을 통해 자국의 환자가 계속 해외로 유출되면 결국 보건산업의 수익성 악화로 이루어지며 의료수준 또한 떨어지게 한다. 그렇게 되면 더욱 많은 환자들이 해외로 나가게 되고 수익률과 의료수준 또한 계속 떨어진다.

(3) 목적지 국가의 긍정적 효과

의료관광객은 의료서비스 및 관광활동을 병행하므로 일반 관광객에 비해 체류기간이 길며, 1인당 평균지출액 규모도 수백만 원에서 수천만 원되고 의료관광객의 경우 환자라는 특성상 보호자의 동반 입국이 되므로 경제효과는 증가되고, 높은 부가가치 창출효과로 인해 국가 경제성장에 이바지함은 물론, 의료관광 수입증대로 의료서비스 수지 및 관광수지 적자개선에 긍정적 영향이 일어난다.

1) 국 민

의료관광객 유치를 위해 의료기관이 의료수준을 높이거나 시설을 개선하는 효과를 목적지 국가의 국민이 같이 누릴 수 있다. 또한 의료관광객으로부터 얻는 수익이 의료서비스에 재투자되는 긍정적 효과를 얻을 수 있다.

2) 보건산업

목적지 국가는 의료관광객을 유치하기 위해 의료기관들은 인프라 개선을 위해 많은 투자를 하게 된다. 의료진은 다양한 외국인환자를 진료하고 치료하면서 의료진의 경험이 풍부해져 의료기술의 발달로 이어질 수 있다. 국가의 경우 의료인력 육성에 많은 노력을 기울이게 되며 결국 보건산업발전에 긍정적 영향을 미치게 된다.

(4) 목적지 국가의 부정적 효과

1) 국 민

목적지 국가의 국민에게 미칠 수 있는 부정적인 효과는 우선 형평성 문제가 있을 수 있다. 저렴한 자국인의 진료보다는 높은 수익을 가져오는 의료관광객에게 서비스가 집중되므로, 의료관광객을 유치하기 위한 고가의 의료장비와 같은 시설투자는 결국 의료비 상승효과로 전체 의료비가 상승하므로, 의료관광객의 의료비뿐만 아니라 자국민의 의료비까지 같이 상승하기 때문에 경제적 부담이 된다.

2) 보건산업

의료관광은 목적지 국가의 보건산업의 불평 등을 조장할 수 있다. 의료관광객이 많이 찾는 도시의 의료기관은 이익을 얻을 수 있지만 농촌의 의료기관은 전혀 해택을 얻을 수 없으며, 수익이 적은 공중보건같은 분야보다 선택적이면서 높은 수익이 기대되는 성형외과 같은 분야만 발전할 수 있다. 의료관광이 활성화 되는 과정에서 외국투자를 받는 경우 외국자본에 자국 보건산업이 잠식되는 경우가 있을 수 있다.

4. 의료관광의 시장규모와 효과

정부에서 국내 의료기관의 해외진출을 돕기 위하여 메디컬 코리아펀드를 중동 등 수익성 있는 시장에 조성을 하여 우수한 국내 의료인력과 노하우를 수출하여 국내 병원의 대외 신임도와 수익을 높이기 위하여 노력을 하고 있다. 이에 따라 자금력 등에서 어려움을 겪는 국내 병원에 대한 투자지원과 의료분야 국제 발주수주, 의료마케팅 및 관련 인력양성 등 종합 컨설팅 사업을 추진한다. 메디컬 코리아펀드 조성이 이루어지면 의료기관 수출은 정부 차원의 사업이 될 것이며, 의료기관 수출은 고부가가치사업으로 정부의 중점 사업 중 하나인 해외환자 유치나 국내 의료기기, 의약품 수출에도 도움이 된다.

(1) 규모와 현황

우리나라 의료관광산업의 종합 경쟁력은 OECD 34개국 중 19위이다. 시설 · 장비는 2위이고, 의료서비스 4위, 기술수준 9위로 OECD 국가중상위권을 기록하여 상당한 경쟁력을 보유하였다. 그러나 의료인의 양적 규모인 인적 자원은 31위이고 관광산업 성장성은 33위로 하위수준이다.

1) 국제 의료관광시장의 규모

Mckinsey & Company의 보고서는 세계보건 의료관광시장의 규모는 2004년도의 400억$에서 2012년에는 1,000억$로 성장할 것으로 추정하고 있다. 또한, 해외에서 보건 의료서비스를 받게 될 환자의 수도 2005년도의 1,900만 명에서 2010년에는 4,000만 명으로 증가하였다.

① 의료관광객의 교통비 및 숙박비 등과 같은 제반비용까지 포함할 경우 의료관광에 대한 총 지출액은 약 5조$에 육박했으며, 세계 의료관광객 수는 2005년 1천9백만 명이었으나, 2007년의 경우 2천5백8십만 명으로 집계되어 연평균 16.5[%]의 증가율을 나타내고 있다(의료관광객 수는 전체 관광객수의 2.8[%]).

② 태국, 싱가포르, 인도, 필리핀, 말레이시아로 대표되는 아시아 의료관광국에서는 2007년의 경우 290만 명의 의료관광객을 유치하여 전 세계 의료관광시장의 약 12.7[%]에 해당하는 34억$의 수익을 거뒀으며, 향후 아시아 시장은 2012년 610만 명의 의료관광객을 유치하였고 75억$의 수익창출이 되었다.

2) 비용절감을 위한 의료관광

동네병원에서 진료받는 경우 해외에서 진료받기 위해 비행기를 예약하고 진료비를 지불하고 호텔에서 자는 것보다 더 비싼 시술이 많이 있다.

① 의료관광지로 유명한 인도, 싱가포르, 태국에서는 가격이 저렴하므로 가능하다.

㉮ 북아메리카 유명잡지에 실린 의료관광에 대한 예에서 어떤 목수는 수술이 요구되는 질병을 앓고 있어 가까운 인근 병원에서 수술을 할 경우 약 10만$ 정도 들게 되고 비용의 절반은 미리 선금으로 지불해야 수술할 수 있다. 그러나 타 지역 병원에서 같은 수술을 약 4만$로 수술을 받을 수 있는 곳을 찾았다. 하지만

인도 뉴델리에서 그 수술이 약 8천불 미만으로 받을 수 있는 병원이 있어 그 곳으로 이동한 후에 수술을 받았다. 수술 후 다시 북아메리카로 돌아온 지 얼마 되지 않아 그는 정상적인 생활로 돌아올 수 있었다.

② 일부 시술들은 북아메리카에서 아직도 허용이 되지 않아 시술을 못받는 경우들도 있다. 자국에서 진료받기에는 너무나 비싼 시술이 환자에게 큰 결단을 내리게 한다. 더구나 [그림 1-52]와 같이 저렴한 의료비용 이외에도 환자에게 편리한 점은 해외에서 진료받으면 기다리는 시간이 굉장히 짧아진다.

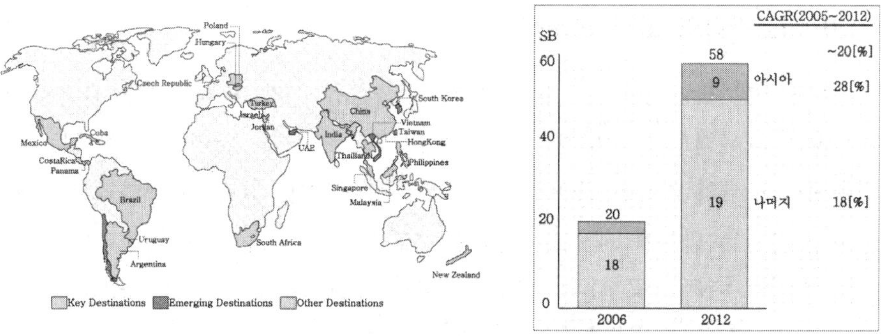

(a) 국제 의료관광시장 200억$로 추정 20[%]의 CAGR 성장　(b) 의료관광에서 아시아의 기여도

[그림 1-52] 세계 의료관광에서 아시아의 성장

(2) 의료관광자원의 차별적 경쟁우위

의료관광은 서구유럽의 스파를 즐기는 온천여행의 형태에서부터 발전되어 왔다. 이는 수술이 아닌 보조적인 수단으로서의 요양 정도의 활동으로 이어져 왔으며 국가 주도적인 관광산업으로 발전시킨 것은 최근이다. 현재 베이비붐 세대의 은퇴시기와 건강관리 및 요양과 관련된 서비스업의 활발한 전개가 이루어질 것이며 건강 관련 시설들 또한 빠르게 늘어나고 있다.

① 과거 급속한 산업성장을 일으킨 세대의 건강 및 미용에 관련된 관심들이 은퇴 후의 자유시간과 경제*력을 기반으로 새로운 시장이 개척되고 거시적으로 개발이 꼭 필요한 분야이다. 각국은 시장개척에 다방면으로 진출모색을 하고 있으며, 고부가가치산업으로 지정하고 있음에도 불구하고 소수 국가들에 의해 주도되고, 여러 가지 요소들을 어떻게 혼합하느냐에 따라 달라질 수 있는 관광의 특성에 대해 연구가 부족하다.

② 의료의 질적 만족도가 국가마다 같을 수 없다. 자국의 관광자원으로서의 의료 및 건강관리 서비스 시장이 타국에 비해 어떠한 특성이 있고, 경쟁력을 가질 수 있는지에 대한 준비가 필요한 시점이다.

③ 비용 측면이나 서비스의 질적 만족도, 다른 관광자원과의 효율적인 연계 등 다른

* 경제 : 인간의 생활에 필요한 재화나 서비스를 만들고, 나누고, 쓰는 모든 활동과 그 활동을 둘러싼 질서나 제도이다.

의료관광 선진국들과는 차별화된 경쟁력을 가지고 수요자의 니즈를 충족시키는 콘텐츠를 개발한다면 먼저 시장을 선점한 국가들과의 경쟁이 수월해질 것이다. 즉, 잠재적인 경쟁력을 지닌 서비스 분야를 찾아내고 개발하는 것이 의료관광시장을 개척해나가는 과제이다.

(3) 의료관광의 발전 가능성

의료관광산업은 계속 성장할 것이며, 수술성공 사례가 늘어나면 신뢰를 바탕으로 해외시술을 적극적으로 시도하는 환자가 많아질 것이다. 서양 보험회사들은 해외진료를 권유해서 자사의 비용을 줄이고 싶은 가능성이 높다. 진료 시 기다리는 시간이 긴 나라들은 기다리는 환자를 해외로 분담할 수도 있다.

㉠ 유럽에서 대기예약으로 기다리는 환자들을 비행기로 3시간 이내의 나라로 진료를 받도록 출국시키며 현재 유럽 환자를 인도에 보낼 수 있도록 협의 중이기도 하다.

① 싱가포르는 원래 고가의 진료비이기는 하나, 2012년까지 1,000,000명의 환자를 유치하는 목표를 달성했다. 18억$의 총수입과 직장 13,000개 이상이 생기는 고용창출 효과에 최근 침체된 글로벌 경제에 신성장동력으로 손색이 없다. 필리핀도 최근에 자국을 의료관광지로 발표하고 새 공항의 편리성과 병원의료진들의 영어의 우수성을 내세우고 있다.

② 두바이는 Healthcare City를 설립해서 중동의 환자들이 아시아로 출국을 막으려는 대책을 세웠다.

③ 인도 아폴로병원은 2004년에 37개 병원이 있었는데 이들이 쿠웨이트, 스리랑카, 나이지리아와 파트너가 되어 지금은 [그림 1-53]과 같이 두바이, 방글라데시, 파키스탄, 탄자니아, 가나, 싱가포르, 필리핀, 영국, 시카고와 협약을 맺고 있다.

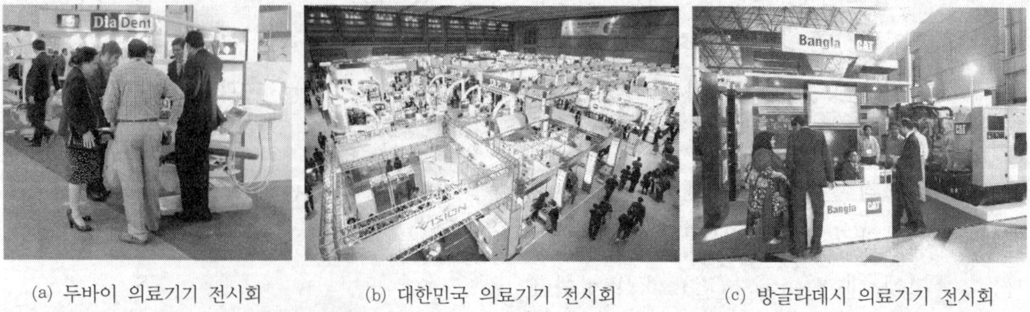

(a) 두바이 의료기기 전시회 (b) 대한민국 의료기기 전시회 (c) 방글라데시 의료기기 전시회

[그림 1-53] 각 나라의 의료기기 전시회

(4) 의료관광산업의 부가가치 창출

의료관광산업의 부가가치 창출에는 고용창출, 생산시설 확충사업, 국가적 브랜드 가치상승, 연관 산업 시너지 효과가 있는데 다음과 같다.

1) 고용창출

의료관광산업은 서비스 자체만으로 창출할 수 있는 가치와 같이 관광, 쇼핑, 문화 콘텐츠, 숙박 및 요식업 등 많은 산업 분야에 걸쳐 시너지 효과를 얻을 수 있다. 해당 산업 발전으로 인한 고용창출의 효과가 높고 미래 산업으로서 성장 잠재력으로 많은 주목을 받고 있다.

① 2010년 1월 6일 기준으로 보면 해외환자를 유치하려는 의료기관과 유치업체가 1,552개로서 등록신고를 하여 채 1년도 되지 않은 시점에서 나타난 현상이다. 결국 '외국인환자 유치사업 기관'으로 등록을 마친 병원이나 업체에서는 최소 1명 이상씩 의료관광 관련 전문가를 고용하면 약 2,000여명 이상의 전문가가 필요하다.

② 인력고용 효과와 파생되는 산업 전반적인 파급효과는 새로운 수입원이 의료서비스 산업의 블루오션이 될 수 있으며, 많은 신규 인력과 기존의 의료, 관광업계 종사자들에게는 희망적인 전문직종으로 각광받을 것이다.

2) 생산시설 확충사업

의료서비스가 활성화되기 위해서는 산업적인 측면에서 적극적인 지원이 필요하다. 아직 국민들에게는 공공재화적인 성격이 강하게 인식되어 있는 현실적인 부분을 인정하고 법적인 규제의 틀이 완고한 부분들로 인해 변화가 쉽지 않다. 하지만 규제의 완화와 병원의 자발적이고 윤리적 기준에서 수입증대를 위한 노력들은 환자 즉, 사용자의 만족도를 높이면 병원의 운영에도 질적 향상이 이루어진다.

3) 국가적 브랜드 가치상승

의료가 한 국가를 찾는 하나의 관광 콘텐츠로서 임상기술과 관광자원에 대한 대외 인지도 확산을 통해 국가 이미지 상승효과가 이루어지며, [그림 1-54]와 같이 우리나라의 전통 의술인 한방 의술에 대한 이미지 제고도 이끌어 내기 위한 발단이 될 수 있다.

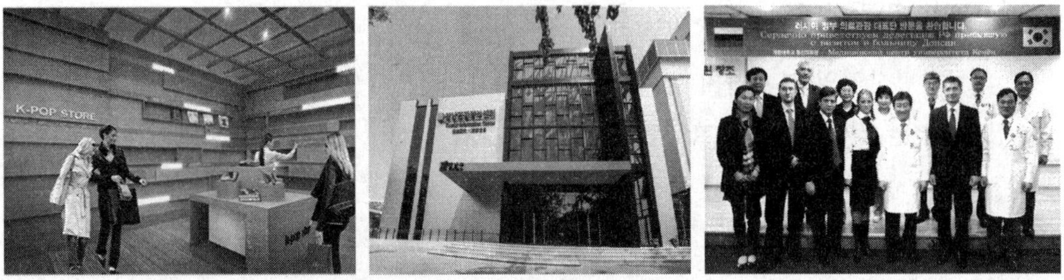

(a) 관광 콘텐츠 (b) 강남 관광정보센터 (c) 의료관광 학술회

[그림 1-54] 의료관광 콘텐츠

4) 연관산업 시너지 효과

의료관광객은 의료서비스 및 관광활동을 병행하므로 일반 관광객에 비해 체류기간이 길며, 1인당 평균지출액 규모도 수십만 원에서 수천만 원에 이르는 것으로 조사되었고, 의료관광객은 환자라는 특성상 [그림 1-55]와 같이 보호자의 동반 입국이 이루어지고 경제효과는 커진다.

또한 높은 부가가치 창출효과로 국가 경제성장에 도움을 주고, 의료관광수입 증대로 의료서비스 수지 및 관광수지 적자개선에 많은 영향을 준다. 의료관광객 수용태세 개선 및 인프라 확충 등으로 의료관광산업 경쟁력 강화가 이루어지고, 해외 의료기관 및 의학 연구소와의 네트워크를 통해 의료기술 발달을 도모할 수 있다.

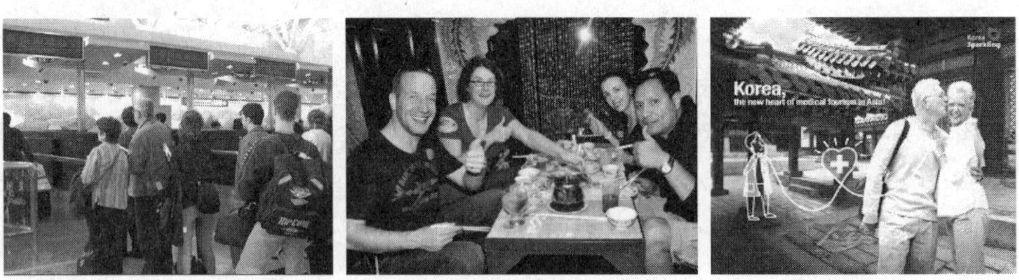

(a) 외국인 입국환자 (b) 의료관광 동반객들 (c) 의료관광 외국인 부부

[그림 1-55] 외국인 입국환자와 가족들

(5) 고급 의료로서의 의료관광

의료관광은 개발도상국의 고위층에 인기가 많다. 나이지리아에서는 연간 200억$을 해외에서 사용한다. 의료관광시장은 고급 의료관광쪽으로 수익모델을 갖추어가고 있다. 의료관광의 한 결과로서 개인병원들이 고용률이 높아져서 'Private health' 분야가 발전된 것이다.

1) 상류층 중심의 마케팅

많은 의사와 간호사들이 해외로 이민가는 현상으로 인도 같은 개발도상국에서 심각한 문제로 해외병원에서 더 높은 급여를 받게 되면서 의료진이 국외로 나가는 것을 막을 수 없게 되었다.

① 말레이시아는 정부가 의사들이 국외로 나가지 않게 돈이 많이 잠재하는 의료관광 산업에 참가하도록 유도하고 있다. 반대로 Public Health 분야에서 많은 어려움이 남아 있다. 유력한 의료진들이 많은 돈을 찾아 의료관광산업이나 해외로 나가고, 돈이 없는 국민들에게 부여되는 의료기회는 적다.

② 인도는 40[%] 이상이 빈민층이고 기초적인 의료조차 받을 수 없고 유아와 산모의 사망률이 여전히 높은 나라이다. 의료조사원의 정보에 가난한 인도 시민들은 의료가 너무 비싸거나 접근 불가능한 이유 때문에 의료에 접근하지 못한다. 의사는 있지만 의사들은 인도의 부유층을 치료하는데 바쁘다. 의료관광으로 오랫동안 세계에서 진료를 해왔던 의사들이 인도로 돌아와서 관광객을 진료하고 있다.

2) 병원의 윤리적 문제

의료관광시장에서 정당함과 경쟁면에 있어서 도덕적인 문제들이 중대하게 여겨진다.

① 인도의 헬스케어 시스템은 두 갈래로 갈라지고 있다. 아폴로의 해결책은 비용을 감당하기 어려운 국민을 위해서 공짜 침대를 두는 것이다. 그리고 병원이 없는 지역에서 Tele-medicine을 개척하고 있다.

② 태국에서는 의료진 면허를 받기 위해서는 태국어 능력시험을 통과해야 하는 규정이 있다. 이 팽창하는 Private 구역은 의료진을 한 군데에서만 찾을 수 있는 것이다. 과거에는 실력파가 해외로 나가려고 했는데 요즘은 그렇지 않다. 불임시술을 제공하는 나라에서는 잉태관광은 영원히 존재할 것이다. 비극은 돈이 있으면 해외에 출국할 수 있지만 가난한 자들은 항상 손해를 본다.

3) 성장하는 의료관광

의료가 국제화될 수 있는 인식은 지난 10년 사이에 의식이 나오기 시작했다. 의료관광은 국제시장에서 확대, 격렬한 경쟁 그리고 새로운 분야들이 추진되고 있다. 아시아를 찾는 의료관광객으로 총액이 2012년까지 400억$ 정도는 산출되었고, 국제적으로 2010년까지의 총액이 4,000억$ 정도이다.

03 의료관광의 현황

세계 의료관광시장의 규모가 급속히 성장하면서 의료관광산업이 유망산업으로 주목받고 있고, 한국 의료관광산업 규모는 매년 확대됨에 따라 정부는 의료관광 원스톱 서비스센터 개설, 의료법 개정 및 의료관광사증(VISA)제도 신설 등을 통해 외국인의 입국을 도모하고 있다.

1. 의료관광의 국내외 환경

우리나라는 의료관광산업을 고부가가치의 21세기 신성장동력으로 제시하면서 적극적인 지원정책을 펼치고 있다. 민간의료기관과 유치업체, 정부기관들과의 협력으로 각종 해외 컨퍼런스, 한국의료관광 설명회 참가를 지속적으로 추진하고 있으며, 한국의 의료수준을 직접 알리고자 현지 의료인, 에인전트를 대상으로 국내 사전답사여행도 지속적으로 실시하고 있다.

외국인환자들을 위한 외국인 코디네이터를 고용하여 외국인환자들에 대한 서비스 만족도를 향상시키고, 외국인환자의 유치를 위한 마케터* 역할을 하고 있다. 또한 의료서비스에 대한 국제적 인식을 제고시키기 위하여 많은 병원들이 JCI 인증을 받기 위해 준비하고 있으며 세브란스 병원이 국내 최초로 인증받았다. 2009년 고대 안암병원이 국내에서는 두번째로 JCI 인증을 받아 국내 병원들이 국제무대에서 점차 인정받고 있다.

① 한국관광공사의 외래 관광객 실태조사(2007년)에 의하면 한국을 방문하는 외국관광객의 방문목적은 여가, 위락, 휴가가 44.4[%], 사업, 전문활동이 39.3[%], 친구, 친지방문이 10.4[%], 건강 및 치료목적의 방문이 0.1[%]로서 의료서비스와 직접적인 연관을 가진 관광의 규모는 거의 없었다. 하지만 의료관광산업이 본격적으로 시작되기 이전부터 대형 병원들은 소규모 국제진료센터를 운영하면서 외국인환자들을 위한 의료서비스가 제공되고 있었고, 한류 붐으로 중국, 일본, 동남아시아 국가들로부터 한국을 방문한 외국인들을 대상으로 미용 및 성형과 관련된 의료서비스를 제공해 왔다(그림 1-56).

* 마케터 : 시장에서 매매하는 사람이다.

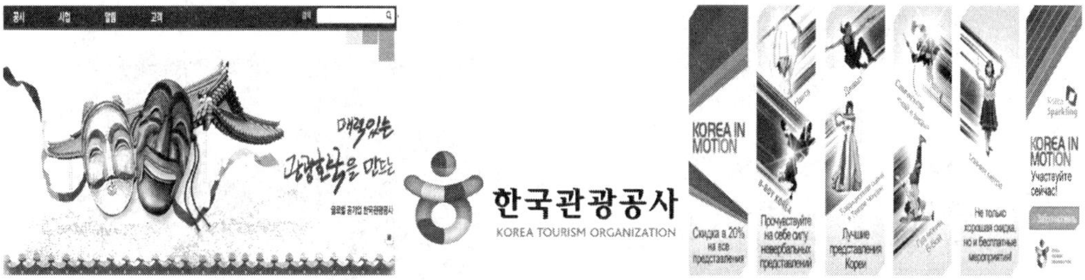

[그림 1-56] 한국관광공사

② 한국관광공사의 한류 붐으로 한국을 방문하는 관광객들을 대상으로 하는 **보건의료관광서비스**는 몇몇 병원과 피부·성형외과들에 의해서 적극적으로 추진하고 있고, 국내 유일한 의료관광 민·관협의체인 **한국국제의료서비스협의회**(회원 37개 병원)를 중심으로 활발한 활동을 전개하고 있다.

③ 외국인환자 진료현황은 〈표 1-20〉과 같이 우리나라 주요 병원의 외국인환자 진료현황은 외국인환자 수가 증가하는 추세를 보이고 있다.

〈표 1-20〉 주요 병원의 외국인환자 진료현황

의료기관별	외국인환자 수	지역별 유치실적	외국인환자 수	국적별 분류	외국인환자수
상급종합병원	27,657 (45.9[%])	서울	36,896 (61.3[%])	미국	13,976 (32.6[%])
종합병원	11,537 (19.2[%])	경기	11,563 (19.2[%])	일본	12,997 (30.3[%])
병원	10,091 (16,8[%])	인천	4,400 (7.3[%])	중국	4,725 (11[%])
의원	10,916 (18.1[%])	대구	2,816 (4.7[%])	러시아	1,758 (4.1[%])

* 실환자 기준(실적제출 의료기관 : 508개 대상, 실적기간 2009.5.1~12.31, 8개월)

④ 한국보건산업진흥원이 2008년 국내 5대 대형병원을 찾은 외국인환자 627명을 대상으로 조사한 결과, 1억원 이상 고액 진료비를 낸 환자가 6명이었다. 외국인환자의 1인당 평균진료비는 1,180만원으로, 내국인 입원환자 평균진료비는 [그림 1-57]과 같이 약 300만원(2006년 자료)의 4배 수준이었다.

⑤ 우리나라 의료관광 유치기관 등록현황(2009년 6월 25일 기준)은 〈표 1-21〉과 같이 우리나라의 의료관광 유치기관은 총 277개 기관이며, 이를 지역별로 서울이 178개로 가장 많고 부산(48개), 경기/인천(25개) 순이다.

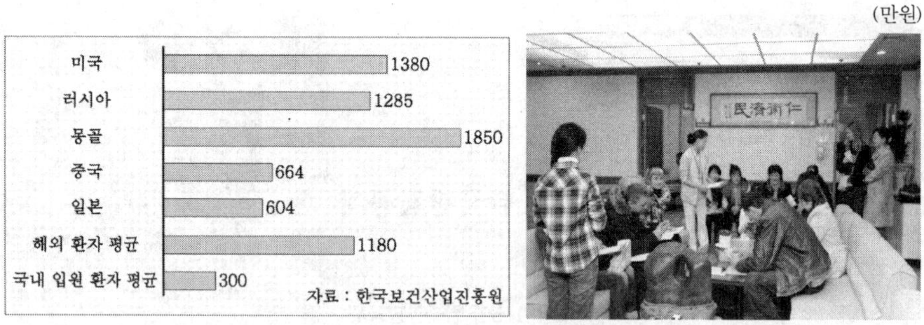

[그림 1-57] 한국에 온 외국인 환자 국적별 평균진료비

〈표 1-21〉 지역별 의료관광 유치기관 등록현황

계	서울	부산	경기/인천	대구	전라도	강원도	울산
277	178	48	25	13	9	3	1

⑥ 의료기관 종류별로 살펴보면 〈표 1-22〉와 같이 성형외과(53개)가 가장 많고, 병원급 이상(49개), 피부과(48개), 치과(42개) 순이다.

〈표 1-22〉 의료기관 종류별 의료관광 유치기관 등록현황

계	성형외과	병원급 이상	피부과	치과	산부인과	한의원	안과	기타
277	53	49	48	42	36	78	14	17

⑦ 한국의 경우 해외환자 유치를 위해 의료비자 발급제도가 2009년 도입되었으나 여전히 문제가 남아 있다. 현재 외국인이 한국에서 의료관광 관련 서비스를 받고자 실제로 의료비자발급을 받으려고 할 때 그 기준이 명료하지 않은 실정이다.

아직 정착되지 않는 법적 시스템으로 매번 요구하는 서류가 다르고, 관련 교육을 80시간 이상 받은 자만 외국인환자를 초청할 수 있는 것도 문제다. 여기에 환자의 국내 체류에 대한 모든 책임이 병원에 있기 때문에 문제발생 시 패널티가 부여되는 등 보완해야 할 사항이 적지 않다.

아울러 한국은 의료관광의 잠재력이 높은 아시아인(전체 방문객의 73[%])에 대한 별도의 비자혜택이 없어 의료관광 수요창출이 장벽에 가로막혀 있다.

2. 의료관광의 현황 및 문제점

미국, 영국 등 선진국들의 보건시스템에서 일어나는 각종 문제점들과 선진국 국민의 의료서비스 선호 변화가 세계 의료관광시장의 성장을 발전시키는 원동력이 되었다. 미국과 영국, 일본 그리고 많은 유럽 국가들에서 중년(60세 이상)의 비중이 급격하게 증가하고 있으므로, 만성질병의 수와 종류가 증가하고 의료수요의 의료 인프라 공급규모에 대한 초과는 진료비 인상과 기다리는 시간 확대를 초래하므로, 해외로 의료관광을 떠날 수밖에 없는 상황을 만들었다.

(1) 국제 의료관광시장의 현황

개발도상국의 보건 인프라가 크게 개선되었고 임상기술이 선진국 수준으로 향상되므로 긍정적 요소로 작용하였다.

의료관광객들의 국적별 현황은 미국, 캐나다, 유럽, 일본 등과 같은 선진국 환자들이 대부분을 차지하고 있고 선진 국민들의 해외의료서비스에 대한 대책과 준비가 필요하다.

① 아시아는 전 세계에서 의료관광산업의 발전 가능성이 가장 높은 지역으로 평가되고 있으며 말레이시아, 싱가포르, 태국, 인도 그리고 필리핀의 의료관광시장은 두 자리 수의 증가율을 나타내고 있다. 태국과 싱가포르는 현재 아시아 의료관광시장을 선도하고 있는 국가로서, 이들 두 국가가 아시아 의료관광시장의 70[%]를 차지하고 있다.

② 지난 2001년 미국 9.11 테러사건 이후 미국은 비자 규정이 엄격해지면서 2001년과 2007년 사이에 중동 및 기타 국가의 부호들이 아시아로 몰려들게 되었으며, 2007년 기준으로 아시아 의료기관을 방문한 의료관광객수는 약 2백9십만명이나 되었다. 이중 태국이 약 150만명으로 가장 호평받는 의료관광 대상국가로 조사되었다. 주요 진료분야는 건강검진, 심장수술, 암치료, 안과시술, 지방흡입 그리고 기타 성형시술 등이었다.

③ 영국환자들은 영국 NHS(National Healthcare System), 긴 대기 리스트로 인한 진료를 받기 위해 해외로 떠나고 있다. 큰 수술을 받기 위해 인도, 말레이시아, 남아프리카공화국 등 먼 나라까지 찾아가고 있다.

④ 2009년에는 70,000명, 2010년에는 200,000명이 나갈 것이라 전망하고 있다. 또한 3년 사이에 일반 의료진의 급료가 50[%] 상승했으며(평균 11만 파운드) NHS 관료체제가 커짐에 따라 간호사들이 서류 작성하는 시간 때문에 환자를 보는 시간이 점점 줄어들어 환자에 대한 서비스질이 크게 저하되는 결과를 가져왔다.

⑤ 해외로 나가는 영국환자들에게 인도는 수술을 받는데 가장 인기가 좋다. 그 다음에는 헝가리, 터키, 독일, 말레이시아, 폴란드, 스페인이 인기가 많다. 그 외로 영국환자(표 1-23)가 찾아가는 해외 병원은 48개 국가에 위치하는 112개 병원이라는 조사결과가 나왔다.

〈표 1-23〉 영국에서 해외로 나가는 환자수

2004년	2005년	2006년	2007년	2008년	2009년	2010년
25,000명	59,000명	77,000명	100,000명	126,000명	150,000명	174,600명

출처 : Treatment Abroad

⑥ 어떤 인터넷상의 의료서비스 업체는 영국 호텔에서 진료 서비스를 제공한다. 또, 해외진료정보를 다루는 영국 웹사이트에서 영국병원 가격의 반값으로, 비행비용+호텔+심장 바이패스 수술을 받을 수 있는 인도병원을 소개하고 있고 또 가장 인기 많다. 그 다음에 헝가리는 치과 때문에 인기가 많다. 임신치료의 가격이 상승되고, 치료를 원하는 여성의 나이가 많아지는 가운데 많은 미국사람이 임신하기 위해 해외로 출국하고 있다.

⑦ 인터넷을 통해서 여성들이 체코, 이스라엘, 캐나다, 태국과 같은 해외 클리닉을 쉽게 접할 수 있으며 환자들의 여행준비, 클리닉 예약, 숙박시설, 관광을 조정해주는 특화된 여행사도 있다. 해외에서 더 적은 비용으로 진료비는 물론이며 호텔숙박, 여행경비까지 충당할 수 있어 해외로의 의료관광시장은 더욱더 확대될 것이다.

1) 태국 의료관광 현황

태국은 세계적인 관광대국으로 최근 수년간 의료관광 관련 수입증가율이 연평균 15~20[%]에 이른다. 2006년 이후로 의료관광객 유치실적(환자수 및 수입 등) 공식 통계집계는 없으나, 200만 명에 가까운 외국인들이 의료관광을 목적으로 태국을 방문하고, 태국 내 의약 및 의료시장은 미화기준 10억$ 규모로 성장한 것으로 추정되고 있다.

① 2008년 의료관광객수는 140만 명, 수입액은 7백억바트(약 20억$, 전체 관광수입의 약 10[%])에 달했으며*, 2010년에는 시위사태 등으로 전년 대비 20[%] 정도 감소한 156만 명에 이르는 의료관광객이 태국을 찾았다.**

의료관광객에 대한 별도의 의료전문 비자는 없으며, 비자면제협정 대상국 이외 국적 환자의 경우 공항도착비자(visa on arrival) 발급을 통해 입국 편의를 높이고 있다. 의료관광객의 편안한 체류를 위하여 출입국관리소가 일주일에 한 번씩 주요 병원으로 출장을 나가 현장에서 비자연장 업무처리를 하고 있다.

② 태국의 의료기관은 공공의료시설과 민간의료시설로 구분되며 2009년 기준 총 병원수 1,323개 중 국공립병원이 1,007개로 76[%], 사립병원이 316개로 24[%]를 차지한

* 태국 상무부 수출진흥국 자료, 2008

** 경제정책조정회의 보고자료, 2011.6.8

다. 병상수를 기준으로 하면 사립병원의 병상수는 13,512개로 전체 병상수의 10[%]를 차지하고 있다.

㉠ 공공병원은 의료관광객 유치에 참여하지 않고 있으며 사립영리병원 일부가 의료관광객 및 자국의 부유층 환자를 대상으로 진료서비스를 제공하고 있다.

㉡ 외국인을 대상으로 의료서비스를 제공하는 병원은 약 30개 정도로 범룽랏병원(Bumrungrad International Hospital), 사미티벳병원(Samitivej Hospital), 방콕병원(Bangkok Hospital), 피야웻병원(Piyavate Hospital) 등이 대표적이며 방콕, 푸켓, 후아힌, 파타야 등 주요 관광지에 소재하고 있다.

㉢ 국공립병원 근무의사도 사립병원에서 파트타임으로 근무하거나 개인병원 소유가 가능하며, 사립병원에 대해서는 의료수가 책정 자율화에 따라 진료비 자율책정제가 시행되며 민간의료보험이 허용된다.

③ 태국 보건부는 2004년 태국을 **아시아의 건강수도**(the health capital)로 발전시키기 위한 5개년 계획수립으로, 의료서비스, 헬스케어서비스, 약초상품 등 3가지 영역에 중점을 두고 있으며, 헬스케어서비스의 3대 주요 프로그램은 건강스파, 전통 타이 마사지, 장기체류 헬스케어서비스 및 상품이다(그림 1-58).

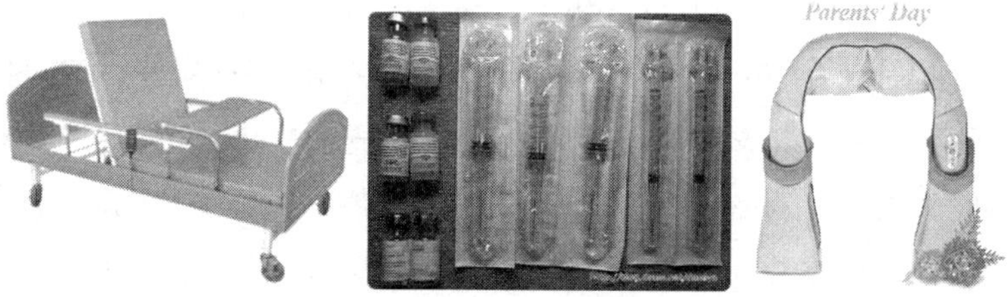

[그림 1-58] 태국의 대표 의료기기

④ 태국 정부는 의료관광을 의료서비스와 휴양, 레저, 문화활동 등 관광활동이 결합된 새로운 형태의 퓨전관광으로 정의하고, 외래 관광객의 40[%]를 의료관광객으로 보고 있다. 태국 의료관광의 강점은 선진국 수준의 의료서비스 질, 저렴한 병원비, 예약 후 오래 기다리지 않는 신속한 의료서비스이다.

⑤ 태국은 **병원품질인증원**(The Institution of Hospital Quality Improvement & Accreditation)을 조직하여 자체 병원인증제도인 Hospital Accreditation-Thailand를 도입하였다. 인증원에서는 사립병원협회에 속한 208개 병원의 서비스 품질과 환자 안전기준을 관리하고 적극적인 대외홍보에 나서고 있다.

⑥ 태국 관광청(The Tourism Authority of Thailand)은 홈페이지에서 [그림 1-59]와 같이

의료관광을 소개하고 있으며, 의료관광 전문홈페이지(http : //www.thailandmed-tourism.com)로 연결되는데 전문홈페이지에서는 태국 의료관광의 장점, 주요 병원, 치료비와 병원비에 관한 정보 등을 제공하고 있다. 또한 잠재고객에게 개별적으로 의료 및 여행비용에 대한 견적을 제공하고 있으며 관련 정보지를 발송하고 있다.

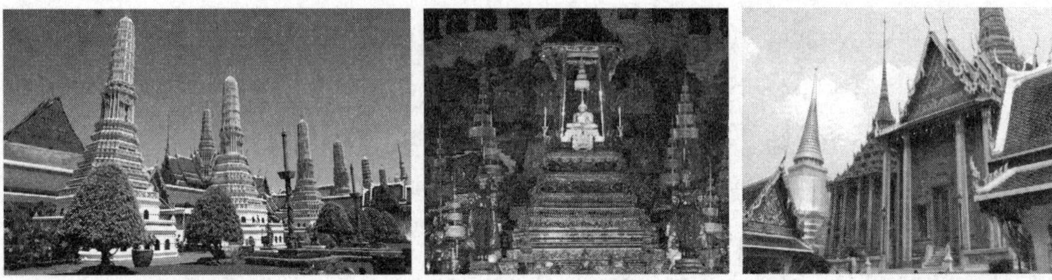

(a) 에메랄드 사원 (b) 에메랄드 불상 (c) 두싯궁

[그림 1-59] 태국의 관광지

⑦ 태국은 성형과 라식수술에 소요되는 비용이 다른 국가에 비해 현저히 낮다. 그럼에도 의료관광객들은 태국 내 환자들보다 지출수준이 높기 때문에 태국 사립병원들의 중요한 소득자원이 되고 있다.

⑧ 태국에는 사립병원에 대한 영리활동 및 가격규제가 없기 때문에 사립대형병원은 외국인 전문경영인이 경영과 의료를 분리시켜 경영효율화를 도모하는 한편 우수 의료진과 시설을 확보하고 고급 서비스를 제공하면서 높은 비용을 받고 있다.

㉠ 범룽랏병원의 경우 최고의 의료설비를 갖추는 것은 물론, International Medical Coordination Office를 운영하여 영어, 한국어, 일본어 등 14개국 언어로 상담과 홍보를 추진하고 있다. 또한 수완나품 공항에 범룽랏병원 카운터를 설치하여 입국 시 차량 편의제공, 비자연장 서비스 등을 지원하고 있다.

㉡ 2010년 범룽랏병원(그림 1-60)의 외국인환자는 43만 7천여 명이다.

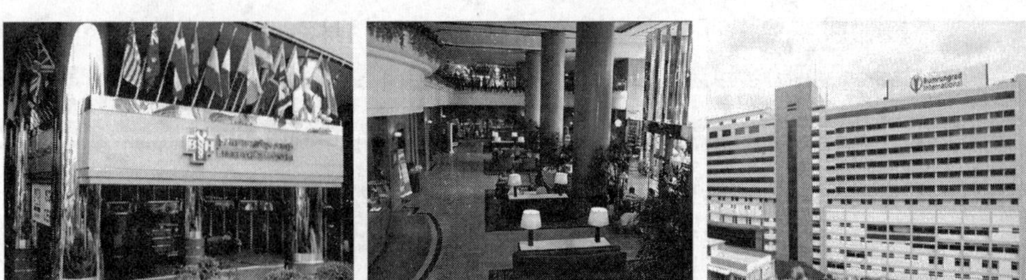

[그림 1-60] 태국의 범룽랏병원

ⓒ 태국의 많은 민영병원들이 유럽과 미국에 위치해 있는 의과대학 및 보건연구소와 협력관계를 체결하고 있으며 태국 병원인증 표준 및 JCI 인증(2013년 5월까지 45건)을 획득하고 있다.

⑨ 태국의 의료관광상품은 [그림 1-61]과 같이 치료와 휴양을 접목시킨 뷰티+헬스+웰빙의 형태가 주를 이룬다.

㉠ 1인당 약 580만 원이 소요되는 'Chiva-Som Experience Retreat Tour' 상품은 3박 4일 동안 치바솜리조트에 체류하는 상품으로 웰니스 컨설팅 및 체중관리, 항노화, 휴식, 스트레스 관리 등을 고객 맞춤형으로 제공하고 있다.

㉡ 약 100만 원이 소요되는 'Natural Wing Detox Program tour' 상품은 4박 5일 동안 요가, 기공, 마사지 체험을 할 수 있으며 혈액검사를 통해 콜레스테롤 수치점검, 간기능 검사 등을 받을 수 있다.

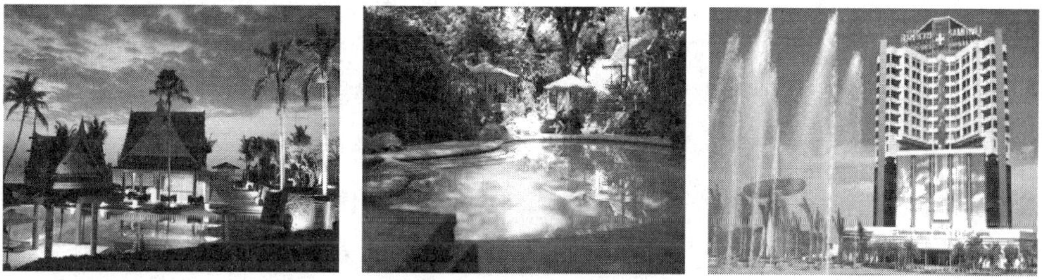

(a) Chiva-Som Experience Retreat Tour (b) Natural Wing Detox Program tour (c) Srinakharin 호텔

[그림 1-61] 태국 의료관광시설

2) 싱가포르 의료관광 현황

싱가포르는 다민족 국가의 특성과 지리적 · 역사적 배경 때문에 의료서비스 시장과 의료서비스 제도가 일찍부터 국제화되어 있다. 또한 높은 의료수준, 영어공용화, 서구적인 문화 및 사회적 규범, 다수의 JCI 인증병원(2013년 5월 현재 22개) 등으로 [그림 1-62]와 같이 우수한 의료관광 목적지로 평가받고 있다. 주변 국가인 말레이시아, 인도네시아에서 많이 찾아오고 있으며, 미국과 유럽 등지에서도 많은 환자들이 찾고 있다.

최근에는 인도차이나 반도, 남아시아, 중국 등에서 오는 환자가 두 자리 수의 증가세를 보이고 있다. 싱가포르 최대 사립병원인 파크웨이(Parkway)는 2011년 인도 의료관광객이 전년도에 비해 30[%] 증가하였으며, 주로 혈액질환, 심장 및 간이식 분야이다.*

* The Straits Times, 2012.04.09

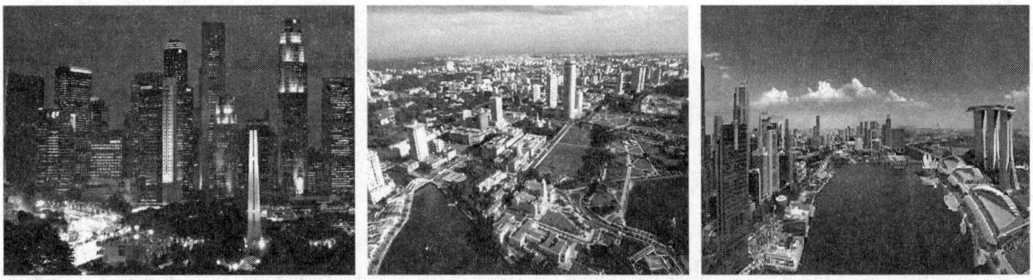

[그림 1-62] 의료관광의 허브도시 싱가포르

① 싱가포르의 관광청에 따르면 2006년 의료관광객은 55만5천명, 2007년 의료관광객은 57만1천명이었으며[*], 2010년 72만5천명으로 증가한 것으로 조사되었다[**]. 싱가포르 정부와 병원들은 의료관광객들이 건강검진부터 눈, 심장, 뇌분야의 수술, 암치료 등 다양한 의료서비스를 이용할 수 있도록 적극적인 유치활동을 펴고 있다. 이처럼 싱가포르의 의료관광산업이 성공적으로 안착할 수 있었던 요인으로는 우선 원활한 의사소통이 가능한 전문인력 양성을 들 수 있다.

② 싱가포르를 찾은 의료관광객에 대한 별도의 의료전문비자는 없으며, 입국 시 사증허가서를 전달하면 도착비자를 발급받을 수 있다.

㉠ 비자는 병원에서 직접 외무부에 신청 대행 서비스를 제공하는 경우가 많기 때문에 손쉽게 1~2년 복수비자 신청이 가능하다.

㉡ 복수비자 신청 시 여권사본과 수수료만으로 간편하게 신청이 가능하고 발급기간도 3~5일로 신속하게 처리된다.

㉢ 단기비자의 경우에는 입국일로부터 89일을 초과하지 않았다면 온라인으로 체류연장 신청이 가능하다. 싱가포르 거주 외국인환자 제외는 〈표 1-24〉와 같다.

〈표 1-24〉 싱가포르 거주 외국인환자 제외

구 분	2000년	2002년	2003년	2004년	2007년	2012년
환자수	165	212	230	260	500	1000
총지출	430	550	650	750	1500	3000
부가가치	370	500	600	650	1300	2600
GDP기여	0.25[%]	0.3[%]	0.3[%]	0.4[%]	0.65[%]	1.1[%]

③ 싱가포르는 2001년 의료관광 국가 브랜드인 'Singapore Medicine'을 개발하여 운영하고 있으며, 2003년부터 본격적인 지원정책을 펴고 있다.

* Dr Jason Yap of STB Healthcare Services, TODAY, Dec 2008
** International Medical Travel Journal, Frost & Sullivan, 2010년 11월호

㉠ Singapore Medicine은 3개 정부기관으로 이루어진 협의체로 부처 간 불필요한 경쟁을 방지하기 위해 협력과 경쟁의 조화를 우선하고 있다.

㉡ Singapore Medicine은 온라인을 활용한 마케팅의 일환으로 페이스북을 오픈하였는데, 이 공간은 환자와 의사의 네트워크는 물론 다양한 의견을 피드백하는 공간으로도 사용되고 있다.*

④ 싱가포르 정부는 아시아의 의료 허브와 병원산업 육성을 위해 민간부문과 공공부문을 확실히 구분하여 기초의료를 보장함과 동시에 차등 서비스를 제공하는 것을 기본 원칙으로 하고 있다.

⑤ 싱가포르의 의료제도는 기본적으로 의료비 지불을 개인책임으로 하고 정부가 보조해주는 방식으로 이루어지며, 공공과 민간의 다양한 보험이 복합적으로 운영되면서 자국민이 의료서비스를 받는데 소외되지 않도록 하고 있다.

㉠ 병원체계는 사립병원과 공공병원으로 나뉘며, 사립병원은 금융기관이나 일반투자, 자가투자가 가능한 영리병원이다. 현재 싱가포르 주식시장에는 6개 의료지주회사가 상장되어 있으며, 파크웨이나 [그림 1-63]과 같이 래플즈병원(Raffles Hospital)도 이에 속한다.

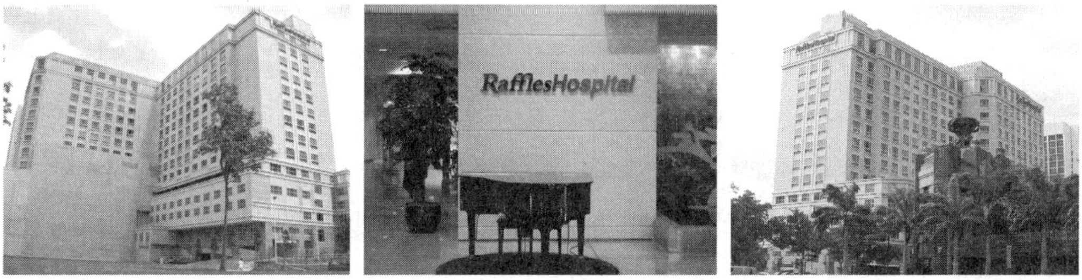

[그림 1-63] 싱가포르의 래플즈병원

㉡ 사립병원에서는 환자 가족을 위한 아파트 임대, 환자 및 가족전용 비즈니스센터 운영 등 호텔 수준의 서비스를 제공하기도 하며, 유럽 및 중동의 대부호와 왕족을 대상으로 하는 귀족 마케팅을 시행하고 있다. 한국의 샴쌍둥이의 분리수술 성공으로 세계적인 인지도를 갖게 된 래플즈병원의 경우 [그림 1-64]와 같이 네트워크 경영을 통해 60개의 1차 진료기관에서 의뢰를 받고 있다.

* http : //www.facebook.com/pages/Singapore-Medicine-The-Worlds-Choice-Healthcare-Destination/ 30318346566

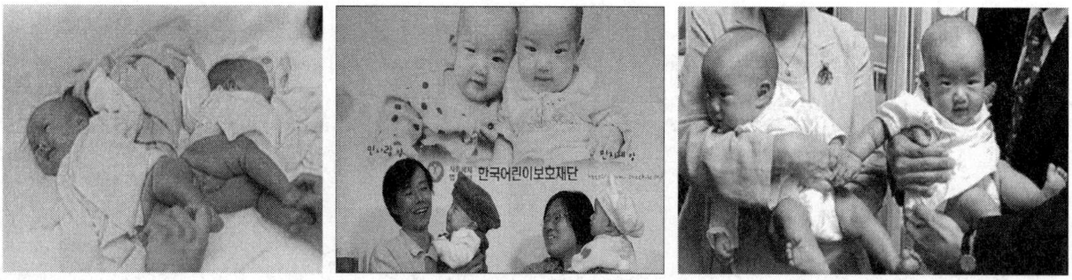

(a) 한국인 샴쌍둥이 자매 신체가 붙어 있다.

(b) 한국어린이보호재단을 찾은 한국인 샴쌍둥이 자매

(c) 래플즈 병원의 쌍둥이자매의 수술성공한 모습

[그림 1-64] 한국인 샴쌍둥이 자매

⑥ 정부차원에서는 경제개발원에서 전반적인 정책수립과 제도개선을 담당하고 있으며, **싱가포르 관광청**(the singapore tourism board)에서 의료관광과 관련된 실무정책을 운영하고 있다.

⑦ 싱가포르 관광청에서는 의료서비스 본부를 중심으로 마케팅과 홍보 프로그램을 추진하고 있으며, 4개 국어(영어, 아랍어, 인도네시아어, 베트남어)로 주요 병원 및 의료관광상품을 안내하는 포털 사이트(http : //www.singaporemedicine.com)를 운영하고 있다. 또한 의료관광상품을 개발하고 의료기관들의 의견을 조율하며, 비자발급 절차와 의료광고 규제에 관한 실무, 환자와 동반가족의 만족도를 높이는 역할도 담당하고 있다.

⑧ 싱가포르 관광청은 의료관광 신규로 독일, 일본, 호주, 미국 등을 지정하고 싱가포르 의료관광을 홍보하는데 주력하고 있다.

⑨ 싱가포르 의료산업 자문단에서 추진하는 의료관광 활성화와 경쟁력 강화를 위한 5가지 정책은 다음과 같다.

㉠ 가격투명성의 확보 : 2003년 10월부터 병원별 진료비를 보건부 홈페이지에 공개하였다.

㉡ 가격경쟁력 강화 : 의료서비스 비용절감을 위해 의료인력 유치제도를 개선하였다.

㉢ 의사인력 확보 : 외국 71개 의과대학위를 인정, 일정한 조건 아래 싱가포르에서 의료행위를 할 수 있으며, 일정 기간이 지나면 정규의사로 전환한다.

㉣ 해외환자 입국절차 간소화 : 사전 비자발급제도와 응급환자를 위한 급행 비자발급을 한다.

㉤ 적극적 해외 마케팅 : Singapore Medicine 홍보, 의료전문인력 싱가포르 방문 프로그램 및 국제학술대회 개최, 선진국 의료기관 유치 등이다.

⑩ 싱가포르 관광청은 미국, 말레이시아, 베트남, 인도네시아 등 주요 마켓에서 의료

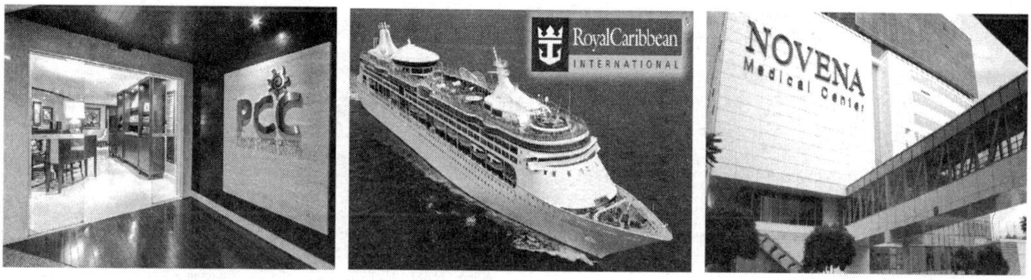

(a) Parkway Cancer Center (b) Royal Caribbean Cruise (c) Novena Medical Center

[그림 1-65] 싱가포르 의료관광시설

관광 로드쇼를 매년 수차례 진행하고 있으며, [그림 1-65]와 같이 의료관광 브랜딩 사업과 연계해 미국 시장을 공략하기 위해 의료관광 안내책자를 제작했다.

⑪ 파크웨이 암센터는 2011년 12월 Royal Caribbean Cruise와 함께 레저와 건강, 교육을 결합시킨 상품을 개발했다. 이 상품은 종양학자들과의 대화, 자궁경부암 조기검진, 대장암 검사와 함께 페낭, 말라카 시티투어가 포함된 4일짜리 상품으로 1인당 700$ 정도의 비용이지만 500명 이상이 신청한 것으로 알려졌다.*

⑫ 싱가포르는 아시아에서 가장 발달된 의료관광 인프라를 구축하고 있는 것으로 평가받고 있으며, 첨단 의료시설을 갖추고 건강검진과 수술, 도시관광과 온천체험을 묶은 여행상품도 나오고 있다. '의료관광 허브'를 향한 싱가포르의 전략은 "믿을 수 있고, 안전하고, 우수하다"는 브랜드를 심어 주는 것에 중점을 두고 있다.

⑬ 외국인환자를 위한 One-stop 치료 시스템을 만들기 위해 국가와 병원이 함께 총력을 기울이고, 각 나라에 환자의뢰 협약을 맺는 네트워크 병원을 늘려가면서 우수한 외국 의료진을 적극적으로 영입해 의료의 질을 최고 수준으로 올리고 있다.

⑭ 의료기술을 표준화하고 진료비를 투명하게 해 해외환자들로부터 신뢰도를 높이고 불필요한 진료를 규제하는 내부 감사체계를 강화해 국가 브랜드 및 이미지 구축에 든든한 기반을 다져가고 있다. 이로 인해 싱가포르의 의료관광객은 해가 갈수록 증가하고 있다.

⑮ 해외환자를 유치하기 위해서는 우선적으로 외국인환자를 맞이하고 그들의 치료에 가장 직접적으로 관여하는 의사 및 관련 간호사, 코디네이터 등 의료관광 전담인력의 외국어 구사능력이 있어야 한다. 또한 언어의 준비와 함께 각 나라의 문화적 특이성을 파악해 의료관광을 위해 타국을 방문하는 외국인환자들이 [그림 1-66]과 같이 치료받는 기간 동안 편안함을 느끼며 치료에 전념할 수 있도록 해야 한다.

* The Straits Times 2012년 2월 6일자 p. B3

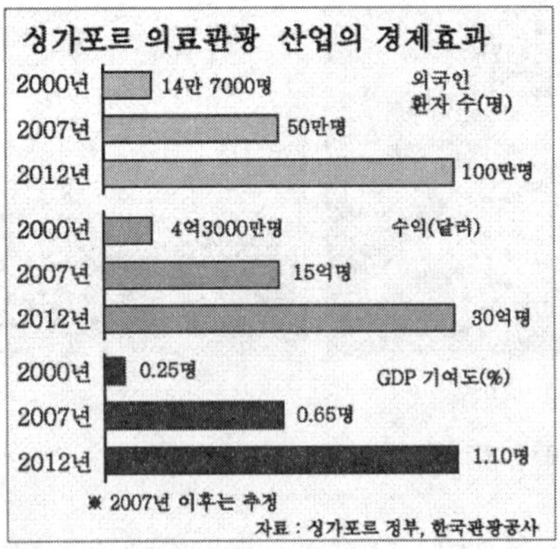
싱가포르 의료관광 산업의 경제효과
2000년
14만 7000명
외국인 환자 수(명)
2007년
50만명
2012년
100만명
2000년
4억3000만명
수익(달러)
2007년
15억명
2012년
30억명
2000년
0.25명
GDP 기여도(%)
2007년
0.65명
2012년
1.10명
※ 2007년 이후는 추정
자료 : 싱가포르 정부, 한국관광공사

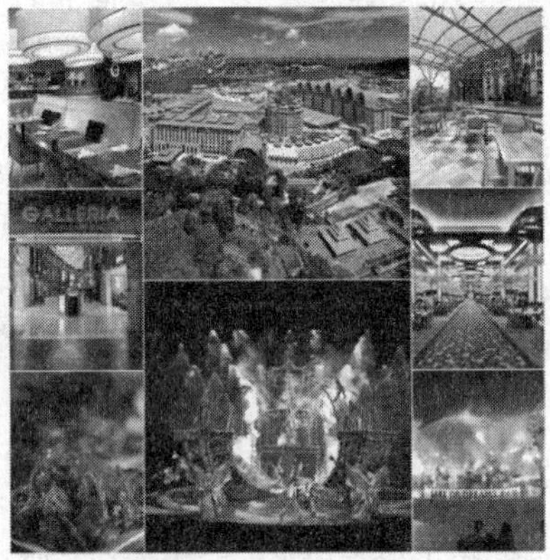

(단위 : 천명, 백만$)

[그림 1-66] 싱가포르의 외국인환자수 추이

⑯ 싱가포르는 다민족 국가의 특성과 지리적 · 역사적 배경은 차치하고라도 정부의 적극적인 언어정책으로 의료진은 영어를 비롯한 각각의 자기민족에 해당하는 언어를 구사할 수 있다. 또한 간호인력 구성이 국제화되어 70[%]만이 싱가포르 사람이고, 나머지 30[%]는 필리핀 등 외국 출신이며 외국인환자 진료에 문화적, 언어적 장벽은 사실상 존재하지 않는다.

3) 말레이시아 의료관광 현황

말레이시아는 'Tourism Review and the Hotel & Resort Insider'에서 조사한 2010년 세계 의료관광지 5위에 랭크될 정도로 의료관광객이 선호하는 목적지 중 하나이다. 의료관광산업은 동남아시아 국가 중 후발주자이나 인프라 정비가 앞서 있으며, 정부정책에 힘입어 사립병원 중심으로 의료관광시장이 형성되어 있다. 의료관광에 동참하고 있는 병원은 대부분 영어를 사용한 의사소통이 가능하며, 해외여행상해보험에 가입한 관광객은 무료로 진찰받을 수 있는 곳이 많다.

① 말레이시아 의료서비스의 강점은 상대적으로 저렴한 비용, 국제 인증기준에 부합하는 의료서비스, 광범위한 진단 및 치료자원, 현대식 보건시설, 훈련된 의료진으로 알려져 있다.

② 의료관광상품은 크게 치료(medical)와 웰니스(wellness) 프로그램으로 구분할 수 있는데 치료목적의 관광객은 국제적으로 인증받은 병원에서 치료, 요양 등의 서비스를 받는 것을 선호하고, 웰니스 프로그램 이용 관광객은 건강검진 등과 더불어 휴양지에서 휴가를 즐기는 것을 선호한다.

③ 말레이시아의 중점 의료서비스 분야는 건강검진과 미용성형 부분이며 Health Spas, 척추지압요법, 얼굴 피부관리, 반사요법, 아로마테라피 등이 강세를 이루고 있다.

④ 말레이시아는 방문 의료관광객이 2003년 10만3천 명에서 2008년 37만4천 명, 2012년 67만1천 명으로 늘어날 정도로 최근 들어 폭발적인 성장세를 보이고 있다. 2003년 이후 연평균 성장률이 23.1[%]에 달한다. 의료관광 수입도 2003년 1,550만$에서 2008년 8,970만$로 6배 가까이 증가하였으며, 의료관광객 1인당 지출도 같은 기간 150$에서 240$로 늘어 빠른 속도로 고부가 가치화되고 있다.

⑤ 의료관광객은 주로 〈표 1-25〉와 같이 인도네시아에서 입국하는데 같은 이슬람 국가라는 종교적 이점과 지리적으로도 가깝고 언어소통이 원활하기 때문이다.

㉠ 싱가포르에서 찾아오는 의료관광객도 많은데 이는 싱가포르 정부가 국가의료보험인 메디세이브를 말레이시아에서도 사용가능하도록 허용하기 때문이다.

㉡ 싱가포르 의료관광객은 저렴한 의료서비스로 이동하는 저소득층 인구가 많은데, 특히 문화적, 언어적 근접성을 갖춘 말레이계 싱가포르인들의 선호도가 높은 것으로 분석된다.

〈표 1-26〉 말레이시아 방문 주요 의료관광객 분포

No.	국 가	의료관광객 (단위 : 명)	
		2010년	2011년
1	인도네시아	261,177	335,150
2	인도	16,940	18,604
3	일본	14,937	16,111
4	영국	8,254	12,704
5	중국	7,941	11,886
6	미국	7,557	10,584
7	호주	7,157	9,678
8	이란	3,374	8,836
9	중동	6,008	7,225
10	네팔	3,179	6,727

출처 : 말레이시아 보건부, 2012

⑥ 말레이시아 정부는 의료관광을 핵심 시장으로 인식하고 적극 지원에 나서고 있다. 의료관광은 제10차 말레이시아 계획(2011～2015년)의 12대 국가핵심 경제분야에 포함되어 있으며, 의료관광 육성책의 일환으로 MHTC(Malaysia Healthcare Travel Council)를 발족했다. MHTC는 보건부 소속으로 의료관광산업 육성을 전담하며,

의료관광객은 물론 의료관광 투자유치에도 역점을 두고 있다.

⑦ 말레이시아 정부는 말레이시아 헬스(MyHEALTH)라는 [그림 1-67]과 같이 로고를 만들었으며, 홈페이지(www.myhealthcare.gov.my)에서 의료관광을 홍보하고 있다.

[그림 1-67] MyHEALTH 로고

㉠ 2010년 9월부터 전국 클리닉과 병원의 의료서비스 광고가 법적으로 가능하게 되었으며 일정 자격조건만 충족시키면 해외광고도 가능하다. 의료관광객에게 의료서비스를 제공하는 자에게는 조세감면 혜택도 주어진다.

㉡ 2010 예산안은 정부는 기존에 늘어난 서비스 수출액의 50[%]만큼 소득세를 감면해주던 것을 100[%]로 개정하였으며, 인가받은 사립병원의 지출에 이중 면세 혜택을 제공하고 의료관광 촉진을 위해 새로운 시설을 건축 중인 사립병원도 면세혜택을 제공하고 있다.

⑧ 말레이시아에는 자체 인증인 MSQH(Malaysian Society For Quality in Health)의 인가를 받은 29곳과 JCI(The Joint Commission International)의 인가를 받은 8곳의 의료기관이 존재한다.

⑨ 말레이시아의 가장 큰 사립병원 네트워크이자 말레이시아 주식시장에 상장된 KPJ 헬스케어(KPJ Healthcare BHD)는 조호르(Johor Corporation) 계열로 20개의 병원과 인도네시아에 2개의 병원을 운영 중으로 2,600개 이상의 침상을 보유하고 있으며, 2010년 약 242만 명의 외래환자와 22만 명의 입원환자를 치료하였다.

4) 인도 의료관광 현황

인도는 그 역사가 깊고 오리엔탈 문화의 중심지로 세계 관광객들로부터 관심을 받고 있다. 인도의 의료산업은 2020년까지 2,800억$ 규모로 성장할 것으로 전망되며, 이로 인해 인도 의약품 시장도 탄력을 받아 급격한 성장세를 보이고 있다. 2004년에는 15만 명의 의료관광객이 인도를 방문하였고, 2005년 20만 명, 2007년 27만2천 명, 2010년에는

73만1천 명이 의료를 목적으로 인도를 방문하였다. 리서치 회사인 RNCOS의 보고서에 의하면 인도는 2013년 말 세계 의료관광산업의 3[%]를 차지하고, 2013년도까지 의료관광객 수는 130만 명이다. 인도의 아폴로병원은 [그림 1-68]과 같다.

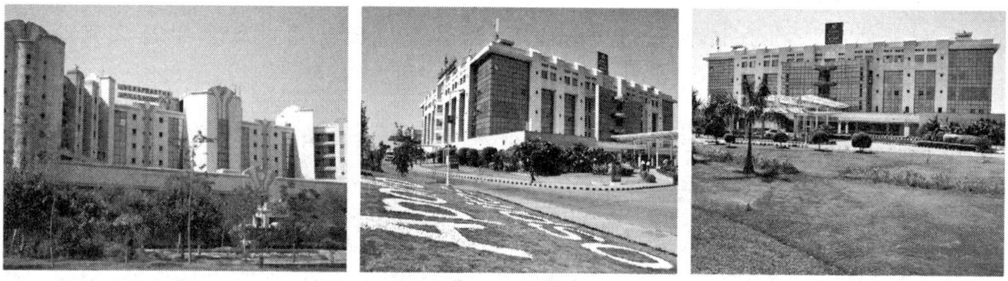

[그림 1-68] 인도의 아폴로병원

① 인도를 방문하는 의료관광객 국적은 유럽, 미국, 중동, 아프리카 순이며, 주변국인 아프가니스탄, 방글라데시, 스리랑카의 의료관광객 또한 꾸준히 증가하고 있다. 특히 지리적 접근성이 좋은 중동지역 중심의 마케팅이 활발한데, 사우디아라비아의 경우 2011년에 전년대비 43[%] 증가한 2만3천여 명의 의료관광객이 인도를 찾았다.

② 인도는 IT 강국의 장점과 저렴한 진료비, 짧은 기다리는 시간, 선진의료기술 등을 내세워 의료관광 활성화를 꾀하고 있다.

㉠ 인도의 수술비용은 주요 선진국 대비 1/8정도이며, 태국에 비해서도 30[%] 이상 저렴하지만 상대적으로 높은 선진 의료기술을 확보하고 있다.

㉡ 고난도인 심장수술이 6~7천$로 미국의 5~7만$에 비하면 1/10 수준이고, 의사나 간호사는 물론 사무직원까지도 유창하게 영어를 구사하기 때문에 의사소통이 자유로운 것도 큰 장점이다.

③ 인도 일류병원 의사의 15[%] 가량은 영국, 미국 등에서 교육을 받거나 개업을 했던 의사들로, 언어 · 문화적 공감대 형성으로 의료관광객의 요구를 충족시키고 있다. 의료관광객이 인도에서 가장 선호하는 의료서비스는 심장절개수술과 관절치환수술로 자국에서 적절한 의료보험 혜택을 받지 못할 경우 비용부담이 매우 큰 분야이다.

④ 인도 병원들은 의학기술이 세계 수준으로 인정받고 있으며, 관련 전문 병원 역시 다수 존재하고 있다. 성형을 주력 분야로 의료관광객을 대상으로 시술되는 성형은 가슴성형, 주름살제거와 복부지방, 치과성형 등 선진국에서는 세금 부과 대상인 경우이다.

⑤ 인도는 2010년 기준 세계 4위 성형시장으로 향후 내수 및 의료관광 목적지로 지속

적인 성장이 예상되고 있다. 전통적인 치료요법인 아유르베다(Ayurveda)와 요가도 인도 관광청이 내세우는 주요 서비스 분야이다.

⑥ 인도 관광청은 전통의학을 현대기술과 전통적인 경험이 결합하여 자연과 더불어 지내면서 스스로 면역력을 높일 수 있는 웰빙 인도 이미지로 마케팅하고 있다.

⑦ 인도정부는 'High-Tech Healing'이라는 모토를 내세워 국가적 차원의 의료관광홍보 및 지원을 활성화하고 있다.

㉠ 의료관광객 치료를 수출로 간주하는 보건법(national health policy)에 따라 의료관광은 다른 수출산업과 같이 각종 재정지원 혜택을 받고 있다.

㉡ 의료서비스에 5[%]의 서비스세를 면제해주는 등 의료관광 우대정책을 펼치고 있으며, 병원인증, 의료비자발급, 적정한 가격산정 및 의료분쟁과 의료보험에 대한 가이드라인을 제시하고 있다.

⑧ 인도보험규제당국(IRDA)은 해외자본의 건강보험 투자가능 비율을 26[%]에서 51[%]로 확대하여 외국투자를 유도하고 있다. 인도의 일회용 의료용품은 [그림 1-69]와 같다.

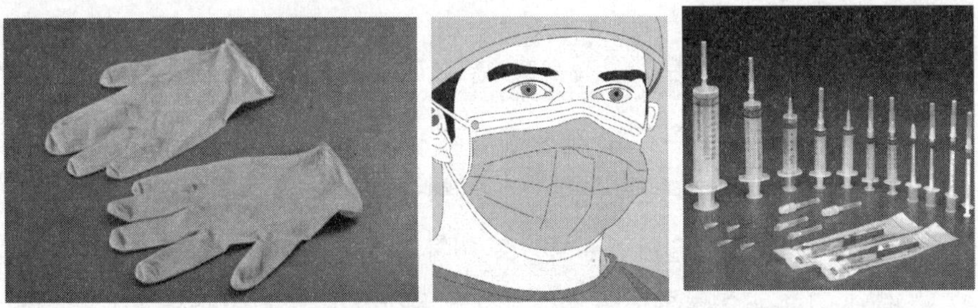

(a) 일회용 수술용 장갑 (b) 일회용 마스크 (c) 일회용 주사바늘

[그림 1-69] 인도의 일회용 의료용품

⑨ 인도 정부는 2006년 외무, 교통, 관광, 철도, 항공사 등을 포함한 민관 의료관광 특별팀을 구성하였으며, 의료관광 전문회사를 통해 병원, 여행사, 전문 컨설턴트 등의 네트워크를 마련하는 등 입국에서 출국까지 원스톱 서비스시스템을 구축하였다.

㉠ 이 외에도 해외에서 수입되는 의료장비들에 대한 관세를 대폭 낮추고 의료기관의 JCI 승인취득을 위한 병원개조 및 설비자금 등을 지원하고 있다.

㉡ 의학치료를 목적으로 인도에 입국하는 외국인에게는 의료비자(M비자)가 발급되는데, 체류허용기간에 따라 3~6개월 비자, 6개월~1년 비자로 구분된다. 하지만 대부분의 인도 의료관광객은 의료비자가 아닌 일반 관광비자로 입국한다.

⑩ 인도에 입국한 의료관광객이라면 의료비자(M비자) 1회 연장이 가능하며, 가족 및

동반자의 경우에는 대사관의 승인 후 2명까지 동반인을 위한 MX 비자발급이 가능하다.

⑪ 인도에서 의료관광객 유치에 적극적인 의료기관은 Wockhardt, AIIMS, Gangaram, Moolchand, Manipal 등이 대표적으로 높은 수준의 의료시설과 진단과목별로 다수의 전문의를 갖추고 있다.

⑫ 인도의 대표 의료기관 중 하나인 **아폴로병원**(그림 1-70)과 같이 인도 전역에 총 38개의 병원 체인을 운영하고 있으며, 60여개의 새로운 클리닉을 개원하고 2014~2015년까지 14개의 병원을 추가 설립할 계획을 밝히는 등 최근 사립대형병원의 체인들이 공격적으로 병상수를 늘리고 있다.

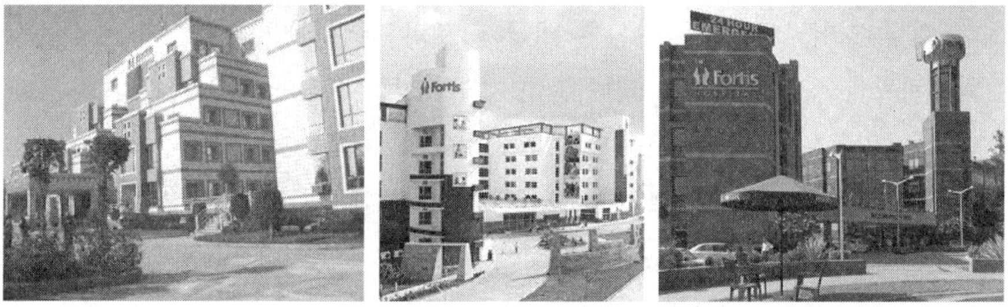

[그림 1-70] 인도의 대표적인 의료관광 유치병원

⑬ 의료관광객을 위해 병원이 호텔과 서로 제휴하고 있다.

⑭ 인도 메이저 종합병원 체인인 **포티스**(Fortis) 병원은 병원 주변의 게스트하우스와 제휴해 환자와 그 가족들에게 특별한 가격으로 서비스를 제공하고 있다.

5) 미국의 의료관광 현황

미국은 전 세계적으로 국민의료보장/보험(universal/national health insurance coverage) 제도가 없는 나라로, 제도를 갖추지 못한 것은 의료를 국가가 보장하는 것이 아니라, 개인이 책임져야 하는 원칙으로 미국의 의료시스템이 존재하기 때문에 초창기, 개인은 자신의 능력으로 의료를 치료해야 했고, 경제적 능력이 떨어지는 사람들은 의료의 혜택을 받지 못하거나 자선단체들의 도움을 받아야만 했다.

① 2차 대전 이후, 전 · 현역 군인들을 위한 정부지원의 의료보험과 기업들의 노사협정을 통한 직원들을 위한 의료보험이 도입되기 시작했고, 마침내 부분적인 국민의료보장제도라 할 수 있는 **메디케어**(medicare)와 **메디케이드**(medicaid)가 실시되어 이전에 비해 발전된 의료보장시스템을 갖추게 된다.

② 국민의료보험 제도의 도입을 위한 몇 번의 시도는 국회 또는 관련 이익단체들의

반대에 부딪혀 좌절되었고, 여전히 메디케어와 메디케이드 수급자 또는 사업주의 지원을 받는 직장인들을 제외한 대부분의 국민들은 본인이 모든 비용을 부담해야 하는 자기구제 방식의 제도 하에 머물러 있다.

③ 문제는 의료보험료가 매우 비싸므로 4,600만 명 이상의 국민들이 보험이 없고, 의료비가 고액이므로 보험이 없는 사람들은 자국 내에서 웬만한 치료나 시술을 받는 것을 단념한 상태이다.

④ 무보험자들의 경제적 능력을 해결해준 것이 바로 의료관광이었고, 시간이 흐를 수록 더욱 심화되는 미국 의료의 양극화는 의료관광산업 성장의 촉진제 역할을 했고, 최고 수준의 의료진과 최첨단 의료장비를 근간으로 최고 수준의 의료기술을 자랑하는 미국에서 수많은 국민들이 혜택을 누리지 못하고, 먼 이국으로 치료받기 위해 여행을 떠나야 하는 현실은 미국 의료의 두 얼굴이다.

⑤ 의료관광과 관련하여 미국 기업들이 보험료가 싸다는 이유로 보험회사들과 계약을 맺고 직원들을 해외로 보낼 것인가와 보험회사들이 적극적으로 이러한 상품의 개발 및 마케팅에 나설 것인가 하는 문제인데, 플로리다주의 의료보험 관리회사인 **유나이티드그룹**(United Group)은 소규모회사를 위한 의료관광 보험상품을 판매하고 있으며, **사우스캐롤라이나주**의 의료보험회사인 **블루크로스 블루쉴드**(BlueCross BlueShield)는 Bumrungrad Int'l Hospital과 계약을 맺어 고객들을 이 병원으로 보낼 수 있는 상품을 판매하고 있으므로 기업을 대상으로 한 의료관광상품의 판매는 증가할 것이다.

⑥ 기업을 대상으로 한 시장의 증가에 대한 낙관적인 전망과는 반대로, 의료소송이 빈번한 미국의 법률 환경 하에서 과실 책임(liability)의 문제가 큰 위험부담으로 작용할 수 있어 큰 성장은 어렵다는 부정적인 전망도 있다. 만약 개인이 의료관광상품을 판매한 보험회사나 이를 직원들에게 제공한 사업주를 상대로 소송을 제기할 경우, 의료관광 결과에 대한 모든 책임을 개인이 진다는 사전동의서를 작성했었어도 이들이 소송에서 이길 가능성이 있어 보험회사나 사업주 입장에선 큰 부담이다.

⑦ 노조의 반대로 이의 추진에 걸림돌이 되고 있고, 노스캐롤라이나주에 위치한 블루리지 제지회사(Blue Ridge Paper Products)는 2006년 회사의 직원 1인당 의료비 부담액이 9,500$에 달하자, 자구책으로 한 의료관광 에이전시가 제공한 직원 의료보험상품을 구매하여 일부 수술에 한해 직원들을 해외로 보냈다. 그러나 위험성이 크다는 이유로 상위 노조연합의 반대에 부딪혀 결국 제도를 폐지했고, 기업의 입장에서 직원의 장기간 휴가로 인한 손실에 대한 부담도 있다.

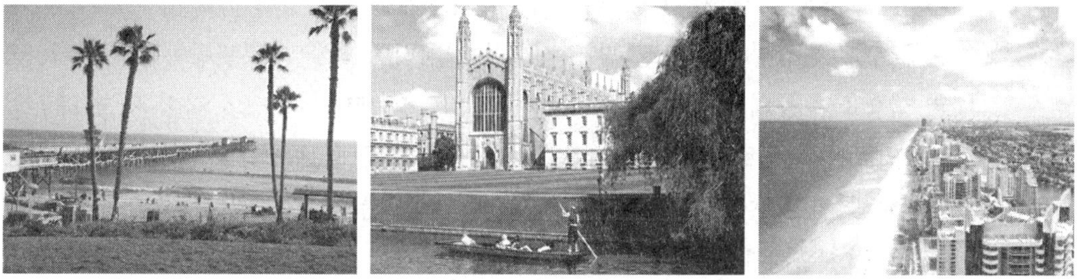

(a) 캘리포니아주 (b) 매사추세츠주 케임브리지대학 (c) 플로리다주

[그림 1-71] 미국 의료관광의 주

⑧ 미국 의료관광의 전망으로는 [그림 1-71]과 같이 매사추세츠주와 캘리포니아주를 중심으로 진행 중인 국민의료보험제도의 정착 및 확산노력이 성과를 거둬, 미국 내 전체 무보험자 수가 줄어들고 의료보험수급률이 올라간다면 의료관광에 대한 수요가 줄어들 가능성도 있다.

⑨ 프린스턴대학의 의료정책 전문가인 우베 라인하트(Uwe Reinhardt) 교수는 병원과 의사 등 공급자들이 중심이 되어 의료시스템을 주도한다. 그리고 최고 · 최신의 의료서비스를 기다림 없이 소비하길 원하는 미국인들이 수요자로 있는 현 상황에서는 의류비가 계속 올라갈 것이고, 보다 많은 사람들이 의료서비스를 소비할 수 있는 길은 점점 더 멀어질 것이란 전망이다.

⑩ 무보험자 및 저보험자들을 대상으로 한 의료관광시장은 계속 성장할 것으로 전망되고, 비교 경쟁에 있어 확실한 우위를 보이고 있는 외국 의료기관들이 이 거대한 시장을 방관하지는 않을 것이다.

⑪ 국내 의료기관들도 경쟁우위가 있는 분야를 중심으로 미국 고객을 유치하려는 노력을 기울일 필요가 있고, Joint Commission International 등 국제 의료기관 평가기관으로부터 의료기관 인증획득이 그 우선순위이다.

6) 일본 의료관광 현황

일본 정부는 의료관광을 신성장전략사업으로 지정하고 2020년 외국인 의료관광객 43만 명, 관광수입 약 5,500억￥, 경제수익 2,800억￥으로 의료관광 목표를 설정했다.

① 일본은 높은 기술력으로 의료서비스의 질이나 구성항목에서 아시아 국가들 중에서 가장 높은 만족도를 나타냈다. 주로 자치단체의 지역진흥사업의 일환으로 추진되어 왔다. 그러나 2010년 6월 정부의 신성장전략에 **국제의료교류**(외국인환자 수용)에 관한 내용이 포함되고, 2012년 6월, 정부가 **의료이노베이션 5년 전략**을 발표하는

등 정부 주도하에 국내수용태세 정비에 힘을 기울이고 있다.

② 일본 정부는 관광청 내 의료관광 추진실을 설치하여 해외 의료관광박람회 참가, 국내외 시장조사 등의 해외 프로모션 활동과 **의료관광코디네이터**의 자가 체크 매뉴얼 작성, 의료관광 프로모션 추진연락회 결성 등의 국내 네트워크 지원활동을 하고 있다. 현재 연락회에는 260여 사업체와 지자체가 등록되어 있다.

㉠ 2011년에는 경제산업성 지원으로 MEJ(Medical Excellence Japan) 법인이 설립되었다. MEJ는 외국인환자 수용창구로서 웹사이트(http : //www.medical-excellence-japan.org)와 전화로 영어, 중국어, 러시아어 상담 서비스를 제공하고 있으며 앞으로 일본의료의 해외진출도 지원할 예정이다.

㉡ 의료기관의 품질보증을 위하여 2012년 7월부터 후생노동성 주관으로 **외국인환자 수용의료기관 인증제도**(JMIP)를 [그림 1-72]와 같이 도입하였다.

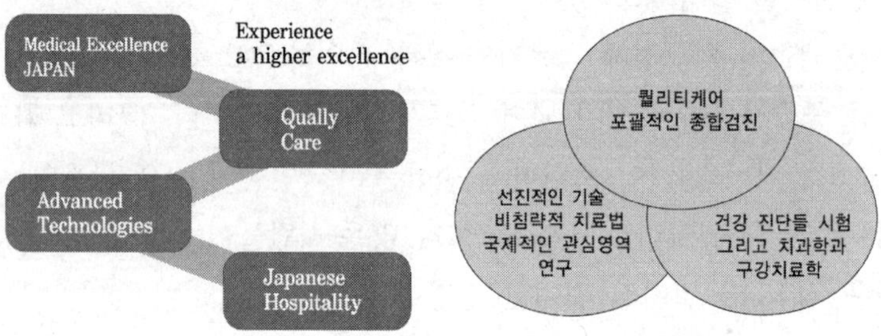

[그림 1-72] Medical Excellence Japan

㉢ 2011년 1월부터는 의료 단기비자 제도를 실시하여 조건에 부합하는 의료관광객에게 최장 6개월 간 체류를 허용하고, 3년 복수비자 발급요건을 완화하는 등 비자편의를 통한 의료관광객 모객을 위해 노력 중이다. 그러나 실제 의료관광 비자 발급건수는 2011년 1월부터 2012년 5월 사이 112건에 불과하다.*

㉣ 의료비자발급 범위는 의료기관에서 이루어지는 치료행위, 종합검진, 건강진단, 일반검진 및 치과치료, 요양 등을 포함하며, 환자의 친인척뿐만 아니라 필요에 따라 동반 입국자도 동반인으로 인정된다.

㉤ 비자발급 준비서류는 여권, 비자신청서, 사진 등 기본적인 것을 비롯하여 의료기관이 발급한 검진예정증명서 및 신원보증기관이 발급한 신원보증서, 일본에서의 체제비용 등을 감당할 수 있는 재정능력 증명서류(은행잔고 증명서 등)이다.

* IMTJ, 2012.6.1. http : //www.imtj.com/news/?entryid82=376624

㉥ 90일을 초과하는 입원치료를 위해서는 체류자격 인증증명서, 복수비자를 받기 위해서는 치료예정표를 제출해야 한다.

③ 일본은 자치단체별로 특색 있는 의료관광정책을 추진하기로 유명한데 Medical Tourism 또는 Health Tourism의 이름으로 시민병원을 재건축하고 명의를 초빙하기도 하는 등 다양한 활동을 전개하고 있다. 그 중 활발하게 활동하는 오키나와의 경우에는 현 정부, 기업, 대학 등이 연합하여 의료관광 촉진방안을 수립하여 운영하고 있다.

④ 2020년까지 오키나와 방문 외국인 의료관광객 9만명, 의료관광수익 1,420억엔 달성을 목표로 하고 있다.

(2) 세계의 일류병원에서 관광현황

세계에서 유명한 병원은 존스 홉킨스병원, UCLA 메디컬센터, 메이요 클리닉이 있다.

1) 존스 홉킨스병원

미국 메릴렌드 주의 최대도시인 볼티모어에 있는 존스 홉킨스(Johns Hopkins)병원은 세계적인 권위의 병원 중 하나이다.

실제로 《US News and World Report》지에서도 10여년 연속 미국 내의 가장 우수한 병원으로 실리고 있다. 존스 홉킨스병원은 의학연구와 장래성 있는 의사를 배출하기 위한 교육 및 임상분야에서 선도적이며 치료의 질도 우수하다.

① 존스 홉킨스병원은 Johns Hopkins가 1873년 크리스마스 이브날 세상을 떠나면서 기부한 700만$을 기반으로 하여 1889년에 병원이 그로부터 4년 후인 1893년에 의과대학이 시작되었다.

② 존스 홉킨스병원은 [그림 1-73]과 같이 병원을 처음 지을 때 외과 의사인 Dr. John Shaw Billings가 주도적인 역할을 하였으며, 그는 미국 최초로 중앙난방식 시설을 도입함으로써 난방, 환기뿐만 아니라 위생면에서 병원구조개혁의 선구자적 역할을 했다.

㉠ 병원 내부는 먼지, 흙 등이 쌓이는 것을 방지하기 위해 가능한 한 모든 모서리를 직각이 아닌 원형으로 하고, 각 방의 난방과 환기도 지하에서 각각 공급하고 배출시켜 각 방마다, 각 층마다, 각 병동마다 서로 격리되도록 건설함으로써 당시 가장 우려되었던 전염병의 병원 내 확산을 구조적으로 방지하였다.

㉡ 그는 엘리베이터통로를 통해 병원균이 확산되는 것을 우려하여 엘리베이터를 설치하지 않는 등 여러 가지 독특한 구조의 병원을 지었다.

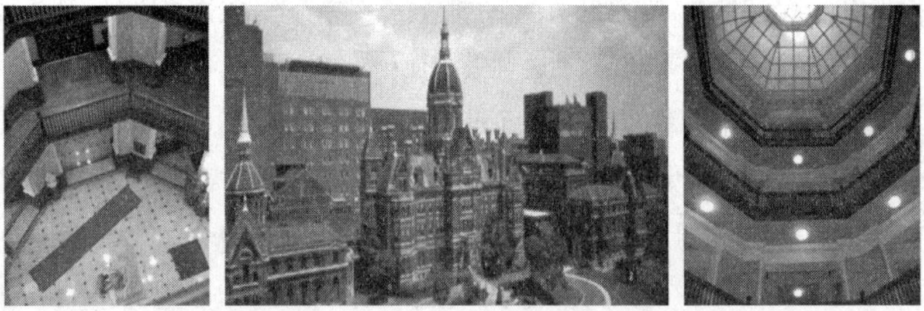

[그림 1-73] 세계의 일류병원인 존스 홉킨스병원

③ 존스 홉킨스의 다른 업적은 미국 의과대학교육을 개혁시켰다. 약 1세기 전 미국에는 대부분의 의과대학생들은 상업학교(Trade Schools)에서 의학을 배웠다. 고등학교를 졸업 후 상업학교에 입학하여 2~3년간 임시직(part time) 선생님들로부터 반복적인 강의를 받고 난 후 개업한 선배의사로부터 견습을 받거나, 그렇지 않으면 한 번도 환자를 본 경험이 없으면서도 개업을 하는 식의 교육이었다.

④ 존스 홉킨스 의과대학이 세워지면서 과히 혁명적이라 할 수 있을 만큼 의과대학교육이 개혁되었다. 우선 물리, 화학, 생물 등 기초과학 대학교육을 받은 학생 중에서 엄격한 입학시험을 거쳐서 우수한 인원들만 선발하였고, 의과대학 교육과정을 과학적으로 바꾸었으며, 실습과 연계를 중요시하는 보기만 하는 것이 아니라 환자치료에 직접 참여하는 교육, 그리고 의학연구를 강화시킨 새로운 교과과정을 개발하게 된다.

⑤ 환자치료와 의학연구의 병행을 강조하는 의과대학 교육과정을 통해 최고의 **임상가 - 과학자**(Clinician-scientist)를 배출하는 존스 홉킨스의 전통과 명예가 시작되게 하였다. 그리고 홉킨스가 처음 시도한 의과대학 졸업 후 인턴과 레지던트 교육제도도는 전세계적으로 의학과 전문의 양성교육의 모델이 되고 있다.

⑥ 존스 홉킨스를 최고의 병원으로 위상을 높인 계기는 병원경영면에서의 혁신을 들 수 있다. 20여년 전 미국의 병원들은 경영여건이 나빠져갔다. 특히 사립병원은 수익을 토대로 새로운 임상연구와 의료기술의 개발, 양질의 진료수준을 유지할 수 있어야 하는데 이 때 존스 홉킨스는 산업체의 독립채산제도를 병원에 도입하여 경영개혁을 성공시켰다.

⑦ 독립채산제도 도입으로 존스 홉킨스는 임상 각 과를 각 단위 병원으로 나누어 예산편성의 권한과 책임을 위임하였다.

㉠ 의사들에게 보다 많은 재무와 관리에 대한 정보를 제공하며, 병원경영의 의사결정에 임상 의사를 참여시켰다. 그렇다고 각 단위병원이 전적으로 자율적으로

경영되는 것이 아니라, 전체 병원의 목표와 정책 등에 부합되는 선에서 할당된 예산대로 운영되는 것이다.

㉡ 각기 단위병원들은 그들 나름의 경험을 축적하면서 각각의 진료형태나 의료서비스에 적합한 일들을 개발하게 되었고, 이러한 일들이 새로운 의료서비스의 분석이나 기획을 가능하게 하였다.

⑧ 독립채산제가 성공한 것은 각각의 단위병원들이 독립된 단위로서 재정을 착실히 운영하고 있는지를 판단할 수 있는 관리와 경영정보 시스템을 성공적으로 개발하였기 때문이다. 이러한 정보시스템을 개발하는 데는 막대한 시간과 경비가 지출되기 때문에 중앙행정부서의 결정에 의해 착실히 진행되었고, 중앙행정부서와 단위병원 간, 중앙행정부서 내, 각 단위병원 내의 효과적인 의사전달체계를 개발하는 등 성공적인 경영상의 혁신이 지금의 존스 홉킨스를 있게 했다.

2) UCLA 메디컬센터

UCLA 메디컬센터의 불문율이다. 교수들이 보다 많은 임상사례를 얻기 위해 환자가 거주하는 지역 속으로 파고든다. UCLA 메디컬센터는 캘리포니아주 전역에 40여 곳의 지역진료소를 운영하고 있다. 일종의 병원 출장소격인 진료소에서는 본원에서와 동등한 수준의 진료를 받는다.

① UCLA 메디컬센터가 1995년 시작한 **지역 암 공동관리 프로그램**도 **환자곁으로 전략**의 일환이다. 이것은 캘리포니아-네바다주 42개 병원 300여 명의 암전문의와 암의 연구-임상에 대한 정보를 공유하는 시스템이다.

② UCLA는 최신 암치료법을 지역 병원에 전수하며, 지역 병원은 환자에 대한 임상정보를 UCLA에 제공한다.

③ 의료체계는 UCLA 의술 발전의 탄탄한 원동력으로 작용한다.

㉠ **허셉틴**이라는 항체를 이용, 유방암을 유전적 뿌리에서 공격하는 차세대 치료법을 최초로 개발했다.

㉡ 개발책임자는 존슨암센터의 데니스 플래먼 교수는 메모리얼슬론케터링 병원 등 미국 내 최고 암병원 의료진과 함께 이 연구를 시작했으나, **지역 암 공동관리 프로그램** 덕분에 압도적으로 많은 임상시험 사례를 제시하면서 연구를 완벽하게 마무리 지을 수 있었으며, 제휴 병원 중 한 곳의 임상시험 지원자 수가 메모리얼슬론케터링 병원 전체의 자원자보다 많다.

④ 1955년 설립된 UCLA 메디컬센터는 [그림 1-74]와 같이 상대적으로 짧은 역사에도 불구하고 의학사에 이정표가 될 만한 연구성과를 계속적으로 내놓으면서 '신경이

식술 개발(1962년), 어깨근육 전체 재건(1976년), 세계 최초 유전자치료 성공(1981년), 유방절제 직후 엉덩이 근육을 이용한 유방재건술(1989년), 뇌종양제거 백신 동물실험(1996년)' 등 미국 최고 병원의 하나로 성장했다.

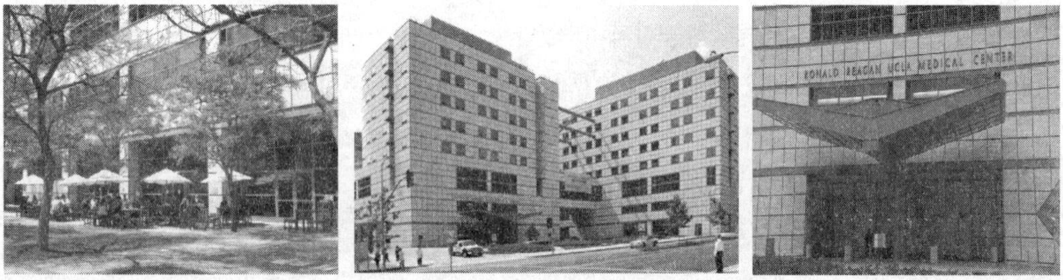

[그림 1-74] UCLA의 병원

⑤ 미국 내 부동의 1위인 노인의학은 알츠하이머병센터가 연구-진료의 핵심이다. 뇌졸중-치매 분야에서 전세계 의료계를 선도하고 있으며, **듀몬트 장기이식센터는** 간이식으로 유명하다. 1984년부터 생후 1개월짜리 아기부터 74세 노인까지 2,000여건을 시술했으며, **간분할이식 등 첨단 의술**을 자랑한다.

⑥ **존슨 암센터**는 부설 레블론 유방센터와 함께 특히 유방암 분야에 업적이 많다. 암세포가 다른 장기로 전이된 유방암 환자치료에 탁월한 효과를 보이는 항체인 허셉틴을 규명해냈다. 줄스스타인 눈연구소도 1998년 **《US 뉴스 앤드 월드리포트》**지 선정 미국 안과병원 5위를 차지하고 있다.

⑦ **국제진료부**(Office of International Care)에서는 한국인 통역이 가능하고 외국인환자만을 위한 시설은 아니지만, 병원 근처에 환자 보호자를 위해 **티버톤하우스라는** 숙박시설도 마련돼 있다.

⑧ UCLA 메티컬센터의 듀몬트 장기이식센터는 1984년 이래로 총 2,000건이 넘는 간이식 실적을 보이고 있다. 간이식 성공률은 환자의 생존율로 따지며 연간 환자의 생존율은 90[%] 정도로 5년 생존율은 75~80[%]선이다.

⑨ 듀몬트센터에 뇌사자의 간을 조각내어 성인과 어린이에게 동시에 이식하는 분할간이식을 미국에서 가장 활발히 시행하고 있으며 이식용 장기부족 문제를 해결하는데 큰 역할을 하고 있다. 더불어 소장과 췌장, 심장, 신장 등의 다른 여러 장기 이식분야에서도 매우 우수하다.

3) 메이요 클리닉

"메이요(Mayo)는 마치 초음속 제트기처럼 빠르다. 불필요하게 환자의 시간을 지체하는 일이 없다", "메이요에선 의사가 환자를 찾아다닌다. 환자는 고객이기 때문이다", '논스톱 스피드 진료', 미네소타의 시골마을에 있는 메이요가 [그림 1-75]와 같이 세계 최고의 병원으로 성장한 이유다.

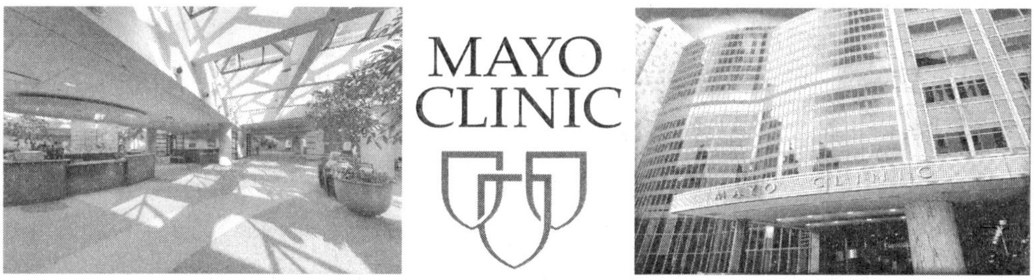

[그림 1-75] 메이요 클리닉 병원

① 예약한 환자가 진료실에 오면 간호사는 우선 '병력 설문지'를 작성하게 한다. 몇 달 전에 복용한 감기약까지 자세하게 확인한다. 설문이 끝나면 환자복으로 갈아입고 진찰실로 들어간다. 환자 주치의가 특정 의사를 지정한 경우가 아니면 병원에서 임의로 전담의사와 간호사를 배정한다.

② 진찰시간은 평균 1시간~1시간 30분이다. 환자 얘기를 10~20분간 자세히 듣고, 다시 10분~20분간 환자와 대화한다. 때로는 병명, 질병의 원인에 대해 환자와 토론을 한다. 진찰이 끝나면 이학적 검사(눈, 귀, 손을 이용한 검사)를 하고 처방을 한다.

③ 필요하면 환자동의를 얻고 검사지시서를 낸다. 검사지시서가 중앙예약센터로 넘어가면 대개 한 시간 이내에 검사실이 배정된다. 다른 곳에선 며칠 몇 주씩 기다려야 하는 정밀검사가 메이요에선 하루만에 가능하다. 재진 날짜는 보통 2~3일 이내로 잡는다.

④ 수술도 기다림없이 순서대로 진행한다. 수술일정을 잡고 불필요한 검사를 하느라 시간을 지체하는 일이 메이요에서는 없다. 진료 시 부작용-합병증을 염려해 온갖 검사를 다 해보고 싶은게 의사들의 속성이라지만 이곳에선 기본적인 검사마저 생략하는 경우가 많다. 위험해 보이는 환자는 철저하게 검사하지만, 의사가 문제없을 것으로 판단하면 곧바로 수술에 들어간다. 의사가 안심을 위해 환자의 시간과 돈을 낭비시킬 필요가 없다는 게 메이요의 생각이다.

⑤ 응급수송체계는 메이요의 또 다른 경쟁력이다. 골드 크로스(자동차)와 메이요 원(헬리콥터)은 앰뷸런스단이 미네소타와 아이오와 위스콘신 일라노이주 일대를 거미줄처럼 연결되어 있다. 반경 150[km] 밖의 응급환자가 요청하면 '메드에어'로 불리는 앰뷸런스 제트기가 즉시 출동한다. 연 10만명 정도 비상출동하며, 1만명 정도가 메이요의 수송과 치료로 생명을 건진다.

⑥ 메이요 클리닉(Mayo clinic)은 세계 각지의 왕족과 갑부들이 즐겨찾는 병원이다.
㉠ 최근 사망한 요르단의 후세인 국왕이 10여년 간 이곳서 치료를 받았다.
㉡ 레이건 전 대통령과 바버라 부시 여사, 아널드 파머, 빌리 그레이엄, 조지해리슨 등도 이곳을 찾았던 유명 인사들이다. 아무것도 없는 벌판에 세워진 인구 7만의 시골마을에 국제공항이 있는 것도 아닌데 자가용 비행기를 타고 오는 환자들의 입국수속 때문이다. 메이요를 찾는 외국인환자는 연 1만명에 육박한다.

⑦ 매년 미국 병원순위를 발표하는 **《유에스 뉴스 앤드 월드리포트》**지는 존스 홉킨스 병원에 이어 메이요를 줄곧 2위로 꼽고 있다. 그러나 1998년도 16개 임상분야는 내분비내과, 소화기내과, 신경과, 정형외과, 류머티스과 등 5개 과가 1위를 차지해 존스 홉킨스를 앞섰다. 심장내 · 외과, 산부인과, 호흡기내과, 비뇨기과가 2위를, 암센터는 4위였다. 소아과(12위)를 제외한 모든 임상과가 10위 안에 들어 세계 최고 수준의 진료를 한 병원에서 받는 이른바 **원스톱 진료**가 가능한 곳이다.

⑧ 메이요의 진단능력은 뛰어나다. 다른 병원서 '병명을 모르겠다'고 전달받은 환자들이 특히 많이 찾는다. 여러 분야 의사들이 함께 참여해 분석하고 진단하기 때문에 메이요의 진단에는 오류가 없다. 이 때문에 **메이요 체크업**이라 하는 건강검진도 덩달아 유명해졌다.

⑨ 많은 할리우드 스타들은 단순히 건강검진을 받으러 이곳으로 온다. 이 병원은 1883년 외과의사였던 찰스 메이요와 윌리엄 메이요가 세운 뒤 20세기 초까지 외과 중심으로 발전해 왔다. 설립 당시부터 연구보단 임상 중심이었으므로 다른 유명 의료기관에 비해 연구능력은 뒤지는 편이다. 의과대학은 1983년에 설립하였다. 현재 애리조나주 스코트데일과 플로리다주 잭슨빌에 분원을 두고 있다.

⑩ 35개국 언어통역 서비스가 가능하다. 한국어 통역 서비스도 가능하지만 통역원이 상주하지는 않는다.

⑪ 미국 내 다른 병원보다 진료비가 비싼 편은 아니지만 그래도 부담스럽다. 검사없이 한 번 진료받는 데만 300$ 정도며, 검사를 받고 수술을 하면 몇 만$이다. 메이요 체크업(건강검진) 가격은 건강한 사람이 1,800~2,000$ 정도이고 정밀검사에 들어가면서 최소 10배 이상 든다. 외국인환자들은 보증금을 미리 내어야 한다.

⑫ 병원은 외국인환자가 몰려들자 자연스레 다른 병원보다 앞서 외국인들을 위한 시설과 진료체계를 갖추게 됐고, 그 때문에 외국인환자들이 가장 많이 찾는 병원이 됐다.

⑬ 메이요 클리닉은 멕시코와 아르헨티나, 칠레 등 중남미 여러 나라에 오래전부터 사무실을 운영해 오고 있다. 또 1월엔 아랍에미리트에 중동지역 사무실을, 2월엔 말레이시아에 아시아-태평양 지역에 사무실을 개설했다.

(3) 국내외 유관기관 협력관계 구축

의료관광 활성화를 위한 국내외 유관기관 현황은 〈표 1-26〉과 같다.

〈표 1-26〉 미국 병원들의 해외 파트너십 현황

의료기관명	병원 현황	집중분야	파트너십 현황
하버드대학 병원	• 직원 : 10,458명, 3,000[Bed] 이상 • 환자 : 보스턴 지역에 200만 명 이상 진료	모든 전문분야, 트레이닝, 의료상담 하고 체제기획	• 5대륙 30국가 50개 이상의 프로그램 • 두바이 헬스케어시티 (400[Bed])종합 교육병원 개설
Memorial Sloan Kettering 암센터	• 직원 : 9,000명 • 환자 : 연간 21,000명 • 입원,431,000명 외래	광범위 암환자 상담	홍콩, 바르셀로나, 제네바, 아테네, 상파울루, 서울, 이스탄불, 싱가포르, 필리핀 등의 국가와 동맹
코넬대학 병원	• 정직원 240명 • 파트 타임 265명 • 연결직원 775명 • 환자 : 연간 200만명 (응급실 : 230,000명)	모든 의료분야 진료, 연구, 교육	• 카타르에 의과대학 개설, 서울에 연구 및 고문협회 • Memorial Sloan Cancer Center와 협력, 특수 수술센터
Duke Medicine	• 직원 : 8,648명 • 환자수 : 외래 140만명	교육, 트레이닝, 생물의학 연구	Duke-NUS Hospital
존스 홉킨스병원	• 직원 : 25,000명 • 환자(연간) −입원 : 6만명 이상, −외래 50만명 이상	협력연구, 교육, 의료진의 교육, 의료진료, 정책기획 (보험증권)	Japan, Singapore, India, Canada, Lebanon, Turkey, Ireland, Portugal, Chile, Panama City
크리블랜드 클리닉	• 직원 : 1,400명 의료진 • 환자 : 연간 외래 300만명 이상 • 수술 : 연간 68,000건	모든 전문분야, 클리닉, 예방 의료와 웰빙	2010년에 UAE 정부와 협력하는 CC Abu Dhabi clinic 개설, 캐나다에 위성캠퍼스 설립

(4) 관광실태 및 목표

우리나라는 외국인 외래 관광객은 2011년 910만명, 2012년 1,000만명, 2013년 1,100만명 유치했으며 〈표 1-27〉과 같다.

〈표 1-27〉 주요 국가별 방한추이 및 방한형태

(단위 : 만명)

구 분		2011년	2012년	2013년
전체		910	1,000	1,100
권역별	일본	292	318	344
	중화권	253	288	327
	아시아/대양주	154	168	184
	구미주 등 기타	211	277	245

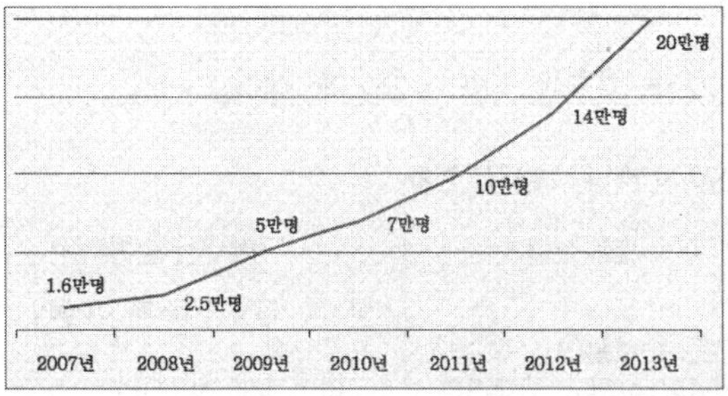

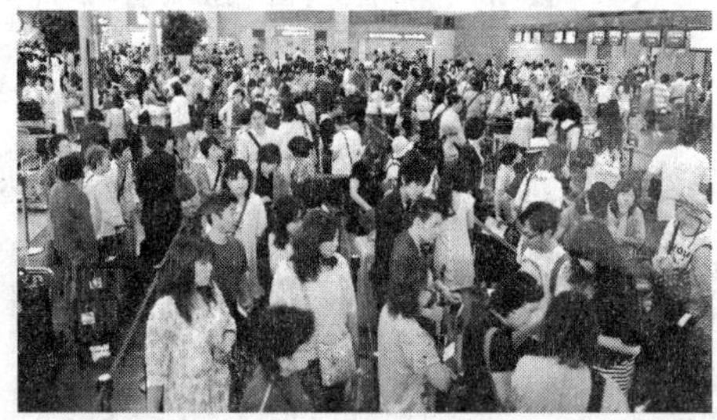

[그림 1-76] 한국 의료관광 유치목표

한국은 의료관광을 목적으로 들어오는 외국인을 2010년 7만명, 2011년 10만명, 2012년 14만명, 2013년에는 20만명의 의료관광객이 [그림 1-76]과 같다.

(5) 국내 의료관광시장의 현황

국내 의료관광시장은 의료관광산업이 법제화된 2009년부터 급속도로 성장하여 차세대 성장동력산업으로 인정받으며 산업의 평균성장률이 크게 증가하고 있다.

1) 한국 의료관광시장의 성장

보건복지부 보고서는 한국 의료관광시장은 지속적으로 성장하고 있으며, 2009년 이후 연평균 37.3[%]의 급속한 성장세를 보이고 있다. 〈표 1-28〉은 아시아지역 주요 의료관광국의 2010년 의료관광시장규모이다.

① 한국 의료관광은 미용 · 성형분야뿐만 아니라 암이나 심혈관계수술 등의 전문진료분야도 인정받고 있으며 최첨단 진료기술을 보유하고 있다. 가격경쟁력도 한국 의료관광의 강점이다. 그러나 태국, 싱가포르 등 기존의 의료관광 선도국에 비해 아직 인지도가 부족하고, 시장규모가 작다. 의료관광의 지속적 성장을 위해서는 평균 진료비용의 공개, 정확한 통계자료의 제공 등을 포함한 조직적인 접근시스템 구축이 필요하다.

〈표 1-28〉 아시아지역 주요 의료관광국의 2010년 의료관광 시장규모

(단위 : 백만$)

국 가	태국	싱가포르	인도	대한민국	말레이시아
시장규모	635	306	253	193	157

태국은 스파치료 포함

출처 : Beyond Korean style Full report, McKinsey, 2013

② 국내에서 의료서비스를 받은 의료관광객은 〈표 1-29〉와 같이 2009년 6만여 명에서 2012년 15만 명 수준으로 2배 이상 증가하였으며, 의료비 지출액은 566억 원에서 2,391억 원으로 4배 이상 증가하였다. 의료관광이 활성화되고 한국 의료관광에 대한 인지도가 높아지면서 1인당 의료비도 2009년 94만원에서 2012년 162만원으로 72.3[%]가 증가하였다. 평균 입원일수도 2011년 2.8일에서 2012년 3.1일로 증가함에 따라 입원환자의 평균진료비도 910만원으로 증가하였다.

〈표 1-29〉 외국인환자 진료수입 추이

구 분	2009년			2010년				2011년				2012년			
	입원	외래	계	입원	외래	건강검진	계	입원	외래	건강검진	계	입원	외래	건강검진	계
총 진료 수입(억원)	256	291	547	520	432	81	1,032	756	950	103	1,810	1,306	965	119	2,391
1인당 평균 진료비(만원)	656	54	94	666	70	87	131	662	100	71	149	910	81	82	162

출처 : 2012년 외국인환자 유치실적 주요 결과, 2013, 한국보건산업진흥원

③ 보건복지부 통계는 〈표 1-30〉과 같이 2012년 외국인환자 수는 15만5,672명으로 2011년(12만2,297명)보다 3만 명 이상 증가하였다. 국적별로는 중국(24.0[%]), 미국(23.0[%]), 일본(14.1[%]), 러시아(12.4[%]), 몽골(6.4[%]) 순이며, 2011년에 비해 몽골(155.6[%]), 카자흐스탄(122.1[%]), 아랍에미리트(115.8[%]) 의료관광객의 증가하였다.

〈표 1-30〉 외국인환자 유치 주요 국적별 환자 추이

(단위 : 명, [%])

국 적	2009년		2010년		2011년		2012년		전년대비 증가율	2009년 이후 연평균 증가율
	환자수	비중	환자수	비중	환자수	비중	환자수	비중		
중국	4,725	11.0	12,789	19.4	19,222	18.9	31,472	24.0	63.7	88.2
미국	13,976	32.6	21,338	32.4	27,529	27.1	30,196	23.0	9.7	29.3
일본	12,997	30.3	11,035	16.8	22,491	22.1	18,462	14.1	△17.9	12.4
러시아	1,758	4.1	5,098	7.7	9,651	9.5	16,325	12.4	69.2	110.2
몽골	850	2.0	1,860	2.8	3,266	3.2	8,347	6.4	155.6	114.1
베트남	327	0.8	921	1.4	1,336	1.3	2,197	1.7	64.4	88.7
필리핀	356	0.8	957	1.5	1,178	1.2	1,767	1.3	50.0	70.6
카자흐스탄	128	0.3	346	0.5	732	0.7	1,626	1.2	122.1	133.3
사우디아라비아	218	0.5	380	0.6	920	0.9	1,081	0.8	17.5	70.5
우즈베키스탄	113	0.3	298	0.5	491	0.5	821	0.6	67.2	93.7
인도네시아	183	0.4	283	0.4	424	0.4	667	0.5	57.3	53.9
아랍에미리트	17	0.0	54	0.1	158	0.2	341	0.3	115.8	171.7

출처 : 2012년 외국인환자 유치실적 주요 결과, 2013, 한국보건산업진흥원

㉠ 중국은 지속적으로 높은 증가율(연평균 88.2[%], 2011년 대비 63.7[%)을 나타내며, 외국인환자 유치사업이 본격화 된 2009년 이후 처음으로 미국을 제치고 환자유치 1위 국가가 되었다.

㉡ 러시아 역시 지속적으로 의료관광객이 증가(연평균 110.2[%], 전년대비 69.2[%]) 하면서 2013년을 기점으로 일본을 제치고 환자유치 3위 국가가 되었다. 반면 일본은 2012년 의료관광객이 전년보다 17.9[%] 줄어들면서, 의료관광객 전체 중 차지하는 비율도 22.1[%]에서 14.1[%]로 하락하였다. 의료관광이 활성화로 미국 · 중국 · 일본 편중 현상이 완화되어 보다 다양한 국가에서 방한하며, 연간 환자 100명 이상을 유치하는 국가수도 2012년 49개 국으로 증가하였다.

④ 한국은행의 건강 관련 여행수입 통계는 〈표 1-31〉과 같이 의료관광객이 국내에서 사용한 금액은 2006년 5,900만$에서 2011년 1억1,600만$을 기록하여 5년 동안 연평균 14.4[%]의 성장을 이루었다.

반면 내국인이 외국에서 의료서비스를 받고 사용한 건강 관련 지급액의 연평균 성장률은 -1.7[%]로 2011년 처음으로 건강 관련 수지가 650만 $의 흑자를 냈다. 이는 우수한 국내 의료기술, 한류확산, 지방자치단체의 의료관광객 유치노력이 상호 작용한 결과이다.

〈표 1-31〉 건강 관련 연간 여행수입 및 지급액

(단위 : 백만$)

구 분	2006년	2007년	2008년	2009년	2010년	2011년
건강 관련 여행수입	59.0	67.5	69.8	82.7	89.5	115.6
건강 관련 여행지급	119.1	137.3	129.0	95.8	108.5	109.1
건강 관련 여행수지	−60.1	−69.8	−59.2	−13.1	−19.0	6.5

자료 : 한국은행, 경제통계시스템(ecos.bok.or.kr)

⑤ 국내 의료관광시장의 성장세는 〈표 1-32〉와 같이 2013년 의료기관에서 의료서비스를 받는 핵심 의료관광객만 20만 명으로 늘어날 것이며 의료관광 수입액은 5,659억원 정도이다.

보건복지부에 신고되는 의료관광객을 제외한 환자나 동반자 등의 추정인원까지 더하면 2013년 의료관광시장은 39만9,310명, 2020년에는 99만8,275명에 이를 것으로 예상되고, 수입 총액은 2013년 9,798억원, 2020년 3조 4,465억원 정도의 대형 시장으로 성장할 것이다.

〈표 1-32〉 의료관광객 통계 및 의료관광 수입

				단위	2009년	2010년	2011년	2012년	2013년	2015년	2020년
의료관광객	의료기관 유치실적(a)			명	60,201	81,789	122,297	155,672	200,000	300,000	500,000
	(a)를 제외한 추정 인원(b)			명	–	–	–	155,135	199,310	298,965	498,275
	의료관광객 총수(a+b)			명	60,201	81,789	122,297	310,807	399,310	598,965	998,275
의료관광 수입	(a′)	의료비	1인당	만원	94	131	149	154	161	178	227
			전체	억원	566	1,071	1,822	2,391	3,225	5,334	11,346
		기타 경비	1인당	만원	–	–	–	116	122	134	171
			전체	억원	–	–	–	1,804	2,433	4,024	8,559
		소계	1인당	만원	94	131	149	269	283	312	398
			전체	억원	566	1,071	1,822	4,195	5,659	9,358	19,906
	(b′)	의료비	1인당	만원	–	–	–	113	118	131	167
			전체	억원	–	–	–	1,749	2,359	3,901	8,299
		기타 경비	1인당	만원	–	–	–	85	89	98	126
			전체	억원	–	–	–	1,319	1,780	2,943	6,261
		소계	1인당	만원	–	–	–	198	208	229	292
			전체	억원	–	–	–	3,068	4,139	6,845	14,560
	1인당 지출액			만원	94	131	149	234	245	271	345
	수입 총액			억원	566	1,071	1,822	7,263	9,798	16,203	34,465

출처 : 한국관광공사 의료관광사업단 자료(2013년 2월 18일 기준)

[의료관광객 인원 관련]

1. 의료비 보고실적자 인원 기준(a) : 의료관광객 유치인원(2009~2012) 및 2020년까지 목표는 복지부 기준
2. 의료비 보고실적자를 제외한 추정인원 기준(b) :
   1) 2012년 : 의료관광 통계산출(문화체육관광부, 2012) 바탕으로 산출
   2) 2013~2020년 : 보건복지부 목표에 따른 성장률과 동일하게 적용하여 산출

[의료관광 수입 관련]

1. 의료비 보고실적자 기준(a′)
   1) 의료비 : 2009~2012년은 보건복지부 통계 기준, 2013~2020년까지 전년 동기 대비 5[%] 상승한 것으로 적용하여 산출
   2) 의료비 외 기타 경비 : 보건산업진흥원과 한국관광공사가 발표한 의료서비스 만족도 조사결과 적용(의료비 : 기타 경비 비율=57 : 43)
2. 의료비 보고실적자 제외한 추정실적 기준(b′)
   1) 의료비 : 의료관광 통계산출(문화체육관광부, 2012)에서 산출된 수치 중 통계적 안정성이 있는 지출비용 수치(1,050$) 적용, 상기 원화 환율은 2014년 9월 기준 환율(U$1=₩1,050) 적용
   2) 의료비 외 기타 경비 : 보건산업진흥원과 한국관광공사가 발표한 의료서비스 만족도 조사결과 적용(의료비 : 기타 경비 비율=57 : 43)

⑥ 의료관광이 국내 시장에 미치는 경제적 파급효과는 〈표 1-33〉과 같이 지속적으로 증가하고 있다. 2012년을 기준으로 의료관광 생산유발효과는 1조2,610억원, 부가가치 유발효과는 6,220억원, 소득유발효과는 3,080억원이며, 의료산업과 관광산업을 고려한 취업유발효과는 1만2,466명에 이른다.

2013년부터 2020년까지 의료관광산업이 전년대비 5[%]정도만 성장해도 2015년이면 스마트 TV 36만 대, 중형승용차 2만7천대를 수출하는 효과가 나타나며, 2020년 의료관광은 5조9,839억 원의 생산유발효과와 5만9,156명의 취업유발효과가 나타날 것이다.

〈표 1-33〉 의료관광객의 경제적 파급효과

구 분		유발계수	단위	2010년	2011년	2012년	2013년	2015년	2020년
생산 유발효과		1.7362	억원	1,859	3.163	12,610	17,011	28,131	59,839
부가가치 유발효과		0.8564	억원	917	1,560	6,220	8,391	13,876	29,516
소득 유발효과		0.4241	억원	454	773	3,080	4,155	6,872	14,617
취업 유발 효과	의료서비스	15.1(10억원당)	명	1,617	2,751	6,251	8,433	13,946	29,664
	관광산업	19.9(10억원당)	명	–	–	6,215	8,384	13,865	29,492
	계		명	1,617	2,751	12,466	16,817	27,810	59,156

1. 경제파급효과 : 의료관광 수입 달성 전망을 기준으로 분석한다.
2. 경제파급효과 : 의료관광 관련 유발계수×연도별 의료관광 수입이다.
   단, 유발계수는 한국관광공사 '관광분야 재정확대를 위한 보고서, 2011' 기준으로 사용
3. 취업계수는 한국은행(2010), 2008 산업연관표 참조

* 취업유발계수는 취업자를 대상으로 상용임시직, 임금근로자, 자영업자, 무급가족 종사자를 포함한다.

2) 의료관광객의 다양화

한국 의료관광은 기존 피부 및 성형외과 중심에서 특화된 분야로 진료가 되고 있으며, 〈표 1-34〉와 같이 입원치료 환자도 2010년 6.6[%](5,359명)에서 2011년 9.8[%](1만1,945명)로 꾸준히 증가하고 있다.

〈표 1-34〉 주요 진료과별 외국인환자 현황

(단위 : 명, [%])

진료과	2009년	2010년	2011년	2012년		전년대비 증가율	연평균 증가율
				환자 수	비중		
내과	18,398	23,632	34,330	45,368	22.3	32.2	35.1
검진센터	8,980	13,272	19,894	23,508	11.6	18.2	37.8
피부과	6,015	9,579	12,978	16,132	7.9	24.3	38.9
성형외과	2,851	4,708	10,387	15,428	7.6	48.5	75.6
산부인과	3,965	5,656	7,568	10,831	5.3	43.1	39.8
정형외과	3,196	4,975	6,876	9,501	4.7	38.2	43.8
한의과	1,897	4,191	9,793	9,366	4.6	△4.4	70.3
안과	1,921	4,507	5,821	7,741	3.8	33.0	59.1
이비인후과	2,484	3,549	5,080	7,244	3.6	42.6	42.9
치과	2,032	3,828	5,220	6,762	3.3	29.5	49.3

진료과	2009년	2010년	2011년	2012년		전년대비 증가율	연평균 증가율
				환자 수	비중		
일반외과	1,903	2,793	4,304	6,187	3.0	43.8	48.1
비뇨기과	1,760	2,629	4,027	5,532	2.7	37.4	46.5
소아청소년과	1,354	2,566	3,030	5,362	2.6	77.0	58.2
신경외과	1,674	2,177	3,053	5,071	2.5	66.1	44.7
신경과	879	1,486	2,443	3,858	1.9	57.9	63.7
영상의학과	0	1,516	2,478	2,152	1.1	△13.2	19.1
그 외 진료과	5,155	10,528	17,534	23,020	11.5	31.3	64.7
계	64,464	101,592	154,816	203,063	100	31.2	46.6

출처 : 2012년 외국인환자 유치실적 주요 결과, 2013, 한국보건산업진흥원

① 다양한 의료서비스를 제공받을 수 있는 기회도 늘고 있다. 정부는 경제자유구역 내 외국인 투자병원 도입을 허용하여 2016년 송도에 최초의 국제병원이 개원할 예정이며, 민간 보험회사에 〈표 1-35〉와 같이 외국인환자 유치를 허용하는 방안을 추진 중이다.

〈표 1-35〉 진료유형별 외국인환자 현황

(단위 : 명, [%])

구 분	2009년	2010년	2011년	2012년(잠정치)		연평균 증가율*
				환자 수	비중	
입원	3,915	7,987	11,945	14,629	9.4	55.2
외래	56,286	63,891	95,810	125,450	80.6	40.1
건강검진	외래 · 건강검진 구분 없음	9,911	14,542	15,593	10.0	25.4
계	60,201	81,789	122,297	155,672	100	37.3

입원은 2009~2012년(4년간), 외래 · 건강검진은 2010~2012년(3년간) 연평균 증가율

출처 : 2012년 외국인환자 유치실적 주요 결과, 2013, 한국보건산업진흥원

② 의료관광객을 위한 숙박시설도 규제완화를 통해 늘려가고 있으며 중 · 저가 숙박시설 프랜차이즈를 활성화하고 있다.

3) 국내 의료기관의 해외진출

삼성서울병원이 두바이에 지사를 설립하고 외국 현지에 진출하는 국내 의료기관이 늘고 있다. 해외지사의 설립은 한국의 우수한 의료서비스를 알리고 한국에서 의료서비스를 받은 후 귀국한 환자에게 사후서비스를 제공할 수 있다. 현지 의료서비스에 대한 전략적 투자방법으로도 선호되고 있다.

① 의료기관의 해외진출은 [그림 1-77]과 같이 사례가 많이 있다. 미국의 존스 홉킨스

병원은 UAE에 트완(TWAN)병원을 건립하여 브랜드 사용료만으로 5년간 4억7천만$를 받고 병원 운영에 따른 수수료 수입은 별도로 챙기고 있다.

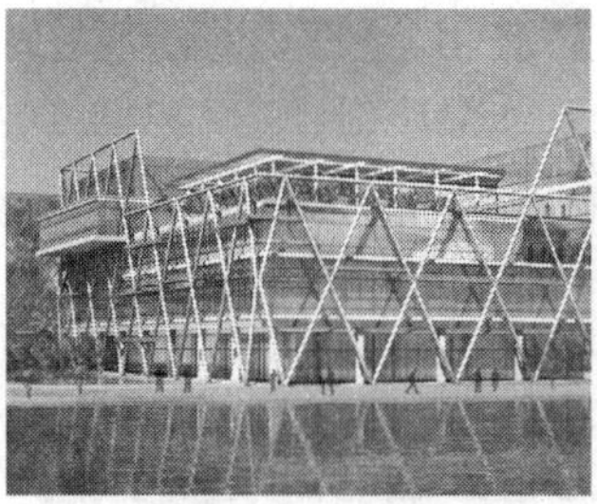

(b) Alzanah Medical Center

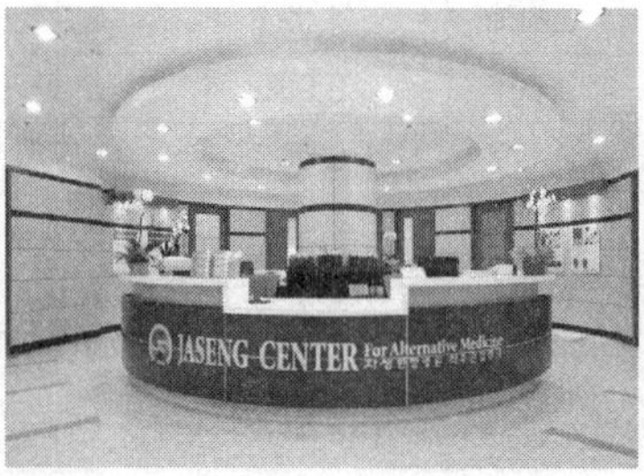

(a) Jaseng Center for Alternative Medicine

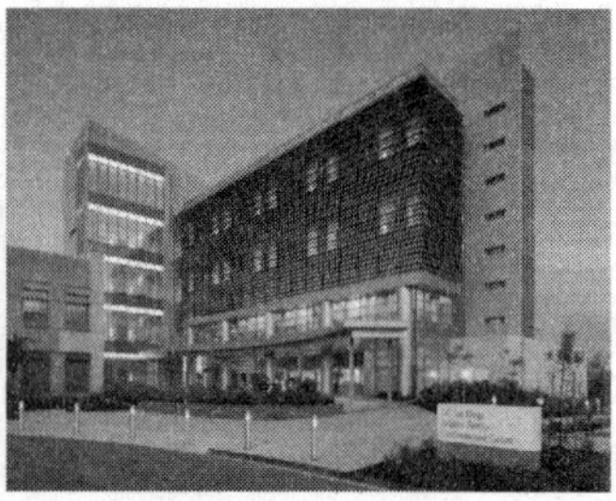

(c) UBSD Hospital

[그림 1-77] 외국에 진출한 국내 의료관광업체

② 국내 의료기관은 2012년 12월 기준으로 중국(31개), 미국(23개), 베트남(9개), 카자흐스탄(4개), UAE(3개) 등 16개국에 총 91개 의료기관이 진출하고 있다.

㉠ 투자형태별로는 〈표 1-36〉과 같이 단독투자 30[%], 프랜차이즈 30[%], 공동운영 20[%] 순이다.

〈표 1-36〉 국내 의료기관의 해외진출형태

투자형태	단독투자	프랜차이즈	공동운영	의료인력, 기술투자 및 브랜드 수출
비율	30[%]	30[%]	20[%]	20[%]

국내 의료기관의 해외진출형태, 한국보건산업진흥원 - 2013.4.15. 연합뉴스 중 발췌

ⓐ 단독투자는 투자기관(의료기관 포함) 및 개인이 의료기관에 100[%] 투자하여 운영하는 방식으로 자생한방병원의 Jaseng Center for Alternative Medicine, 송도병원의 UBSD Hospital, 차병원의 LA CHA 불임치료센터 등이 있다.

ⓑ 합자 및 합작을 통한 공동운영은 진출국 파트너와의 합자·합작 투자계약을 체결하고, 의료법인을 설립하는 경우로 상하이 우리들병원, Ye 메디컬센터 호치민 등을 들 수 있다.

ⓒ 위탁경영방식은 국내 의료기관이 진출국 의료기관의 시설 일부 사용계약을 체결하여 의료기관을 운영하는 방식이나 해외 의료기관과 고용계약을 맺고 출장진료를 하고, 경영기술 및 의료인력을 파견하는 방식이다.

㉡ 경희대 동서신의학병원, 인도네시아 진료지소, 우리들병원의 Alzanah Medical Center, BK동양성형외과의 완쫑병원 등이 있다. 이 밖에도 상해 함소아한의원

처럼 현지 네트워크를 활용한 프랜차이즈 및 계열화를 통한 진출을 하고 있다. 진료과목별로는 성형, 피부, 치과 등은 의원급을 중심으로 하는 단독투자형태가 많으며 척추, 재활 등 특수질환은 종합병원이나 중형병원급을 중심으로 진출하고 있다.

4) 지자체별 의료관광 추진 현황

의료관광은 의료서비스뿐만 아니라 관광서비스를 동시에 제공하므로 지역기반시설을 이용하고 지역의 특징을 널리 알릴 수 있어 지역경제 활성화에 기여한다. 보건복지부에 따르면 2010년 기준 1년에 약 450만 명의 외국인 관광객이 방문하는 서울 명동에 4만 명의 외국인환자가 방문한다면 약 640억 원의 직접·간접적 경제적 수익이 발생하고, 750명의 순수 의료관광 인력고용 창출효과가 나타난다.

정부는 2010년부터 지자체의 우수한 의료기술과 의료관광사업을 지원하고 한국관광공사는 각 지역의 지자체, 의료관광협의회 등과 협력하여 지역 의료관광 활성화에 앞장서고 있다.

① 서울특별시

서울지역이 주요 진료는 건강검진, 메디컬 스킨케어, 성형 및 한방이다. 메디컬 스킨케어 및 성형시술을 받고자 하는 일본인 및 중국인의 비율이 높으며, 중증진료의 경우 동남아쪽의 방문비율이 높다.

20~30대 여성의 비중이 높으며, 비즈니스나 관광목적으로 입국했다가 의료서비스를 받기 위해 방문하는 경우가 많은 것도 서울지역 의료관광은 [그림 1-78]과 같이 국제 의료기기 병원설비 전시회 등으로 많이 알리고 있다.

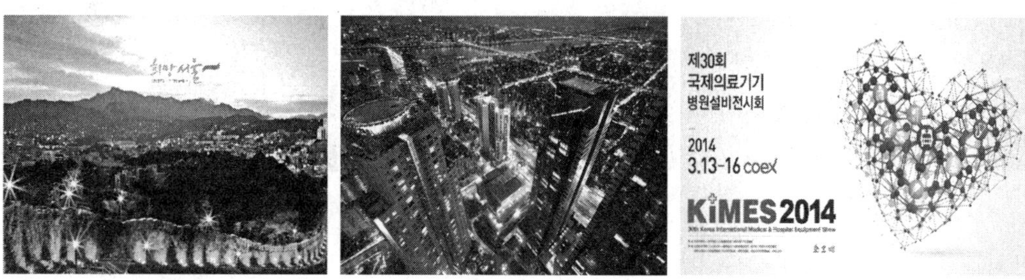

(a) 서울 (b) 서울 야경 (c) 서울 의료기기 전시회

[그림 1-78] 서울지역 의료관광

㉠ 서울특별시는 [그림 1-79]와 같이 지역별 특화된 의료상품과 인근명소를 연계한 의료관광코스를 개발하여 선보일 예정이다*. 강남구는 성형을 테마로 상담부

터 병원예약까지 원스톱 서비스를 받고 가로수길을 돌아보는 코스이고, 서초구는 피부를 중점으로 피부관리와 경락 등 전신관리를 받고 서래마을에서 저녁을 즐기는 코스이다.

중구는 한방을 내세워 침술치료 후 한방차를 마신 뒤 남산골 한옥마을에서 전통문화를 체험할 수 있으며, 서대문구는 세브란스병원과 연계한 암치료를, 강서구는 관절치료를 특화하는 방안을 구상하고 있다.

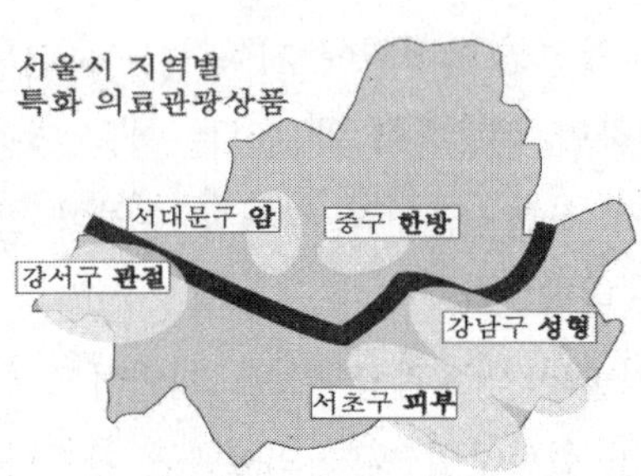

(a) 서울특별시 지역별 특화 의료관광상품

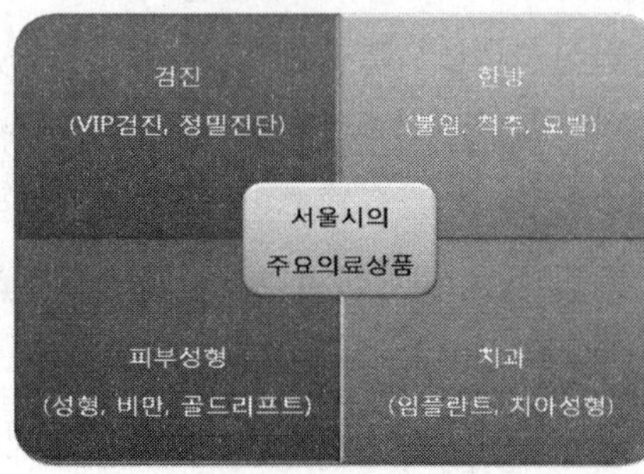

(b) 서울특별시의 주요의료상품

[그림 1-79] 서울특별시 지역별 특화 의료관광상품

ⓛ 서울특별시가 추진하는 진료분야별 마케팅 전략은 다음과 같다.

ⓐ 선택수술분야 : 외국인 전용 입원실을 갖추도록 지원하고 대외 홍보활동을 적극 지원함으로써 해외 인지도를 높이고, [그림 1-80]과 같이 선택수술 의료통계와 성공률 등을 분석하여 잠재적 수요자에게 제공할 수 있도록 한다.

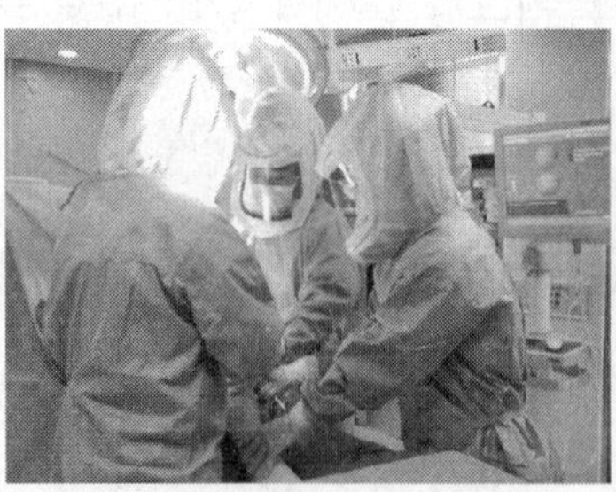

(a) 인공관절수술

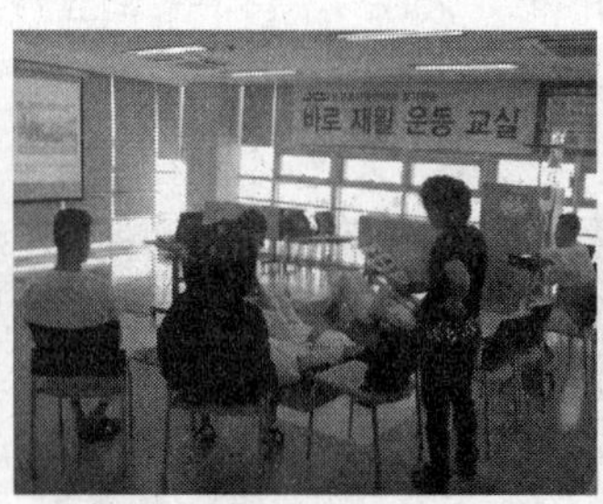

(b) 인공관절수술 재활

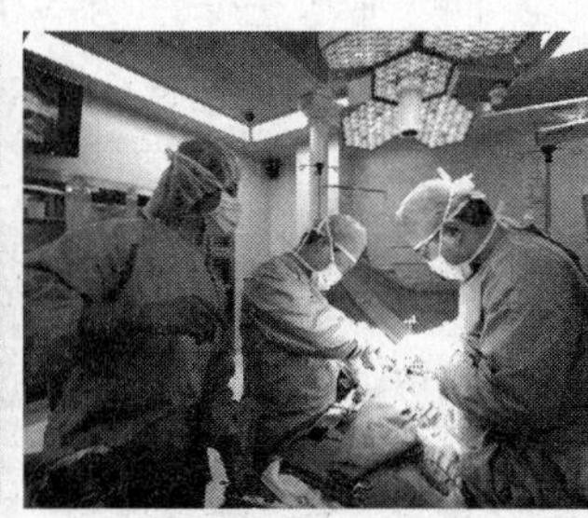

(c) 성형수술

[그림 1-80] 선택수술분야

ⓑ 중증치료의 경우 : 해외홍보에 초점을 맞추어 [그림 1-81]과 같이 주요 국가들의 의료진을 적극 초청하여 단기연수를 하고, 서울의 의료기관들에 대한

* 서울 '의료관광코스' 개발 4월 첫선, 2013. 03. 13. 국민일보

시설과 시스템을 직접 확인하도록 한다. 또한, 입국수속 및 환자이송에 대한 지원을 강화하고 동반가족에 대한 지원을 강구한다.

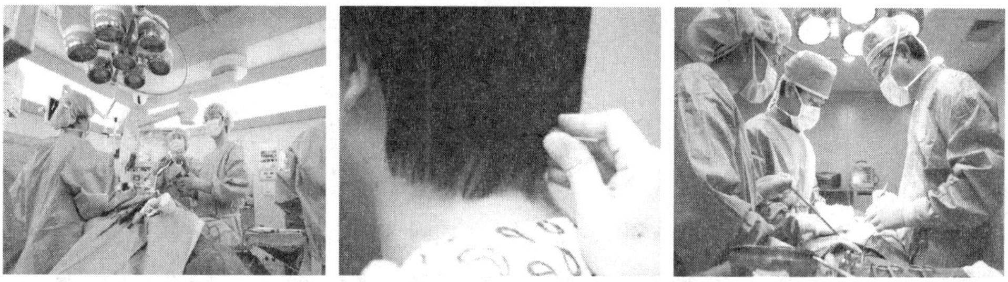

(a) 암환자 치료 (b) 동작침 요법 (c) 동맥경화 치료

[그림 1-81] 중증치료

ⓒ 성형수술의 경우 : Seoul Beauty라는 브랜드를 설정하여 [그림 1-82]와 같이 대한미용성형학회와 성형외과개원의 협의회와 협력하여 협력병원을 지정 미용성형분야를 전략적으로 마케팅하고, 웹페이지 상에서 seoulbeauty.com이라는 홈페이지를 만들고 성형의료 정보뿐만 아니라 한류스타 정보 등을 포함한 전반적인 정보와 협력병원의 전문분야, 진료의사의 인적정보 등을 검색할 수 있는 시스템을 구축한다.

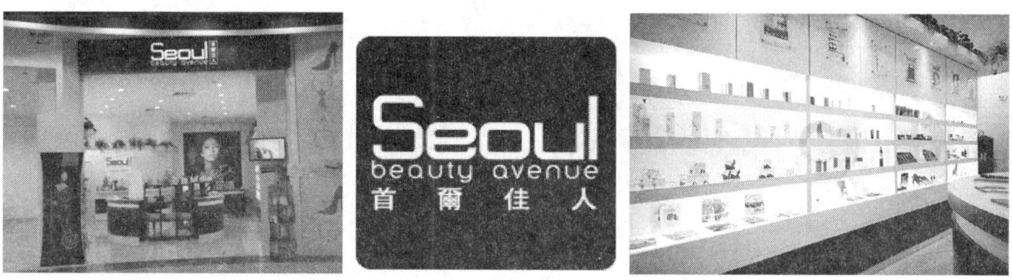

[그림 1-82] Seoul Beauty 브랜드

㉮ 홈페이지에는 개별적 상담이 가능하도록 하고 항공편, 입국, 숙소, 관광 등과 관련된 정보를 제공하고 출국 · 입국절차, 표준적인 치료 및 가격에 대해서 상담할 수 있도록 한다.

㉯ 연예, 문화산업과 협력하여 해외홍보를 할 수 있도록 하고 Seoul Beauty를 알리는 광고물을 제작, 주요 국가의 언론매체를 통하여 적극적으로 광고하고 주요시장의 인터넷 사이트에도 광고할 수 있도록 지원한다.

㉰ 치료 후기 등을 담은 UCC 동영상을 적극적으로 활용하여 젊은 수요자들

에게 접근한다. 서울특별시는 한류관광 등 일반여행일정에 성형상담을 포함하는 Seoul Beauty Weekend라는 광고 캠페인을 지원한다. 해외의사를 초청하여 국내 성형기술을 전달하고 해외의사와 네트워크를 구축하여 수술 사후관리와 관찰을 위하여 현지의사 및 병원과 협력체계를 구축한다.

㉣ 외국인환자들을 위한 입국절차를 개선하도록 관련 정부기관과 협력한다. 강남일대를 성형특구로 지정하여 필요한 도시기반 시설과 가로정비 등 인프라를 제공하고, 성형특구 내에 Seoul Beauty Office를 설치하여 전문상담원을 배치하고 가상성형 프로그램(FaceFilter Studio 2 : 페이스필터 스튜디오 2)을 [그림 1-83]과 같이 제공한다.

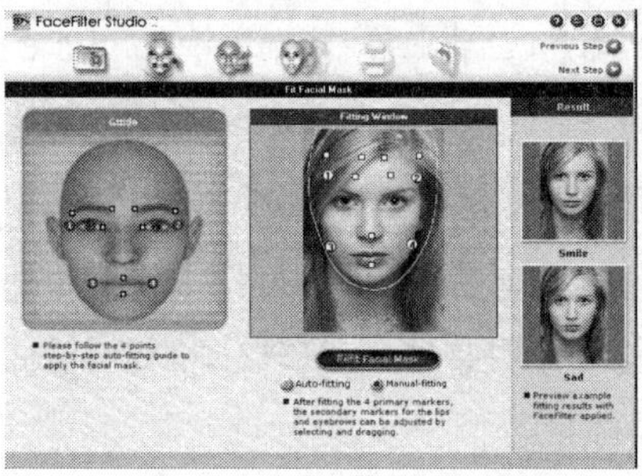

(a) 가상성형 프로그램(얼굴형)

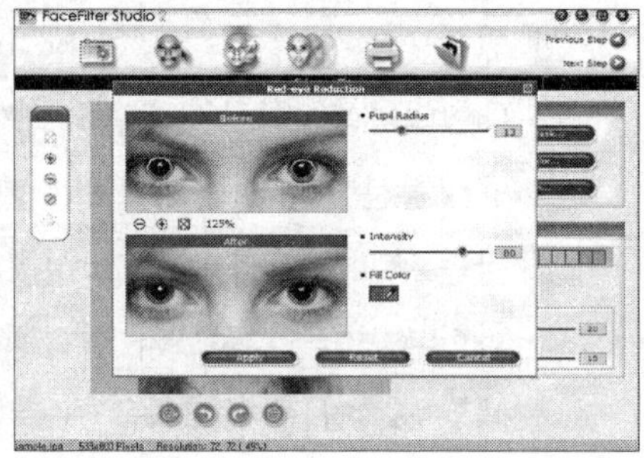

(b) 가상성형 프로그램(눈)

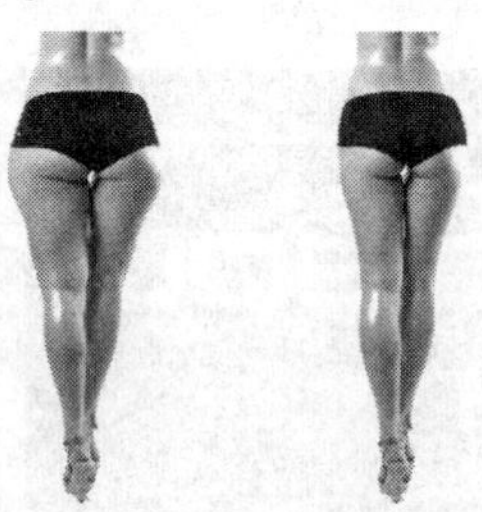

(c) 가상성형 프로그램(다리)

[그림 1-83] 가상성형 프로그램

ⓓ 미용 및 피부과의 경우 : 협력관광회사와 협의하여 서울특별시 도심관광 프로그램에 피부관리를 포함한다. 할인 쿠폰 등으로 관광객들을 유인하고 서울특별시는 할인금액의 일정 부분을 부담하여 미용 및 피부관리와 관련된 관광을 활성화시키도록 한다.

㉮ 명동에 [그림 1-84]와 같은 피부관리 상담소(Seoul Skin Care Consulting Office)를 설치하고 전문상담사가 관광객들에게 필요한 정보를 제공하고 희망하는 관광객들에게는 협력병원으로 추천한다.

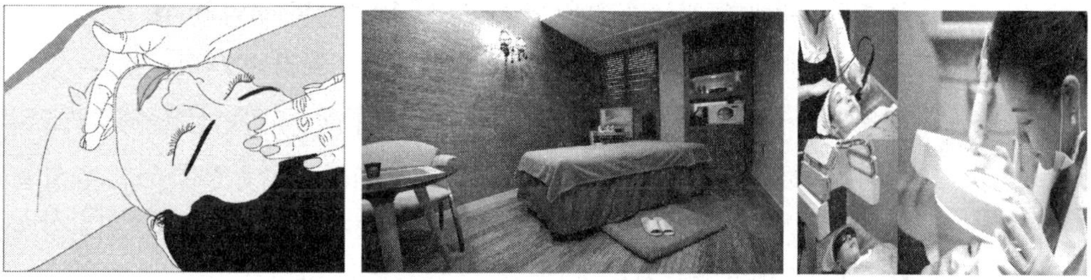

(a) 피부 마사지를 받고 있다 (b) 피부관리 상담소 (c) 피부과

[그림 1-84] 미용 및 피부과

㉯ 일본에서는 광고를 일원화하고 체계화하여 'Seoul Skin Care'라는 홈페이지를 만들어 관련된 정보를 제공하고 일본인들이 많이 찾는 포털사이트에 직접광고를 하거나 협력병원 홈페이지로 링크되도록 하는 인터넷 마케팅을 지원한다.

㉰ 피부관리 상품을 단체관광객들에게 연계시킬 수 있는 상품을 개발하고 성형수술 등 타 진료분야와 협력하여 연계 마케팅을 추진한다.

㉱ 피부관리를 받은 외국인 고객들에 대한 사후관리를 지속적으로 하여 재방문할 수 있도록 유도한다.

㉢ 마케팅 방안들이 효율적으로 되기 위해서는 정책적으로 지원해야 하는 사안들이 발생하므로, 서울특별시정개발연구원은 다음과 같은 정책제안을 제시하였다.

ⓐ 의료서비스의 산업화와 병원의 경영원리 도입을 촉진시키고 이와 관련된 제법규와 규정들을 개선할 것을 제안한다.

내용에는 민간보험을 활성화시킬 수 있도록 하고, 이미 개선되어진 유인 알선행위의 허용과 광고규제의 완화 그리고 민간보험 수가를 자율적으로 책정할 수 있도록 하여 고품질 의료서비스에 제공을 허용하고, 병원의 영리활동을 보장하며 병원소득에 대한 감면을 고려하고, 병원산업에 금융투자가 유치될 수 있도록 지원하는 것을 포함하고 있다.

ⓑ 의료서비스를 첨단산업, 지식산업으로 인식하여 금융, R & D 분야에서 처럼 동북아 의료허브가 될 수 있도록 육성해야 한다. 동북아 의료허브가 되기 위해서는 각 민간병원별로 특화하여 지역별로 네트워크를 구축할 수 있도록 지원해야 한다.

㉮ 세브란스병원은 중국과의 네트워크를 강화하고 삼성병원은 연해주 몽골 네트워크, 우리들병원은 말레이시아 네트워크를 활용하여 동북아 의료허브 구축에 활용할 수 있다.

ⓒ 의료연구에 대한 지원을 통하여 서울특별시 의료기관들의 의료서비스 수준에 대한 대외 인지도를 높일 수 있는데 의료낙후 지역의 의료진들을 서울 소재 병원에서 장단기 연수를 받게 하거나, 의료정보교환을 할 수 있는 펠로우쉽을 만들고 한국계 미국 의대생의 여름학기 인턴십을 제공함으로써, 국내 의료환경을 이해하게 하여 향후 국내에서 의료관광을 위한 역할을 담당하거나 미국 내 네트워크로 활용할 수 있도록 한다. 동북아 지역의 난치병환자를 치료하여 서울특별시의 의료수준을 알리고 홍보에도 적극 활용한다.

ⓓ 싱가포르 해외의 유명병원을 유치하여 [그림 1-85]와 같이 서울특별시의 의료산업의 수준을 제고시키고 브랜드 이미지를 구축한다.

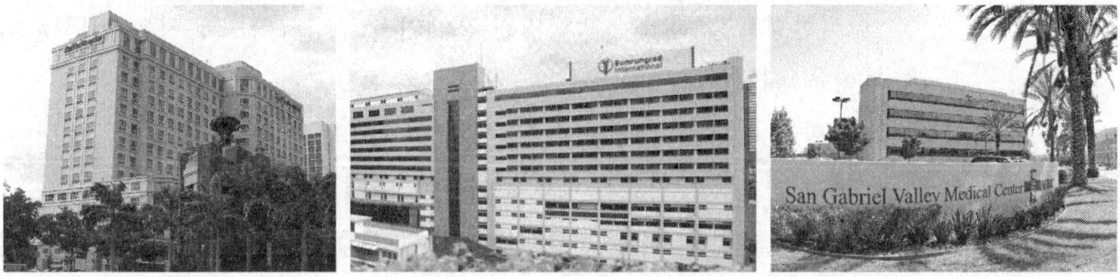

(a) 싱가포르의 래플즈병원 (b) 태국의 범룽랏병원 (c) 필리핀의 AHMC

[그림 1-85] 외국병원의 성공적인 유치

ⓔ 해외 한인 의료인력과의 네트워크를 [그림 1-86]과 같이 구축한다.

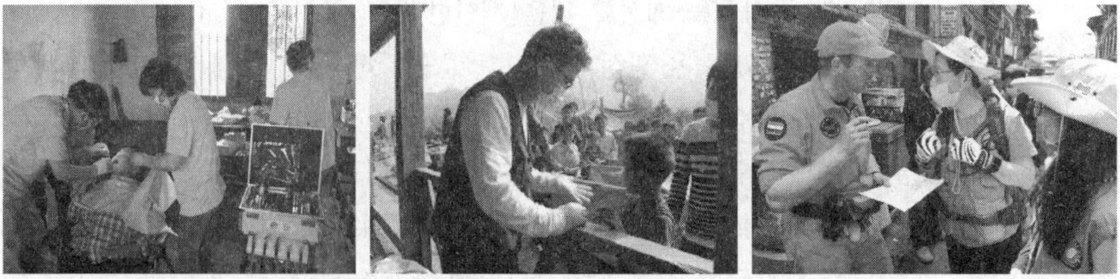

(a) 분단 중앙교회의 의료팀이 캄보디아 주민들을 진료 (b) 코이카의 의료팀이 파라과이 주민을 진찰 (c) 네팔 산악마을 주민들을 진료

[그림 1-86] 해외 한인 의료인력

ⓕ 의료관광과 관련된 정보를 구축하고 [그림 1-87]과 같이 의료관광에 대한 만족도를 조사하여 향후 마케팅에 활용할 수 있도록 하고, 서울특별시의 의료서비스를 이용했던 환자들에 대한 지속적인 관리를 가능하게 한다.

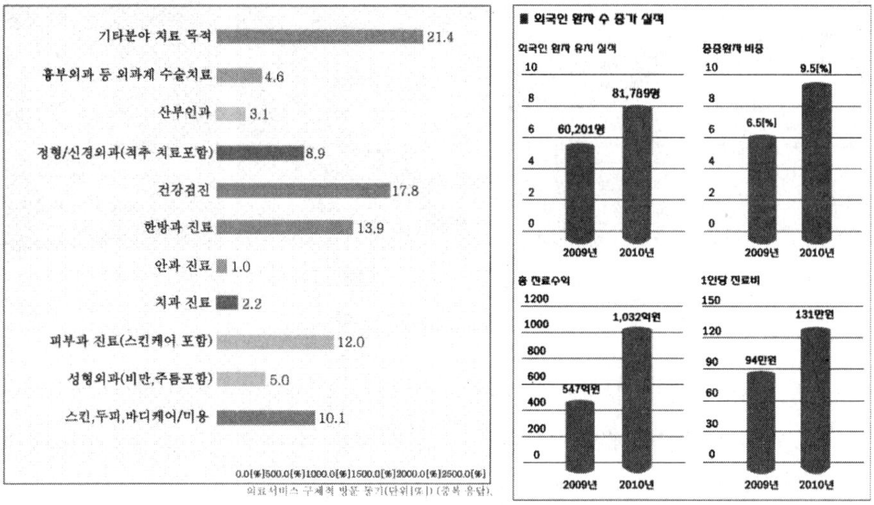

(a) 의료관광 한방 선호도 (b) 외국인환자수 증가 실적

[그림 1-87] 의료관광 만족도 조사

ⓖ 대형병원과 전문병원 간의 역할을 [그림 1-88]과 같이 적절하게 분담하고 조정하도록 한다.

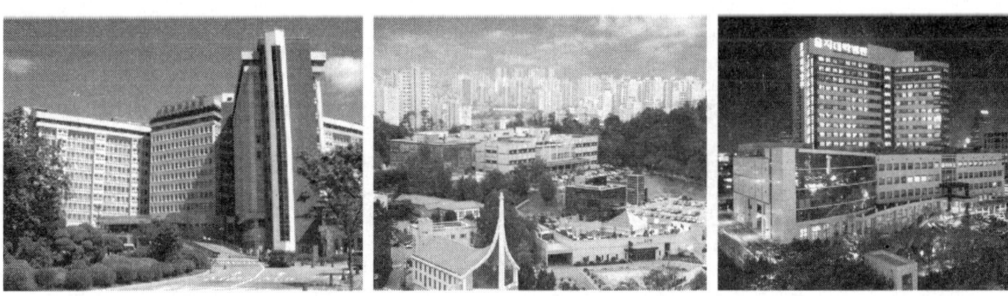

(a) 서울대학교병원 (b) 삼육서울병원 (c) 을지대학교병원

[그림 1-88] 대학병원과 전문병원

ⓗ 강남 일대 성형외과 밀집지역을 산업개발진흥지구로 지정하여 기반시설 등 인프라를 개선할 수 있도록 하고, 시 소유지에 의료복합센터를 건립하여 보다 나은 의료서비스를 제공할 수 있도록 하고, [그림 1-89]와 같이 시설과 가격면에서 경쟁력을 갖출 수 있도록 한다. 두바이 헬스시티처럼 진료분야별 의료기관, 의료교육기관, 의료벤처기업, 주거시설, 상업시설 등이 들어서는 의료산업복합지구를 개발한다.

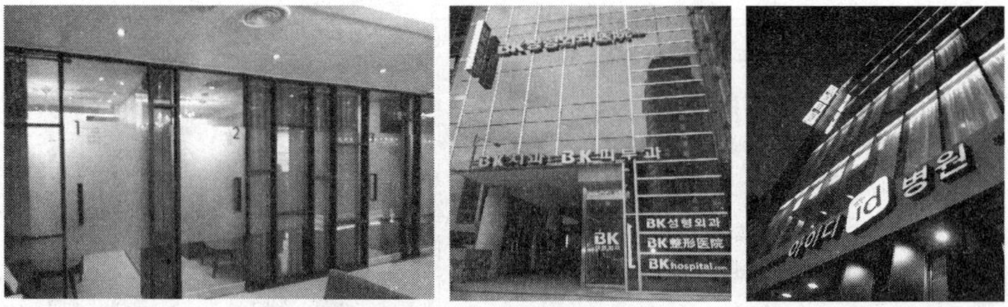

(a) 청담지엔 성형외과 (b) BK성형외과 (c) 아이디 병원

[그림 1-89] 강남일대 성형외과

ⓘ 언어소통의 문제점을 해소하기 위하여 외국의료진을 적극 유치한다.

ⓙ 보건복지부, 문화체육관광부 등과 해외 마케팅 등 업무가 중복되지 않도록 협력하고 법적규제의 완화를 위해서 적극 협력하여야 한다. 서울관광마케팅에서 직접 해외교포들을 위한 저가의 의료보험상품을 외국보험회사의 협의하여 개발하고 직접 판매한다.

ⓚ 미국에서 보험회사와 알선회사를 직접 설립하는 것도 검토한다. 서울특별시의 의료관광산업의 지원을 위한 마케팅 전략과 정책제언들은 앞서 의료관광을 발전시켜온 다른 나라들의 선례를 모두 포괄하는 정책들이다.

② 부산광역시

풍부한 의료 인프라를 갖추고 있으며, 산과 바다가 어우러진 자연경관과 특급호텔, 쇼핑몰 등이 인접해 있어 융합·복합 의료관광지로 각광받고 있다.

㉠ 아시아 의료관광 허브도시로 성장하기 위해 서면 메디컬스트리트를 중심으로 의료관광 활성화 사업을 펼치고 있다. 메디컬스트리트에 위치한 의료관광 홍보안내센터에서 다양한 의료관광정보를 접하고, 밀집한 의료기관에서 원스톱 진료를 받을 수 있다.

㉡ 매년 5월 [그림 1-90]과 같이 축제를 통해 다양한 부대행사를 경험할 수 있다. 일본 및 러시아인들의 진료가 급증하고 있으며, 부산권의 의료기관과 의료진에 대한 신뢰감 부여를 위해 부산 의료서비스 가이드북을 제작 및 배포하고 있으며 해운대 및 서면지역의 의료관광 특구지정을 추진하고 있다.

㉢ 부산의 '메디컬 투어리즘(의료관광)'은 [그림 1-91]과 같이 인터넷 사이트(www.bsmeditour.go.kr)는 해외환자들이 부산지역의 의료기관 현황과 전문 진료과목 등을 상세히 알 수 있도록 한국어, 영어, 일어, 중국어, 러시아 등 5개 언어로 구축되어 외국인환자들에게 길라잡이 역할을 하고 있다.

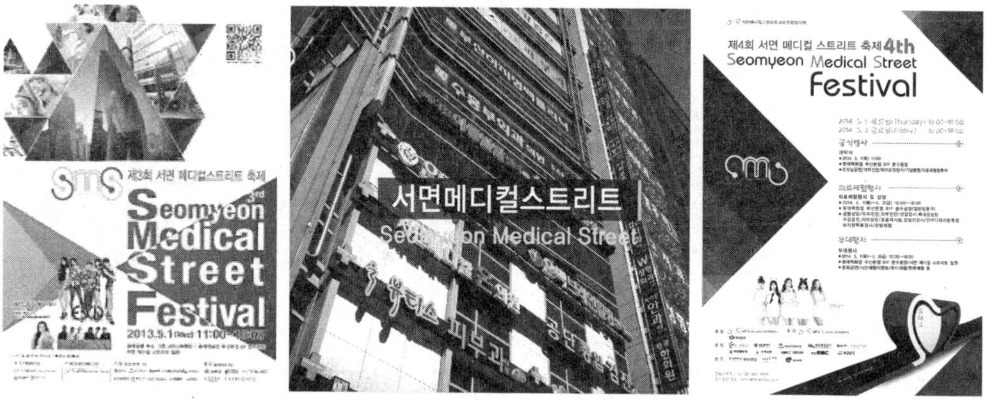

[그림 1-90] 서면 메디컬스트리트

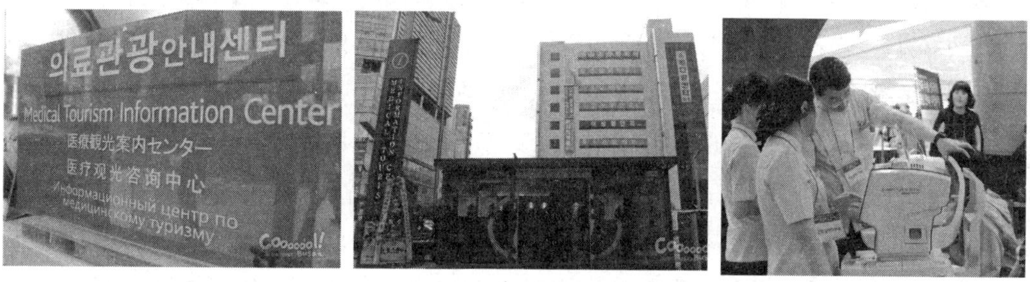

(a) 부산 의료관광 안내센터 내부 (b) 부산 의료관광 안내센터 외부 (c) 무료로 시력검사와 안악검사

[그림 1-91] 부산의료 현황

㉣ 부산광역시는 최근 의료관광 도시구축을 위한 구체적인 실행전략을 세워 본격적으로 외국인 전용 의료관광 사이트의 구축과 함께 의료관광 실무 매뉴얼 배포, 의료관광 활성화 조례 공포 등을 통해 해외환자 유치를 위한 세부사업에 착수했다.

ⓐ 해외환자의 유치와 진료과정의 절차 등을 표준화한 매뉴얼은 지역 의료기관에 배포하고, 외국어 입원 · 퇴원 수속 및 진료서식, 외국의 의료수가 및 보험제도, 의료사고대처, 진료 후 사후관리방안, 외국인환자와 동반인의 입국 · 출국, 숙박, 관광 등에 이르기까지 세부사항이 망라되어 있다.

ⓑ 의료관광 전문인력의 양성 및 의료관광 활성화를 위한 학술행사, 해외마케팅 및 홍보활동 등에 대한 행정적인 지원근거로 **부산광역시 의료관광 활성화에 관련 조례**가 제정되어 의료관광 허브 도시로의 성장을 위한 제도적인 기반이 마련되었다.

ⓒ 인제대학교 해운대 백병원과 동남권 원자력의학원은 의료관광 허브로 기대를 받고 있다. 명실상부한 **메디컬 투어리즘 부산**의 인프라가 속속 갖춰지기

시작한다.

㉤ 부산광역시는 한국관광공사와 함께 매년 부산국제의료관광컨벤션(BIMTC)을 개최하고 있으며, 의료관광설명회, 팸투어 등을 통해 부산 의료서비스를 홍보하고 있다.

㉥ 2013년에는 베트남에서 부산 의료관광 서비스 설명회를 개최하였고, 2014년 하노이에서 열리는 베트남 관광전에 부산 의료관광 특별전을 개최했다.

③ 대구광역시

2009년 메디시티 대구를 선포하고 첨단 의료복합 산업단지를 유치한 이후 대구 의료관광발전협의회를 중심으로 다양한 의료관광 육성정책을 추진하고 있다. 특히 '모발이식'을 핵심 키워드로 하여 세계적인 브랜드로 키우기 위하여 모발이식센터를 개설하고, 선진의료기술 연구와 자동식모기 등의 기술개발, 모발보호용 샴푸 등 연계상품개발도 적극적으로 지원하고 있다. [그림 1-92]와 같이 대구를 찾는 의료관광객도 2010년 4,493명에서 2011년 5,494명, 2012년 7,109명으로 꾸준히 증가하고 있다.

㉠ 시내에는 대구 의료관광 종합안내센터가 마련되어 의료관광객 안내 및 유치 마케팅을 담당하고 있으며, 2012년 천여명의 외국인 관광객이 종합안내센터를 찾았다. 대구광역시는 의료관광 활성화를 이끌 23개 선도 의료기관을 지정하고 있으며 선도 의료기관들이 컨소시엄을 구성한 글로벌 의료관광 허브 메디시티 대구 조성사업은 3년 연속 지역 선도 의료기술 육성 공모사업에 선정되어 의료관광객 유치를 위한 사업비를 지원받고 있다.

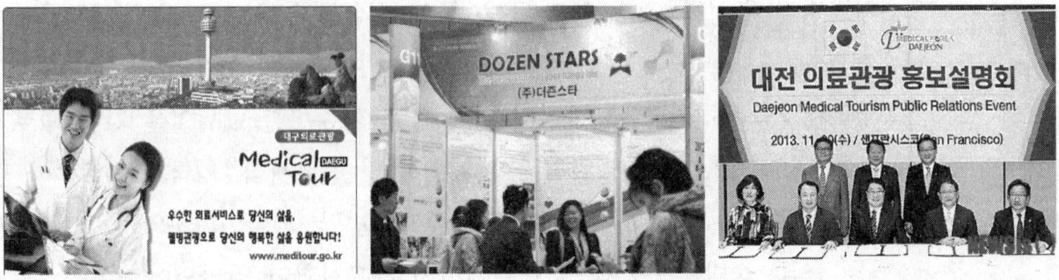

(a) 대구 의료관광 (b) 더존스타 병원 마케팅 (c) 대전 의료관광 홍보설명회

[그림 1-92] 관광마케팅

㉡ 2012년 10월에는 대구 엑스코에서 대한민국 건강의료산업전과 대구 의료관광전시회, 대한민국 한방엑스포가 동시에 열렸다. 여기서는 의료산업체와 종합병원, 한방산업체 등 200여 업체가 참여해 최신 의료기술과 시연회와 무료진료 등 다양한 체험행사를 했다.

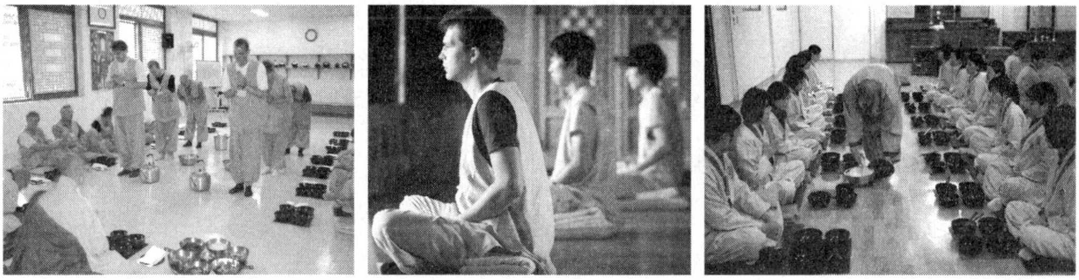

[그림 1-93] 동화사 템플스테이

ⓒ 라이온스 부산 세계대회 등 국제대회에서 대구 의료관광상품 홍보활동을 펼쳤으며, 동화사 템플스테이도 [그림 1-93]과 같이 지역 관광자원을 활용한 연계상품으로 개발하였다.

ⓓ 해외설명회를 비롯, 해외여행사와의 협약체결, 중국 청도에 대구 의료관광홍보관 운영 등 해외 에이전시와의 협업에도 적극 나서고 있다.

ⓔ 국내에서는 처음으로 대구광역시가 [그림 1-94]와 같이 아랍어 인터넷 홈페이지(arabic.daegu.go.kr) 개통으로, 대구 소개와 의료 · 관광, 생활정보 등으로 꾸며져 있다.

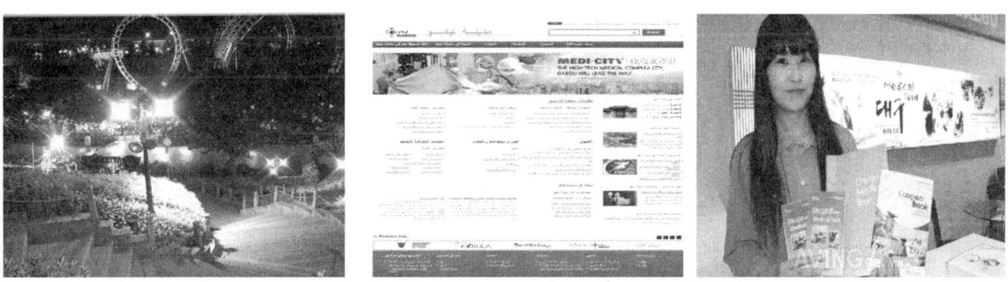

(a) 대구 컬러풀 (b) 아랍어 인터넷 홈페이지 (c) 대구 의료관광 안내센터

[그림 1-94] 대구의 의료현황

ⓐ 대구의 위치와 면적 · 인구 · 주택 · 교육 등 일반 현황과 거주 외국인 숫자, 비자신청, 체류연장, 국제운전면허 취득방법 등의 정보가 담겨 있다.

ⓑ 의료기관 현황, 성형 · 치과진료 · 건강검진 등 진료안내와 관광명소 · 쇼핑시설 · 시티투어 등이 있다.

ⓒ 아랍어로 인터넷 홈페이지를 만든 것은 전국 지방자치단체 가운데 처음이다.

ⓓ 아랍어 홈페이지는 의료관광객 유치를 염두에 둔 것이다. 중동과 아프리카 등 아랍어권 국민의 한국방문이 늘어나고 있는 추세이다.

ⓔ 2006년 우리나라를 찾은 아랍어권 국가의 여행객은 1만5446명이었지만 현재는

2만33명으로 늘었다. 이 가운데 일부는 의료관광을 목적으로 입국했다고 한다.

ⓑ 대구에는 2008년 두 차례에 걸쳐 아랍에미리트 · 알제리 · 이란 등지에서 98명의 의료관광객이 다녀갔다. 이들은 동산병원과 영남대병원에서 종합건강검진을 받고 주변 관광을 한 뒤 다음날 검사결과를 통보받았다.

대구시내 한복판에 메디텔이 생긴다.

대구 도심에 호텔과 병원이 한 건물에 있는 메디텔이 들어선다. 대구시와 엘디스리젠트호텔은 지하 1층 지상 18층 연면적 1만 1,660[m^2]의 신관을 신축, 병원과 호텔로 운영키로 하고 18일 메디텔건립 양해각서를 체결한다고 밝혔다. 신축건물은 1층부터 13층까지는 건강검진센터와 성형외과, 피부과, 치과, 안과 등 의료관광 관련 병의원과 뷰티샵, 약국, 편의점을 14~18층은 객실, 19층은 하늘공원으로 배치할 계획이다.
엘디스리젠트호텔 메디텔이 완공되면 전체 연면적의 70[%]가 의료관광 관련 업소가 들어서게 된다.
호텔 측은 의료관광객들에게 호텔객실을 저렴하게 입원실로 활용할 수 있도록 지원하고 입주 병 · 의원에 대한 호텔식 서비스 교육을 수시로 실시해 대구 의료관광의 메카로 운영한다는 방침이다.
리젠트호텔 대표는 "전국 최대 메디텔이 들어서면 지역 의료관광산업 활성화에 큰 기여를 할 것"이라며 "주변 지역 근대골목길 투어와 약령시, 현대백화점 등과 연계한 관광코스 개발도 활발해질 것"이라고 말했다.

〈한국일보 기사 중 발췌, 2012.9.18〉

④ 인천광역시

인천국제공항 인근 지역이라는 지리적 환경과 송도, 영종, 청라지구 등 국제화 도시의 이점, 지역종합병원 의료기반과 2014년 인천 아시안게임을 활용하여 인천을 동북아 의료관광 중심도시로 만들어간다는 계획이다.

㉠ 인천만의 특화된 의료상품과 다문화가정 구성원을 대상으로 한 의료관광코디네이터 육성, 해외 의료관광시장 개척을 주요 추진과제로 꼽고 있다.

㉡ 인천광역시는 일차적으로 오는 2014년까지 3만 명의 의료관광객을 유치해 총 700억 원의 경제효과와 800명 이상의 새로운 일자리 창출효과를 기대하고 있다.

㉢ 인천광역시의 의료관광은 인천광역시, 인천도시공사, 지역병원 및 관광업계간 협력을 통해 추진되고 있으며, 2011년 6월 [그림 1-95]와 같이 인천광역시 의료관광재단이 송도에서 출범하였다. 재단에는 23개 의료기관과 인천도시공사, 인천국제교류센터 등 총 33개 기관이 참여하고 있다.

㉣ 인천광역시는 심뇌혈관 클러스터를 기반으로 한 심혈관 및 뇌혈관 치료분야를 비롯해 치과, 척추 · 관절, 한방 등의 전문분야를 중심으로 특화 분야를 만들어 가고 있다.

㉤ 인천 의료관광재단은 우즈베키스탄 수도인 타슈켄트에 인천 의료홍보관을 설치하고

민간 전문업체와 함께 민 · 관 · 의라는 새로운 의료관광 모델을 구축하고 노력하고 있다.

ⓑ 인천광역시는 인천광역시 - 천진시 교류 20주년 기념 의료세미나 등 21개국 32개의 자매 우호도시를 활용한 G2G 협력의료관광 활성화 전략으로 구체화 하고 있다.

ⓢ 인천국제공항의 인근 지역이라는 지리적 환경과 영종 · 송도 · 청라 뉴타운 등 국제화 도시를 활용하여 의료관광객을 유치할 계획으로 진료분야는 건강검진 및 암검사를 중심으로 진료할 것이며, 장기적으로는 의료 관련 관광지 조성을 추진할 것이다.

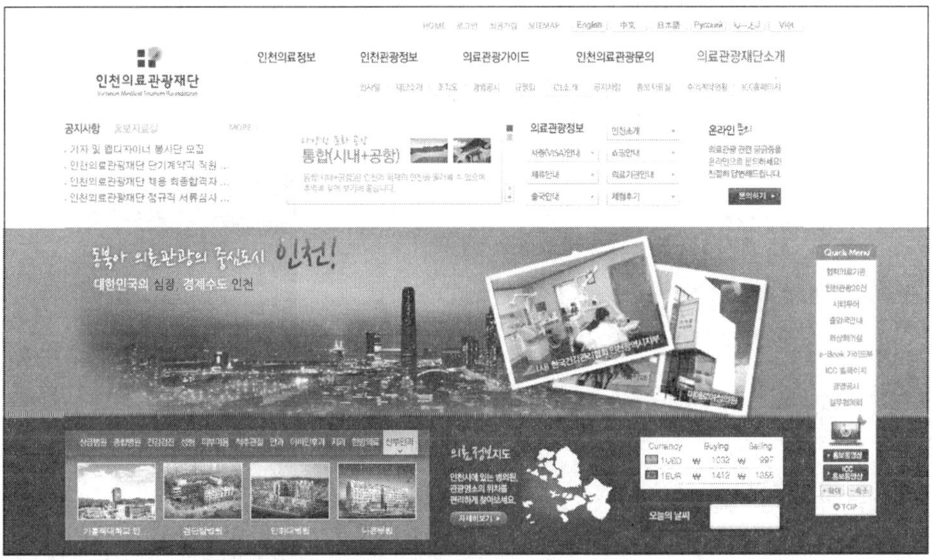

[그림 1-95] 인천 의료관광재단 홈페이지

ⓞ 인천광역시는 국제병원(그림 1-96)과 같이 개원하면 외국인 투자유치도 증가할 것으로 기대하고 있다.

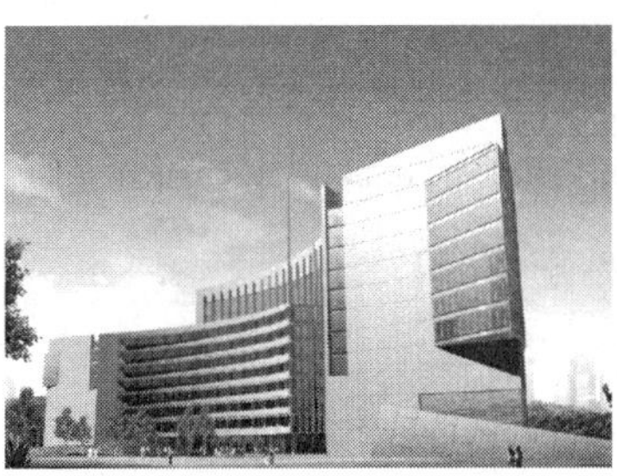

(a) 2005년 설립 당시의 국제병원 조감도

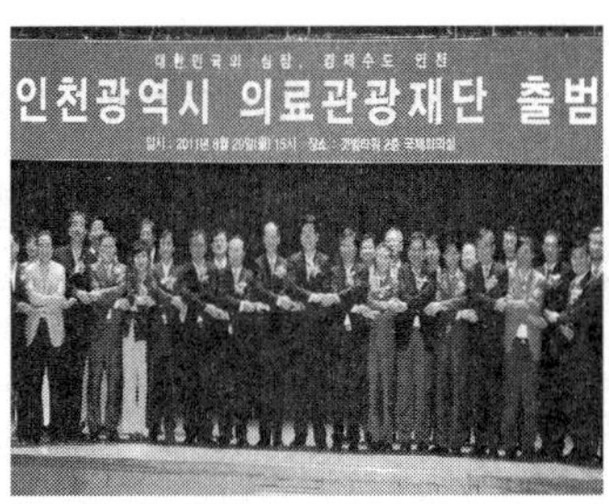

(b) 인천 의료관광재단 출범

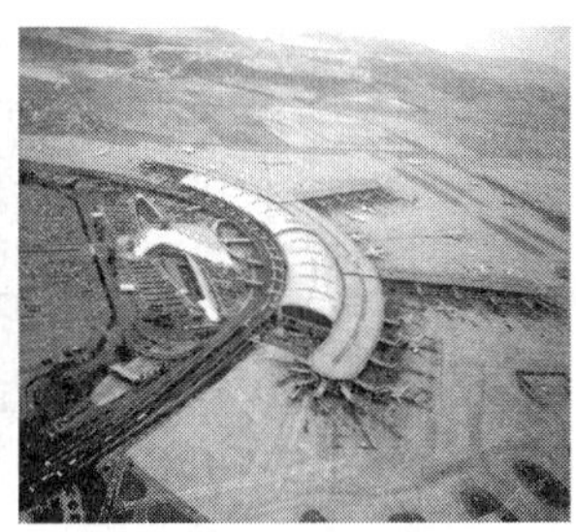

(c) 인천국제공항

[그림 1-96] 인천 의료현황

ⓩ 미국 최고의 병원이 개원하고 외국기업들의 관심이 높아지고, 또 중국 등 아시아와

미국 내 교포 등 외국환자를 유치하게 되면 경제특구의 송도가 될 것이다.

⑤ 광주광역시

광주를 비롯한 전남 지역은 한국 전통문화와 풍부한 먹거리, 아름다운 섬들로 건강생활 전체를 선보일 수 있는 조건을 갖추고 있어 의료관광 활성화가 기대되고 있다.

㉠ 화순 전남대학병원 내에 의료관광 종합정보센터를 운영하고 있으며, 첨단 관절치료기술을 바탕으로 관절치료를 특화하고 있다.

㉡ 2012년 11월에는 성장하는 뷰티산업을 지원하기 위하여 최초로 [그림 1-97]과 같이 국제뷰티 · 의료관광박람회를 열어 의료관광객들의 주목을 받았다.

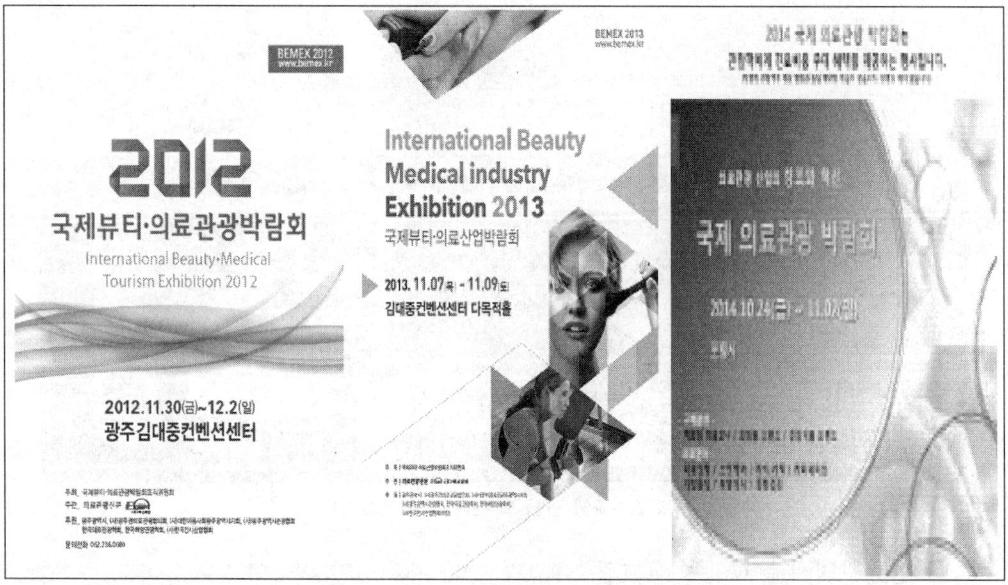

[그림 1-97] 국제뷰티 · 의료관광박람회

⑥ 대전광역시

의료관광지원센터를 대전 마케팅공사에 위탁 · 운영하며 해외홍보 마케팅, 코디네이터 양성 및 통역지원, 지역의료관광 인프라 구축과 대전을 방문한 의료관광객에 대한 의료서비스 품질제고 등 의료관광 활성화를 위한 지원업무를 총괄하고 있다.

㉠ 많은 의료기관이 밀집되어 있으며, 첨단 과학기술의 메카로 교통접근성이 높다. 또한 메디컬스트리트 조성 및 유성온천치료, 건강거리조성, 오감만족 힐링사업 등으로 의료경쟁력을 갖추고 있다.

㉡ 대전은 지역의료관광 활성화를 위한 3대 중점 추진방향으로 지역 MICE 산업과의 연계 및 해외기업체 포상건강검진을 통한 해외외국인환자 유치, 화상환자와 척추질환

등 중증환자 유치, 피부 · 성형 · 안과 · 한방 등의 지역특화시술을 중심으로 외국인 의료관광객 유치로 설정하고 이를 위해 다각적인 노력을 기울이고 있다.

ⓒ 2012년 8월부터는 **외국인을 위한 휴양형 첨단 의료관광 연계협력사업**이 국토교통부 내륙권 광역연계 시범사업으로 선정되어 대전과 강원도, 충북 제천시, 충남 금산군 등 4개 광역지자체와의 협력사업을 추진하고 있다.

ⓔ 2013년에는 농림축산식품부 주관으로 'K-Farm 누리사업(**농촌체험 의료관광사업**)'에 최종 선정되는 등 지속적인 의료관광 활성화 사업추진으로 지역의료관광의 고도화를 장려하고 있다.

ⓜ 매년 대전 의료관광 국제컨퍼런스를 개최하여 지속적인 해외네트워크 확장 및 지역의료관광의 세계화에 기여하고 있다.

⑦ 경기도

서울에 이어 두 번째로 많은 의료관광객이 방문하고 있으며 의료한류의 기본인 미용, 성형 등 체계적이고 특성화된 건강검진과 중증질환 치료를 하고 있다.

ⓐ 의료관광사업 추진을 위해 2011년 4월 국제의료팀을 신설하였으며, 2009년 8월 발족한 **경기국제의료협회**(전 경기국제의료관광협의회)를 중심으로 **의료관광 허브**, 경기도를 위한 국제 의료사업을 추진하고 있다. 협회는 경기도 의료서비스의 국제적 인지도 제고를 위한 홍보활동을 전개하고 회원 의료기관의 해외환자 유치와 해외진출 활성화를 지원하고 있다.

ⓑ 의료산업의 적극적인 해외진출을 위해 2011년 [그림 1-98]과 같이 미국 LA, 카자흐스탄 알마티, 러시아 하바롭스크에 **경기국제의료지원센터**(Gyeonggi Medical Business Center : GMBC)를 개설하므로서, 직접적인 환자유치를 비롯한 보건당국 및 지역 의료기관과의 지속적인 교류를 추진하고 있다.

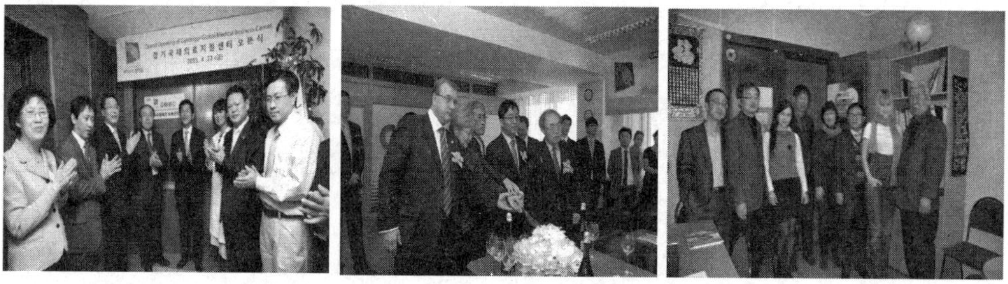

[그림 1-98] LA · 알마티 · 하바롭스크 GMBC 사무소

ⓐ 2012년에는 [그림 1-99]와 같이 하바롭스크주 보건부장관과 카자흐스탄 보건부 장관이 경기도를 방문하여 보건의료분야의 교류협력 증대를 위한 MOU를 체결하였고, 2013년 5월에는 **국제의료지원센터**를 러시아 하바롭스크에서 블라디보스톡으로 이전 개소하는 등 경기도 의료산업의 해외진출 및 수익의 극대화에 박차를 가하고 있다.

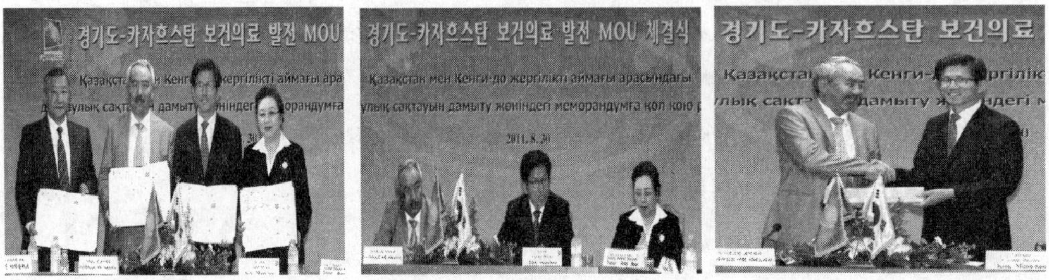

[그림 1-99] 카자흐스탄 보건부 대표단 방문

ⓑ 2010년부터 실시된 경기도 내 우수 의료기관의 해외의료인 연수 프로그램에서는 보건복지부 우수 의료기술 육성사업으로 선정되었던 **최소침습수술**(minimally invasive surgery : 내시경 수술)을 통해 연수 의사들과 의료 네트워크를 구축하였으며, 병원경영에 관한 연수 프로그램도 활발하게 이루어지고 있다.

ⓒ 매년 신시장 개척사업의 일환으로 해외의료 사업설명회와 국제학술대회, 국내외 박람회를 진행하고 있으며, 미국, 카자흐스탄 등 환자유치 주요 국가관계자를 대상으로 팸투어를 실시하고 있다.

ⓓ 경기도 내 의료기관과 함께 필리핀, 네팔, 캄보디아, 미얀마 등 해외 긴급재난지역 및 의료 인프라가 부족한 저개발 국가에 나눔 의료사업을 진행하고 있다.

㉢ 경기도는 의료관광코디네이터 파견 인력풀을 구축하여 영어, 중국어, 일본어뿐만 아니라 러시아어와 몽골어, 베트남어 등 다양한 나라의 외국인환자를 유치할 수 있는 인프라를 지원하고 있으며, 의료관광 관련 국제서류 및 의무기록 번역 서비스, 국제의료 간병인 서비스를 실시하고 있다.

ⓐ 다문화가정 구성원을 대상으로 **다문화가정 의료관광코디네이터 교육**을 실시하여 인력풀을 더욱 확대해 나가고 있다.

ⓑ IT 기반 진료협력센터를 설치하여 해외의료기관 및 에이전시 등과의 정보교류와 화상상담을 통한 내방환자의 사후관리를 돕고 있다. [그림 1-100]과 같이 온라인 홈페이지(www.e-gima.org)와 SNS, 연간 발행되는 소식지를 통해서도 경기도 의료기관과 관광지 홍보 및 일차적인 온라인 상담을 실시하고 있다.

ⓒ 의료서비스 가격경쟁력과 더불어 국제의료 인프라의 약점을 보완하기 위해 특성화된 의료관광 프로그램 개발에도 힘써야 한다. 지사설립, 팸투어 실시, 다언어 홈페이지 구축 등 표적시장에 부합하는 맞춤형 홍보마케팅 활동도 요구되므로, 신뢰감 형성을 위해 도내 의료기관의 JCI 인증을 위한 지원책을 마련하고, 보험 관련업 종사자가 해외 의료관광객 유치를 대행할 수 있는지 검토할 필요가 있다.

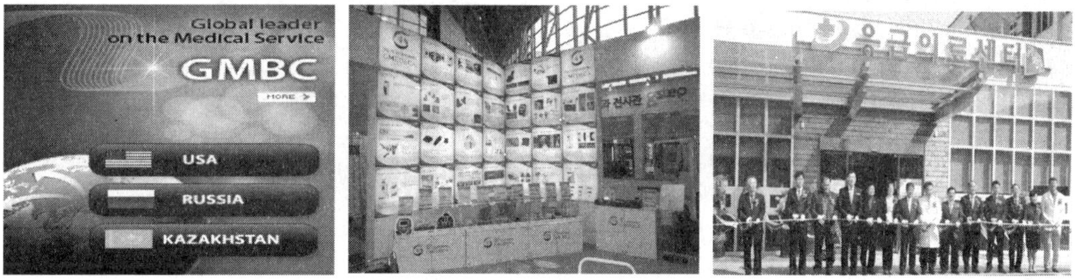

(a) 경기 국제의료협의회 홈페이지 (b) 경기도 의료기기산업지원센터 (c) 경기도 응급의료센터

[그림 1-100] 경기도 의료현황

ⓓ 병원운영 효율성을 개선하고 병원 간 자율적인 경쟁을 하면 의료서비스 산업 전반의 경쟁력을 강화할 수 있도록 영리병원 확대허용을 하면 경기도는 우수한 접근성, 풍부한 수도권 배후시장과 내수여건, 제약 · 바이오 인프라와 종합병원 인프라의 우수성, 화성 해양레저복합단지와 항공 레저쇼 등 고급 레저 인프라 확충, 메가 이벤트 개최, 한류 월드 개발 등과 같은 문화관광 인프라를 [그림 1-101]과 같이 의료관광과 연계해 적극 활용하면 서울특별시와는 차별화된 경쟁력으로 동북아 의료관광 허브로서 도약할 수 있을 것이다.

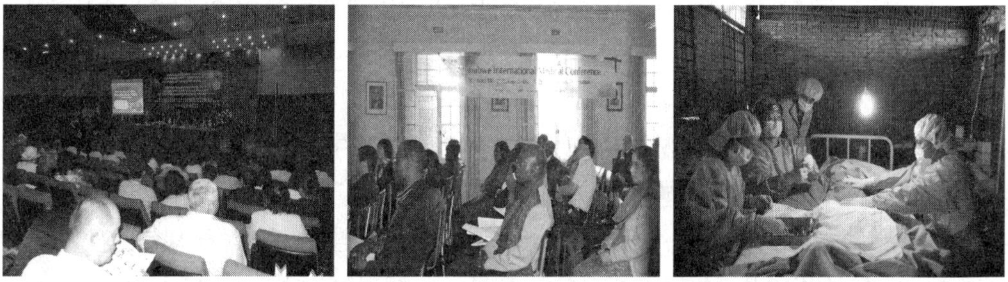

[그림 1-101] 카자흐스탄 · 짐바브웨 국제학술대회 및 해외 나눔의료관광

⑧ 강원도

정부는 2008년 12월 5+2(수도권, 강원권, 충청권, 대경권, 호남권, 동남권, 제주권) 광

역경제권 중 강원도에는 [그림 1-102]와 같이 신성장선도 산업으로 의료융합 및 의료관광산업을 지정했다. 정부는 Bio-medical 융합 · 복합산업의 글로벌 기술가업화 허브구축과 동북아 의료관광 거점구축을 위하여 3년간 430억원의 예산을 지원했다. 강원도는 도내의 관광자원과 연계하여 의료관광산업을 육성하기 위하여 노력을 하고 있다.

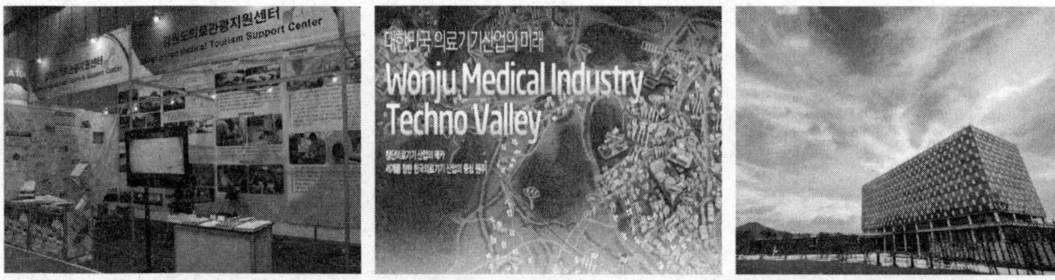

(a) 강원도 의료관광 전시회 (b) 원주 의료산업 테크노밸리 (c) 원주 의료기기종합지원센터(MCC)

[그림 1-102] 강원도 의료현황

㉠ 강원도는 보건의료산업의 인프라를 구축하는데 초점을 맞추어 2010년도 강원도에서 **의료관광 광역경제권 선도전략 산업육성**에 29억원, **메디컬 디바이스 허브 구축**에 43억 그리고 **의료 인재양성사업지원** 등에 총 103억원의 예산을 지원했다.

ⓐ 2009년 6월 강원도 지식산업 및 전략산업인 **바이오산업, 의료기기산업, 해양바이오산업, 신소재 및 방재산업** 등의 추진을 위하여 설립된 재단법인 강원 테크노파크 내 의료융합 및 의료관광 실무팀을 구성하여 실제적 의료관광산업 육성을 위한 제 방안을 검토했으며, 강원광역경제권 의료관광 거점의료기관 선정작업을 2009년 10월에 실시했다.

ⓑ 의료관광상품 개발, 인프라 구축 및 인적자원양성을 지원할 2009년 11월 **강원도 의료관광 지원센터**를 개소하였다. 강원도 평창군은 한방 의료관광산업을 추진하고, 강릉시는 가톨릭대학과 해양의료관광 협약서를 체결하고 의료관광을 위하여 수치료센터의 건립을 추진하고 있다.

㉡ 관광, 휴양 및 웰빙 산업의 프론티어가 될 **강원광역경제권 선도산업** 수행을 목적으로 2009년 **강원도 의료관광지원센터**를 설립하였다.

ⓐ 선도산업 1단계는 2009년 12월부터 2012년 4월까지로 **강원 의료관광 거점기관 육성** 사업을 실시하였다. 이를 통해 8개 거점의료기관과 외국인환자 유치사업을 공동으로 추진하였으며 그 결과 2,373명의 외국인환자를 유치하였다.

ⓑ 2단계 사업기간은 2012년 6월부터 2015년 4월까지로 **글로벌 치유 - 휴양 - 레저 헬스케어 최적지 실현**을 비전으로 헬스케어 사업화 지원에 중점을 두고 있다.

㉢ 천혜의 자연환경과 우수한 인프라를 바탕으로 단순한 질병치료만이 아닌 정신적 · 육체적 치유를 제공하는 강원도 브랜드 이미지를 구축하였으며, 국내외 관광객 14만3천 명 유치를 목표로 Healing Hub Gangwon이라는 통합브랜드를 개발하였다.

ⓐ 2단계 사업 1차 연도였던 2012년에는 러시아를 대상으로 [그림 1-103]과 같이 강원 헬스케어 설명회 및 팸투어 등을 실시하여 2차 연도 방문객이 증가할 것으로 기대하고 있다.

ⓑ 향후 중국, 일본, 몽골, 카자흐스탄 등 새로운 시장에 강원헬스케어를 홍보하여 강원지역 경제활성화에 기여할 것이다.

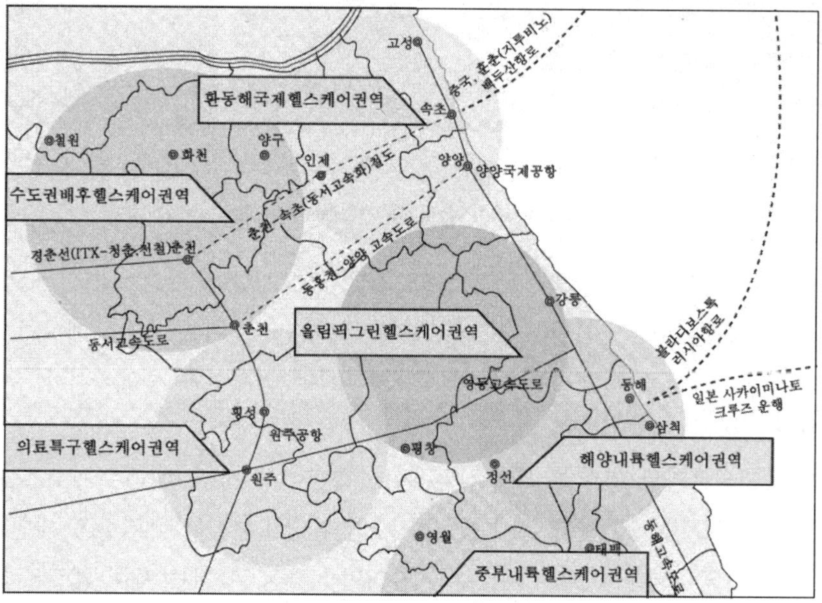

[그림 1-103] 강원도의 헬스케어권역

⑨ 제주도

한반도 남서쪽에 위치한 섬이다. 제주특별자치도청이 소재한 섬이며, 대한민국 면적의 1.9[%]로 가장 큰 섬이며 한국에서 가장 큰 섬이다. 황해와 동해, 동중국해의 경계에 위치한 대한민국 · 중화인민공화국 · 일본 3개 국의 교통상의 요지이며, 정치 · 경제 · 군사상 중요한 지위를 차지하고 있다.

㉠ 한국에서 가장 많은 상주 인구를 보유하고 있는 섬으로 인구는 60만 명이 넘었다. [그림 1-104]와 같이 중앙의 한라산을 중심으로 완만한 경사를 이루어 동서 73[km], 남북 41[km]의 타원형을 하고 있다. 일주도로 길이는 181[km], 해안선은 258[km]이다. 북쪽 끝은 김녕해수욕장이고, 남쪽 끝은 송악산이며, 서쪽 끝은 수월봉, 동쪽

끝은 성산일출봉이 있다.

㉡ 제주도는 온대기후이며, 겨울에도 거의 영하로 떨어지지 않고 영상을 유지한다. 한라산, 성산일출봉, 거문오름 용암동굴계가 학술 · 문화 · 관광 · 생태 등의 가치와 중요성을 인정받아 2007년 6월, 제주 화산섬과 용암동굴이라는 이름으로 세계자연유산에 등록되었다.

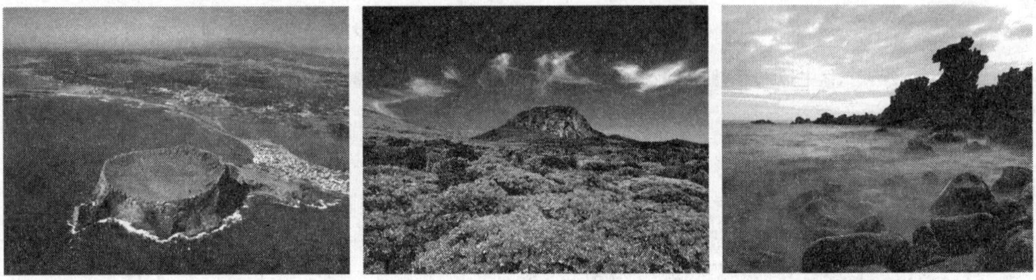

(a) 제주도 성산일출봉 (b) 제주도 한라산 (c) 제주도 용두암

[그림 1-104] 세계 7대 자연경관 제주도

㉢ 제주도는 '관광'과 자연환경을 이용한 '재활' 치료개념인 의료의 접목이 가능하므로 의료관광 적합지로 적합하다. 제주도의 주력 진료분야는 성형, 메디컬 스킨케어, 한방으로 중국을 목표시장으로 하고, 향후에는 러시아와 중앙아시아, 동남아시아 지역으로 확대할 것이다.

㉣ 제주도 의료관광 활성화 사업은 두 가지 측면에서 진행 중이며 제주특별자치도에서 진행하는 '**외국인환자 유치 활성화**' 사업과 국토해양부의 권한을 위임받은 제주국제자유도시개발센터(JDC)가 추진 중이며 [그림 1-105]는 **제주 헬스케어타운**이다.

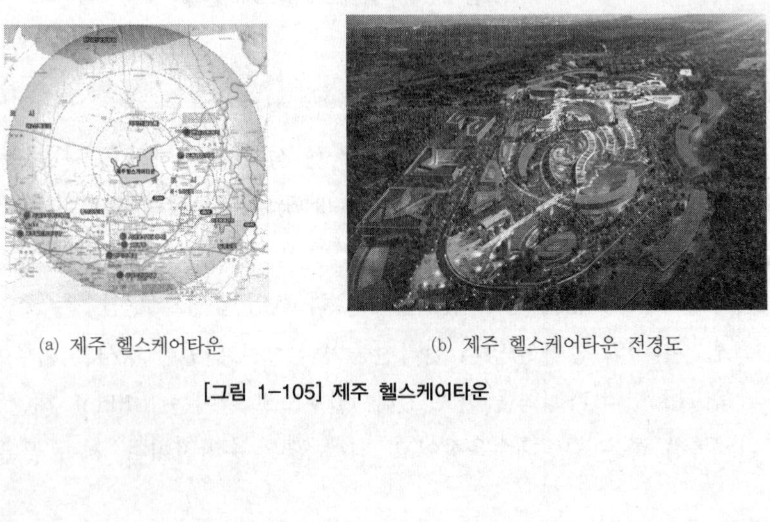

(a) 제주 헬스케어타운 (b) 제주 헬스케어타운 전경도

[그림 1-105] 제주 헬스케어타운

㉤ 제주특별자치도에서 추진 중인 외국인환자 유치 활성화사업은 2008년부터 진행되고 있으며, 제주 내 외국인환자 유치 의료기관 · 유치업자와 공동으로 홍보마케팅을 추진하고 전문인력교육, 외국인환자 유치, 상품소개 홍보물 제작 등을 지원하고 있다.

ⓐ 장기체류가 가능한 메디텔이나 제주의 환경을 활용한 치유형 의료관광상품을 개발하고 홍보하는데 초점을 맞추어 사업을 진행하고 최근 국내 의료법인의 영리병원설립을 허용하고, 제주도 지역에 한해 TV나 라디오 등 방송매체에 의료광고를 허용할 예정이다.

ⓑ 제주도는 관광과 의료 등이 연계된 [그림 1-106]과 같이 복합의료단지 조성을 통해 동북아시아의 새로운 의료관광 중심지로 포지셔닝하는 한편 새로운 산업기반 조성을 통해 지역경제 활성화와 제주 국제자유도시 완성을 위한 의료산업 인프라를 구축할 것이다.

㉤ 제주특별자치도는 국제적 의료관광기반 구축을 목표로 제주지역 의료관광산업을 적극 육성하는 계획을 가지고 있다.

ⓐ 의료기관 및 여행사는 협력체계를 구축하며, 다양한 의료관광 프로그램 개발을 위한 공모전을 개최하고 국제 의료관광 박람회와 같은 국제행사에 참여하여 다각적인 홍보 마케팅 활동을 진행해 왔다.

ⓑ 주요 목표시장은 일본 및 중국을 설정했으며 제주지역의 자연관광자원을 활용하여 휴양형 의료관광 프로그램을 개발할 계획이다.

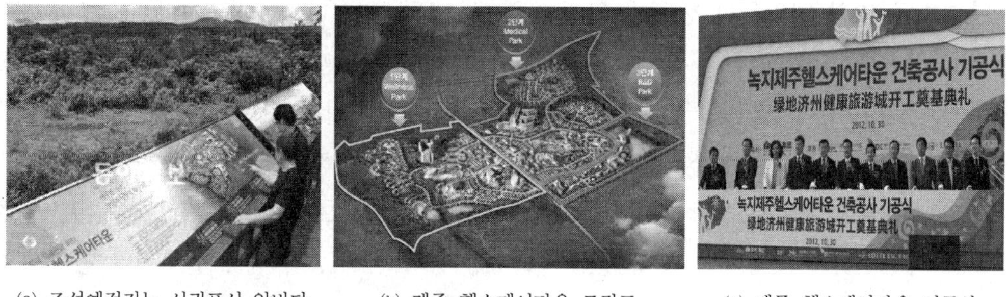

(a) 조성예정지는 서귀포시 앞바다 (b) 제주 헬스케어타운 조감도 (c) 제주 헬스케어타운 기공식

[그림 1-106] 제주 의료현황

⑩ 기타 지방자치단체

서울특별시 이외에도 거의 모든 지방자치단체들의 중앙정부의 보건의료관광산업에 대한 정책의지에 따라 지역별 보건의료관광산업의 육성을 위해서 [그림 1-107]과 같이 노력하고 있다. 주로 언론에 노출된 정보를 토대로 서울특별시를 제외한 기타 지방자치단체들의 보건의료관광산업 육성을 위해 전략을 세운다.

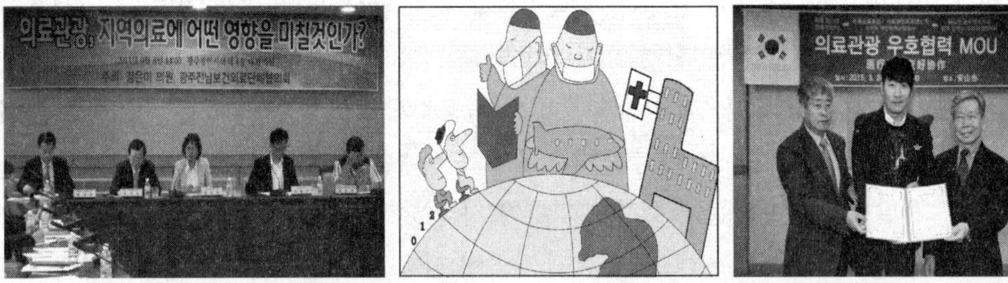
의료관광, 지역의료에 어떤 영향을 미칠것인가?
의료관광 우호협력 MOU

(a) 광주 의료관광 토론회 (b) 글로벌 헬스 컨퍼런스 (c) 안산 의료관광 협약식

[그림 1-107] 기타 지방자치단체의 보건의료관광산업

(6) 국내 병원별 의료관광 현황

1) 서울대학교병원

국내거주 외국인을 주로 대상 IHC(International Healthcare Clinic)는 홈페이지에서 영어, 중국어, 일본어, 몽골어, 러시아어, 아라비아어, 불어, 인도어, 스페인어, 방글라데시어, 독일어, 태국어, 베트남어, 포르투칼어로 안내서비스를 하고 있으나, 해외 거주 외국인의 입원환자 수는 18명에 불과하다(교포 15, 러시아인 2, 미국 1명, 2006년 기준). 2005년 20명의 일본인 그룹 유치를 시작으로 서비스 제공(교포가 과반수)센터의 활발한 활동을 위해 범룽랏병원과의 세미나를 개최(VIP 위주의 마케팅 전개할 예정)하였고, 미주지역에서 처음으로 건강진단 프로그램을 시작한 서울대학교병원(그림 1-108)은 2009년 740여 명의 한인들이 한국에 와서 의료서비스를 받았다.

① 서울대학교병원 LA 사무소에 간호사 2명이 상주해 환자들의 상태를 체크리스트를 통해 확인한 다음 한국의 병원으로 자료를 보내 원활한 치료와 진료가 이뤄지도록 하고 있으며, 많은 성과로 본격적인 마케팅을 계획하고 있다.

② 서울대학교병원 강남센터의 해외 VVIP 유치전략은 프라이버시가 보장되는 맞춤형 건강진단을 진행하고 있다. 몽골, UAE 등 중동국가, 중국 등에서 고위급 인사가 한국을 방문할 때마다 1 : 1 코디네이팅 서비스를 제공, 맞춤 건강진단 프로그램 구성부터 숙박 호텔예약, 건강진단 후속조치까지 풀 서비스를 제공하고 약 450~490만원 상당의 비용이 든다.

③ 해외에서 방문하는 대부분의 유력인사들이 원하는 조건은 프라이버시 보장이다. 국내 정계 · 재계 유력인사의 초청] 한국을 방문하고 비공개적으로 건강진단 서비스를 체험한 뒤 자국어로 번역된 건강진단 결과를 가지고 모국으로 돌아간다.

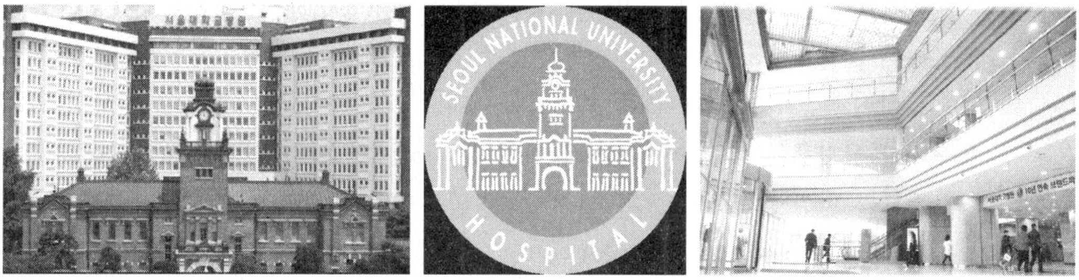

[그림 1-108] 서울대학교병원

④ 강남센터는 해외거주 외국인 및 국내거주 외국인 진료건수는 2008년 2,112건, 2009년 2,704건을 기록하며 매년 외국인 유치 성장세를 보이고 있다.

2) 삼성서울병원

삼성서울병원에 온 외국환자는 주로 러시아, 몽골, 중국과 같은 의료낙후지역에 거주하는 선진국 출신의 외국인들이 3차 진료를 받기 위해서 입국했다. [그림 1-109]와 같이 자체적으로 주로 중증 해외환자를 유치하기 위한 마케팅 전략을 쓰고 있다(미군의 국제후성센터로 지정, 연해주, 몽골 등 동북 내륙지방에 근무하는 파견 외국인 중 중증 환자들은 이송받기로 계약을 맺고 관련 마케팅을 지속한다.)

① 대상국들에게 일본과 홍콩의 의료관광국의 대안으로서 한국을 방문하게 하여 좋은 실적을 거두고 있다.

㉠ 극동러시아 블라디보스톡과 환자의뢰에 관한 MOU를 체결하여 러시아 시장에 대한 공략을 더욱더 강화하고 있다. 현재 블라디보스톡시가 운영하는 5곳의 시립병원과 30곳의 개인병원에는 CT(컴퓨터단층촬영기) 조차 없을 정도로 의료환경이 열악하고, 의사들의 소득이 낮아 전반적인 의료수준이 낙후되어 있어 정밀진단이나 고난도 수술을 받기 위해서는 4000[km] 이상 떨어진 중앙아시아나 모스크바까지 이동해야 하는 실정이다.

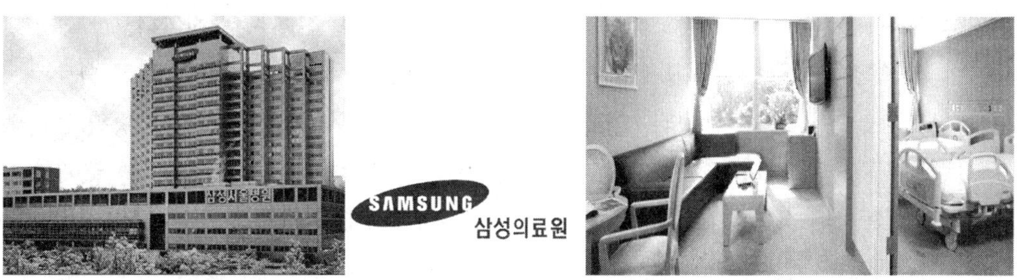

[그림 1-109] 삼성서울병원

상류층을 중심으로 매달 100여 명의 시민이 해외로 나가 치료를 받고 있는 것으로 알려졌다.

ⓛ 블라디보스톡시에서 외국으로 나가는 대다수의 환자들은 러시아 의사의 알선이나 싱가포르 파견 에이전시(유치업체)의 소개를 받아 싱가포르 · 일본 등에서 치료를 받았으나, 최근에는 삼성서울병원을 비롯한 한국에서 치료를 받은 환자들이 입소문을 내면서 한국행 비행기로 입국하는 환자들이 증가하고 있다.

② 1994년 개원 다음해인 1995년 국제진료소를 개설, 매년 1만명 이상의 국내거주 외국인환자를 치료하고 있다.

㉠ 한 해 순수한 치료목적으로 찾는 외국인환자 중 러시아 환자는 46[%](300명)에 달한다.

ⓛ 병원측은 러시아어 통역 담당자를 배치하고, 러시아어 홈페이지를 개설하는 등 러시아 환자 유치에 신경을 쓰고 있다.

③ 2010년 해외 VVIP를 위한 플래티넘급 건강검진인 Neternational CEO Health Program을 선보였다.

㉠ 인터내셔널 CEO 검진은 외국인환자가 점차 늘어나고 있는 상황에서 해외 왕족과 갑부(극동러시아, 카자흐스탄, 몽골) CEO 등 VVIP를 대상으로 하는 최고급 건강검진 프로그램으로 최고위급 의료수용층을 겨냥한 해외환자 유치의 전략적 프로그램이다.

ⓛ 검사항목은 최고급 건강검진에 흉부 및 복부 CT, 머리 MRI 및 MRA, 전신 PET-CT와 같은 첨단 장비를 사용하며, VIP가 한 번에 모든 검사를 완벽하게 받고 귀국하는 것을 목표로 하며 심장병, 관절, 안과 등 의학적 문제에 대해서는 과장급 의료진이 직접 병실을 방문해 진찰과 치료를 한다.

3) 연세대학교 세브란스병원

1885년 H.N.알렌이 세운 우리나라 최초의 서양식 병원인 제중원(광혜원)으로 창립되었고 우리나라 의료계를 선도하는 병원으로서 국민건강증진에 전력하였다.

① 세브란스병원은 [그림 1-110]과 같이 국내 최초로 진료의 전문화를 통한 의료의 질 향상을 추구하여 암센터, 재활병원, 심장혈관병원, 안과 · 이비인후과병원, 어린이병원과 응급진료센터, 국제진료센터 등 전문센터, 암전문 클리닉을 운영 중에 있다.

㉠ 환자권리장전선포(1993년), 국제의료기관평가(JCI)인증 등 의료서비스 향상에 힘쓰고 있다.

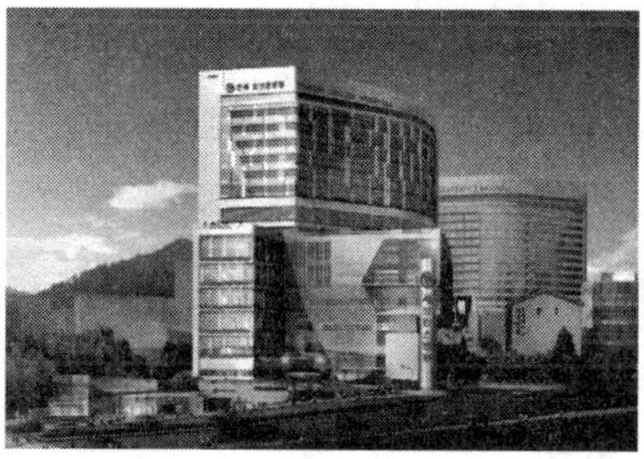

세브란스병원
SEVERANCE HOSPITAL

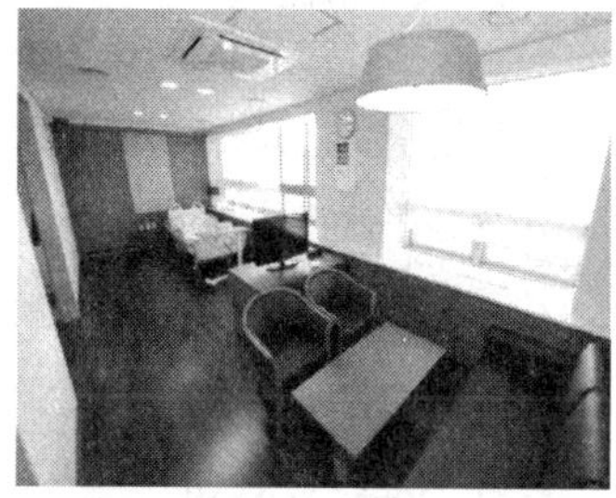

[그림 1-110] 연세대학교 세브란스병원

㉡ 지난 125년간 우리나라 의료계의 선두주자인 세브란스병원은 종교적 창립정신으로 첨단 진료분야의 집중육성을 통한 국제적인 경쟁력 확보, 끊임없는 교육과 연구를 통하여 의학기술을 선도하는 첨단 의료서비스를 제공하며, 고객만족 실현을 통하여 인간사랑을 실천에 노력한다.

㉢ 대학 부설 종합병원 중 가장 적극적으로 외국인환자를 유치하기 위하여 노력하고 있는 병원 중의 하나이다. 국제진료센터(International Healthcare Center)의 적극적인 노력으로 우리나라에서 처음으로 JCI 인증을 받았다.

② 많은 외국인환자를 유치하기 위하여 2007년에 사이프러스 의료관광 컨퍼런스에 참가하여 홍보에 힘쓰고, JCI 인증을 토대로 국제보험회사들과 같이 해외거주 외국인 환자들을 유치하기 위해 노력을 기울이고 있다.

③ 강남 세브란스병원은 연세의료원의 위 의술에서 성과를 보이고, 1984년에는 국내 최초로 Chemonucleolysis 기법의 척추수술을 시행하였다.

㉠ 1996년에는 장기이식 수술 중에서 가장 힘든 폐이식 수술을 국내 최초로 성공하였으며 지금까지 국내 최다의 성과를 거두었다.

㉡ 1999년에는 국내 최초로 난치병인 근육병환자에게 근육세포이식 수술을 시행하였다.

㉢ 2003년에는 국내 최초로 630[g] 극저체중아에 대한 장천공 수술을 성공하였다.

④ 강남 세브란스병원은 PACS, 3.0T MRI, 64ch CT, PET 등 고객의 편의성에 중점을 둔 최첨단 진료시스템을 구축하고, 교육, 연구, 진료를 지향하는 국내 최고의 대학병원으로 발돋움하기 위해 2005년 9월 별관 개원으로 차별화된 전문센터는 물론 보다 쾌적한 진료환경을 갖추고 있다. 별관에는 척추전문병원, 치과전문병원, 건강증진센터 등 특화된 진료시설을 배치하였다.

4) 우리들병원

척추수술 전문병원으로 외국인환자를 유치하기 위하여 **국제환자센터**(Wooridul International Patients Center)를 개설하여 [그림 1-111]과 같이 외국인환자들에게 통합적 서비스를 제공한다. 국제환자센터는 외국인환자들을 대상으로 온라인 및 오프라인 상담, 콜센터운영, DM 발송, 중국환자 보증금 지원제도, 입국 관련 정보제공, 의료 관련 제서류의 발급, 국내외 보험처리 등의 서비스를 제공하고 있다.

① 2005년도에 'Asian Hospital Management Award'를 받아서 적극적으로 마케팅에 활용하였다. 2006년에는 싱가포르에서 개최한 국제의료관광 마케팅 회의참석, 2007년 사이프러스 의료관광 국제회의에 참가하면서 해외동포를 주요 고객으로 하여 국가별 교포단체들과 협약 및 마케팅을 하며 해외의 유명병원과 합작으로 직접 해외에도 진출하여 병원의 인지도를 제고하고 있다.

② 영문 홈페이지(http : //en.wooridul.com/)가 미국에서 전문적으로 의료관광정보평가를 하는 회사로부터 병원정보에 대한 자세히 설명하고, 신뢰성이 높은 것으로 평가받았다.

㉠ 미국의 의료관광 정보평가사 **헬스투어리즘닷컴**(Health-tourism.com)으로부터 영문 홈페이지가 외국인들의 의료관광에 적합한 정보를 제공하는 웹사이트로 선정되어 국내 의료기관 중 처음으로 'Medical Toursim Transparency Award' 상을 받았다.

㉡ 이 상은 세계 각국의 의료기관 정보를 찾는 환자들에게 보다 투명하고 정확한 정보를 제공하기 위해 병원에서 운영하는 홈페이지 내용의 신뢰성 등을 종합적으로 평가해 발표하고 있다.

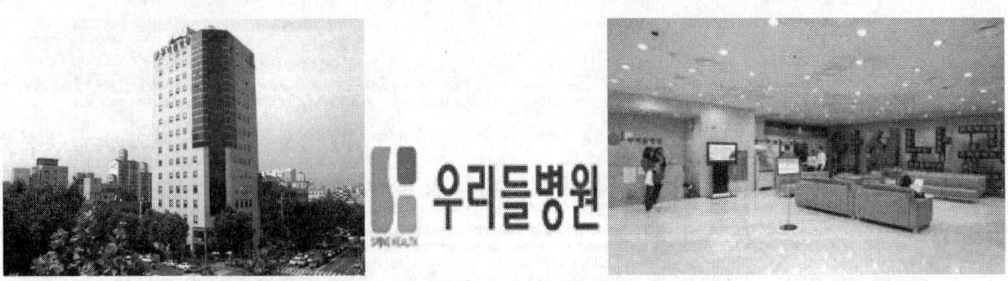

[그림 1-111] 우리들병원

5) BK성형외과

2007년 7월초에 BK성형외과와 동양성형외과가 합병하여 탄생하였다. 합병으로 인하여 부위별로 팀을 구성해서 전문화된 시스템을 구축하였다. 마취과 전문의가 상주하여 마취과정에서 발생할 수 있는 의료사고를 미연에 방지할 수 있도록 하였다. 외국인환자들을 위하여 영어, 일본어 그리고 중국어로 병원을 안내하는 홈페이지를 운영하고 있고 직접 해외로부터 예약, 상담뿐만 아니라 호텔예약, 공항에서의 픽업서비스 외 부대 서비스 등도 제공하고 있다.

① 내원하는 외국인들은 주로 중국인들과 일본인이며 한류영향과 기존 고객의 소개로 급속히 늘고 있다. 성별로 보면 여성이 전체의 90[%] 정도로 여성이 압도적이며 연령대는 20~30대가 주류이다. [그림 1-112]와 같이 최근에는 40대의 환자도 늘고 있다. 병원을 찾는 경로는 2007년도의 경우 인터넷을 통한 정보입수가 전체의 과반수(56[%]) 이상을 차지하고 나머지는 지인들의 소개를 받아서 온 경우였다.

② 중국인 환자를 위하여 중국의사를 통역원으로 활용하고 있고, 중국 및 일본의 TV 프로그램에 출연하여 병원의 인지도를 높였고 신문과 잡지 등에도 적극적으로 홍보활동을 하여 현지에서의 인지도를 높였다.

③ 고유세상피부과, 예치과 등과 같이 중국 상하이의 최고병원인 루이리병원 그룹과 현지합작병원을 설립하여 현지에서 최고의 의료서비스를 제공하고 있다. 이 합작병원은 현지에서 환자를 받는 것뿐만 아니라 국내에서 수술한 환자가 귀국한 이후의 사후관리를 받을 수 있도록 하는 시스템으로도 활용되고 있다.

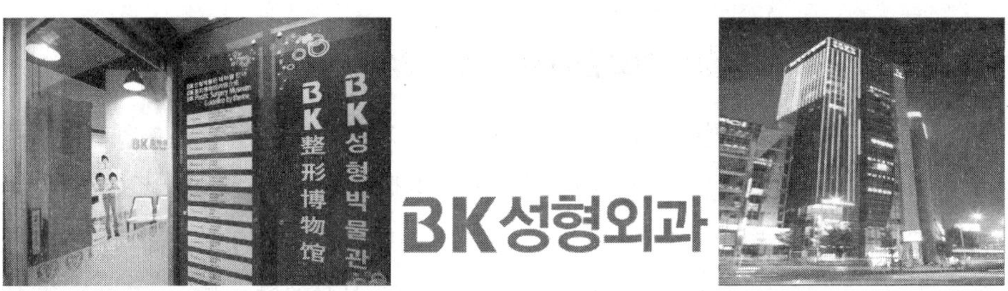

[그림 1-112] BK성형외과 내외부

6) 아름다운나라 피부과

수도권 중심지인 강남, 잠실, 신촌, 분당 4개 지점이 운영되고, 중국 북경에 금원점과 스마오점의 2개 지점을 운영하고 있다.

① 한가지의 고민을 가지고 여러 병원을 방문하는 일이 없이 성형외과, 피부과, 모발, 비만에 이르기까지 다양한 진료영역의 연계가 이루어져 [그림 1-113]과 같이 국내

에서는 보기 힘든 선진형 원스톱 뷰티 네트워크를 통해 한 곳에서 '미(美)'에 관련된 모든 의료서비스를 받을 수 있다.

㉮ 비만치료의 경우 부위나 환부 등에 따라 성형외과 치료와 피부과 치료가 나뉘게 되는데, 피부과 성형외과의 효과적인 협진 시스템을 통해 고객은 한 곳에서 두 가지 진료영역을 모두 경험할 수 있다.

② 네트워크시스템으로 운영하며 중국에도 피부관리센터를 오픈하였다. 주로 입소문으로 일본인들이 많이 방문하여 일본어가 가능한 의료진 및 스태프가 있다. 한 달 평균 70～80명 정도의 일본인이 방문하고 있고 2007년도 7월까지는 약 430명의 외국인환자들이 방문하였는데 90[%] 이상이 일본인이다.

③ 일본인 고객들은 한국에 오기 전에 인터넷으로 예약 및 상담이 가능하며 일본어가 가능한 상담원과 국제전화를 통해서 상담이 가능하다. 외국 기자단을 초청하여 체험하게 하고 의료관광상품을 개발하여 2008년 11월에는 처음으로 일본 단체 의료관광객이 병원을 방문하였고, 2009년 2월에는 처음으로 중국의 단체 의료관광객들 대상으로 병원투어를 실시하였다.

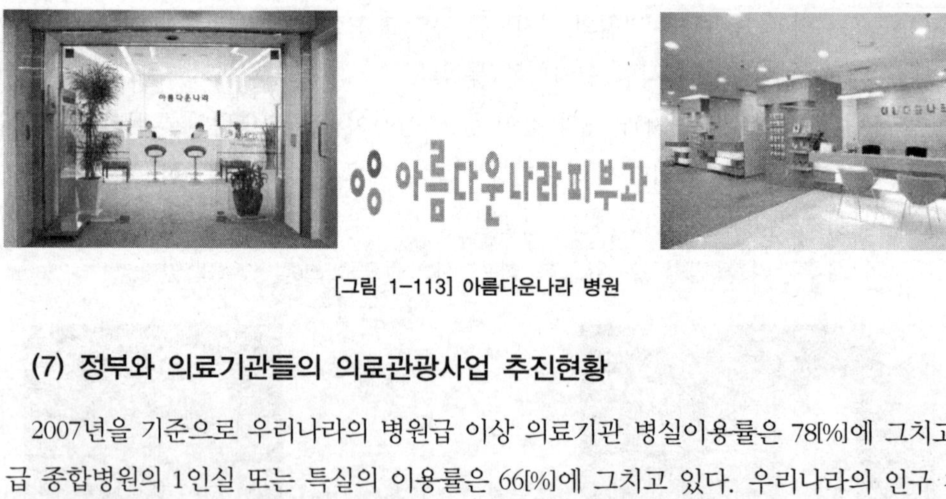

[그림 1-113] 아름다운나라 병원

(7) 정부와 의료기관들의 의료관광사업 추진현황

2007년을 기준으로 우리나라의 병원급 이상 의료기관 병실이용률은 78[%]에 그치고 상급 종합병원의 1인실 또는 특실의 이용률은 66[%]에 그치고 있다. 우리나라의 인구 천명당 병상수는 OECD 평균인 5.6보다 높은 7.9로 의료자원이 과잉 공급되고 있는 상황이 전개되고, 신규 고용을 창출하기 위해 서비스 업종을 육성해야 한다는 정부의 방침에 따라 글로벌 헬스케어가 2009년 1월 정부의 17개 신성장동력 과제 중 하나로 선정되었다.

이러한 배경에는 외국인환자 1명의 진료비가 3천7백만원으로 국내 환자 1인 평균진료비(2006년)의 약 4배에 이르고, 외국인환자를 1명 유치할 경우 약 7백만원의 총 경제적 효과를 창출할 수 있다. 국내 보건의료서비스 수준이 선진국의 수준에 근접하였으며, 미국, 일본뿐만 아니라 보건의료관광 선도국가인 싱가포르와 비교하여도 보건의료서비스의 가격경쟁력이 충분하다.

이러한 정책에 따라 정부는 2009년 5월 의료법을 개정하여 외국인환자의 유치알선 활동을 합법적으로 할 수 있도록 하였고, 비자제도를 개선하여 일반비자(G-1)발급요건에 의료, 요양을 포함시켰다. 정부는 보건의료관광산업의 육성으로 한국이 의료강국으로 도약할 수 있도록 지원하여, 2012년에는 외국인환자 14만명을 유치하여 약 1조원의 생산유발효과 목표를 세웠고 의료관광을 위해 정부에서는 다음과 같은 내용을 발표하였다.

1) 홍보 및 유치 채널강화

글로벌 헬스케어 선도국의 브랜드 포지셔닝을 통하여 한국의료브랜드를 구축하기 위한 마케팅을 추진하고 국제행사를 적극적으로 개최하고 참여함으로써, 한국의료서비스산업에 대한 인지도를 제고시키고 해외에서 네트워크를 구축한다.

또한 개발도상국가의 의료인 교육, 연수를 확대 실시하고 개발도상국가의 어린이치료사업지원의 확대 등을 통하여 국제사회에서의 한국의료에 대한 적극적 홍보를 하고 KOTRA, 한국관광공사의 해외지소에 국제의료전문가를 파견하여 현지에서의 적극적 홍보활동, 현지 에이전시 발굴 및 관리, 현지 보험사와의 글로벌 보험상품개발, 현지 의료인 · 의료기관과의 네트워크 구축 및 현지의 외국인환자 고객관리 등의 역할을 수행하도록 한다.

2) 환자, 동반자 및 관계자들의 입국절차 편의도모

의료이용목적의 비자의 경우 의료코드를 각각의 비자에 추가하고 외국의료인력 연수비자를 신설하여 외국인환자와 해외의료인력에 대한 입국편의를 증진시킨다. 인천공항 내 의료관광 안내센터 및 관광공사 내 의료관광 홍보센터를 설치하여 보건의료관광 원스톱 서비스를 시행하고 있다.

3) 외국인환자들에 대한 서비스마인드 제고

외국인환자를 위한 콜센터를 운영하여 외국인환자에 대한 불만을 해결하고 외국인환자의 의료분쟁 예방을 위한 매뉴얼을 개발하고 교육시킴으로써 분쟁을 사전에 예방하고 외국인환자와 관련된 의료분쟁에 대비하여 의료법상 조정제도를 정비하여 한국의료에 대한 해외 신인도를 제고하고 환자와 국내 의료기관을 보호하도록 한다.

4) 행정지원체계를 구축

국무총리실 국무차장을 단장으로 하는 관련 정부기관들의 국장들과 민간인이 참여하는 TFT(Task Force Team)을 구성하여 보건의료관광과 관련된 정책을 총괄하고 부처별 역할분담 및 예산 조세 등과 관련된 제도를 개선하도록 추진한다. 보건산업진흥원 내에 Global Healthcare Business Center를 설치하여 홍보 및 인프라 지원의 집행업무를 총괄하도록 하고 실제적인 사업은 민간차원의 협회를 구성하여 시장의 자율성장을 유도한다.

(8) 정부부처의 활동

보건복지부, 한국보건산업진흥원, 한국관광공사와 의료기관들이 참여하는 **한국국제의료서비스협의회**가 발족하였고, 한국관광공사 내 의료관광 원스톱서비스센터가 오픈(2009년 9월)되었으며, 한국관광공사와 한국보건산업진흥원에서는 러시아, 베트남, 카자흐스탄, 뉴욕, 오사카, 프랑크푸르트, 런던, 베이징 그리고 중국 서부 등에서 의료관광설명회를 개최하면서 해외 관련국들과의 네트워크를 형성하고 있다.

한국국제의료서비스협의회는 민관 합동으로 한국의 보건의료관광의 중요한 정책사항을 건의하고, 보건의료관광산업을 이끌어가야 하는 협의체로써 한국국제의료서비스협의회 홈페이지를 방문하면 한국어 외 영어, 일본어, 중국어, 러시아어 등으로 서비스를 제공하고 있지만, 협의회는 병원에 대한 소개, 간단한 관광정보 등의 내용만을 담고 있을 뿐 외국인들이 직접 다가갈 수 있는 활용도 높은 정보가 미비한 상황이다.

① 한국관광공사는 우리나라 의료관광의 인지도를 높이기 위해 팸투어, 설명회, 컨퍼런스 등 다양한 형태의 해외홍보 마케팅 활동이 진행 중이고, 2007~2008년 전문 언론인 및 해외 코디네이터 대상 팸투어를 실시를 했으며, 우리나라 의료기관 중 의료관광 실시 병 · 의원 및 주요 관광지 방문을 주최했으며, 의료관광 관계자와 네트워크 기회 마련이 팸투어의 주요 목적이며, 주요 타깃국가로 설정하고 있는 일본, 미국, 중국, 동남아, 중동, 극동아시아, 유럽 등지의 의료관광 에이전시, 여행사, 언론인 등을 주요 대상으로 진행했다.

㉠ 우리나라의 의료관광 실시 중인 병원 · 의원에 대한 프레젠테이션, 의료관광 상품소개 및 개별 상담활동이 주된 내용이다.

㉡ 해외전문 전시회 및 국제 컨퍼런스 참가를 이어왔으며(미국, 중국, 극동 러시아, 두바이, 태국, 필리핀 등 주요 국가에서 개최된 의료관광 전문 컨퍼런스에 참가), 한국 의료관광 전시회행사를 통해 한국 의료의 우수성과 진료분야를 홍보했으며, 방한 의료관광상품 홍보 및 상담활동을 실시했다.

② 문화체육관광부 및 보건복지부 등 관련 정부부처 및 산하기관*은 의료관광 인식에 대한 국내 저변 확대와 의료관광객 수용 태세 확립을 위한 각종 정책을 2005년

* 산하기관 : 법률 → [같은 말] 산(어떤 기관에 딸린 단체)하 단체. '산하 단체'로 순화

부터 수행해오며 국내 의료관광 활성화를 위한 세미나를 개최해 왔다. 연구조사 및 정책협의를 진행하는 과정에서는 청와대와 문화체육관광부, 보건복지부, 한국문화관광연구원, 한국관광공사, 한국보건산업진흥원이 참여하면서 의료관광 활성화 연구수행을 주도했다. 한국관광공사 주도로 의료관광실태조사 및 체험자 만족도 조사를 실시했고 의료관광활성화를 위한 TFT(Task Force Team)팀을 운영했다.

③ 국제의료관광서비스협회가 2007년 3월 설립되었고 해당 협회는 35개 의료기관으로 구성되어 있으며, 한국관광공사 및 한국보건산업진흥원이 홍보 및 사무국 역할을 담당하고 있다. 2008년 10월 설립된 사단법인 **한국의료관광협회**는 의원급 의료관으로 구성되어 있고, 현재 총 8개 의원이 참여하며 서울과 부산, 대구 등 지자체별 의료관광 병원협의회를 결성하고 있다.

④ 각국은 의료관광 홈페이지를 운영하고 호텔, 관광상품과 연계한 전략을 보편화하고 있다.

㉠ 싱가포르는 2004년 이미 해외환자를 유치해 29억$의 수익을 창출했다. 인접 국가인 태국과 말레이시아, 인도는 싱가포르보다 낮은 가격으로 승부했다. 특히 호화판 특급 병실을 갖추고, 유럽의 부유층이나 중동의 귀족과 왕족을 상대로 귀족 마케팅을 한다.

㉡ 태국은 유명한 휴양 해안도시 푸켓과 연계해 2005년 이미 128만 명의 해외환자를 유치해 약 8억$의 수익을 창출했다. 2012년 200만명 유치에 의료관광수입 30억$를 목표를 달성했다. 특히 세계적으로 고령화 추세가 이어지면서 고소득 노인들이 휴양과 치료를 겸해 태국을 찾는다. 인도는 아유베다(Ayurveda) 같은 자국 전통요법은 [그림 1-114]와 같이 독특한 상품으로 틈새시장을 공략한다.

㉢ 아로마라 하면 이집트를 먼저 생각하지만 학문적 깊이를 보면 인도의 고유 아로마 의학인 아유베다를 우선에 두어야 한다. 아유베다는 세계에서 가장 오래된 치료체계로 기록되고 있다.

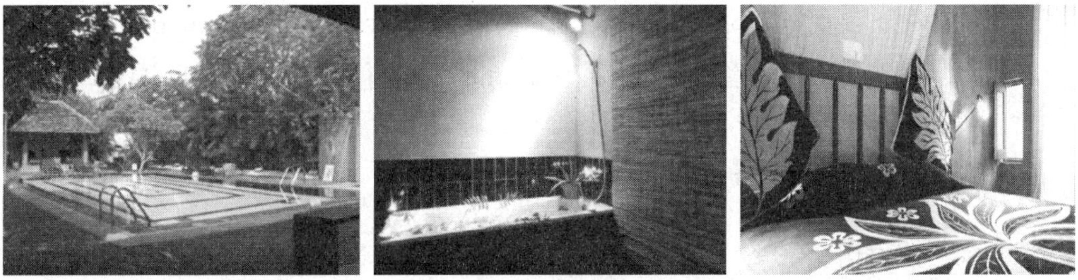

[그림 1-114] Ayurveda 리조트

㉣ BC 5000년 전 리시스(Rishis)라는 인도 성인에 의하여 창시되었는데 이 과학자는 수술, 식물 의학, 미네랄과 금속의 의료적 효능, 운동, 생리, 인간해부, 정신과학분야에 있어 커다란 발전을 이루어냈고, 수술 중에 제왕절개와 같은 어려운 수술도 포함되어 있다. 이 기록들은 리그 베다(4500년 전), 아사르바 베다(3200년 전) 그리고 다른 기록집에 수록되어 있다.

㉤ 아유베다 지식은 다른 문명세계에 전파되었는데 티벳, 중국, 인도네시아, 페르시아, 이집트, 그리스, 로마의 의학에 많은 영향을 미쳤다.

ⓐ 아유베다의 철학이론은 건강이 인간 자신의 조화로부터 온다고 믿고 건강해지기 위해 자신의 존재의 이유, 사고, 느낌, 육체적 활동 사이에 조화가 이루어져야 한다고 믿고 있다.

ⓑ 아유베다의 목적은 질병과 싸우지 않고 균형과 조화를 이루어 건강을 유지하기 위해서는 육체적 균형, 감정의 안정, 정신적 건강, 환경에 대한 이해, 영혼의 중요성을 인식해야 한다. 열, 냉기, 빛, 허브, 음식, 미네랄, 운동과 같은 자연적 힘을 이용한다.

ⓒ 명상을 통해 마음과 감정을 다스리는 것으로 병을 치료하는 것을 치료의 근간으로 하고 있으며, 질병이 우리 몸에서의 변화를 요구하는 메시지로 생각하며 강한 면역체계를 가진 사람만이 건강하다고 믿고 있다. 면역력의 고대 베딕의 의미는 질병의 용서(forgiveness of disease)로 해석되어지고 있다.

ⓓ 아유베다에서는 자연적 방법 외에 아로마 오일을 활용하여 치료하였는데 이 치료방법을 강력한 치료수단으로 여겼고, 인체의 기를 중요시하였는데 이 기의 근본적 힘을 도사(Dosha)라 하였고, 도사의 3가지 형태의 힘을 카파(Kapha), 피타(Pitta), 바타(Vatta)로 구분하였다. 이 힘의 분포에 따라 사람의 대사상태(metabolic state)를 10종류로 분류하여 각각의 대사형태에 어울리는 에센셜 오일을 처방하고 있다.

ⓔ 지금도 인도에서는 여러 의사들에 의하여 시행되고 있으며 미국에서 활동 중인 디팍쵸프라(Deepak Chopra)에 의하여 많은 발전을 이루었다.

(9) 의료관광 활성화를 위해 필요한 요소

1) 낮은 의료비

각 나라별로 차별화를 시도할지라도 의료서비스 특징상 어떠한 나라도 독점적으로 외국인환자를 유치할 수는 없다. 과대하게 부풀리는 광고로 환자 유치에 신경을 쓰지만, 여전히 의료서비스를 받을 수 있는 많은 대체국들이 전 세계적으로 존재하기 때문에 공급자들의 가격경쟁에서는 상대적으로 의료비가 저렴한 국가들이 유리하다. 개발도상국들은 낮은 인건비로 상대적으로 유리한 의료가격을 제시할 수 있다.

2) 통화의 변동

일반적으로 통화가치가 낮은 국가가 유리하다. 전반적으로 아시아 국가들이 잦은 금융위기로 인해 낮은 화폐가치를 유지하고 낮은 환율을 업고 상대적으로 저렴한 의료서비스를 제공할 수 있다.

3) 인적 자원

교육과 기술이 접목된 개발도상국들의 인적 자원은 치료에 결정적인 역할을 한다. 특히, 의료기기로는 대체할 수 없는 의료서비스 분야에서의 인적 자원은 절대적으로 필요한 요소이다.

4) 서비스 제공자의 교육수준

의료관광산업은 광범위한 인적 노동력을 필요로 한다. 개발도상국에서는 고도로 훈련된 의사, 간호사와 같은 의료진뿐만 아니라, 특별한 기술이나 교육이 필요하지 않은 잡역부까지 폭 넓고 다양한 양질의 인적 자원이 충족된다. 의료관광을 시행하고 있는 개발도상국들의 교육수준이 높다.

5) 연구개발 투자

의료관광은 고도의 기술을 요하는 수술과 진단분야에서의 경쟁우위를 필요로 한다. 이는 궁극적으로 기술혁신의 근원이 되며, 의료기술혁신은 연구개발 투자에 달려있다. 의료관광산업에 개발도상국들은 적극적인 투자를 지속하고 있다.

6) 사회기반시설

의료관광산업에 개발도상국들은 사회기반시설 개발을 위해 노력을 기울이고 있다. 사회기반시설들(도로, 철도, 수로, 항로, 그리고 다른 형태의 이동수단, 커뮤니케이션 수단, 수도공급, 금융기관, 공공전력, 공중보건과 교육 서비스 시설)이 잘 갖추어져 있는 것이 의료관광산업 경쟁에서 이점으로 작용할 수 있다.

7) 선진화된 정치 · 법률제도

법률제도가 선진화되어 있고, 당국의 법과 질서 의료관광서비스 경쟁력 측면에서 큰 장점을 갖는 것이다. 외국인환자들은 그들의 권리보호를 위해 법과 질서가 보장된 환경에서 의료서비스를 받고 싶어하기 때문이다.

8) 시장경제

자본주의 경제는 시장의 가격결정과 자원배분을 중요시 하기 때문에 시장경제라고 한다. 시장경제는 경쟁, 사유재산과 글로벌 경제참여 등으로 특정지을 수 있다. 의료관광서비스 산업을 발전시키는데 국가경제를 시장에 바탕을 둔 국가들이 그렇지 않은 국가에 비해 이점을 가지게 된다.

9) 고도기술의 의학과 전통치료법의 통합

서구의 의학뿐만 아니라 전통적인 대체 의학, 즉 웰빙 요법(보조요법)들이 인기를 끌고, 웰빙 요법들을 많이 보유한 국가들이 이점을 가지게 된다. 최첨단 의학과 웰빙 치료요법들이 적절히 혼합되면 글로벌 시장의 수요를 끌어 올 수 있다.

10) 관광자원

의료관광을 하고자 하는 사람은 자신이 치료를 받고 있는 동안 동반자들이 관광을 통해 재미있는 시간을 보내길 원하므로, 관광객들은 요구와 욕구를 낮은 가격에 충족시킬 수 있는 저개발 국가들이 많은 이점이 있다.

(10) 의료관광의 문제점

의료관광산업이 발전하고 있는 상황에서 더욱 활성화하는 데 미흡한 점이 많다. 의료관광객은 점점 증가하고 있지만 뚜렷한 관광객 유치목표가 없고 지역특성에 맞는 특화 프로그램 개발이 전무하고, 유명무실한 외국인환자, 의료기관 등록 등 활성화를 위한 대책이 미흡하다. 의료관광객수는 매년 증가하고 있지만, 의료관광객 유치 확대를 위한 노력은 매우 문제가 있다.

① 의료관광객 유치목표가 정확하지 않는 목표는 의료관광 활성화에 걸림돌이 되고 있다. **의료관광 집중육성** 공약 목표에는 의료관광 활성화를 통해 외국관광객 200만명 유치기여 및 동북아 의료관광 중심지로의 도약을 명시해놓고 있을 뿐 명확한 의료관광객 유치목표는 없다.

② 의료관광객을 유치할 지역별 특화 프로그램이 부족해 지역의 특성을 반영한 프로그램 개발이 시급한 실정이다. 정부에서 현재 각 자치단체 · 지역별 특성에 맞는 의료관광사업을 추진해 지역별 경쟁력을 키워야 한다.

③ 외국인환자 의료기관으로 등록돼 있지만 실상 미미한 실적을 보이고 있는 병원들이 있다. 제주자치도 내에 외국인환자 의료기관으로 등록된 병원 가운데 실질적으로 의료관광에 참여하고 있는 병원은 약 40[%]뿐이었고, 나머지 병원들은 공약 달성을 위한 실적 부풀리기이다.

④ 고부가가치산업으로 의료관광산업은 '의료 한류*'로 승화시켜야 한다. 이러한 '의료쇼핑'이 곧바로 관광으로 이어지는 것은 아니므로 다각적인 의료관광산업 육성 방안을 마련해야 한다.

⑤ 우리나라는 10여 년 전부터 의료관광시장에 주목한 선진국들에 비해 늦게 출발했다. 2009년 정부는 의료법 개정으로 외국인환자 유치를 허용하고 한국관광공사에 의료관광 부서를 신설하는 등 본격 지원에 나선 것이다.

⑥ 의료관광객이 연간 160만명인, 태국이나 70만 명의 싱가포르 같은 의료관광 선진국과는 커다란 차이가 있지만, 우리는 지금 또 하나의 한류라 할 만큼 의료관광의 호기를 맞고 있으므로 지속적으로 의료관광의 기틀을 마련해야 한다.

⑦ 세계시장은 넓고 경쟁이 치열해 각 지역이 가진 장점을 살려야만 경쟁력을 갖출 수 있다. 나라뿐만 아니고 도내 · 시내 안에서까지 경쟁하고 있다. 이러한 상황 속에서 지역만의 독특한 특성을 살려서 의료관광객들을 꾸준히 늘려야 한다.

⑧ 국제적 의료시장 환경에 맞춰 의료서비스를 소개할 수 있는 홈페이지 구축과 1대 1 상담이 가능한 코디네이터 채용 등은 시급한 과제이다.

㉠ 외국인환자가 병원을 찾을 때 가장 우선시 하는 것이 신뢰와 서비스이다.

㉡ 국내 병원을 찾는 외국인을 대상으로 한 설문조사에서는 입소문을 통해 알고 찾았다는 비율이 60[%]를 넘는다.

㉢ 최상의 의료서비스와 함께 감동어린 정성, 사후 서비스가 중요하다.

⑨ 우리나라 의료관광은 아직 부족하지만 계속적으로 발전하여야 한다. 의료관광은 관련된 모든 분야, 즉 의료기관, 여행업, 관광업, 항공, 숙박, 통역, 음식, 문화 및 공연 등 각 분야의 의료관광업계가 함께 협력해야만 만족할 만한 서비스를 제공한다.

* 의료 한류 : 1996년 한국의 텔레비전 드라마가 중국에 수출되고, 2년 뒤에는 가요가 알려지면서 아시아를 중심으로 대한민국의 대중문화가 대중적 인기를 얻게 된 현상이다.

제2장

원무관리

01 원무관리의 이해

02 환자관리

03 의료보험

04 의료정보관리

01 원무관리의 이해

병원의 환자에 관한 사무관리이며, 병원의 목적달성을 위해 합리적으로 수행할 수 있게 하는 활동이다. 병원 내의 모든 기능부문을 정보전달을 통해 결합함으로써 종합적인 기능이 발휘되도록 연결기능을 수행하고, 각 기능의 업무를 합리적으로 수행하여 사무능률이 향상되도록 계획하고, 조절하고, 지휘, 조정, 통제하는 제반활동으로 병원의 모든 사무를 포함하고 있다.

원무관리자는 병원이용자인 환자에게는 시간과 노력을 절약하여 쉽고 편안하게 진료받도록 제반수속 등의 편의를 제공하고, 적정한 진료비를 받을 수 있도록 해야 한다.

병원설립자에게는 적정이윤확보, 의료진에게는 진료업무를 원활하게, 진료절차 시스템을 효율적으로 제공하여야 하며, 병원 내 · 외부 이해당사자끼리는 복잡한 이해관계가 발생되기 마련이므로, 이용자는 저렴한 진료비를 부담하고 최고의 의료서비스와 충분한 진료를 편리하게 이용할 수 있기를 요구하고, 모두가 만족할 수 있는 방안을 모색해야 한다.

1. 원무관리

원무관리는 병원행정사무 또는 병원사무관리이며, 기록, 계산, 분류 및 정리 등을 수단으로 하여 정보원에서 발생한 사실들 중에서 병원활동에 필요한 자료를 수집, 처리, 분석 또는 전달하는 정보처리활동이다.

① 광의의 원무관리는 병원 내의 모든 부분을 정보처리 · 정보전달을 통해서 결합하므로 종합적인 기능이 발휘되도록 연결기능을 수행한다. 통상 협의의 개념으로 원무관리는 병원의 사무활동 중 진료를 위한 환자들의 수속절차상의 문제와 진료비관리 및 진료지원업무 등을 의미한다.

② 병원행정기능의 업무가 합리적으로 수행되므로 사무능률이 향상되고 계획, 통제하는 활동이다.

③ 원무관리는 병원의 사무 중 서무, 인사, 교육, 후생, 홍보, 재무, 경리, 구매 및 시설관리 사무를 제외한 부분으로 환자와 진료 및 진료비에 관한 병원만의 고유한 관리 업무라 정의하고, 병원사무관리 중 환자들이 진료를 받기 위한 수속절차, 진료비관리, 기타 진료지원업무를 의미한다.

④ 입원원무관리는 입원진료를 받는 환자에게 신속하고 원활하게 진료가 수행될 수

있도록 조정, 지원하고 적정한 진료수익을 확보하는 활동이다.

(1) 원무관리의 개념

원무관리는 진료를 받는 환자에게 신속하고 원활하게 진료가 진행되도록 조정, 지원하고 적정한 진료수익을 확보하는 활동이다.

① 외래 또는 응급실에서 진료받은 환자가 입원진료가 필요하면 담당의사는 입원진료를 권유하고, 환자가 동의하면 입원결정서(전산입력 또는 입원결정서 발급)을 한다.

② 입원진료 결정을 받은 환자는 입원수속창구에서 입원수속절차를 밟는다.

③ 입원수속 담당자 [그림 2-1]과 같이 입원수속 시 확인할 사항은 보험수급자격, 진료의뢰서 지참여부, 입원할 병실등급, 선택 진료여부, 환자측이 작성한 입원약정서상의 진료비 지불보증인에 대한 사실여부 등을 확인한 후 전산 출력한 상급병실 신청서와 선택진료 신청서에 서명날인을 받아서 입원 · 퇴원 기록지와 함께 지참하여 입원할 병동에 제출하도록 안내하고 배정받은 병실에 환자가 입실하면 이때부터 입원진료가 시작된다.

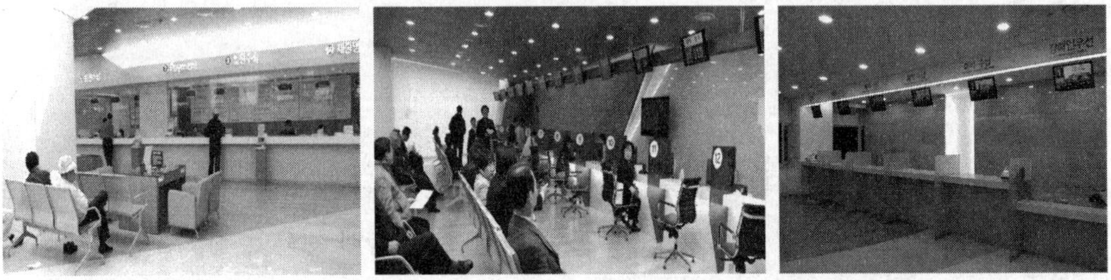

[그림 2-1] 서울대학교 원무과

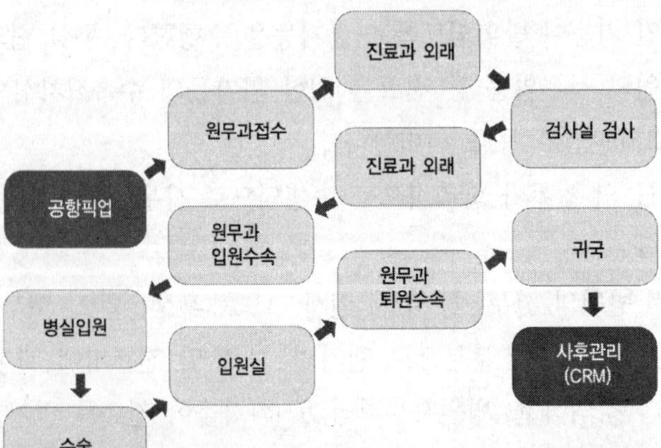

[그림 2-2] 입원수속절차

④ 만약 수술예정자로서 수술일정이 도래하지 않았거나 환자사정 또는 병실사정으로 입원 결정 당일의 입원이 불가능한 경우, 입원수속창구에서 입원예약을 하고 환자는 일단 귀가하였다가 입원가능한 날에 환자에게 연락하여 [그림 2-2]와 같은 입원 수속절차를 거치게 된다.

(2) 원무관리의 역할

환자, 개설자 및 의료진 간에 병원의 주 업무인 진료업무가 신속하고 원활하게 수행될 수 있도록 조정 · 지원하는 역할을 담당한다. [그림 2-3]과 같이 환자진료수속, 진료수납 등의 사무처리활동, 쾌적하고 편안한 진료환경지원, 고객만족도 증진 등의 서비스 활동, 마케팅에 따른 진료량, 진료수입 증대와 관련되는 마케팅 활동 등으로 구분할 수 있다.

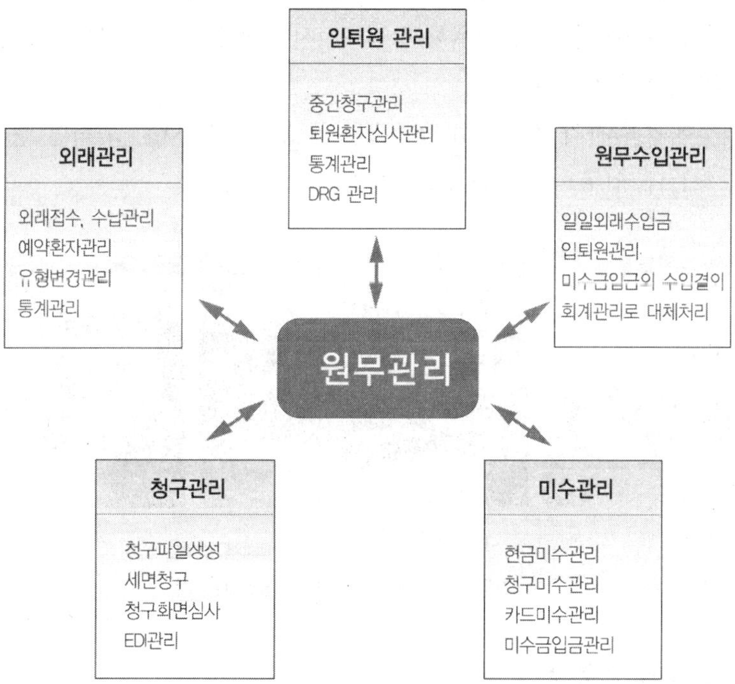

[그림 2-3] 원무관리

(3) 원무관리의 분류

외래원무관리와 입원원무관리로 분류하며, 구체적인 관리업무로는 창구응대업무, 창구지원업무 및 전반관리업무로 구분된다.

① 창구응대업무 : 초진 및 재진접수, 진료비계산 및 수납 등을 신속하게 처리하는 업무이다.

② 창구지원업무 : 창구응대업무가 원활하게 수행되도록 지원하며 미수금 및 보험청구 등 사후관리업무이다.
③ 전반관리업무 : 원무행정 전반에 걸쳐 병원경영목표에 맞도록 운영 조정하며 진료수가 관리 및 자료분석을 통한 원무정책을 수립하는 업무이다.

(4) 원무관리의 내역

원무관리는 [그림 2-4]와 같이 초진, 재진접수, 수납 및 예약, 수급자격관리, 수탁관리, 환불, 안내 및 불편상담, 제증명서발급, 응급실업무, 입원수속, 퇴원수속, 재원환자관리 및 소송 · 외래 · 입원 수입관리, 계약기관관리, 통계 및 서무, 원무기획, 전화예약센터 등이 포함된다.

① 원무관리업무는 외래진료실, 응급실, 입원실, 각종 검사실 등 환자가 직접 진료를 받는 현장과 원무부서를 연결하는 진료지시를 확인하고 진료비를 수납하는 행위가 기본적인 흐름이 된다.
② 그 과정에서 환자와 진료진의 만족도를 극대화하고 대내 · 외적인 행정서비스를 원활히 하는데 업무흐름의 개발목적을 둔다.

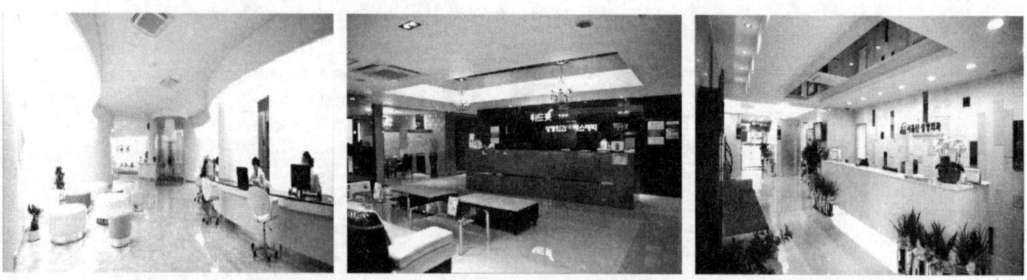

(a) 노원 다인치과 데스크 (b) 인천 위드미 병원 데스크 (c) 서울산 정형외과 데스크

[그림 2-4] 행정서비스(안내데스크)

(5) 원무관리의 전문성

사회보장제도의 확대실시에 따라 원무부서의 업무분장이 복잡화, 전문화되고, 각종 제도실시에 따른 법률지식이 요구되었으며, 진료비 지불방법의 세분화, 진료비 청구업무의 양적 증가, 보고사무의 다양화 및 복잡성 때문에 의료법, 건강보험법, 요양급여기준 및 진료수가기준, 유권해석, 행정지시사항 등에 대한 정확한 이해가 요구된다.

① 의학의 발전과 전문화에 따른 의료조직의 분화와 병원규모의 대형화에 관리단위의 대형화로 분업화, 전문화 및 조직화에 대한 대응이 필요해졌다.

② 고객의 심리를 정확하게 이해하고 친절하게 서비스할 수 있는 인품을 소유하고, 언행과 태도에서 항상 병원을 대표할 수 있는 주인의식이 필요하며, 사무기능 및 정보보호기능은 물론 의료보장제도에 대한 지식과 업무처리, 진료와 진료지원, 간호 등 병원조직 전반에 대한 지식, 질병, 약품, 수술 등 의학용어 지식의 습득은 물론 의료수가체계와 병원경영에 대한 지식 및 국가보건 의료체계와 보건의료법규의 정확한 이해를 통해 전문성을 가져야 한다.

2. 원무관리의 필요성

병원 내의 모든 기능부문을 정보전달을 통해 결합함으로써 종합적인 기능이 발휘되도록 연결기능을 수행하고 각 기능의 업무를 합리적으로 수행하여 사무능률이 향상되도록 계획하고, 조절하고, 지휘, 조정, 통제하는 제반활동이다.

[그림 2-5]와 같이 원무관리의 발전요인은 크게 7가지이다. 사회보장제도의 확대, 병원규모의 대형화, 의료기술의 발전, 병원경영의 효율화, 고객욕구의 증대, 첨단 의료정보 체계구축, 경쟁력 강화로 나뉜다.

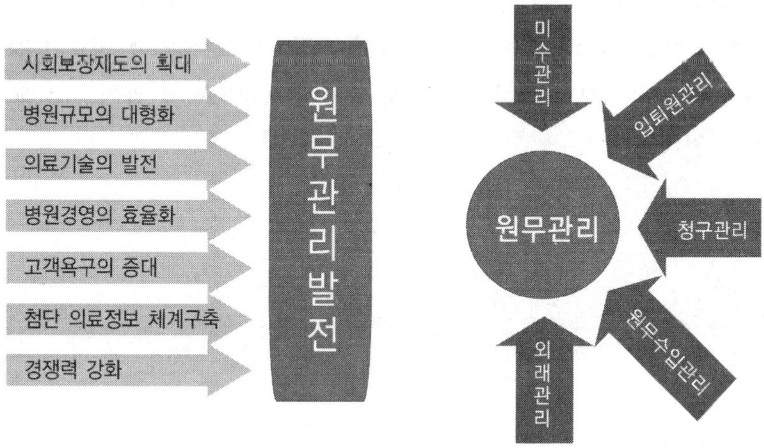

[그림 2-5] 원무관리의 발전요인

① 사회보장제도의 확대 : 환자의 증가 및 관리업무처리가 복잡해지고 업무량 또한 증가되어 의료사무에 관한 확대의 필요성이 대두되고 별도 전문관리 체계의 필요성이 중요시 되고 있다.

② 병원규모의 대형화 : 입원진료 기능의 확대로 업무량과 인력이 증가하므로 업무의 분업화와 전문화로 조직적인 통제가 필요하게 되었다.

③ 의료기술의 발전 : 의료의 진료능력이 고도로 발전되고 있으며 진료과목이 인체조

직 부위별, 진료대상별로 다양화되었고, 병원업무의 전문화로 인하여 간호 및 진료 지원 부문에서 병원사무가 분리 · 독립되었다.

④ 병원경영의 효율화 : 의료수가의 인상보다 제반 관리비용의 증가폭이 커지고, 직원들의 기대수준도 높아지므로 조직에 대한 충성심 및 공동체 의식도 점차 약해지게 되었다. 또한 자본투자 및 인건비 등의 상승, 의료과오 및 분쟁의 증가 등으로 인해 병원경영이 날로 악화되므로 병원을 효율적으로 경영할 수 있는 전략 마련이 절실하게 되었다.

⑤ 고객욕구의 증대 : 소득수준의 향상으로 의료에 대한 높은 기대와 고급화 성향, 의료지식의 보편화와 사용자 권리의식의 향상에 따른 의료이용자들의 능동적 태도변화는 병원에 있어서도 고객의 욕구에 부합하는 원무서비스를 해야 하는 요소로 받아들여지고 있다.

⑥ 첨단 의료정보 체계구축 : 정보통신기술의 발달로 많은 병원에서 OCS, PACS, EMR 등 첨단 의료정보체계가 구축되어 수작업으로 이루어졌던 체계에서 지금은 신속, 정확한 관리체계로 업무효율성이 향상되었다.

⑦ 경쟁력 강화 : 의료인력과 의료기관의 증가 · 성장으로 대형병원의 지속적 설립으로 인하여 의료공급의 과잉현상은 환자들로 하여금 의료서비스를 하는 의료기관을 선택하게 하고 의료서비스 분야에 대한 시장개방으로 외국 의료산업의 진입은 의료서비스 경쟁력 강화의 한 축으로서 원무서비스의 질적 관리 시스템 확립이 필요해지고 있다.

02 환자관리

만성질환 발병률이 증가하고 질병예방에 대한 관심이 높아지고 있다. 임상의들이 환자의 건강과 복지를 위해 적극적으로 노력하고 있으나, 여러 시스템에 고립되어 분산된 전자정보, 번거로운 서류기록들로 인해 업무가 늘어나고, 비용절감으로 의료 IT 예산이 매우 부족하여 대부분의 의료기관에서 시스템 정비는 신경을 쓰지 못하고 있다. 앞으로 많은 의료 IT 전문가들은 기존 시스템을 통합하여 환자관리와 만족도를 개선할 수 있는 응용 프로그램을 개발하여야 한다.

수년간에 공공 부문의 기업들은 CRM 시스템의 구축이 장기적인 고객관리에 도움이 되고 있고, 사용자들은 필요한 사항을 기업들이 미리 파악하여 처리해 주는 것이 갈수록 익숙해져 있다. Microsoft Dynamics CRM은 PRM(환자관계관리) 관련 요구사항들은 원활하게 처리할 수 있고, 의료서비스 공급업체들은 PRM 소프트웨어 응용 프로그램을 사용하여 환자의 질환 발병 후 치료서비스를 제공하는 수준을 넘어 선행적인 관리서비스를 제공할 수 있다.

PRM 응용 프로그램의 기능 및 혜택은 다음과 같이 6가지로 나눌 수 있다.

① 추가 질환예방에 기여한다 : 의사는 환자를 모든 각도에서 검사하여 현재의 증상과 향후 질환 가능성 간의 관계를 더욱 쉽게 파악할 수 있다.

② 의료의 질과 일관성이 향상된다 : 중요 안전절차의 이행과 개인정보보호 및 기타 규정정책의 준수를 확실히 할 수 있는 자동화된 프로세스를 구성할 수 있다.

③ 입원, 타 병원소개, 퇴원 등의 일상적 수속과정이 빨라진다 : 일상적 수속을 장기적으로 분석하여 불필요한 절차를 없애고 환자의 만족도를 높이는 개선이 가능하다.

④ 정보 액세스에 낭비되는 시간이 사라진다 : 치료계획, 증상과 진단의 관계, 참고자료 등의 문서를 색인 처리하여 전자 시스템에 저장하므로 우수한 의료서비스에 필요한 정보를 찾는 데 소요되는 시간이 줄어든다.

⑤ 선행적 커뮤니케이션이 자동으로 처리된다 : 환자 데이터를 특성에 따라 정렬해 조회할 수 있어서 특정 환자군을 선행적 커뮤니케이션으로 쉽게 처리할 수 있다.

㉰ 당뇨병 환자에게 메일을 발송하여 새로운 정보, 치료방법 또는 교육적 정보를 제공할 수 있다.

⑥ 예약 불이행을 줄일 수 있다 : 진료예약 알림전화 업무를 능률적으로 처리할 수 있도록 작업을 쉽게 구성할 수 있다. 예약이 이행되지 않은 경우에는 후속조치 및 일정변경을 자동으로 처리하는 프로세스를 구성할 수 있다.

환자의 인구통계학적 정보조회의 일원화와 프로세스의 표준화 및 합리화, 그리고 선행적 커뮤니케이션을 통해 PRM 시스템은 의사가 환자의 전반적인 건강상태를 개선시킬 수 있다. 환자가 자신이 받는 서비스에 더욱 만족하게 되므로 정기적이고 예방적인 진료를 계속해서 우선시할 가능성이 높아진다.

1. 외래관리 · 예약관리

병원을 이용하는 환자는 진료형태에 따라 입원환자, 외래환자로 구분되고, 내원경험에 따라 신환, 구환, 질병양상에 따라 초진, 재진, 진료희망의사 유무에 따라 지정진료환자, 일반환자, 내원형태에 따라 응급환자, 의뢰환자, 일반환자로 구분한다. 이 중 외래환자를 급여기준에 따라 분류하면 일반환자, 건강보험환자, 의료급여환자, 산재보험환자, 공무상요양환자, 자동차보험환자 등으로 구분된다.

외래진료는 입원실에 입원하지 않고 통원치료를 하며, 병원급은 의원급과는 달리 진료과의 전문의에 의한 진료와 전문의 간 협력진료로 실시되고 입원환자의 전 단계로서 인력, 장비, 공간의 효율적인 활용으로 진료기능의 채산성을 높일 수 있다. 입원진료 대기환자가 많은 경우에 외래에서 입원부문을 담당하게 하고, 입원 중 외과적 수술에 필요한 검사를 외래에서 담당하고, 수술 후의 처치의 일부도 외래로 유도하는 등의 외래진료와 입원진료의 적절한 조화로 입원진료비의 절약을 상대적으로 줄일 수 있다.

(1) 외래관리

진료를 받기 위해 내원한 외래환자를 대상으로 하는 주요 업무는 초진 · 재진환자 접수 및 변경, 수급자격관리, 수탁관리, 환불업무, 안내 및 관리업무 등이며, 의사와 관련된 주요 업무는 의사별 진료일정 등록 및 수정, 진료휴진 및 일정관리, 의사별 환자수 관리업무 등이 있다.

1) 초진 · 재진 예약접수 및 변경

건강보험을 확인할 수 있는 건강보험증, 본인 여부 확인을 위한 주민등록증, 2차 진료를 하는 기관에서는 1차 진료를 한 의료기관 담당의사의 진료소견서인 진료의뢰서 또는 건강진단서 등을 확인한다(그림 2-6).

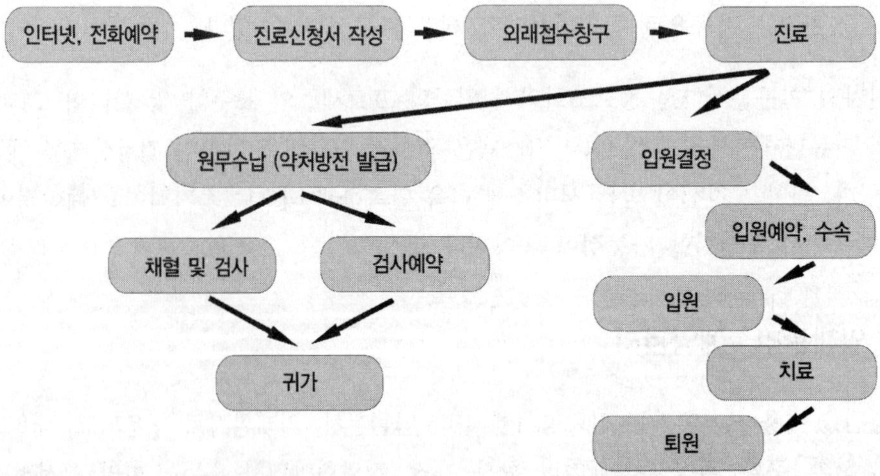

[그림 2-6] 외래수속절차

① 긴급진료로 건강보험증을 안가지고 온 경우에는 요양기관에 비치된 '건강보험증 미지참신고서'를 작성하고, 진료개시일로부터 7일 이내에 건강보험증을 제시하면 소급하여 건강보험급여가 인정됨을 안내하여야 한다.

② 환자가 건강보험증 분실 등의 사유로 보험증을 제시하지 못할 경우, 다른 신분증에 의해 확인된 환자정보에 대해 국민건강보험공단에 문의하거나, 홈페이지를 이용하면 보험정보를 확인하고, 확인이 되면 환자가 건강보험증을 제시한 것으로 인정한다.

③ 건강보험 자격여부는 국민건강보험공단 홈페이지(http://www.nhic.or.kr 그림 2-7)에 요양기관 회원으로 가입(요양기관기호, 사업자등록번호, 보험청구액 지급계좌 번호 등의 정보입력 필수)하면 인터넷을 통해 실시간으로 조회하고, 바로 이용할 수 있는 기능을 제공하는 의료정보시스템도 많이 배포되어 있다.

④ 인터넷을 통해 실시간으로 조회할 수 있으며, 최근 이 서비스를 바로 이용할 수 있는 기능을 제공하는 의료정보시스템도 많이 배포되어 있다.

⑤ 초진 · 재진환자의 예약 접수방법은 다음 4가지가 있다.

㉠ 초진 · 재진환자 진료예약, 확인 및 변경업무

㉡ 진료전달체계에 의한 구비서류 확인 및 접수업무

㉢ 외래환자정보 변경사항을 수정업무

㉣ 진료카드 및 스마트카드 발급업무

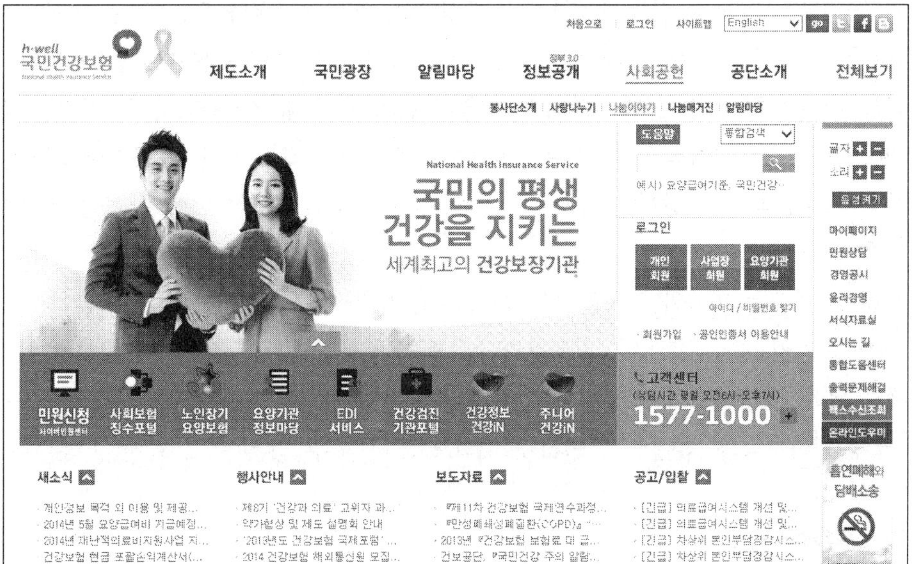

[그림 2-7] 국민건강보험공단

2) 수납 및 환불

수납 및 환불의 종류는 다음 5가지가 있다.

① 진찰료 및 진료비를 수납해야 한다.

② 진료비 후불처리 및 미수금 수납을 해야 한다.

③ 진료비계산서를 (재)발급해야 한다.

④ 유형변경 및 처방변경에 따른 진료비 환불을 해야 한다.

⑤ 외래 총수익관리 및 계약처 미수금 관리를 해야 한다.

3) 수급자격관리 · 수탁검사관리

수급자격관리 · 수탁검사관리에는 다음 5가지가 있다.

① 진료전달체계에 따른 수급자격관리 및 그에 따른 서류관리가 있다.

② 보험카드 미지참 및 보험자격 미비환자에 대한 자격확인업무가 있다.

③ 수탁검사에 따른 진료비관리가 있다.

④ 의무기록 사본 및 방사선필름 복사비 수납이 있다.

⑤ 진단서 등 제증명서 발급이 있다.

(2) 예약관리

의료수요의 증가 및 진료체계의 불완전성으로 환자들이 집중되는 것은 피할 수 없으며, 결국 환자가 장시간 기다리는 것은 의료기관이 해결할 문제이다. 환자의 기다리는 시간을 줄이는 일은 환자의 개인적인 생활을 보호해 줄 뿐 아니라, 결국 시간을 절약하기 때문에 사회 · 경제적으로 매우 중요하다. 또한 일시적으로 병원 공간에 체류인원의 증가로 의료인력, 의료장비, 공간 및 각종 후생시설의 효율성이 떨어져 결국 관리비용도 그만큼 소요된다.

진료예약제도는 환자와 약속한 시간과 장소에서 진료를 받는 제도이며, 의료기관이나 환자 측면에서 필요한 제도이며, 의료기관이나 환자가 예약시간을 준수하지 아니하면 오히려 문제가 된다. 예약제도의 중요한 요소는 시간을 잘 지키도록 제도화하는 것이다. 진료예약은 크게 전화예약과 방문예약, 인터넷 예약으로 나눌 수 있는데 그 과정은 다음과 같다.

1) 전화예약

전화예약의 절차는 다음 3가지가 있다.

① 전화예약센터의 상담원과 통화하여 환자질병에 적합한 진료과 및 주치의, 예약일

시를 결정한다.
② 예약 당일 30분 전에 병원에 도착하여 외래원무과에 접수한다.
③ 예약일 외래내원 시 건강보험증, 요양급여 의뢰서(초진의 경우)를 지참하여 원무과에 제시한다.

2) 방문예약

방문예약의 절차는 다음 3가지가 있다.
① 환자 또는 보호자가 진료과로 직접 방문하여 진료과 및 주치의, 예약일시를 결정한다.
② 외래원무과 수납창구에서 진찰료 수납 후 예약일에 내원한다.
③ 예약일 내원 시 건강보험증, 요양급여 의뢰서를 지참한다(초진의 경우).

3) 인터넷 예약

최근 인터넷 보급의 확대로 중소병원 이상은 대부분 병원 자체 홈페이지를 구축하고 있다. 일부 유명 의원에서도 홈페이지 구축이 확대되고 있고 접속자 수도 상당히 많다.
① 의료기관의 홈페이지는 주로 병원 진료과목이나 시설을 홍보하는 목적으로 사용하고 있지만, 일부는 실시간 예약기능을 갖추고 있는 곳이 있다.
② 인터넷 예약의 가장 이상적인 모델은 인터넷을 통해 접수된 내역이 병원의 의료정보시스템 데이터와 실시간으로 연동되어 예약과 관련된 업무를 최소화하는 것이다. 이처럼 인터넷 예약은 환자의 인적사항 및 예약정보 입력 없이 짧은 시간에 처리할 수 있는 장점이 있다.
③ 인터넷 예약절차는 다음 5가지가 있다.
㉠ 해당 병원의 홈페이지에 접속한다.
㉡ 진료예약 화면을 선택한 후 접속한다.
㉢ 환자 본인의 정보를 입력, 회원에 가입한 후 정해진 절차에 따라 진료예약을 한다.
㉣ 예약 당일 30분 전에 병원에 도착하여 외래원무과에 접수한다.
㉤ 외래내원 시 건강보험증, 요양급여의뢰서(초진의 경우)를 지참한다.

4) 예약변경

부득이 예약을 변경하는 경우 보통 예약일 2~3일 전까지 전화예약센터 또는 진료과로 전화하여 예약을 변경한다(인터넷 예약환자의 경우, 인터넷을 통한 예약변경 및 취소가 가능). 예약기간 중 환자의 상태가 악화되어 응급진료 시 응급실로 내원한다.

5) 예약통보

초진 · 재진 예약환자의 편의를 도모하고 예약부도율을 감소시키며, 진료환자의 적정 수를 확보하기 위하여 예약일시 및 내원여부를 알리는 메시지를 송출한다. 예약취소된 환자의 예약일에 우선 진료를 받기 원하는 환자에게 연락을 취하여 예약을 한다.

6) FAX 예약

환자 또는 보호자가 진료일정표를 보고 외래안내 센터 및 창구에 비치된 FAX 진료예약 신청서를 작성하여 원무과 예약전용 FAX로 예약신청을 한다. 직원은 FAX 진료예약 신청서 수령 후, 내용을 확인하고 예약화면에 예약등록한다. 이후 절차는 전화예약과 동일하다.

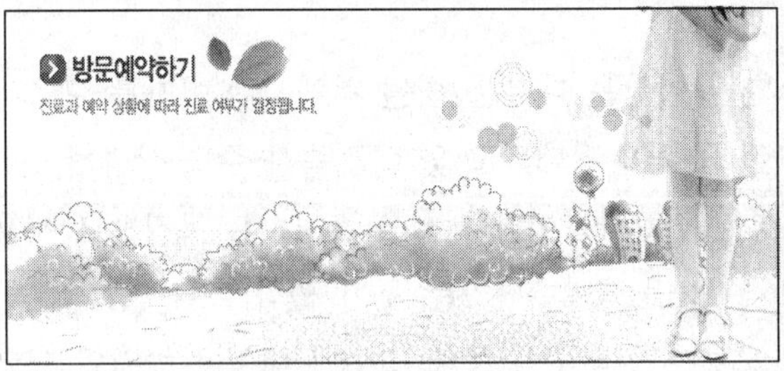
방문예약하기
진료과 예약 상황에 따라 진료 여부가 결정됩니다.

(a) 예약상황에 따라 진료여부가 결정된다

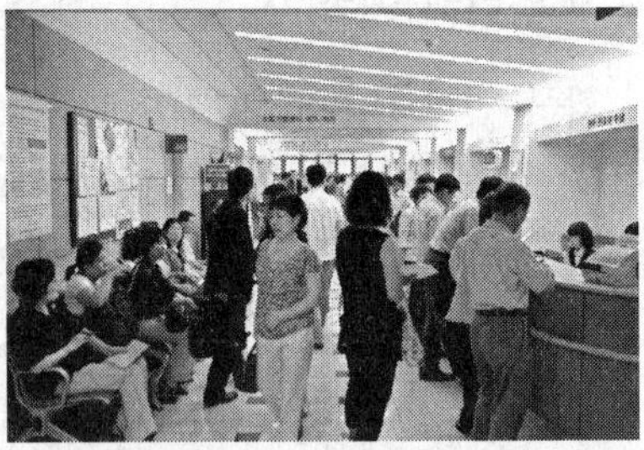

(b) 병원에 직접 예약하는 사람들

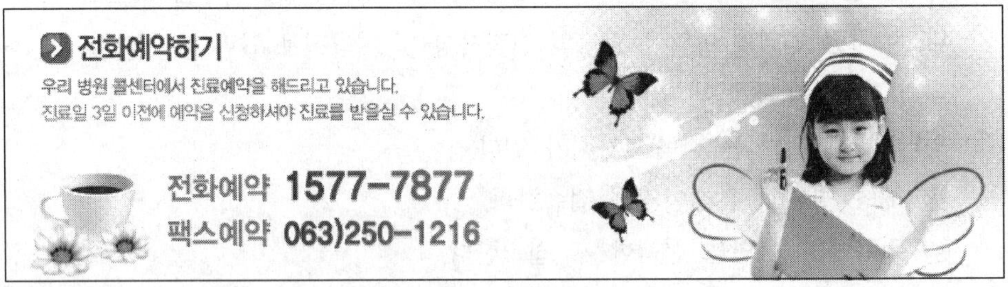
전화예약하기
우리 병원 콜센터에서 진료예약을 해드리고 있습니다.
진료일 3일 이전에 예약을 신청하셔야 진료를 받을실 수 있습니다.
전화예약 1577-7877
팩스예약 063)250-1216

(c) 우리들병원 전화예약

[그림 2-8] 병원예약

(3) 외래수속의 업무흐름

외래환자 등록 및 접수업무는 외래환자로부터 기본 인적사항을 확인하고, 이 정보를 회계나 의무기록 등 다른 업무 부서에 신속히 제공하고 환자의 기다리는 시간을 줄이고 외래진료가 원활하게 진행하는 데 목적이 있으며, 환자유형에 따라 초진과 재진등록 및 접수업무를 보험별 환자에 따라 각각 수행한다.

① 초진환자의 경우 의료기관에서 고유번호를 부여하여 진료 시에 진료기록부가 여러 개로 분산되는 것을 방지하고, 계속되는 진료내용이 하나의 등록번호(차트번호)로 관리한다.

㉠ 고유번호는 환자의 성명, 주민등록번호, 피보험자와의 관계, 주소 및 전화번호 등의 인적사항과 피보험자 성명, 사업장기호, 사업장명, 건강보험증번호, 보험 유효기간, 연락전화 등의 보험 관련 사항을 기재한다.

㉡ 전산시스템을 사용하는 경우 환자 관련 정보를 시스템에 입력해서 진료기록부로 출력해 보관하거나, 전자인증을 통해 전자문서로 보관하며, 환자에게 고유번호를 알려주고 다음 내원 시에 환자정보의 확인을 쉽게 하기 위해 진찰등록증이나 진찰카드를 사용하기도 한다.

② 재진환자의 경우 이미 발급받은 진찰등록번호 등을 확인해서 변경사항이 있을 때에는 수정해 준다. 특히 건강보험환자의 경우는 보험증의 보험정보(조합기호, 증번호 등)을 정확하게 확인하며 보험사항에 대한 오류는 진료비청구 및 회수에 영향을 주어 반송으로 인한 재청구 등 행정력이 소모된다.

③ [그림 2-9]와 같이 외래수속 흐름도에서 외래수속 과정이 다음 8가지가 있다.

㉠ 진료예약(초진 · 재진(전화, 인터넷), 재진예약)을 한다.

㉡ 외래 원무과 접수(초신 · 새진)를 한다.

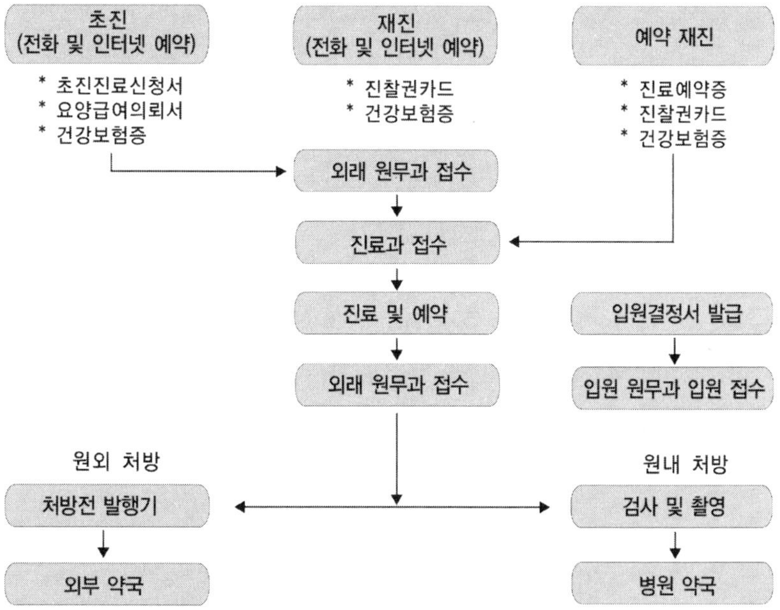

[그림 2-9] 외래수속 업무흐름도

(출처 : 병원경영)

㉢ 진료과 접수(예약접수)를 한다.
㉣ 진료 및 예약을 한다.
㉤ 외래 원무과에 접수를 한다.
㉥ 처방전 발행(외래 · 원내)받는다.
㉦ 원외 약국 검사 및 촬영(원내처방)을 한다.
㉧ 병원 약국에서 약을 조제받는다.

2. 입원 · 퇴원관리

병원에 입원하면 누구나 불안 및 불편을 느낄 수 있다. 특히 치매환자의 경우 집보다는 익숙하지 않은 환경변화는 다른 진료 및 통증으로 인한 추가적인 스트레스로 환자는 평소보다 더욱 혼란스럽고 당황스럽게 만들며 불쾌할 수 있다. 환자가 앞으로의 치료과정을 예상할 수 있다면 이러한 변화를 이해하는 데 도움이 될 수 있다. 미리 계획을 알면 입원이 덜 힘들 수 있다.

많은 환자들이 심장병 또는 각종 질병으로 심각한 의학적 치료를 하여야 하므로 병원진료가 필요하다. 다른 환자들은 각종 병에 관련된 증상들 때문에 병원진료가 필요한 경우도 있다.

(1) 입원관리

입원관리는 입원진료를 받는 환자에게 신속하고 원활하게 진료가 수행될 수 있도록 조정, 지원하고 적정한 진료수익을 확보하는 활동이다. 외래 또는 응급실에서 진료받은 환자가 입원진료가 필요하면 담당의사는 입원진료를 권유하고 환자가 동의하면 입원결정(전산입력 또는 입원결정서 발급)을 한다.

입원진료 결정을 받은 환자는 입원수속창구에서 입원수속절차(그림 2-10)를 밟게 된다. 입원수속 담당자가 입원수속 시 확인할 서류의 사실여부 등을 확인한 후, 전산출력과 병실 신청서에 서명날인을 받아서 입원 · 퇴원 기록지와 함께 지참하여 입원할 병동에 제출하도록 안내한다. 배정받은 병실에 환자가 입실하면 이때부터 입원진료가 시작된다.

1) 입원수속

입원약정서는 환자가 입원수속 시 필수적으로 작성해야 하는 서식으로 환자가 입원생활 등 지켜야 할 의무사항 또는 협조사항을 확인하고 서명날인하도록 구성된 서식이다.

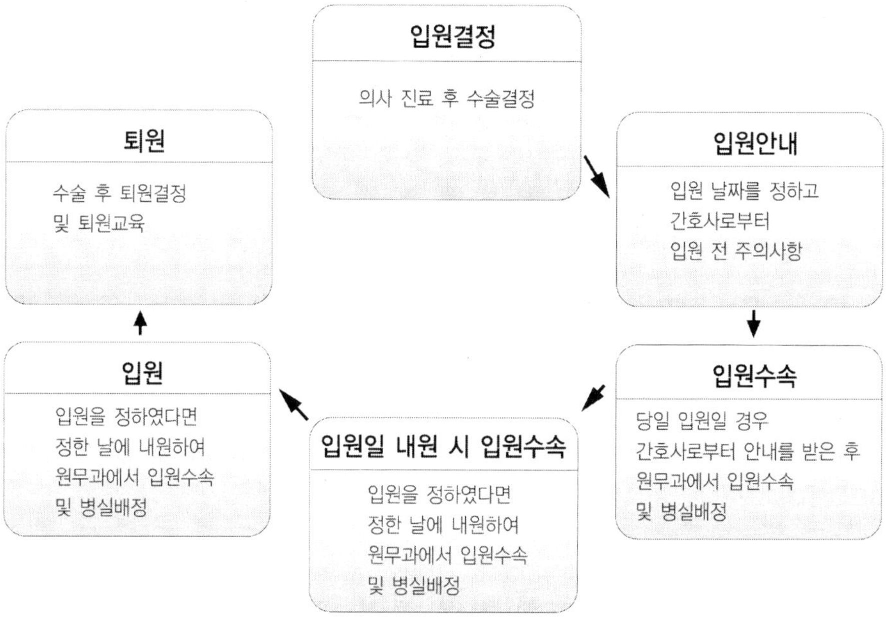

[그림 2-10] 입원절차

의료기관은 환자진료를 성실히 담당하고 환자측은 진료비를 부담하겠다고 약정하는 일종의 **진료계약서**이다.

① 입원약정서 작성

입원약정서는 인쇄된 서식에 약정내용이 열거되어 있고 환자의 난과 약정인 및 연대보증인 난에 해당 인적사항을 기재하고 서명날인하도록 구성되어 있다. 약정내용에 일반적으로 포함시킬 사항은 5가지이다.

㉠ 진료비 납부책임
㉡ 입원생활 중 귀중품 소지금지 및 분실 시 책임소재
㉢ 진료진의 의학적 판단에 따른 정당한 지시에 협조
㉣ 의료분쟁 시 우선적으로 의료심사조정위원회에 조정신청 협조
㉤ 소송 시 관할 법원동의 등으로 당해 의료기관 설정에 맞게 필요한 약정내용을 가감하여 구성할 수 있다.

② 선택진료 신청서 작성

일부 의료기관에서 시행하던 지정진료제도의 운영근거인(지정진료에 관한 규칙)이 의료법에 근거 없이 하위법령인 보건복지부령에 의해 운영됨에 따라 지정진료제도를 폐지하고 선택진료제도를 도입하게 되어 있다.

㉠ 선택진료는 의료법의 규정에 의거 환자 및 그 보호자가 병원급 이상 의료기관에서 선택진료 의사 등을 지정하여 진료를 받는 것이다.

ⓐ 선택진료의 요청, 추가비용을 징수할 수 있는 의사, 치과의사, 한의사의 자격요건 및 범위, 진료항목, 추가비용의 산정기준과 기타 선택진료 실시에 관한 필요한 사항을 규정하고 있다.

ⓑ 선택진료제도의 주요 내용은 선택진료 의료기관의 장이 추가비용을 청구할 수 있는 진료항목을 진찰, 의학관리 및 마취 등 11개 항목으로 진찰의 경우 추가비용 금액을 국민건강보험법에 의하여 보건복지부장관이 고시하는 요양급여비용의 내역 중 진찰료의 55[%]이내의 범위 안에서 의료기관의 장이 정하는 금액으로 추가비용의 진료항목 및 산정기준을 정한다.

㉡ 환자측이 병원급 이상 의료기관에서 의사를 선택하여 진료를 받거나 이를 변경 또는 해지하고자 하는 경우에는 신청서를 해당 의료기관의 장에게 제출하거나 통신매체를 이용하여 신청할 수 있도록 한다.

㉢ 의료기관에서는 선택진료비 산정의 근거를 확보하기 위하여 입원수속 시 소정의 선택진료 신청서를 받아서 환자편에 입원병동에 제출하도록 한다.

㉣ 제원 중에도 전과 및 특수검사 등 추가할 사항이 있으면 추가 기재하고 동의를 받아 퇴원서 선택진료비 산정의 근거로 진료비 계산 카드에 첨부하여 보관한다.

③ 입원수속 시 확인사항

입원수속 시 환자종별(건강보험, 의료급여, 산업재해보상보험, 공무상요양급여, 자동차 손해배상보험, 일반 등)로 해당 보험증을 제출받아 수급자격을 철저히 확인한다. 해당 보험종별에 따라 급여할 수 없는 사항이거나 비급여상 병을 진료하는 경우에는 해당 진료비 전액을 환자가 부담하는 것을 설명한다.

가장 중요한 확인사항은 진료비 지불보증인에 대한 사실관계 확인이 중요하고, 가끔 경제적 사정으로 진료비 부담능력도 없이 입원하는 경우가 있기 때문에 채권확보를 위해 보호자가 진료비 부담능력이 없으면 제3자의 연대보증을 요구할 수 있다.

㉠ 보험수급자격 확인 : 환자종별에 따라 건강보험환자는 건강보험증, 의료급여환자는 의료급여증, 자동차보험, 사고환자는 해당 보험회사의 지불보증*, 산업재해**환자는 요양급여 신청서를 제출받아 해당 사항을 확인한 후 외래나 응급실에서 입력된 사항과 차이가 없는지 확인하고 변경사항이 있으면 전산에 수정 입력을 한다.

---

* 지불보증 : 수표의 지급인이 제시기간 내에 수표가 제시될 것을 조건으로 하여 그 금액을 지급할 것을 약정하는 부속적 수표행위이다.

** 산업재해 : 노동과정에서 작업환경 또는 작업행동 등 업무상의 사유로 발생하는 노동자의 신체적 · 정신적 피해이다.

ⓐ 이기사항을 착오로 입력하면 보험진료비 청구 시 반송되어 재청구해야 하고 진료비 회수지연과 불필요한 행정력이 낭비되므로 정확하게 입력해야 한다.

ⓑ 건강보험환자와 의료급여환자는 진료의뢰서를 외래 또는 응급실에 제출하였는지를 확인하고, 제출하지 않은 환자는 의료전달체계의 취지에 합당하게 진료받도록 안내하여야 한다.

㉡ 비급여 대상의 상병확인 : 건강보험환자는「국민건강보험법」제29조제3항의 규정에 의하여 업무 또는 일상생활에 지장이 없는 질환이나 기타 보건복지부령이 정하는 사항은 요양급여의 대상에서 다음과 같이 제외되는 사항이 있다.

ⓐ 외래나 응급실에서 담당의사가 비급여 대상을 진료하게 되면 환자측에 알려주고 입원결정 시에 비급여 대상을 표기해야 한다.

ⓑ 착오로 환자측이 비급여 대상 진료를 인지하지 못할 수도 있기 때문에 입원수속 다음에 열거한 상병은 비급여 대상임을 설명하고 비급여 대상 진료는 일반수가로 진료비를 환자가 부담해야 함을 알려준다.

㉢ 상급병실 사용신청서 : 의료기관은 의료법령에 의하여 허가를 받거나 신고한 병상 중 기본입원료만을 산정하는 병상을 50[%] 이상 확보하여 운영하여야 한다. 그리고 일반병상보다 시설 및 비품이 현저히 우수한 병상을 상급병상이라 하는데, 환자가 상급병상에 입원하기를 원하는 경우에는 상급병실 산정의 근거를 확보하기 위하여 반드시 환자측으로부터 당해 의료기관이 정한 상급병실료와 해당 보험종별 일반병상에 대한 기준 병실료의 1일 차액을 확인, 날인한 상급병실 사용신청서를 받아야 한다.

㉣ 연대지불보증 : 입원약정서 작성 시 환자당사자가 진료비 부담능력이 있으며, 환자편의를 위해 가급적 연대지불보증을 생략하고 환자보호자의 지불보증만 받아야 하나, 진료비 부담능력이 없는 경우에는 진료비에 대한 채권행사를 용이하게 하기 위해 연대지불보증을 요구하게 된다. 진료의 특성상 연대지불보증이 없어도 진료를 거부할 수 없기 때문에 진료상 긴급 입원이 필요하면 우선 입원조치 후 재원중에 연대지불보증을 보완해야 한다. 이는 악성 미수금의 발생을 최소화하고 진료비회수를 원활하게 하는 적극적인 수단이다.

2) 병실배정

병실배정으로는 [그림 2-11]과 같이 크게 입원예약, 병상배정, 입원대기 환자관리 병실이동으로 나눈다.

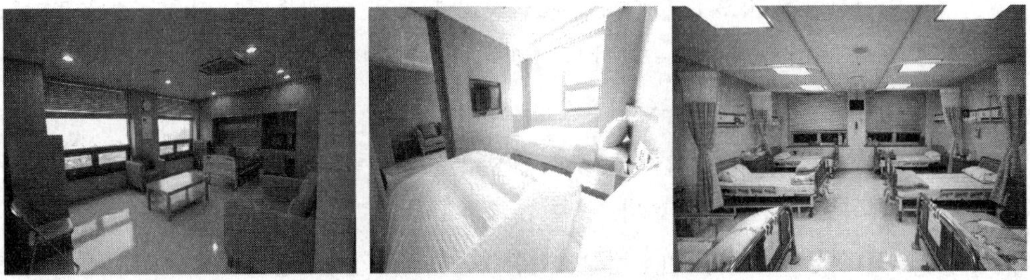

(a) 1인 병실 (b) 2인 병실 (c) 일반병실

[그림 2-11] 병실내부

① 입원예약

환자들은 대부분 경제적 사정으로 상급병실보다 일반병실에 입원하기를 원한다. 의료기관 병실의 등급별 분포는 일반병실이 50[%]를 겨우 초과하고 병상가동률도 높은 실정이므로 상급병실에 입원을 원하는 환자만 입원예약하고, 일반병실에 입원을 원하는 환자는 입원예약을 하지 못하는 실정이다. 대부분 의료기관은 입원당일에 병실을 배정하고 전화 등으로 환자에게 내원하도록 통지하는 실정이다.

② 병상배정

환자의 상병상태 및 경중중도, 격리여부, 진료과별 병상할당, 남녀노소 등을 고려하여 배정한다. 병상운영은 진료의 효율성을 높이기 위해 진료과별 병동 및 병상할당제, 병동 점담제 등을 운영하기 때문에 진료의 효율성을 너무 강조하면 병상가동률이 저조하고, 병상가동률의 향상을 강조하면 환자를 여러 병동에 너무 분산 배정하여 담당의사 회진 동선이 길어지고 전문간호사가 어렵게 된다.

환자의 상태를 충분히 파악하고 병동간호사와 공동의 목표로 긴밀한 업무협조를 받으면서 병상을 배정해야 한다.

③ 입원대기 환자관리

입원을 대기하는 환자는 의사지시에 따라 진료 스케줄에 의한 수술 또는 특수검사, 정기적인 약물치료 등을 목적으로 입원예정일자가 미리 정해진 경우와 대기환자를 입원예정일자별로 관리하고, 입원예정일자가 미리 정해지지 않고 병실사정에 따라 입원을 기다리는 경우에 진료과별, 입원결정일자별로 관리하는 것이 바람직하다.

④ 병실이동

환자의 상병상태에 따라 격리 또는 중환자실로 이동하거나 반대로 격리실 또는 중환자실에서 상태가 호전되어 일반병실로 이동해야 하는 환자도 있다.

㉠ 병실을 이동 : 병동간호사실에서 병실이동 신청을 입력하고 병실배정담당자는 당일 퇴원환자의 빈 병상과 당일 입원할 환자를 함께 고려하여 이동병상을 배정하여 입력한다. 병동에서는 병상이동화면을 보고 병실이 배정되었으면 환자를 이동시키고 그 병상에 새로운 환자를 입실시킬 준비를 하여야 한다.

㉡ 병상관리 : 병상은 사용대상자에 따라 크기와 모양이 비교적 표준화되어 있는 성인용 병상, 안전을 위한 보호장치가 있는 소아용 병상, 영아를 위한 병상 등과 노인용 병상, 산모용 병상, 특수 환자용 병상 등이 있다.

㉢ 병실의 크기와 구조 : 1인용 병상과 다인용 병상으로 구분하여 수용하는 환자의 특성에 따라 일반병실, 중환자실, 격리병실, 재활병실, 미숙아 보육기 등이 있다.

㉣ 병상 운영방법 : 각 의료기관의 실정에 따라 여러 가지 방법을 절충하여 적용할 수 있으나, 대개 통합운영방법과 진료과별 분리운영방법을 근간으로 하고 있고, 통합운영은 진료과별상 병을 고려하지 않고 모든 병상에 어떠한 환자도 제한 없이 입원할 수 있는 방법이다.

ⓐ 장점 : 병상을 이용하기 편리하여 병상가동률을 높일 수 있다.

ⓑ 단점 : 담당의사가 진료하기 위한 동선이 길어지고 간호사의 전문적인 간호가 어렵다.

(2) 퇴원관리

전산에 진찰등록증번호(차트 번호)를 입력하여 출력된 환자의 보험정보사항과 건강보험증상의 사항이 일치하는지 여부를 확인하고, 의사가 입력한 처방내역을 확인하거나, 진료차트에 따라 처방내역을 입력해서 환자유형별 수가산정기준에 따른 본인부담금을 수납한다. 수납 시에는 2004년 4월 1일 개정된 진료비 계산서 · 영수증을 반드시 환자에게 발급해 주어야 한다(그림 2-12).

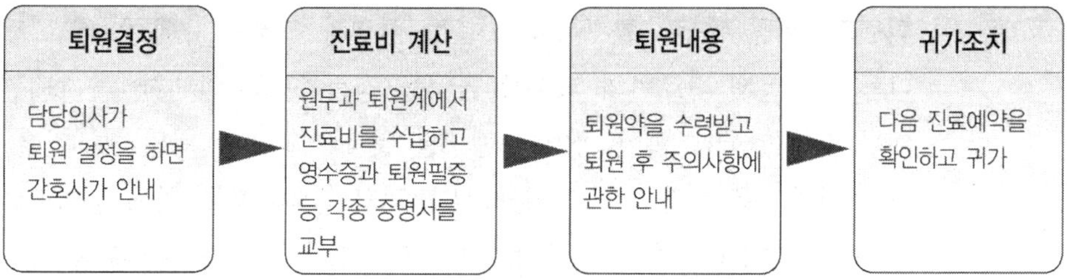

[그림 2-12] 퇴원절차

① 수납 후에는 의료기관 내에 다른 진료지원실이 있는 경우 OCS나 EMR 시스템을 사용하지 않는 의료기관에서는 진료지원실 처방내역 및 환자인적사항이 기록된 원내용 처방전을 발행하고, 처방과 관련된 위치 및 장소를 안내하여야 한다.

② 원외 조제내역이 있는 경우 원외처방전도 발급해 주어야 한다. 원외처방전과 관련해서 최근 인터넷이나 카드 등을 통해 처방내역을 저장해 약국에 전송하는 시스템에 대한 연구가 다양하게 진행되고 있지만, 아직 일반적인 실용화 수준까지는 좀 더 많은 시간이 필요할 것이다.

㉠ 퇴원절차 : 퇴원결정은 환자상병이 치유되었거나 외래통원진료가 가능할 때, 다른 의료기관으로 이송 또는 사망하였을 때 진료담당의사가 결정한다. 퇴원이 결정되면 병동에서 각종 처방의 입력누락이나 실행확인이 되었는지 점검하여 처방을 마감하고 보험심사부서에서 자체 진료비 심사를 거친 후 원무부서에서 진료비 계산을 하게 된다. 퇴원진료비 계산이 확정되면 병동의 전산화면에 계산완료가 표기되어 퇴원안내문을 출력한다. 퇴원안내문은 퇴원 시 납부해야 할 진료비 총액과 퇴원절차가 표시되어 있다.

ⓐ 퇴원할 환자 : 간호사로부터 퇴원안내문을 받아보고 수납완료를 확인할 수 있다. 그리고 병동에서 외래통원예약 여부와 퇴원 후 주의사항을 듣고 퇴원 약을 수령하여 퇴원한다. 이와 같이 일반적으로 이루어지는 퇴원절차가 정상 퇴원절차이고, 공휴일이나 야간에 소수의 당직근무자가 근무할 때, 환자상태의 변화나 환자의 요구에 따라 갑자기 퇴원을 결정할 때가 있다. 이러한 경우 퇴원수속은 비정상퇴원(가퇴원)의 절차를 밟아야 한다.

ⓑ 퇴원 : 퇴원전 발생한 처방이 실시간으로 입력되지 않았거나 입력된 처방이 실행확인이 되지 않아서 최종진료비를 확정할 수 없는 경우, 퇴원진료비는 이미 발생한 진료비와 그 이후 발생한 진료비를 추정하여 집계한 것으로 합산하여 계산한다.

ⓒ 퇴원진료비를 수납 : 환자측에 충분한 설명과 양해를 구해야 하고 퇴원한 다음날에 실제 진료비의 과부족 금액을 정산하도록 안내한다. 가퇴원진료비를 수납할 때 부족한 금액이 발생할 것을 염려하여 퇴원비를 많은 금액을 수납하도록 하면 안되고, 환자의 편의와 신뢰확보를 위해 실제진료비와 비슷하게 계산하도록 노력해야 한다. 퇴원절차에서 중요한 관심사는 퇴원 시간대이다.

ⓓ 퇴원수속 : 오후시간대에 집중되면 퇴원한 병상에 입원시간이 늦어져 입원 당일 진료서비스는 받지 못하게 되므로 재원일수가 길어지고 병상회전율도

나쁘다. 병상가동률을 높이고 입원환자 편의를 위해 조기퇴원, 조기입원이 되어야 하는데 그렇게 하기 위해서 전일퇴원 예고제를 시행하는 의료기관이 증가하고 있다.

ⓔ 전일퇴원 예고제 : 퇴원일 하루 전에 퇴원결정을 하여 퇴원당일 오전 일찍 퇴원수속을 할 수 있도록 환자 및 진료 관련 부서원들이 환자퇴원에 필요한 사항을 미리 준비하고 조치하도록 하는 것이다. 그러나 퇴원예고제를 모든 퇴원환자에게 적용하는 것은 대단히 어려운 일이다. 퇴원당일에 퇴원결정을 한 경우에도 퇴원 약 등 처방마감을 너무 늦지 않게 오후 일찍 수행하게 되면 입원병상의 진료효율을 높일 수 있다.

㉡ 퇴원진료비 계산 : 담당의사의 퇴원결정 이후 병동에서 퇴원약 등 각종 처방을 마감하고 자체 진료비 심사를 해야 퇴원계산을 할 수 있다. 병동에서 각종 처방을 정확하고 신속하게 마감하는 것이 중요한데, 전산시스템의 구축수준과 실행수준에 따라 많은 영향을 받는다.

ⓐ 병동 : 진료처방을 입력하고 진료지원 부서에서 실행확인을 하는데 진료비가 산정되어 계산하는 과정에서 실행확인이 되지 않아 진료비 산정이 누락되는 경우가 있다.

㉮ 수술, 처치, 특수검사 등은 진류행위를 먼저 시행하고 입력(실행확인)하는데 여러 가지 사정으로 입력이 늦거나 누락되는 경우가 있다.

ⓑ 병리조직검사 : 검체를 너무 늦게 보내거나 검사과정의 특성상 1차 검사 이후 2단계 검사시행여부를 결정하기 때문에 2단계 검사는 퇴원시점 이후에 시행하게 되어 비록 실행확인을 실시간으로 진행하여도 퇴원진료비에 산정되지 않는 사례가 있다. 병동에서 처방을 마감해야 하고 자체 진료비 심사과정이나 진료비 관리담당자도 진료비 상세내역을 점검하여 계산누락이 없도록 노력해야 한다.

ⓒ 퇴원진료비 계산이 확정된 이후, 추가 처방이나 반환 및 변경처방이 발생하면 계산서를 수정하고, 수정된 최종 계산서를 출력하여 이미 발급된 계산서와 교환하고 수정하게 된 사유를 환자에게 충분히 설명해야 한다.

ⓓ 퇴원진료비를 최종 확정하기 전에 또 확인해야 할 사항은 진료비 감액(할인) 대상의 여부를 점검해야 한다.

- 진료비 감액 대상이면 결정된 감액률이나 감면금액을 입력하여 발생진료비에서 차감하고 최종 납부는 금액을 확정하여 청구한다.

- 감액결정은 의료기관의 자체 감액규정이나 기관장의 승인 또는 지시에 따라 결정된다. 즉, 자체 임원·직원 및 그 가족에 대하여 예우하는 임원·직원 감액이나 사회복지시설의 수용자 등에 대한 계약기관 감액은 감액규정에 따라 감액이 결정된다.
- 환자의 병증이 학술적 연구가치가 있어 시행한 행위료에 대한 감액(학술시료)과 진료비 회수목적상 일정부분감액이 필요한 극빈환자에 대한 감액(자선시료)은 임상부서 및 원무부서의 품의서에 의거 기관장의 승인을 받아 감액이 결정되며, 경영목적상 예우가 필요한 감액(예우감액, 유관기관감액)은 기관장의 지시에 따라 감액이 결정된다.
- 지역사회에 대한 의료시혜 차원에서 극빈환자에게 진료비를 지원하는 것은 사회사업부에서 그 대상자를 선정하고 품의하여 기관장의 승인으로 지원액을 결정한다.
- 의료사고 및 분쟁에 따라 귀책사유가 있으면 주관부서(적정진료관리실, 법무 또는 원무부서)의 품의서에 기관장의 승인으로 감액(의료분쟁 감액)이 결정된다.

ⓔ 진료비 계산서는 항목별로 금액이 집계된 것이기 때문에 진료비를 납부할 때에는 진료비의 세부내역을 확인하려는 경향이 많다. 진료비에 대한 의문사항이 있을 때에는 언제든지 전산화면을 보고 진료비 상세내역을 설명할 수 있고, 필요 시에 출력도 할 수 있도록 전산시스템이 구축되어야 한다.

㉢ 진료비 후납 : 중간진료비 체납환자에 대한 진료비 납부를 독려하여 퇴원 시 완납하고 퇴원하면 다행이지만, 환자 및 보증인의 능력으로 진료비를 퇴원 시까지 납부할 수없는 형편이면 퇴원 이후에 진료비를 갚도록 후납 조치할 수밖에 없다.

ⓐ 영리기업은 거래상대의 지불능력, 신용도 등을 판단하여 외상매출을 하는 것이 일반적이지만, 의료기관은 의료법에 의거 진료거부를 할 수 없기 때문에 입원환자의 지불능력과 상관없이 진료하여야 하고, 그 결과 환자부담 진료비에 대한 불량 미수금이 발생할 가능성이 많다. 그러나 진료비 관리담당자는 악성미수금 발생이 최소화되도록 중간진료비 체납환자의 관리를 철저히 해야 한다.

ⓑ 체납환자를 관리하다 보면 후납할 수밖에 없는 환자는 미리 예측이 가능하므로, 그 환자의 경제적 이유로 후납요건, 즉 채권확보를 미리 준비하여 퇴원결정이 되었는데도 진료비 문제로 퇴원이 지체되는 일이 없도록 해야 한다.

ⓒ 진료미수금 발생은 개인사정으로 후불하는 환자부담 미수금 외에 계약기관 미수금, 각종 보험제도에 의한 보험자부담 미수금이 있다. 미수금 종류 중에 보험자부담 미수금은 입원수속 시 자격확인에 의해 자동으로 미수금이 발생하지만 계약기관 미수금은 계약내용에 따라 후납요건을 확인하고 후납 처리해야 하고, 특히 환자부담 개인미수금은 후납요건(채권확보)을 갖추어 후납 품의를 하여 승인 후에 후납 처리하고 퇴원시켜야 한다.

3. 진료비 관리

의료공급자에 대한 것(의사 등)과 의료기관에 대한 것으로 구분되는데 일반적으로 의료공급자에 대한 보수지불은 주로 의료행위라는 전문기술에 대한 보상을 목표로 하고, 의료기관에 대한 보수지불은 시설, 장비, 물자, 운영비용 등 투입(input)비용에 대한 보상을 의미한다. 한 나라의 지불제도는 지불제도의 기본형 하나에 속하기 보다는 그 나라의 실정에 맞게 변형된 것이나 혼합형태로 존재한다.

(1) 고액진료비 발생 전 채권확보

재원환자 진료비 관리담당자는 입원환자카드(입원약정서 및 그 부속서류)를 인계받는 즉시 진료비 지불보증내용과 병명을 점검하여 고액진료비 발생 및 체납문제의 소지가 있는 경우 진료비 지불보증을 보완하거나 연대보증을 추가 확보하도록 준비한다. 진료비 지불보증은 가장 기본적인 채권확보의 수단이므로 부동산담보나 다른 채권확보방법이 있는지 환자보호자와 긴밀한 면담을 통해 파악해야 한다.

(2) 중간진료비 계산

중간진료비 계산서는 재원 중인 환자에게 1주일 간격으로 정기적으로 발급하고 환자종별, 진단명, 기타 사정 등을 감안하여 발급간격을 조정할 수 있다.

① 중간진료비 계산서의 환자본인 부담금은 전액 또는 분할하여 납부할 수 있으나 특별한 사유없이 체납하지 않도록 독려한다.

② 중간진료비 회수는 운영자금을 확보하는 목적뿐만 아니라 많은 진료비가 체납되지 않도록 하여 진료비 문제로 퇴원이 지연되는 일이 없도록 하는 목적도 있으므로 적극적인 회수 노력이 필요하며, 특히 장기 재원환자는 재원진료 미수금이 누적되지 않도록 중간진료비 납부를 독려해야 한다.

(3) 진료비 체납 환자관리

중간진료비 청구서가 2회 이상 발급되어도 납부하지 않으면 보호자 및 지불보증인에게 납부를 독촉한다. 납부독촉방법은 전화, 면담, 서면, 혹은 가정방문을 통하여 담당자로서 적극적인 업무수행 태도를 가지고 환자측의 형편에 맞게 독촉하여야 효과적이다.

(4) 채권확보를 위한 법적 절차

채권확보의 법적 절차에는 채무명의(현존하는 채무를 변제할 의무가 있음을 기재한 공문서, 법률상 강제력을 발동시킬 수 없다, 공증증서, 판결문, 지급명령, 화해조서 등)로 동산은 집달관에게 경매의뢰, 부동산은 법원에 경매를 의뢰한다.

① 강제경매나 강제집행에는 채무명의가 필요하나 임의경매는 채무명의가 필요하지 않다.

② 근저당권을 행사하여 경매하고자 할 때에는 근저당권설정 계약서, 근저당권에 의해 담보된 채권을 가지고 있는 채권증서, 근저당설정 등 등기된 등기부등본, 담보물에 부과된 재산세과세증명서 등을 첨부하여 경매를 신청한다.

(5) 가압류

금전채권 또는 금전으로 환산할 수 있는 청구권의 집행보전을 위해서 채무자의 재산을 이동 또는 소비제한 조치를 취하여 법의 보호를 받는 것이다.

① 필요한 서류는 채권증서(지불각서, 지불보증 등)이며 대상물권은 부동산, 동산, 유체동산(전세권, 주식 등)에 한하여 가능하다.

② 절차는 가압류신청서를 작성하여 소정의 공탁금을 납부한 후 관할 법원 민사과에 제출한다. 그리고 법원 판사의 가압류 결정서를 받아 집달관 사무실에 가압류 신청을 한다.

(6) 지급명령

본 소송을 하기 전 금전, 기타 대체물이나 유가증권의 일정한 수량의 지급을 목적으로 하는 청구권에 대하여 법원에 신청하여 법원이 즉시 채무자에게 지급명령을 발하는 것이다.

(7) 본안소송

지급명령을 거치지 않고 직접 청구소를 제기하는 것이다.

(8) 강제집행

채권자의 신청에 의하여 국가기관이 채무명의에 표시된 사법상의 청구권을 국가권력에 의하여 강제적으로 실현하는 법적 절차이다. 집행청구권의 전제인 채무명의, 집행청구권 행사의 전제인 발행력 있는 정본, 집행개시의 요건인 채무명의, 집행문, 증명서 등의 송달, 이행기일의 도래, 담보(공탁금)제공의 증명서제출과 그 등본의 송달, 반대급부(급여)의 제공 등이 있어야 한다.

03 의료보험

의료보험제도는 예상할 수 없는 질병, 부상, 분만 또는 사망 등에 대비해 평소에 소정의 보험료를 납부하여 적립해 두었다가 질병 및 사고, 건강, 예방사항이 발생 시 급여를 통해 규정된 의료비를 제공하는 사회보장제도의 하나이다.

1. 의료보험에 대한 이해

의료보험제도는 일정한 기금을 축적하며, 의료비발생 시, 개인의 책임이 아닌 사회공동의 연대책임을 통하여 소득재분배*와 위험을 분산시키는 효과가 있고 사회적 연대와 국민통합에 기여하고자 한다.

(1) 의료보험의 개념과 의의

의료보험은 교육보험이나 생명보험과 같은 일반 민간보험과는 달리 정부가 법에 의하여 국민복지를 증진시키고자 실시하는 제도이기 때문에 법률이 정하는 일정한 요건에 해당하는 사람은 누구나 의무적으로 가입하여야 한다.

① 보험료는 모든 사람이 똑같이 부담하는 것이 아니라 부담능력에 따라 차등 부담하게 된다. 그러나 보험료를 얼마나 부담했느냐 와는 상관없이 질병이나 부상 등이 발생된 때, 누구나 똑같이 의료보험에서 규정된 사항에 따라 획일적인 보험급여를 받는다.

* 소득재분배 : 자본주의 경제체제 하에서 상품교환을 매개로 하는 재화의 유통은 당사자의 자유로운 교환으로 이루어진다. 따라서 소득분배면에서 항상 불평등이 생길 수도 있기 때문에 국가는 정책으로 소득분배의 불평등을 시정하기 위하여 각종의 정책적 조치를 취한다.

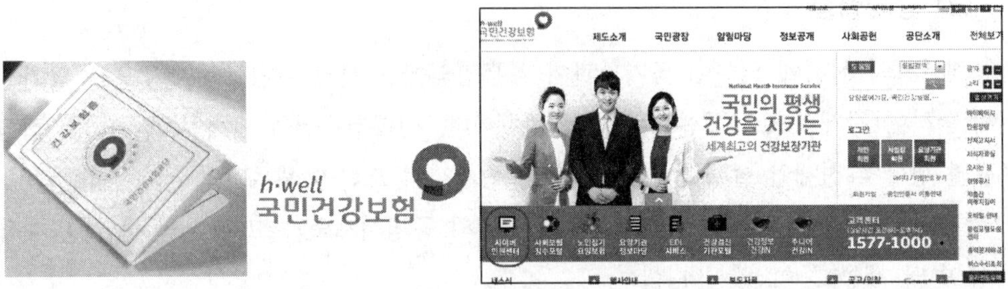

[그림 2-13] 의료보험

② 의료보험은 법에 의하여 의무적으로 적용되는 것이므로 보험료는 매월 납부해야 하며, 보험료를 일정기간 납부하지 않을 경우에는 법에 의하여 보험료를 강제 징수하기도 한다.

③ 의료에 관한 욕구를 보험의 방식으로 충족시키려는 것으로서 산업재해보상 보험·공무원연금·국민연금 등과 같이 사회보장분야의 사회보험제도에 속한다.

(2) 우리나라 의료보험의 역사

의료보험은 1883년 러시아에서 사회보험으로 처음 실시되었다. 이후에 오스트리아와 영국에서 실시하였고, 이어 소련·일본 등에 파급되었다. 1930년의 세계공황 후에는 미국·캐나다를 비롯하여 라틴아메리카로 확산되었다.

① 한국은 의료보험 실시로 상병의 특성, 의료기술의 급속한 발달, 개개인의 특징, 의료의 수요와 욕구의 한계가 불명확, 제3자(의료인)에 의한 급여제공문제 등의 어려움이 있지만 의료의 필요가 개인과 그 가족의 생활에 미치는 영향을 감안, 1963년 12월 6일 국가재건최고회의에서 의료보험법의 제정이 그 시초이다. 임의적용을 원칙으로 하여 개인사업장 근로자의 의료보험조합이 설립되었다. 구체적으로 실시되기 시작한 것은 1968년 장기려(張起呂)가 청십자운동(靑十字運動)을 전개하면서부터이다(그림 2-14).

② 몇 차례의 경제개발계획 수행의 결과로 경제력의 성장, 분배정책의 필요성 증대, 사회보장분야의 세계적 발전추세, 국민의 욕구변화 등, 정치·사회·경제적 여건의 변화에 따라 1976년 12월, 이 법이 전면 개정되어 강제성을 전제로 한 당연 적용제도가 도입되었다.

③ 국가계획의 일환으로 시행되는 것은 1977년 7월 1일, 생활보호 대상자와 상시 500인 이상 근무하는 사업장의 근로자와 그 부양가족을 대상으로 한 제I종 의료보험조합이 설립된 후이다. 급여의 재원은 의료보험료에 의하되 사업장에서는 사용자

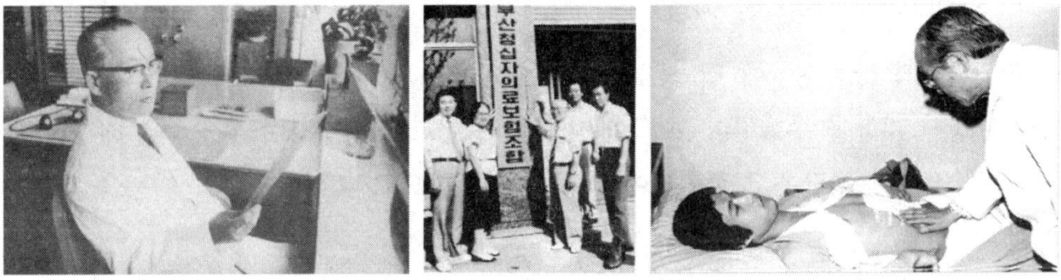

[그림 2-14] 청십자운동과 장기려 박사

와 근로자가 2분의 1씩 부담하며 개별의료보험조합이 몇 개의 의료기관과 계약을 통하여 요양취급기관으로 지정, 급여가 실시되었다.

④ 1978년 12월 공무원 및 사립학교 교직원 의료보험법이 제정되고 1979년 1월 1일부터 시행되어 단일보험자 관리체계를 채택, 전국 의료기관을 요양취급기관으로 일괄 지정하여 이용의 편익을 증대시켰다.

⑤ 1979년 7월 1일 대통령의 개정으로 공무원 및 사립학교 교직원과 300인 이상 사업장근로자로 의료보험의 적용이 확대되고, 보험자단체인 전국의료보험협의회에 급여심사업무와 요양취급기관 지정업무를 위탁하여 전국 보건의료기관의 요양취급기관 일괄지정이 가능하였으며, 보험자의 통합 근거도 마련되었다.

⑥ 1980년 1월 1일부터 공무원 및 사립학교 교직원 의료보험에 군인이 포함되었고, 1981년 1월 1일부터 100인 이상 사업장이 적용되었으며, 같은 해 7월 1일 시범사업으로 3개 군에 지역의료시험(제II종)이 실시되었고, 10월 1일에는 사단법인 전국의료보험협의회가 해산되고 의료보험법에 의한 의료보험연합회가 발족되었으며, 같은 해 11월에는 동일직종 자영업자를 대상으로 한 직종의료보험이 실시되었고, 군인연금 수급자도 공무원 및 사립학교교직원 의료보험에 적용되게 되었다.

⑦ 1982년 7월 1일 추가 3개 지역에 자영업자 시범의료보험이 실시되었고, 1983년에는 16인 이상 사업장이 적용되게 되었으며 농어촌지역 의료보험이 실시되었고, 1988년에는 5명 이상의 사업장에까지 확대되었다.

⑧ 1989년부터 실시된 도시지역 자영업자 의료보험은 1979년 관리체계문제로 입법부가 개정한 법률안을 행정부가 반송하는 등의 우여곡절도 1989년부터 7월 1일부터 시·군 단위로 조합을 설립, 운영하는 방식으로 실시되어서 타 법령 적용자를 포함한 모든 국민이 의료보장의 영역에 들게 되어 전국민 의료보장이 실현되었다.

⑨ 의료보험의 적용대상은 모든 국민이고, 1989년 7월 현재 특별법의 적용을 받는 자 이외의 모든 국민이 적용되고 있다. 그밖에 1987년에 한방의료보험이, 1989년에는 약국의료보험이 실시되었다.

1) 의료보험의 사회보장 기능

위험분산과 소득재분배 및 상호부조의 효과가 있고 정부 주도에 의한 강제가입으로 사회보장적 기능을 수행한다. 소득에 비례한 보험료를 책정하여 부의 재분배 기능을 가지므로, 경제적 부담은 보험원리에 의하여 완화함으로써 위험분산의 기능을 갖는다.

2) 의료보험의 개념

질병과 부상의 발생을 보험사고로 하는 보험제도로, 국민의 건강권을 보호하기 위하여 국가나 지방자치단체가 보건의료서비스를 국민에게 제공하고, 의료비용과 상실소득으로 나눌 수 있다.

① 산재보험은 상실소득을 보상하고, 건강보험은 상실소득을 보상하지 않는다. 국민 누구나 필요할 때에 보건의료서비스를 보장하고 재원조달을 하는 제도이다.

② 국민건강보험법은 치료비 보상을 위주로 하는 의료보험에서 건강증진, 질병예방, 재활을 모두 포괄하는 보험이다.

3) 의료보험의 목적

국민보건을 향상시키고 사회보장을 증진시킨다. 질병치료의 목적에서 치료목적과 함께 건강증진기능을 부가하여 의료보험의 성격을 확대 개편하는 데 있다.

4) 의료보험의 특징

의료보험의 특징은 6가지가 있다. 법률에 기인한 강제성, 보험료부담 형평성, 보험급여의 균등성, 수익자 부담원칙, 보험료징수 강제성, 단기보험 등이다.

5) 우리나라 건강보험의 법적 근거

① 헌법 : 우리나라 「헌법」 제34조는 "모든 국민은 인간다운 생활을 할 권리를 가지며, 국가는 사회보장 · 사회복지의 증진에 노력할 의무를 진다." 라고 규정하고 생존권은 본래 국가의 간섭을 받음 없이 자기의 생활을 유지할 수 있는 자연권, 즉 자유권적 기본권으로 17～18세기에 주장되었다.

② 법률 : 국민건강보험법 제1조에 보험급여를 실시함으로써 국민보건을 향상시키고 사회보장을 증진하는 것이라고 명시하고 있다.

③ 명령 : 대통령령으로 국민건강보험법 시행령 및 보건복지부령으로 국민건강보험법 시행규칙, 국민건강보험 요양급여기준에 관한 규칙 및 요양급여비용 중 약제비 지

급규칙 등을 규정하고 있다.

④ 기타 : 행정규칙으로 피부양자인증기준, 보험료경감고시, 장기체류외국인 및 재외국민에 대한 지역가입자 적용기준 등의 규정을 두고 있다.

(3) 의료보험체계의 구성

사회체계는 교육, 보건, 경제, 정치, 기타 체계로 구성되어 있으며, 사회의 목적은 교육, 건강, 소비(consumption), 참여, 기타, 기대에 대한 반응성(responsiveness to expectations), 재원조달의 공정성 등이 있다. 각 사회체계의 목적은 다른 체계에 영향을 받고 있고, 기대에 대한 반응성 및 재원조달의 공정성은 다른 사회체계와 공통된 목적이므로 사회체계의 목표로 설정할 수 있다.

1) 의료자원의 개발

의료자원의 개발 중 의료인력이나 의료시설은 각 나라의 사회 및 정치체계, 보건의료체계에 따라 서로 다른 구조를 가질 수 있다.

㉠ 우리나라에는 고유한 의료인력으로 한의사가 있고, 선진 외국에는 현재 우리나라에는 없는 의료시설인 요양원(nursing home)이 매우 다양하게 분포했다.

2) 자원의 조직화

여러 가지 자원을 보건의료활동으로 전환시키고 적절하고 가능하게 하려면 사회적인 조직이 필요하다. 조직화는 의료자원들이 서로 효과적인 관계를 맺고 개인이나 지역사회가 의료제공으로 자원과 접촉할 수 있도록 한다. 조직화의 공식성과 상호관계는 나라에 따라 매우 다르다. 우리나라는 보건복지부가 보건의료를 담당하는 국가보건당국이며, 다른 정부부처로는 고용노동부, 문교부, 행정자치부 등이 보건의료체계와 직접 관련되어 있다.

3) 의료서비스의 제공

의료서비스 제공의 분류는 의료서비스의 목적에 따른 분류로서 의료서비스를 건강증진, 예방, 치료, 재활, 심한 불구나 치료불가능 환자에 대한 사회의학적 서비스 등으로 나눈다.

① 국가의료제도라는 측면은 의료서비스를 흔히 복잡성(complexity)의 정도나 인구집단의 의료필요(need)의 순차성에 따라 분류한다.

② 보건의료 서비스는 1차(primary), 2차(secondary), 3차(tertiary) 의료로 나눌 수 있

는데, 현재 우리나라의 의료전달체계도 개념적으로 1, 2, 3차로 나누어져 있으나, 실제로는 3차 의료와 1, 2차 의료의 두 단계로 나누어져 있다.

4) 재정적 지원

보건의료자원과 의료서비스의 제공이 가능하기 위해서는 경제적인 지원이 필요하다.

① 보건의료이용을 개인의 능력에만 맡겨두면 소득에 따라 보건의료이용의 불평등이 생기므로, 많은 국가는 보건의료에 대한 재정지원은 순수경쟁시장의 원리를 따르지 않고 해결하려는 경향이 강하다. 구체적으로는 국가가 부담하는 재정적 지원의 비중이 점차 커지고 있는 것이 전세계적인 경향이다.

② 우리나라는 상대적으로 국가가 부담하는 재정적 지원의 비중이 매우 작고, 민간부문이 부담하는 재정의 비중이 압도적으로 크다. 특히 치료부문의 경우 일부 국가부담을 제외하면 대부분의 재원은 건강보험을 통하여 조달된다.

③ 전통의료나 민간의료, 건강보험에서 제외된 의료서비스에 대한 지출은 직접 환자가 지출한다.

5) 정책 및 관리

보건의료체계 전체가 조직과 운영상으로 원활하게 하기 위해서는 정책과 관리기능이 가장 중요하다. 한 나라의 보건의료체계에서 정책과 관리는 역사적 경험, 문화, 사회의 가치체계 등에 의해 영향을 받고 있다. 또한 중앙과 지방의 각급 정부구조도 영향을 미친다.

우리나라의 경우 전반적인 정부의 정책 및 관리 측면에서 보건의료의 우선순위가 매우 낮고, 정책결정 과정에서의 합리성(rationality) 수준도 상대적으로 미흡하다.

(4) 보험자(국민건강보험공단)

보험자는 보험계약의 당사자로서 보험사고, 즉 질병 등으로 보험적용 사례발생 시 보험금액의 지급의무를 지는 자이다.

① 보험자는 가입자 및 피부양자의 건강보험업무를 관리 · 운영하는 단체로 우리나라는 국민건강보험공단이 독점적 지위를 가지고 있다.

② 국민건강보험공단의 업무는 다음과 같다.

㉠ 가입자 및 피부양자의 자격관리업무와 보험료 및 기타 법에 의한 징수금의 부과 및 징수 보험급여의 관리

ⓛ 가입자 및 피부양자의 건강의 유지 · 증진을 위하여 필요한 예방사업
ⓒ 보험급여비용의 지급 및 자산의 관리 · 운영 및 증식사업
ⓔ 의료시설의 운영 및 의료보험에 관한 교육훈련 및 홍보
ⓜ 의료보험에 관한 조사연구 및 국제협력
ⓑ 이 법 또는 다른 법령에 의하여 위탁받은 업무
ⓢ 기타 의료보험과 관련하여 보건복지부장관이 필요하다고 인정한 업무로 나뉜다.
ⓞ 보험사업을 영위하는 자이다.

③ 보험계약에서 피보험자에 상대되는 개념으로 **보험업자**(insurer) · 보험회사라고도 한다. 일부의 업무는 개인보험업자인 **언더라이터**(underwriter)와도 유사하다. 대개 보험모집인과 보험대리점 · 보험중개인 등을 두고 있으며, 피보험자에게 보험금을 지급할 것을 계약하고 그 보수로서 피보험자로부터 보험료를 지급받는다.

④ 보험사고로 인하여 손해가 발생하였을 때 보험금 지급의무를 진다.

⑤ 공공이익*과 밀접하므로 국가마다 자격제도를 두고 있는데, 한국의 경우 보험업법에 따라 기획재정부장관의 허가를 받도록 하고 있다.

⑥ 주식회사와 상호회사 · 외국보험회사로 자격을 한정하므로 언더라이터는 허용되지 않으며, 300억 원 이상의 자본금이나 기금을 납입해야 한다.

⑦ 대통령령이 정하는 범위 안에서 보험계약자를 보호하기 위한 보호예탁금을 금융감독원에 예탁하도록 규정하고 있다.

(5) 보험료

보험료는 보험재정의 기초를 이루는 것으로 보험자인 공단이 행하는 보험급여 및 관리비 등에 필요한 재원을 가입자로부터 충당하기 위한 금액이다.

① 보험료는 보험급여에 대한 반대급부로서 보험지출 사유가 발생한 때에 보험자가 지급하여야 할 총비용과의 균형을 고려하여 산정된 금액을 가입자 개인에게 그 경제적 수준에 따라 각각 배분한 금액이다.

② 보험료는 일반 사보험에서처럼 계약자의 의사에 따라 결정되는 것이 아니라, 법령이 정한 규정에 의하여 강제적으로 부담시키고 납부된다. 평소 일정한 금액을 각출하여 보험지급 사유발생 시, 그 각출된 재원에서 보험급여를 실시하는 의료보험제도의 공보험성에 비추어 보험료의 강제부담 및 강제징수제도는 필연적이다.

③ 보험료는 보험급여와의 등가성이 없는 일방적 급여이다. 즉, 개인의 보험급여의 크

* 공공이익 : 개인, 조직 등의 이익이 아닌 사회 전체의 이익. 공공이익은 폭넓은 개념으로 정확하게 합의된 정의가 아직 없으나, 최근 각 사회정책에 큰 영향을 미치는 개념으로 등장하고 있다.

기에 따라 개인이 부담하는 보험료의 크기가 달라지지는 않는다. 이런 점에서 보험료는 수수료 및 사용료와는 다른 것이다.

④ 직장가입자의 보험료는 보험료율제로 표준보수월액에 일정한 요율을 곱하여 산정된다. 지역가입자의 보험료는 당해 세대의 부관표준소득에 따라 등급별로 정하여진 금액으로 한다.

⑤ 보험료는 순보험료*와 부가보험료**로 이루어진다.

⑥ 보험료의 산출은 보험금액을 기준으로 하며 위험률에 따라 보험료 기간을 단위로 하여 정해진다.

⑦ 보험료의 지급방법에는 손해보험과 같이 전액을 납입하는 경우와 생명보험과 같이 각 보험료 기간으로 분납하는 경우가 있다.

㉠ 분납의 경우는 매년 평균화한 일정액, 즉 평균보험료를 납입하는 것이 원칙이다.

㉡ **사망생잔표**에 따라 후년일수록 늘어나는 사망률에 의하여 산출된 이른바 **자연보험료*****로 정한다면 실제의 수요에 맞지 아니하므로, 그 전체를 평균하여 후년부분의 고액의 보험료 중 그 일부를 미리 적립해 둔다(보험료 적립금).

㉢ 특별위험의 소멸 또는 초과보험의 경우에는 보험료의 감액을 청구할 수 있고 (「상법」 제647조 · 제669조), 계약이 무효인 일정한 경우에는 보험료의 반환을 청구할 수 있다.

(6) 급 여

종업원의 회사에 대한 **공헌**의 대가로서 종업원 개인에게 배분 지급되는 **화폐적 유인**(誘因)의 모든 것이다. 회사에 대한 공헌을 유도해 내기 위한 유인에는 **비경제적 유인**(승진, 인간관계, 일에 대한 보람 등)과 **경제적 유인**이 있는데 급여는 경제적 유인이다. 급여는 임금봉급과 상여금이 있다. 성과나 이윤에 따라 배분되는 분배금, 정규봉급 이외의 부가급부(fringe benefit : 프린지 베니핏)라 하는 퇴직일시금이나 퇴직연금도 급여의 일부이다.

1) 현물급여

요양급여와 건강검진 시의 급여가 있다. 요양급여는 가입자 또는 피부양자의 질병 · 부상 · 출산 등에 대한 급여로서 진찰, 약제 또는 치료 재료의 지급, 처치, 수술, 기타의

---

* 순(純)보험료 : 보험금의 지급에 충당된다.

** 부가(附加)보험료 : 인건비 · 물건비 등의 영업비에 충당된다.

*** 자연보험료 : 생명보험에 있어서 피보험자가 매년 갱신 조건부로 1년 정기보험을 계약할 경우에 각 연도의 순보험료이다.

치료, 입원에 따른 비용 등에 지급된다. 건강검진은 가입자 · 피부양자에 대한 질병의 조기발견을 위한 건강검진과 그에 따른 요양급여이다.

2) 현금급여

요양비는 가입자 또는 피부양자가 긴급 · 기타 부득이한 사유로 인하여 요양기관과 유사한 기능을 수행하는 기관에서 질병 · 부상 · 출산 등에 대하여 요양을 받은 경우, 그 요양급여에 상당하는 금액을 지급한다. 그 외에 장애인 보장구에 대한 보험급여, 본인부담액 보상금, 장제비 등이 있다.

① 연금제도에 의해 어떠한 상태에 놓인 공무원이나 근로자에게 돈이나 물품을 주는 일로 넓은 의미에 있어서는 공무원이나 근로자에게 근무의 대가로 주는 봉급, 수당까지 포함시키고 이를 **보수**(compensation) 또는 **임금**(wage)이라 하고, 급여라 하면 주로 연금제도에 의해 금품을 지급하는 것이다.

② 급여는 근무의욕과 사기를 고취시킴에 있어 중요한 경제적 **유인**이 되며, 충분하지 못한 급여는 생계유지를 불안하게 할 뿐 아니라 **생산성**과 **능률성**을 저하시키고 인간관계를 나쁘게 하는 직접적인 요인으로 작용한다.

③ 급여에는 그 지급기간에 따라 장기급여와 단기급여로 구분한다.

㉠ 단기급여는 공무원 또는 근로자가 퇴직 · 폐질 및 사망에 대하여 지급하는 급여이다. 공무원연금법상의 급여에는 단기급여로 공무상요양비 · 공무상요양일시금 · 재해부조금 · 사망위로금이 있다.

㉡ 장기급여로는 다음과 같은 것이 있다.

ⓐ 퇴직연금 · 퇴직연금일시금 · 퇴직연금공제일시금 · 퇴직일시금 등의 퇴직급여이다.

ⓑ 장애연금 · 장해보상금의 장해급여이다.

ⓒ 유족연금* · 유족연금부가금 · 유족연금특별부가금 · 유족연금일시금 · 유족일시금 · 유족보상금 등의 유족급여이다.

ⓓ 퇴직수당이 있다.

(7) 비급여

「국민건강보험법」 제39조제3항에 근거한 의료보험 요양급여기준 및 진료수가 기준에 의하면 요양급여는 질병 · 부상의 치료목적이 아니거나 업무 또는 일상생활에 지장이 없

* 유족연금 : 생계의 중심자였던 자가 사망한 경우, 유족의 생활을 보장하기 위해 지급되는 연금

는 질환, 기타 보험급여의 원리에 부합되지 아니하는 다음 사항은 보험급여 대상에서 제외한다고 되어 있다. 여기서 급여 대상에게 제외된 비급여 대상 13가지를 규정하고 있고, 이 법정 비급여 대상 이외의 사항(임의 비급여)에 대해서는 일체 인정하지 않고 있다. 인정된 비급여 항목은 상급병실료 차액, 식대, 지정진료비순이며, 이들 항목이 비급여 본인부담액의 78[%]를 차지하고 있다.

① 요양급여기준에 명시된 비급여 대상 이외에 의료기관에서 환자의 요구 및 진료 특성상의 이유로 시행되는 임의 비급여의 주된 내용은 다음과 같다.

㉠ 실제 진료에 소요된 일부 약제, 검사, 수술 및 처치, 재료대 등에 대하여도 요양급여기준 및 진료수가 산정방법에 의거 소정의 진료수가에 포함되어 별도 징수할 수 없도록 규정되어 있어 이에 대한 보상을 위하여 비급여 처리되는 경우가 있다.

㉡ 의료기술의 발달로 인한 특수 또는 새로운 개념의 진료행위, 재료대 및 미협약 동위원소검사 등에 대해 보건복지부장관 승인절차가 정기적으로 신속하게 이루어지지 않고 있어 승인 이전에 비급여 처리되는 경우가 있다.

㉢ 의료보험 진료수가기준 및 보건복지부 유권해석에 의거 심사삭감이 우려되어 비급여 처리되는 경우 등이 있다.

② 현재 급여제한으로 인하여 의료서비스 범위가 축소되고 진료 시 환자의 직접 부담률이 너무 높다는 비판이 계속되고 있다. 또한 새로운 의료기술에 따른 발전된 의학적 진단 · 치료방법 및 약제, 진료재료 등 의료환경의 변화에 탄력적 대응을 못하고 있는 실정이다. 그러나 급여범위의 확대는 의료보험료의 증가로 이어지므로 이에 대한 건강보험의 대처가 요구되고 있다.

③ 현행 건강보험 급여체계는 급여와 비급여로 나뉜다.

㉠ 병원에서 진료를 받고나서 진료비를 납부하는데 그 중 건강보험이 적용되는 것이 급여항목이다. 하지만 이는 전액을 보장하는 것은 아니고 암환자는 5[%], 입원환자는 20[%], 외래환자는 30[%]의 비용을 본인이 부담해야 한다. 이때 본인이 부담하는 금액이 법정 본인부담금이다. 진료비 계산서를 보면 '요양급여'라는 항목으로 표시된다.

㉡ 비급여는 건강보험에서 보험적용을 해주지 않는 것으로 비용의 100[%]를 모두 환자가 부담해야 한다.

ⓐ 선택진료비가 대표적이며 MRI, CT 등은 진료 후 해당 질병이 확인되면 급여로 인정되며 이상 없을 경우 비급여로 산정된다.

ⓑ 현재 전체 진료비 중 비급여 항목이 차지하는 비중이 30～40[%]를 차지한다.

ⓒ 비급여를 급여화해 건강보험에서 책임지는 비중이 커지는 것이 건강 및 보험의 보장성을 높인다.

(8) 의료보험의 적용

적용대상은 고용관계에 있는 자와 자영업자로 대별되고 고용관계에 있는 자는 그에 의하여 생계가 유지되는 피부양자가 포함되고, 근로소득을 기준으로 사용자와 2분의 1씩 보험료를 부담하며 자영자는 재산 · 소득, 그리고 가구원 수에 따라 부담하되 정부가 2분의 1의 보험료를 부담한다.

① 의료보험의 급여는 적용대상에 관계없이 유사한 급여를 받는다.

② 보험자 관리체계에 의한 보험자(조합) 구성요소의 특성에 따라 보험자별로 부가급여 등에는 다소의 차이가 있으나 질병 · 부상 · 분만 · 사망에 대한 요양급여는 거의 동일하다.

③ 보험자(또는 단체)가 요양취급기관으로 지정한 병원 · 의원 · 약국 · 보건소 · 조산소 등 보건의료기관에서 입원 · 진료 · 약제 등의 급여를 받게 되고, 부득이 비지정의료기관 등에서 진료를 받아 부담한 경우나 사망에 따른 장제비, 본인부담의 과중에 대한 보상 등의 현금급여도 있다.

④ 진료권을 설정하여 진료권 내의 요양취급기관 이용을 원칙으로 하고 필요한 경우 위탁(후송)체계에 따라 타 진료권의 요양취급기관에서 급여를 받을 수 있다.

(9) 의료기관 이용절차

의료기관은 단계별(1단계 요양급여를 받은 후 2단계 요양급여)로 이용하여야 한다.

1) 1단계 진료

종합전문요양기관을 제외한 요양기관에서 받는 요양급여이다.

2) 2단계 진료

종합전문기관에서 받는 요양급여이다. 2단계 요양급여를 받고자 할 때에는 종합전문요양기관에서의 요양급여가 필요하다는 의사소견이 기재된 건강진단, 건강검진결과서 또는 요양급여의뢰서를 건강보험증과 함께 제출해야 한다.

3) 의료보험의 범위

급여의 범위는 통증이 있거나 일상생활에 지장이 있는 경우로 한정하고 수급의 조절을 위하여 연간 180일까지 진료를 받도록 기간을 정하고 있어서 주로 치료적인 질병보험의 범위로 운영되고 있지만 개별 보험자의 여건에 따라 제한된 범위 내에서의 예방적 접근도 모색되고 있다.

국가와 사회를 유지하기 위한 여러 제도 중의 한 분야이지만, 전 국민에게 적용되는 의료보험은 전체사회의 가치체계, 생활상태 등에 유관 분야와 연계되어 큰 영향을 미치므로, 자유와 형평 간에 위치한 적정한 이념정립과 그 이념의 현실화를 위한 지속적 노력이 필요하다.

2. 보험청구업무

1998년 국회를 통과한 국민건강보험법은 2000년 7월부터 우리나라 건강보험체계의 기본 틀로서 건강보험심사평가원(이하 건강보험심사평가원)을 독립기구로 만들어 보험자와 보건의료제공자 · 피보험자 모두를 모니터링하도록 하였다. 이에 보건의료 제공자인 요양기관은 환자에게 서비스한 진료방법, 사용한 약제 및 진료재료 등에 대하여 진료비 심사기구인 건강보험심사평가원에 진료비를 청구하고 심사결과를 받는 등의 진료비 흐름이 발생하고 있으며, 진료비 전액회수를 위하여 이의신청, 요양급여기준 등에 대한 의견제출, 수가관리, 교육업무 등을 하고 있다.

(1) 건강보험심사평가원의 진료비 심사

요양기관은 총 진료비 중 일부를 환자가 부담하고 나머지는 건강보험심사평가원에 청구한다. 건강보험심사평가원은 청구한 진료비에 대하여 요양급여 비용심사 업무처리 기준에 근거하여 그 내용이 기준과 원칙에 맞게 진료했는지 심사하고, 진료의 적정성을 평가한 후 결정된 항목에 대해 건강보험공단은 가입자에게 진료비를 지급하게 된다.

1) 건강보험심사평가원 심사의 의의

요양급여 비용심사는 관계법령에서 정한 기준과 원칙에 근거하여 의학적으로 보편타당하고, 경제적으로는 비용이 효과적인 방법으로 요양급여가 행하여졌는지 여부를 공정하고 객관적이며 타당하게 심사함으로써, 의료보장 취지에 합당한 적정진료를 보장하여 요양급여에 대한 사회적 책임과 국민에 대한 의학적 보호기능을 실제화하는 데 그 의의가 있다.

2) 심사의 단계

청구된 진료내역에는 심사기준 이외 전문적이며 사례별로 검토해야 할 심사건 및 내역이 있으므로 다음과 같은 단계로 나누어 심사하고 있다.

① 1단계 심사

간호사, 약사, 의료기사로 구성된 심사요원들은 1차로 환자의 인적 사항 등 일반 기재사항 등을 점검하고, 적용착오, 산정착오, 기재누락 등을 대조 검토한다. 또한 일반 심사기준에 위배되었는지의 여부를 확인하고, 의문이 있는 사항이나 의학적이며 전문적인 판단을 요하는 사안은 심사요원 소견서를 첨부하여 상근심사위원 또는 비상근심사위원에게 심의를 의뢰한다. 주요 점검의 내용은 다음과 같다.

㉠ 비급여 대상에 대해 청구하고 있는지의 여부
㉡ 진료비 명세서작성 시 기재사항의 정확성 여부
㉢ 상병명에 따라 진료내역을 규격화하여 일률적인 처방을 했는지의 여부
㉣ 동병상병의 진료일수가 종래에 비하여 현저히 증가되었는지의 여부
㉤ 재진 횟수가 종래에 비해 현저히 증가되었는가의 여부와 진찰료 산정이 정확한지의 여부
㉥ 검사, 방사선촬영, 치료 등의 필요성이 인정되는지의 여부, 특히 연구목적 여부
㉦ 상병명, 진료일수 등에 비하여 필요이상으로 과다한 약제의 투여가 있었는지의 여부
㉧ 물리치료는 인정기준에 맞추어 실시했는지의 여부
㉨ 처지 및 수술에 있어서 진단명과 일치하는지 또는 적절한 재료를 쓰는지의 여부

② 2단계 심사

의사, 치과의사들로 구성된 상근심사위원 또는 비상근심사위원들이 심사요원들로부터 심사의뢰된 건 및 고액, 특수 장기진료의 타당성 여부를 판단 심사한다.

③ 3단계 심사

상근심사위원의 재량으로 처리못하는 고도의 전문적 판단 및 결정을 요하는 사항에 대하여는 진료과목별로 구성되어 있는 분과위원회에 회부하여 심의 처리한다.

(2) 요양기관의 자체심사

건강보험심사평가원의 설립목적은 진료비 심사와 평가를 통하여 의료서비스의 질을 향상시키고, 국민의 보험료와 세금으로 조성된 건강보험재정을 보다 생산적으로 사용할 수 있도록 한다. 그러나 의료는 동일한 질병이라도 환자의 연령 · 건강상태 · 진료담당의

사의 의료지식 · 기술 또는 경험에 따라 발생하는 의료서비스의 양 및 진료비용의 차이가 발생하게 된다.

그러므로 현재 건강보험제도하의 요양급여기준 및 산정지침 등의 최소한의 진료기준으로는 치료할 수 없는 질병사례 및 진료내역 등이 발생되고 있다. 특히 원가에도 미치지 못하는 행위수가는 적절한 치료는 물론 수술 및 처치 시의 필수적인 장비 및 재료 등의 사용을 제한하고 있다. 따라서 요양기관의 자체심사는 건강보험심사평가원의 업무규정에 근거한 삭감을 최소화하기 위하여 삭감 또는 조정대상의 유무를 점검하여 보완하며, 환자에게 진료한 의료서비스가 진료비로 제대로 산정되었는가를 검토한다.

1) 사전심사

환자에게 진료비 계산서를 발행하기 전에 심사하는 것이다. 이는 주로 입원기간과 퇴원 전에 실시하므로 환자퇴원 후에 발견되는 진료비 누락을 방지하고, 입원시점부터 입원기간 내에 사전에 검토함으로써 진료비 삭감을 방지함은 물론 요양급여에 따르는 적정진료를 유도할 수 있어 진료 후에 발생할 수 있는 진료비와 관련한 민원을 줄일 수 있다.

사전심사는 퇴원 전에 진료기록부에 근거하여 심사하므로, 진료기록부의 이동시간, 심사시간 등으로 퇴원지연의 사유가 되기도 하지만, 최근에는 재원심사, 퇴원예고제, 전자의무기록 등을 통해 진료비 심사시간 단축에 노력하고 있다.

① 사전심사의 주요 내용

㉠ 환자의 보적사항(건강보험 · 의료급여 · 일반 등)이다.

㉡ 진단명 및 진단에 따른 주요 내역 및 본인부담률 등이다.

㉢ 입원료 및 장기입원사유 및 식대, 특진여부 등이다.

㉣ 수술 및 마취 유무 및 가산상황(실시간 주수술 · 부수술 · 재수술, 선택진료비) 등이다.

㉤ 약제 및 진료재료의 사용, 누락 반납사항 등이다.

㉥ 요양급여 세부사항에 따른 급여와 비급여 구분, 고가의 약제 및 진료재료, 검사 시행여부 및 관련 자료점검으로 나뉘게 된다.

② 사전심사의 절차

㉠ 입원 시 심사자 배분이 있다.

㉡ 진료기록에 의한 상병 및 코드를 대조해야 한다.

㉢ 진료기록에 의한 요양급여 적정여부를 판별해야 한다.

㉣ 진료과별 주요 시술항목의 조정 및 추가 보완해야 한다.

㉤ 고가의 진료재료대, 요양급여 적용범위이외 재료대 사용 및 인정개수 검토를 해야 한다.

㉥ 최근에 공개된 요양급여기준, 심사지침 및 사례 등의 반영여부를 검토해야 한다.

㉦ 발견된 문제점에 대한 의사별 · 과별 주요 내역에 대한 업무연락 및 결정으로 나뉜다.

2) 청구 전 심사(사후심사)

환자가 일정한 진료비 산정기준에 의하여 계산된 진료비를 수납한 후에 심사하는 것을 사후심사 또는 청구 전 심사라 한다. 입원의 경우 퇴원 전에 사전심사를 통하여 진료비를 확정하지만, 외래나 응급실의 경우에는 사전심사가 수납지연으로 인한 불편을 증대시키므로 대부분의 요양기관에서는 사후심사를 하고 있다.

① 심사자료의 생성

각 요양기관별로 주단위 청구 또는 월단위 청구방법을 선택하여 청구명세서를 전산적으로 생성하여 심사한다.

㉠ 전산적인 청구명세서 생성방법은 각 요양기관의 처방 및 수납환경과 심사청구서 · 청구명세서 작성요령을 맞추는 작업으로 심사청구서 작성요령, 요양급여 비용명세서 작성요령, 특정내역구분 코드 작성요령 등을 반영하여 진료비 심사화면을 구성한다.

㉡ 병원정보시스템 내의 많은 정보를 이용하여 조회하고 심사환경에 반영하므로 정확하고 신속한 심사를 할 수 있도록 기획한다. 정확하지 않은 진료비 심사자료는 전산 청구자료를 만들고 자체점검에 시간을 많이 소모하게 되므로 청구지연의 주원인이 되고 있다. 따라서 처방 및 수납, 청구데이터의 생성 및 진료비 심사가 모두 잘 연계될 수 있도록 병원정보시스템 관련 업무협조도 매우 중요한 업무가 되고 있다.

② 청구 전 심사의 주요 내용

사전심사의 주요 내용과 동일하나 진료비 계산 후에 실시하므로 처방누락, 보험급여 착오산정 등의 진료비 심사차액의 관리방안이 주요 문제점을 보완하기 위하여 병동 및 외래의 처방 시 보험정보안내, 직원교육 등의 중요성이 부각되고 있다.

3) 보완 · 추가(누락)심사

청구 전 심사를 통해 발생하는 일반적인 청구와는 다른 사유로 발생하는 청구서이며, 그 종류 및 청구 시 보완방법은 다음과 같다.

① 보완청구

요양기관에서 요양급여비용을 청구하였으나, 건강보험심사평가원에서 심사불능 처리가 되면 해당사유를 보완하여 명세서를 재작성하고 심사청구서에 첨부하여 다시 청구한다. 재청구 시 명세서의 청구구분란에 이미 통보된 심사결과 통보서에 기재된 접수번호, 명세서 일련번호, 심사불능 사유코드를 기재한다.

② 추가청구

요양기관이 요양급여비용을 지급받은 명세서 중 진료내역의 일부가 누락된 진료내역만을 추가로 청구한다. 추가 청구 시, 청구구분란에 추가 청구구분 코드와 함께 이미 통보된 원청구의 접수번호, 명세서 일련번호를 기재하고 반드시 진료기록부 사본을 첨부한다.

(3) 진료비 심사결과분석 및 이의신청

건강보험심사평가원은 요양기관에 제공하는 진료비 심사(이의신청)결과 통보내용이 명확하게 전달될 수 있도록 심사조정 코드를 신설 · 세분화하고, 쉽게 이해할 수 있도록 설명내역을 상세히 추가하는 등 결과통보내용을 개선한다.

건강보험심사평가원은 "심사결과로 통보했던 심사조정 코드 가운데 일부를 조정사유를 명확히 이해하기 어려웠던 점에 대한 요양기관의 불편을 해소하기 위해 개선하게 됐다"고 밝혔다.

주요 내용으로는 금기의약품을 처방 · 조제해 조정되는 경우 그동안 'C(금기의약품 청구비용 조정)'로만 통보했던 사항이 'CP(임부금기 의약품 청구비용 조정), CR(연령금기 의약품 청구비용 조정), CU(병용금기 의약품 청구비용 조정)'로 세분화하고, 부적합 의료장비 사용으로 조정되는 경우 'RB' 등 코드를 신설해 통보하고, 변경사항은 2010년 2월 심사분부터 적용해 진료비 심사(이의신청)결과 통보내역서에 반영하고, 자세한 내용은 건강보험심사평가원 홈페이지(hira.or.kr)를 통해 확인할 수 있다. 건강보험심사평가원은 심사조정 사유의 투명성을 높이고 진료비 심사결과를 명확하게 전달하며, 요양기관은 심사결과분석 때 조정의 원인을 쉽게 파악하는 등 의사소통의 도구로 심사조정 코드에 대한 이해도가 높아질 것이다.

1) 진료비 심사결과분석의 개요

건강보험심사평가원에서 심사결과는 심사결과 통보서로 요양기관에 접수된다(그림 2-15). 요양기관은 건강보험심사평가원의 심사결과에 대한 삭감의 요인 및 유형 등을 분석한다. 심사결과 통보서의 요양, 급여, 비용심사내역 사유별 코드에 따라 해결방안이 다양하다. 정부의 기능을 위탁받아 요양급여의 심사와 적정성 평가업무를 수행하는 준정부기관이다. 주요 사유에 따른 해결방법은 다음과 같다.

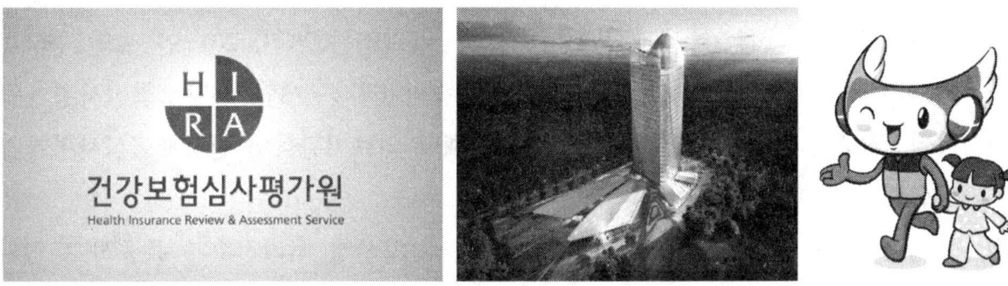

[그림 2-15] 건강보험심사평가원의 로고와 건물

① 금액산정착오

보건복지부에서 고시 또는 신고한 단가와 청구한 단가에 차액으로 발생한다. 해당하는 구입단가확인, 해당 코드의 매칭 여부 확인, 상한금액 비교, 수가 마스터의 금액이력, 계산방법 등을 점검하여 수정한다.

② 산정기준 적용착오

요양기관 내 의료의 서비스 시행여부 및 사유와 경향을 파악하고 공개된 요양급여기준 및 심사지침과 사례 등을 검토하여 추후 동일한 사례에 대해 반영하거나 이의신청여부를 해당 진료과와 협의하여 결정한다.

③ 요양급여기준 범위초과

요양급여기준 범위초과 진료의 경우 해당 의료서비스의 적정성을 검토해야 한다. 또한 초과하더라도 필수적이고 연구결과에 의거하여 반드시 필요한 진료인 경우 기준확대를 위한 이의신청 및 질의서를 작성한다.

④ 기 타

계산착오 · 중복청구 · 소멸시효 기간경과 등의 경우, 해당 사유가 발생하지 않도록 그 원인을 분석하고 관련 부서인 원무 및 전산담당 부서와 협의한다. 착오로 청구된 비급여대상 100/100 본인부담항목의 청구로 분류된 경우는 해당 삭감사례를 추후 진료비 심사에 반영한다.

2) 이의신청

건강보험심사평가원에 대한 의료기관의 진료비 이의신청이 지속적으로 증가하고 있지만 처리가 늦어 대책이 필요하다.

국회 보건복지위원회 의원이 건강보험심사평가원으로부터 제출받은 '2011～2013년도(3년간)의 이의신청 접수 및 처리현황'을 분석한 결과 건강보험심사평가원의 이의신청 접수가 해마다 증가하고 있지만 처리건수는 오히려 줄어드는 것으로 나타났다.

① 이의신청이 2011년 46만124건, 2012년 51만7천394건, 2013년 8월까지 38만건 접수됐다. 그러나 이를 처리한 건수는 2011년 43만6천698건, 2012년 42만4천660건, 2013년 8월까지 27만8천261건이었다. 일종의 권리구제인 건강보험심사평가원의 이의신청건수가 늘어난다는 점은 그만큼 해당 의료기관들이 건강보험심사평가원의 심사에 불복하고 한다.

② 문제는 법정 처리기한인 90일을 초과하는 이의신청 처리건수가 폭증하고 있다.

㉠ 2011년 2만3천336건에 불과하던 기한 외 처리건수는 2012년 11만4천320건으로 무려 5배 가까이 증가했다.

㉡ 2012년 8월 현재 법정기한 90일 넘게 처리된 이의신청은 전체의 38[%]에 이른다. 100～200일 이내 처리건수는 2011년 8천778건에서 2012년 8만3천348건으로 10배 가까이 증가했고, 200일 이상 걸린 초장기 처리도 2011년 57건에서 2012년 6천373건으로 111배 증가했다.

㉢ 2013년 8월까지 200일 이상 걸려 처리된 건수는 5만2천989건으로 2012년 대비 다시 8배 이상 늘었다.

㉣ 건강보험심사평가원의 이의신청에 대한 법정기한 초과 처리가 해마다 심각해지고 있는 것이다.

③ 건강보험심사평가원의 이의신청에 대한 처분에도 불복해 건강보험분쟁위원회에 재심사 청구를 신청하는 건수도 해마다 늘고 있다.

㉠ 2011년 46만124건이었던 재심사 청구 신청건수는 2012년 51만7천384건으로 늘었고, 2013년 8월까지 39만1천480건이 신청되어 있다.

㉡ 재심사 건수도 2011년 2만1천327건에서 2012년 2만4천772건으로 증가했고 불인정 대비 재심사 비율도 2011년 8.6[%]에서 2013년 10.8[%]로 지속적으로 증가하고 있다.

④ 해마다 늘어가는 건강보험심사평가원의 이의신청 건수와 건강보험분쟁위원회에 재심사 청구를 하는 건수 및 재심사 처분의 비율을 보면 단순히 의료기관의 권리

구제에 대한 의식이 높아져서가 아니다.

㉠ 이의신청의 법적 근거 : 국민건강보험법 제7장 제76조(이의신청) 가입자 및 피부양자의 자격 · 보험료 등 · 보험급여 및 보험급여비용에 관한 공단의 처분에 이의가 있는 자는 공단에 이의신청을 할 수 있으며, 요양급여비용 및 요양급여의 적정성에 대한 평가 등에 관한 건강보험심사평가원의 처분에 이의가 있는 공단 · 요양기관 기타의 자는 건강보험심사평가원에 이의신청을 할 수 있다. 기한은 처분일로부터 90일 이내에 문서로 해야 한다.

㉡ 이의신청의 의의 : 삭감의 유형에서 진단 또는 관련 자료 미첨부로 인해 삭감된 건은 이를 보완하여 이의신청을 실시하고 요양급여기준을 초과한 진료는 해당 진료부서와 협의하여 진료에 반영 또는 기준을 변경하는 등의 추가적인 자료제출이 반드시 필요하다. 즉, 이의신청은 삭감된 진료비의 정당성을 입증하고 진료비를 추가 회수하는 절차뿐 아니라 불합리한 요양급여 기준 및 심사방법을 변경할 수 있는 요양기관의 구제절차이다.

㉢ 진료비 심사 후 이의신청까지의 절차 현황은 [그림 2-16]과 같다.

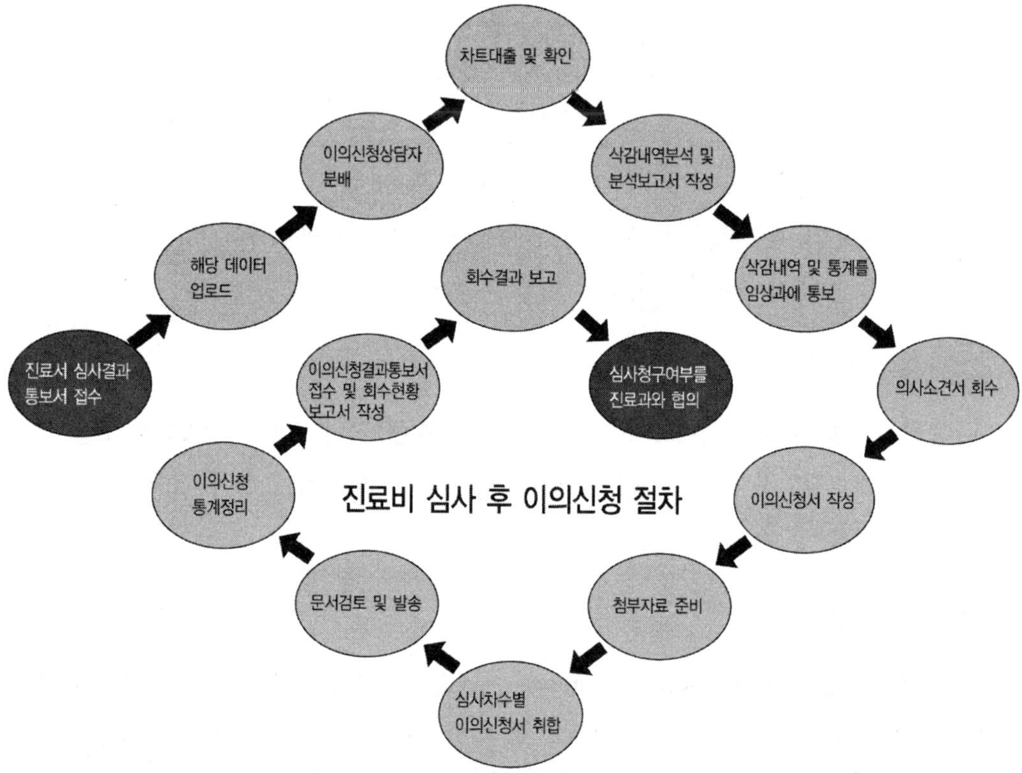

[그림 2-16] 진료비 심사 후 이의신청절차 현황

3. 국제 의료보험청구 사례 및 실무

의료관광과 관련하여 보험사는 보호역할을 한다. 의료관광객, 의료서비스 제공자나 의료관광 에이전시는 의료관광과 관련하여 임상적 리스크나 비즈니스 리스크에 노출된다. 이 리스크는 수반되는 손실을 보장하는 다양한 보험상품들이 등장하였고, 이들은 손해로부터 가입자들을 보호하는 역할을 한다.

(1) 해외여행객을 대상으로 하는 보험

해외여행 건강보험은 여행객이 외국여행 중 의도적으로 혹은 비의도적으로 받게 되는 의료서비스로부터 발생하는 경제적 손실을 보장하는 보험이다. 해외여행 건강보험상품은 주로 가입자가 해외여행 중 사고와 같이 비의도적인 이유로 받게 된 의료서비스를 보호하고, 기존 보험상품 가입자는 해외에서의 의도된 의료서비스의 비용을 개인적으로 지불해왔다. 의료관광은 무보험자가 혹은 과소보험가입자만 이용하는 것이 아니고, 다양한 동기를 가진 사용자층이 이용하고 있다. 외국의 의료서비스를 보험사가 보장한다면, 의료사용자의 입장에서는 선택폭이 넓어 의료관광시장이 빠르게 성장하는 원동력이 될 수 있다. 해외여행 건강보험상품의 유형은 다음과 같다.

1) 여행취소 & 중단보험

여행취소 & 중단보험(trip cancellation & lnterruption insurance)은 여행보험 중에서 주로 여행경비에 대한 안전을 걱정하는 사람들이 찾는다. 여행취소, 응급후송, 보조원 서비스 등을 포함한 의료보장의 범위에 따라 보험료가 지급된다.

2) 여행의료보험

여행의료보험(travel medical insurance)은 해외여행자들을 위한 일반적인 보험 중에 하나이며, 보험가입자가 해외여행 중에 응급상황이나 사고에 대해서 경증부터 중증에 이르기까지 보장한다.

3) 학생의료보험

학생의료보험(student medical insurance)은 기본적으로 유학을 목적으로 외국에 가는 학생들을 위한 보험이다. 그러나 학생들 외에 교사나 강사 등 전문적인 교육자들도 이 보험에 가입할 수 있다.

4) 국제의료보험

국제의료보험(worldwide medical insurance)은 장기간 외국에 체류하는 사람들을 위해 만들어진 보험이다. 의학적으로 합의된 프로그램들까지 포괄하는데, 국외 거주자(대상자의 가족 포함)처럼 국외에서 일이나 거주하고자 하는 사람들이 이 보험에 가입할 수 있다.

5) 의료관광보험

의료관광보험(medical tourism insurance)을 전면적으로 시행하고 있는 보험회사는 많지 않다. 하지만, 의료관광산업의 발전에 따라 그 수요가 증가할 전망이며, 치료를 목적으로 하는 의료관광자들의 요구에 따라 만들어진 보험으로 보강하는 내용은 다음과 같다.

① 출국부터 귀국까지의 기간 중에 발생하는 의료적인 합병증이다.

② 보험가입자 및 보험가입자의 일행에 대한 국외에서의 급성질환 및 손상이다.

③ 여행취소 시 환자와 그 동행인의 숙박, 선금, 의료시설에 대한 비금전적인 지불 등을 보상한다.

④ 치료를 목적으로 하는 후송이다.

(2) 외국의료보험의 종류

해외에서 발생할 수 있는 사고와 건강에 대한 보험으로 AIG의 International Accident and Health Division을 통해 개인, 가족, 고령인 학생, 여행자, 직장인들은 전 세계 130 개국을 걸쳐 AIG의 관할하에 보험서비스를 이용할 수 있다. [그림 2-17]과 같이 보험상품에는 의사 및 병원배상책임보험이 있다.

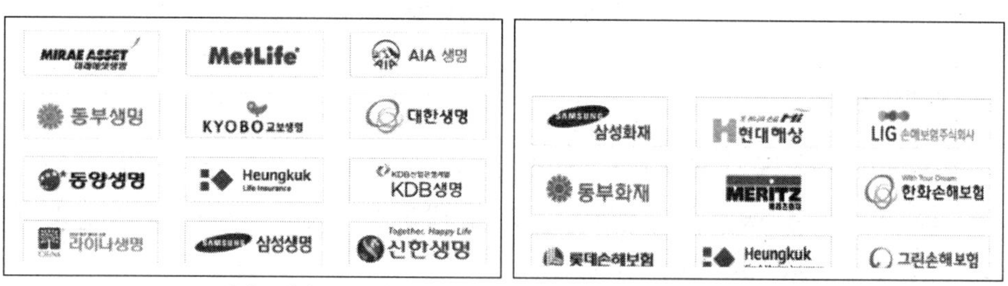

(a) 생명보험사 (b) 손해보험사

[그림 2-17] 보험사

① 의사 및 병원배상책임보험은 의료전문서비스 제공으로 인해 일어나는 제3자의 신체 장애나 사망에 대하여 피보험자가 법률적인 손해배상책임을 부담함으로써 입게 되는 손해를 보상하는 보험을 의미한다.

② 외국인환자가 증가하고 있는 현실에서 의료사고발생 가능성도 높아지고 있다. 선진국에서는 징벌적 배상을 인정하고, 외국인환자에 대한 배상비용은 국내 환자에 비해서 높으므로, 의료서비스 제공자가 부담해야 하는 배상비용이 높아지고 있다. 또한 외국인환자도 의료기관이나 의료진이 배상책임보험에 가입했다는 것은 알면 의료사고 시 배상받을 수 있으므로 의료기관에 대한 신뢰감을 준다.

③ 배상책임보험*은 가입이 의무화되어 있는지 여부에 따라서 임의배상책임보험과 의무배상책임보험으로 구분된다. 2011년도 한국보건산업진흥원과 재보험사가 공동으로 내국인과 선진국환자 모두를 담보하는 '**내외국인 통합담보 의료사고 배상보험**' 상품을 개발하였으나, 아직 가입자가 많지 않고 미국의 일부 주, 영국, 프랑스, 스페인, 스웨덴, 체코 등에서는 배상책임보험의 가입이 의무화되어 있다. 따라서 배상책임보험 가입의 법적 의무화의 필요성을 제기하고 있다.

1) 개인적인 사고에 대한 보상

외국에서 발생하는 사고에 대한 손실을 24시간 보상하고, 사고에 의한 사망, 사지절단, 부분적 불능, 영구적 장애, 영구적인 불능 혹은 단기적 장애에 대해 보상을 해준다.

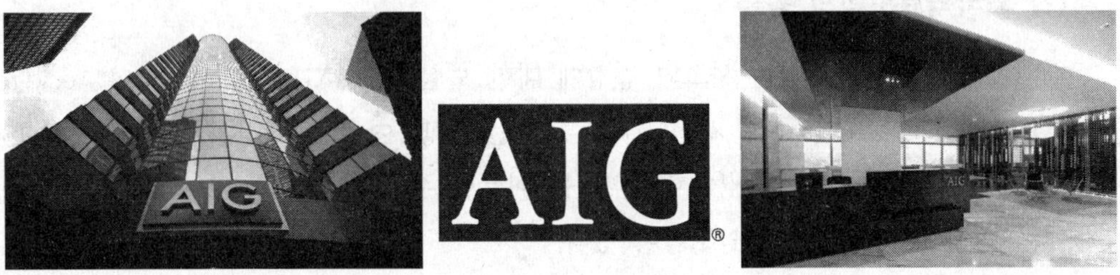

[그림 2-18] AIG 보험사

2) 여행보험

기존의 여행 혹은 추가 여행일정으로 인한 사고나 신체적 손실(해외에 있는 동안의 사고에 의한 사망이나 사지절단, 질병도 포함)에 대해 보상해 준다. 보상은 기간과 이동수단의 형태에 따라서 재구성할 수 있다.

3) 여행보조 서비스

여권발급, 통역서비스, 의사참조문 서비스, 응급의료수송, 송환서비스와 같은 여행과 관련되어 발생할 수 있는 일에 대한 서비스를 위탁한다.

* 배상책임보험 : 다른 사람의 신체나 재물에 손해를 끼침으로써 법률상의 책임을 졌을 때 입은 손해를 배상하는 보험이다.

4) 추가 건강보험

특정한 건강상태나 혹은 병원의 체류를 커버하는 보험이다. 주요 의료보험은 아니지만, 대부분의 의료정책에 의해 보상받지 못하는 전형적인 비용에 대한 지불을 도와주는 보호책이다.

(3) 국내주재 외국인 보험

한국에 거주하고 있는 외국인에게 상해, 사망, 상해치료, 질병치료 등에 대비할 수 있도록 하는 보험이다. 국내주재 외국인 보험을 제공하는 보험회사가 다양하게 존재함에 따라 그 보장내용과 보험요율 등에도 조금씩 차이가 있다. 일반적으로 한국 내 외국인의 경우 불법체류만 아니라면 외국인 등록번호나 여권번호로 3년 이상의 장기보험에 가입할 수 있고, 내국인들이 가입하는 1년 이내의 단기 소멸서 보통상해보험에 가입할 수도 있다. 국내보험회사에서 제공하는 보험 서비스의 내용은 다음과 같다.

1) 상해위험 담보

보험사는 보험가입자의 직업에 따라 위험도를 1등급부터 5등급까지 분류한다.

① 사망후유장애 보험금 : 사고로 인한 사망 시 전액을 지급하고, 신체의 일부분을 상실하거나 그 기능이 마비되었을 때 후유장애 보험금을 지급한다. 단, 사고일로부터 1년 이내에 발생한 경우에 한해서 지급한다.

② 의료실비 보험금 : 보험가입 외국인이 일상생활 중 사고를 입고, 그에 대한 직접적인 상해로 인해 의사의 치료를 요할 경우 진찰비, 수술비, 간호원비, 입원비 등의 의료실비를 지급한다. 의료실비 표준화에 따라 입원은 5천만원(365일) 한도로 보장하고, 본인부담 상환제도가 신설되어 연간 본인부담금을 가입일로부터 연간 200~400만원을 초과하지 않도록 하여 부담을 줄였다. 365일이 넘는 경우에는 면책기간 90일 이후 새로운 질병으로 간주되어 365일 한도로 추가 지급된다. 통원의 경우에는 365일(180회)한도로 보장되는데, 외래와 처방조제로 구분되어 보장된다.

㉠ 상해보험상품은 보험료와 보험금은 그 등급에 따라 달라진다.

㉾ 오토바이 배달 같은 고위험 직종에 근무하는 사람은 사고가능성이 높기 때문에 1등급으로 분류하고 일반인에 비해 보험료를 10[%]쯤 더 받는다.

㉡ 위험등급이 높으면 보험계약금 가입한도도 제한한다. 그래서 위험직종 종사자는 보험계약금을 많이 들고 싶어도 보험회사가 받아주지 않는다.

㉾ OO보험회사는 위험성이 없는 직업을 가진 가입자에게는 재해 사망보험금을 최고 10억원까지 가입하게 하고, 1급위험 직종에 근무하는 가입자에게는 1억원까지 가입할 수 있다.

㉢ 보험회사에서 일반적으로 분류하는 1급 상해위험 직종을 보면 강력계 형사, 일반군인, 개인택시운전자, 소방대원, 종군기자 등이 있다. 위험등급이 가장 낮은 등급인 5등급은 아나운서, 기자, 초중고 학생, 소령 이상의 군인, 경위 이상의 경찰 등이다.

㉣ 보험료와 보험금 가입한도가 다르기 때문에 보험계약 시 계약자는 자신의 직업을 보험회사에 정확하게 알려야 한다. 직업을 정확히 알리지 않는 경우 고지의 무위반이 되어 나중에 보험계약을 해지당할 수 있으며 사고가 나도 보험금을 받지 못한다.

㉤ 보험계약기간 중에라도 가입자 직업이 바뀌면 위험등급이 달라질 수 있으므로 직업변경 사실 또한 보험회사에 통보해야 된다.

㉴ 계약 당시에는 학생이였으나 졸업 후 강력계 형사로 취업을 한 경우에는 이를 통보해야 한다.

㉥ 직업을 잘못 알렸거나 계약기간 중에 직업이 위험직종으로 바뀌었는데도 이를 통보하지 않고 있다가 직업과 관계없는 사고를 당했어도 보험금을 지급해야 한다는 것이 법원 판결이다. 고지의무 위반과 결과발생 사이에 인간관계가 없기 때문이다.

㉴ 소방대원이 보험가입 시 회사원으로 가입했어도 공휴일에 가족과 함께 영화를 보러 가다가 교통사고를 당했어도 직업과 전혀 관련이 없는 사고이므로 보험사는 당연히 보험금을 지급해야 한다.

2) 질병치료 실비보험

SI*, SARS**, 조류독감 등을 포함한 일상생활 중에 발생한 질병들을 대상으로 보험금을 지급한다. 사고일로부터 180일 이내에 발생한 치료비와 보험기간 만료 후 30일 이내에 발생한 질병치료비에 대해서 한도 내 전액 지급한다.

---

* SI(Swine Influenza : 돼지독감) : 전염병이니 가족이나 이웃에 전염된다. 주의사항은 4가지로 나눈다.

① 손을 자주 씻고 손으로 눈, 코, 입을 만지지 않는다.

② 재채기를 할 경우에는 화장지로 입과 코를 가린다.

③ 다음에 해당되는 경우 검역소나 가까운 보건소에 신고한다.

㉠ 미국 : 귀국 7일 이내 캘리포니아주, 텍사스주, 뉴욕시, 오하이주, 캔사스주를 방문한 후 급성호흡기증상(콧물 또는 코막힘, 인후통, 기침, 발열) 중 2가지 이상의 증상이 발생한 경우

㉡ 멕시코 : 귀국 7일 이내 멕시코(전지역)를 방문한 후 급성호흡기증상(콧물 또는 코막힘, 인후통, 기침, 발열) 중 2가지 이상의 증상이 발생한 경우

④ SI 바이러스는 식품으로 전파되지 않기 때문에, 돼지고기나 돼지육가공품을 섭취하는 것만으로는 돼지 인플루엔자에 감염되지 않는다. 또한, 돼지 인플루엔자는 바이러스는 70[℃] 이상 가열하면 사멸된다.

** SARS(Severe Acute Respiratory Syndrome) : 2003년 3월 동남아시아에서 발생해 아시아 · 유럽 · 북아메리카 등으로 확산된 호흡기계통의 질환이다.

① 16일 정도의 잠복기를 거쳐 갑자기 38[℃] 이상의 고열이 나면서 기침과 호흡곤란 증세를 보인다.

② 감염자의 90[%]는 1주일 안에 쉽게 회복되지만, 노인이나 만성질환자와 같은 허약자의 경우에는 중증으로 진전되어 약 3.5[%]가 사망한다.

③ 조기에 치료할 경우 완치가 가능하고 실제로 동남아시아를 여행한 미국 · 유럽 등의 여행객 중 이 질환에 감염되어 조기 발견한 경우에는 2차 전파도 없었고, 사망자도 발생하지 않았다.

④ 감염경로는 아직 정확하게 밝혀지지 않았으나 이 질병에 감염된 사람의 치료나 간호 또는 함께 생활하는 사람 등 환자와 밀접한 접촉을 하는 사람들에게 주로 일어나며, 호흡기 분비물이나 체액의 직접적인 접촉을 통해 전파되는 것으로 알려져 있다.

3) 특별비용 담보 특별약관

탑승한 항공기나 선박이 행방불명 또는 조난된 경우, 산악등반 중에 조난된 경우 등에 대하여 수색구조비용, 구원자의 항공운임 등 교통비 및 숙박비, 유해이송비용 제잡비 등에 대해 피보험자 또는 피보험자의 법정 상속인이 부담해야 하는 비용을 보상한다.

4) 보상하지 않는 경우

일반적으로 보험회사들이 보험금을 지급하지 않는 경우는 다음과 같다.

① 계약자나 피보험자의 고의일 때는 보상받을 수 없다.
② 피보험자의 자해, 자살, 자살미수, 범죄행위일 때는 보상받을 수 없다.
③ 피보험자의 의수, 의족, 의치 등 신체 보조장구에 입은 손해일 때는 보상받을 수 없다.
④ 핵연료물질, 방사선 조사 또는 방사능 오염일 때는 보상받을 수 없다.
⑤ 기왕증*, 상해로 인한 치과질환일 때는 보상받을 수 없다.
⑥ 일반적인 검사나 예방접종일 때는 보상받을 수 없다.
⑦ 한약처방 : 허가받은 한의원의 경우 치료를 위한 침시술은 보상이 가능하다.
⑧ 피보험자의 임신, 출산, 유산일 때는 보상받을 수 없다.

5) 보험 관련 업무

인명과 재산을 보호하기 위해 보험에 가입하는 것은 보안관리의 일종이다. 특히 공동주택은 여럿이 모여 사는 곳이므로, 나 하나만 아무리 주의한다 하여도 이웃의 부주의로 피해를 입게 되는 수가 많다. 이러한 특성을 고려하여 공동주택은 특별한 관리가 필요하게 된다. 그래서 화재로 인한 인명과 재산상의 손실을 예방하고, 신속한 화재복구와 인명피해에 대한 적정한 보상을 하도록 하기 위하여 보험가입이 의무화되어 있다.

즉, 「주택법시행령」 제2조제1항의 규정에 의한 공동주택으로서 16층 이상의 아파트 및 부속건물은 특수건물로써, 또 그 건물의 화재로 인하여 타인이 사망하거나 부상한 때에는 과실이 없는 경우에도 그 손해를 배상할 책임이 있어서, 손해보험회사가 영위하는 신체손해배상 특약부 화재보험(화재로 인한 건물의 손해와 타인의 사망 등에 대한 손해배상책임을 담보하는 보험)에 가입하여야 한다. 근거는 주택법과 동법 시행령이다.

* 기왕증(anamnesis : 旣往症) : 기왕력(旣往歷)이라고도 한다. 지금까지 걸렸던 질병이나 외상(外傷) 등 진찰을 받는 현재에 이르기까지의 병력(病歷)이다. 현재의 질병을 진단하고 치료하는 데 중요한 참고자료이므로, 의사가 진찰할 때 환자와 보호자에게 묻는 것이 관례이다. 가족의 기왕증, 즉 가족력(家族歷)도 유전성 또는 전염성질환 발견, 진단에 필요하므로 자신의 기왕증과 함께 기록한 병력서를 미리 준비하면 편리하다. 의사에게 기왕증을 정확하게 알리는 일은 진단과 치료에 큰 도움이 된다.

① 보험회사와 접촉방법

마케팅팀(협력팀)의 컨퍼런스나 박람회와 같은 외부활동을 통해 의료기관과 보험회사가 연결하는 경우이며, 의료기관이 필요에 따라 보험회사의 웹사이트나 사전조사와 같은 스터디를 통해 먼저 접근하는 방법, 환자를 통해 최초로 접촉하게 하고, 의료기관과 보험회사가 몇 차례의 업무절차를 거친 후 의료기관 혹은 보험회사가 협약을 제의하는 경우이다.

② 보험회사와 협약과정

보험회사와 협약과정은 크게 3가지로 나뉜다.

㉠ 1단계 : 보험회사가 병원평가에 필요한 자료 5가지를 요청하기도 한다.

ⓐ 의료기관의 배상책임보험 가입 여부

ⓑ JCI 인증여부

ⓒ 미국의사면허 소지자 비율

ⓓ 의료기관의 Price List

ⓔ 병원의 규모

㉡ 2단계 : 병원은 보험회사에 자료를 제출한다.

㉢ 3단계 : 최종 협약을 맺는다.

6) 외국의료보험회사와 협약 시 고려사항

선별목록 구성의 기준은 **임상적 효능**(clinical efficacy), **임상적 효과성**(clinical effectiveness), **상대적인 효과성**(the relative effectiveness of), 다른 나라에서의 가격, 비용효과성, 예산에의 영향, 산업정책 등이며 이 중 다수의 기준을 채택하여 심의하여야 한다.

① Positive List 제도의 원칙은 효과가 없거나 동일 효능의 약 중에서 값이 비싼 약은 처방되어서는 안된다는 것이다.

② 유럽에서는 상환되는 의약품을 설정하는 Positive List Approach가 일반적이고, 독일은 이런 경향의 주요 예외로서 과거(1995년, 2003년) 선별등재방식(positive list system)을 도입하려다 실패한 바 있으나 수년 내 Positive List를 도입하려고 모색하고 있다.

③ 수가 : **한국은 행위별 수가제**를 주로 이용하지만 **외국은 정액수가제**를 많이 이용하기 때문에 수가책정에 이견이 있을 수 있다.

④ 할인율 : 외국의료보험회사에서 환자를 보낼 때에 일정 할인율을 요청한다. 이에 대해서 환자수별 할인율에 대한 사전검토가 되어 있어야 한다.

⑤ 적용법률 : 협약을 맺을 경우 목적지 혹은 보험사 자국의 법을 적용할 것인지에 대해 결정해야 한다.

⑥ 분쟁해결 : 세브란스 병원의 경우 Blue Cross-blue Shield의 해외 의료서비스 대행을 맡은 CGH(Companion Global Healthcare, Inc.)사와 환자진료에 관한 협약체결 시 분쟁해결에 대한 의견이 있었는데, 서로 논의를 거쳐 제3국인 홍콩 국제중재센터로 원만하게 합의하게 되었다.

7) 보험업무

1980년대, 1990년대, 2000년대로 한국, 미국, 일본, 영국은 다음과 같다.

① 1980년대, 1990년대 한국, 미국, 일본, 영국의 보험업무는 다음과 같다.

㉠ 한국 : 보험업법상 다음을 보험사업의 범위에 포함하고 있다(「보험업법」 제5조).

ⓐ 매매, 고용, 도급 기타의 계약에 의한 채무 또는 법령에 의한 의무의 이행에 관하여 발생할 채권자 기타 권리자의 손해를 보상할 것을 채무자 기타 의무자에게 약정하고, 채무자 기타 의무자로부터 그 보수를 수수하는 것을 포함하고 있다.

ⓑ 부수업무는 다른 보험사업자를 위한 보험거래의 중개 또는 대리업무 및 보험사의 인력 · 자산 · 설비 등을 활용하는 보험수리업무, 기업의 인수 · 합병 중개업무, 대여금고업무 등이 있다(「보험업법」 제9조).

㉡ 미국 : 뉴욕주법의 경우 생명보험사업은 생명보험, 연금보험, 건강 및 상해보험, 재보험, Funding Agreement, 분리계정을 조건으로 한 투자자문업무 및 투자관리업무가 있고, 손해보험, 화재보험, 도난보험, 유리보험, 보일러 · 기계보험, 승강기보험, 동물보험, 대인배상책임보험, 대물배상책임보험, 근재보험* 및 사용자 배상책임보험, 보증보험, 신용보험, 해상보험, 선주배상책임보험, 건강 및 상해보험, 비해약 취업불능보험, 기타 재산보험, 누수보험, 충돌보험, 자동차 항공기 기체보험, 잔존가액보험, 권원보험(title insurance), 저당보증보험, 뉴욕 및 캘리포니아주 보험법에서는 법적으로 허용되는 타 업무에 관한 규정이 없다.

ⓐ 금융서비스 현대화법(Gramm-Leach Bliley Act)에서 보험에 대한 정의를 두고 있다.

ⓑ 1999년 1월 1일 현재 관련 주 보험법에 의거 보험으로 규제되는 상품, 1999년

---

* 근재보험 : 근로자재해배상책임보험의 약자로 작업현장에서 근로자가 다쳤을 시 산재보험 초과손해에 대하여 보상하여 주는 민영보험이다. 주로 건설현장이나 산업현장에서 특히 위험직종의 사업장에서 많이 가입하고 있다. 건설현장에서는 원청에서 1차 하청에 공사계약 시 근재보험가입 후 보험증권을 첨부하라고 한다. 산재사고 시 원청에서 민사적 책임을 회피하기 위한 하나의 수단이다. 근재보험은 하청업체에서 주로 가입한다.

1월 1일 이후 주 보험감독기관이 보험으로 규제되고 판단하는 상품과 연금 계약을 보험으로 규정하고 있다.

ⓒ 보험으로 규제되어야 하는 상품으로는 보증보험, 생명보험, 건강보험, 권원보험, 재산보험, 기타 손해보험상품이 있다.

㉢ 일본 : 보험사업만 인정하고 있다. 단, 예외적으로 보험금 신탁업무(생명보험회사) 및 다른 손해보험회사를 위하여 그 거래에 속하는 손해보험사업의 중개 및 대리업무(손해보험회사) 보험사업의 정의 및 정부에 의해 감독을 받는 보험사업의 범위에 관한 규정은 없다.

ⓐ 구 보험업법의 개정(1996년 4월) 및 1998년 12월 보험업법 개정으로 업무범위를 확대하였다.

ⓑ 고유업무(「보험업법」 제97조)이다. 보험의 인수 및 자산의 운용으로 부수업무, 다른 보험회사 업무의 대리 및 대행채무의 보증국채 · 지방채 · 행정보증채의 인수 및 모집 금전채권의 취득 및 양도유가증권의 사모취급 특정목적회사가 발행하는 특정사채의 인수 및 모집이 있고, 금융선물거래로는 파생상품 거래, 매개중개를 대리할 수 있다.

ⓒ 국공채 매매업무로는 증권투자신탁 수익증권 등의 판매, 업무, 사채 등의 모집 및 관리수탁 담보가 있는 사채에 관련된 신탁업무는 1996년 11월부터 금융 빅뱅이 이루어졌고 12월에 미국 · 일본 보험합의로 규제하였다. 완화가 단행되었으며 1998년 12월부터 금융시스템 개혁법이 시행되었다.

㉣ 영국 : 생명보험사업은 생명 및 연금보험, 결혼 및 출산보험, 변액보험, 종신건강보험, 톤틴연금*, 자금보상보험(capital redemption), 연기금관리와 고유 업무에 부수되는 업무(생명보험에서도 질병 및 상해보험 취급 가능)는 손해보험사업으로 운송 관련 보험, 재산 관련 보험, 신용 · 보증보험, 소송비용보험, 책임보험, 질병 및 상해보험, 보험사업 이외의 업무에 대해서는 생명보험의 경우 1982년 보험회사법(Insurance Companies Act 1982)에 구체적인 규정이 없으며, 손해보험의 경우는 보험사업과 관련된 업무 이외에는 허가되지 않는다.

② 2000년대 한국, 미국, 일본, 영국의 보험업무는 네 나라 모두 제도의 변화가 없어서 동일하다.

③ 업무흐름 : 보험회사는 환자 관련 정보를 의료기관에 보내고 지불보증에 대한 사전

* 톤틴연금 : 이탈리아인 톤틴(Lorenzo Tonti)이 고안한 연금제도. 응모자로부터 납입된 원금총액에서 생기는 일정 이자를 응모자의 전원이 죽을 때까지 지급한다. 이자는 생존자끼리 분배받기 때문에 최후까지 생존한 사람에게는 고액이 지급된다. 그러나 원금은 일체 상환되지 않고, 응모자 전원이 사망하였을 때에는 연금사업 주최자의 것이 된다. 원래는 프랑스 정부가 공채모집의 한 수단으로 개발한 것이다.

승인을 한다. 의료기관에 공식적인 치료 관련 견적서나 보험회사의 Claim From 작성을 요청한다.

㉠ 의료기관은 사전승인을 받은 단계에서 협약된 보험회사가 아니라면 반드시 신뢰할 수 있는 보험회사인지 확인해야 한다.

㉡ 의료기관이 요청받은 서류들을 보험회사에 보내게 되면 보험회사는 그 서류를 검토하고 자체의 정책을 통해 승인 후 의료기관에 지불보증서를 보낸다. 이때 지불보증서는 Coverage에 대한 내용을 포함하며 의료기관이 지불보증서를 받게 되면 환자의 진료를 진행한다.

㉢ 외국의료보험은 의료비에 대해 제3자인 보험회사가 돈을 지불하는 형태이므로, 업무 자체에 대해 신중해질 필요가 있다.

㉣ 병원은 보험회사와 원활한 업무진행을 위해 영문 진료기록지와 함께 항목이 모두 나열된 영문 영수증을 반드시 제공해야 한다.

㉤ 의료보험처리와 관련한 대부분의 문제는 보험 자체에 대한 지식과 심각성을 인지하지 못하여 발생한다. 따라서 보험적용이 되지 않는 부분(치과, 피부과, 성형외과, 비만 등)에 대한 진료과별 적용범위에 대해 명확히 알아야 한다.

④ 사례 : N환자의 사전 진단명은 편도선염에 의한 편도선 수술이었지만 환자의 동의하에 코골이 수술과 성형수술을 동시에 진행하기로 하였다. 이런 문제의 경우 보험사의 사전승인 진단명과 실제 수술이 다르므로 의료기관은 즉각 보험사와 재절차를 밟아 추가수술에 대한 지불여부를 확인해야 한다.

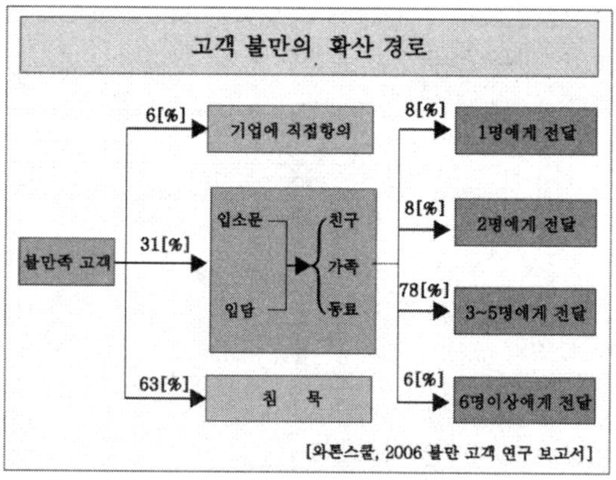

(a) 고객불만의 확산경로

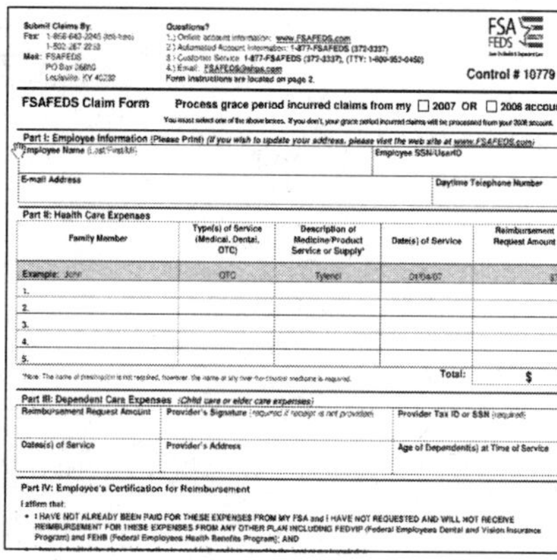
FSAFEDS Claim Form

Control # 10779

Process grace period incurred claims from my ☐ 2007 OR ☐ 2008 account

Part I: Employee Information (Please Print) (If you wish to update your address, please visit the web site at www.FSAFEDS.com)

Employee Name | Employee SSN/UserID | E-mail Address | Daytime Telephone Number

Part II: Health Care Expenses

Family Member	Type(s) of Service (Medical, Dental, OTC)	Description of Medicine/Product Service or Supply*	Date(s) of Service	Reimbursement Request Amount
Example: John	OTC	Tylenol		
1.				
2.				
3.				
4.				
5.				
			Total:	$

Part III: Dependent Care Expenses (Child care or elder care expenses)

Reimbursement Request Amount | Provider's Signature | Provider Tax ID or SSN | Dates(s) of Service | Provider's Address | Age of Dependent(s) at Time of Service

Part IV: Employee's Certification for Reimbursement

I affirm that:

• I HAVE NOT ALREADY BEEN PAID FOR THESE EXPENSES FROM MY FSA and I HAVE NOT REQUESTED AND WILL NOT RECEIVE REIMBURSEMENT FOR THESE EXPENSES FROM ANY OTHER PLAN INCLUDING FEDVIP (Federal Employees Dental and Vision Insurance Program) and FEHB (Federal Employees Health Benefits Program); AND

(b) Claim From 양식

[그림 2-19] Claim From 양식 작성과 경로

8) 보험사

의료관광을 구성하는 주체로 보험사가 있다. 먼저 의료관광시장에서 보험사의 역할을 설명하고 다양한 보험상품을 소개한다. 보험의 대상은 여행객, 의료서비스 제공자, 의료관광 에이전시 등으로 구분하고 보험상품의 내용이 다르다. 이어서 여러 나라의 의료관광보험시장, 의료관광보험과 관련해서 의료기관과의 협약과정 그리고 업무처리과정은 〈표 2-1〉과 같다.

〈표 2-1〉 의료관광시장의 보험사의 역할과 보험상품의 유형

대상	여행객	의료서비스 제공자	의료관광 에이전시	나라별 보험사
상품	해외여행 건강보험			의료관광보험시장
	1. 해외여행 취소 & 중단보험 2. 여행의료보험 3. 학생의료보험 4. 국제의료보험 5. 의료관광보험	의사 및 병원 배상책임보험	1. 배상책임보험 2. 허가보증보험	1. 미국 2. 영국 3. 싱가포르 4. 일본 해외 의료서비스 지원회사

9) 보험사의 역할

의료관광과 관련하여 보험사는 안전 역할을 수행한다. 의료관광객, 의료서비스 제공자나 [그림 2-20]과 같이 의료관광 에이전시는 의료관광과 관련하여 임상적 리스크나 비즈니스 리스크에 노출된다. 이 리스크는 수반되는 손실을 보장하는 다양한 보험상품들이 등장하였고, 이들은 손해로부터 가입자들을 보호하는 역할을 한다.

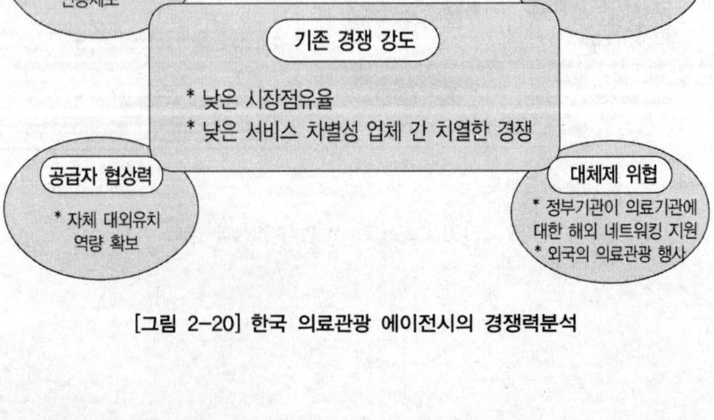

[그림 2-20] 한국 의료관광 에이전시의 경쟁력분석

04 의료정보관리

정보통신기술의 발달로 의료정보 역시 디지털화되고 의료정보시스템은 단순한 의료기관 내 사무처리시스템이 아니라 환자의 진료기록 및 의료정보를 관리하고 궁극적으로는 의료정보의 기관 간 공동 활용 시스템의 구축을 모색하고 있다.

의료기관은 의료정보시스템 도입으로 병원 내의 각 부서가 정보를 공유할 수 있고 업무효율성이 좋아지고, 의료사고를 예방할 수 있으며 환자가 기다리는 시간이 절약되고, 검사의 중복을 피할 수 있으며 종이나 필름을 보관할 창고가 필요 없으며 비용을 절감할 수 있는 장점이 있다(그림 2-21).

원격진료의 보급은 자택에서 화상전송으로 담당의사의 진료를 받을 수 있고 의료기관에서 실시한 검사의 결과를 고도의 의료시술을 행하는 의료기관으로 전송하여 전문의의 판독을 받을 수 있는 등 의료정보시스템의 발달은 생활의 질을 향상시킬 수 있다.

그러나 의료정보시스템의 순기능에도 불구하고 의료정보보호를 위한 법제도나 기술적인 장치가 불완전한 상태이다. 법제도적인 측면을 보완하기 위해 국회에 의료정보보호 관련 법안이 제출되어 있다.

현재 의료정보보호와 관련한 법률조항은 보건의료기본법, 의료법, 국민건강보험법, 결핵예방법, 생명윤리 및 안전에 관한 법률, 후천성면역결핍증예방법, 장기 등 이식에 관한 법률, 형법 등으로 의료정보시스템 자체에 대한 관련 법규나 표준안도 마련되지 않아 임의로 환자의 의료정보를 수정하거나 이를 악의적으로 사용하더라도 처벌근거가 없다.

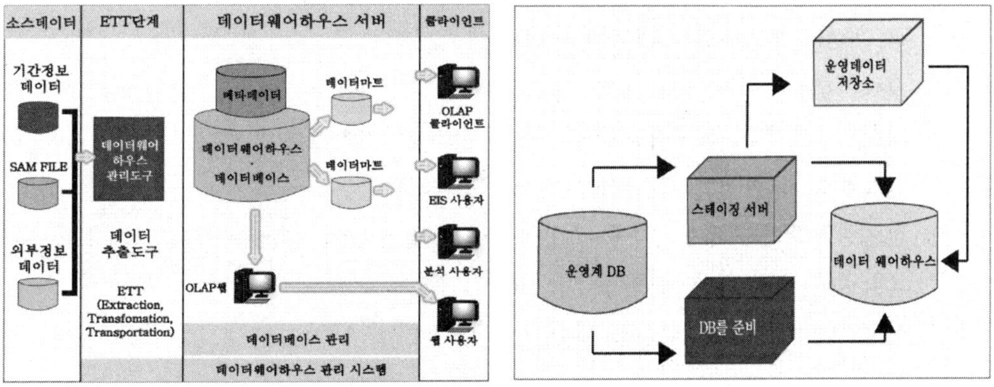

(a) 데이터웨어하우스 (b) 데이터웨어하우스의 경로

[그림 2-21] 데이터웨어하우스

그리고 각각의 법률에서 의료정보보호에 대한 근거규정은 있으나 의료정보를 공개할 경우 환자에 의한 동의절차 및 정보접근에 대한 제한 등에 관한 구체적 명시규정은 없다. 또한 민간영역의 개인정보보호에 관한 법률인 정보통신망 이용촉진 및 정보보호 등에 관한 법률의 경우도 적용대상이 정보통신 서비스 제공자에 한정되어 있어 의료기관에 의한 개인정보 침해에 대해 포괄적으로 적용하기 어렵다.

1. 의료정보관리의 이해

의료정보는 개인정보 중에서 국민의 건강을 보호·증진시키고, 국가·지방자치단체·보건의료기관·보건의료인이 의료행위와 관련한 정보를 의사가 환자에 대한 의료행위로 수집된 자료들과 이 자료들을 기초로 하여 연구·분석된 정보들을 포괄하고 진단과 치료행위, 치료경과에 따른 면밀한 관찰 등을 모두 포함하는 전체과정에서 수집된 자료들을 의미한다. 현행보건의료 기본법에는 **보건의료정보를 보건의료와 관련한 지식 또는 부호·숫자·문자·음성·음향·영상 등으로 표현된 모든 종류의 자료를 말한다**로 정의한다.

(1) 의료행위 시 수집된 환자들의 자료

의료행위 시 수집되는 환자들의 자료는 다음과 같다.

① 환자의 기본정보 성명, 연령, 생년월일, 주소, 연락처, 근무지, 가족관계가 있다.
② 건강보험과 복지정보 건강보험정보, 장애자기록이 있다.
③ 진료관리용 정보진료정보, 적용보험정보, 내왕일자, 입원과 퇴원일자가 있다.
④ 생활배경정보, 흡연여부, 음주여부, 정신상태 여부가 있다.
⑤ 의학적 배경정보출생 시 체중, 임신분만에 대한 진료기록, 예방접종에 대한 진료기록, 수혈여부, 가족의 병력이 있다.
⑥ 진료기록정보진단, 진료계획, 현병력이 있다.
⑦ 지시, 실시기록, 정보처방실시기록, 수술기록, 처치기록이 있다.
⑧ 진료정보, 교환정보, 진단서가 있다.
⑨ 진료설명과 동의정보, 각종 설명정보와 동의정보가 있다.
⑩ 요약정보, 진료요약, 입원요약이 있다.
⑪ 사망기록정보, 사망진단서, 부검기록 등이다.

(2) 의료정보관리의 개념

급격한 정보화 사회로의 변화과정 속에서 의료분야도 사용자의 요구와 경영환경 등이 변화하였다. 이에 따라 활용분야, 개발방법, 관리방법, 비용 등 모든 면이 영향을 받게 되었다. 정보분야는 타 분야와는 달리 정보기술이 변화를 주도하는데, 의료계의 변화를 이끄는 것은 인터넷 기술, 이미지 처리기술, 데이터웨어하우스* 기술, 그리고 유비쿼터스** 기술 등이다.

① 인터넷 기술은 의료분야의 전자상거래와 사이버 병원 등을 발전시켰고, 이미지 기술은 PACS를 보편화시켰다. 데이터웨어하우스 기술은 방대한 의료정보의 전산처리를 통하여 의사결정에 필요한 다양한 정보를 제공하는데 활용되고 있다.

② 의료공급자로서 병원은 병원조직 내부와 외부환경에서 발생되는 정보자료를 처리하고 조직구성원에 필요한 정보를 제공해주는 정보시스템을 의미한다.

③ 병원정보시스템은 조직구성원의 의사결정에 필요한 정보처리와 정보제공에 관련된 모든 인력과 기술, 제도 등을 포함한 종합시스템이다.

1) 유비쿼터스 병원정보시스템

유비쿼터스는 의료계를 포함한 우리 사회와 생활 전반을 바꿔놓고 있다.

① 유비쿼터스 환경은 언제, 어디서든, 네트워크에서 접속할 수 있는 것으로 우리가 살고 있는 주변환경과 물체 안에 컴퓨팅과 네트워킹 기능을 포함시켜 사물과 공간, 인간, 정보가 하나로 통합되어 효과적인 정보교환 및 활용을 가능하게 하는 기술 또는 환경을 의미한다.

② 의료사용자들의 정보화에 맞춘 요구에 따라 끊임없는 변신을 거듭해야 하는 의료계의 대응에 따라 현재 대형 병원들을 중심으로 그에 부응한 시스템 구축을 위하여 총력을 기울이고 있다.

③ 세브란스병원에서는 미래형 유비쿼터스 병원으로 발돋움하기 위하여 2005년 5월 새 병원 개원에 맞추어 하드웨어와 소프트웨어를 새롭게 구축하여 처방전달시스템뿐 아니라 전자의무기록 및 영상저장전달시스템을 통합하고, 스마트카드를 도입하여 유비쿼터스 병원환경을 구축하고, 전자의무기록(EMR)을 도입했다.

④ 의료진들이 기록한 EMR과 검사기록들을 1차 또는 2차 의뢰병원에서 확인하고, 환자들을 위해서 내원 환자들의 중요한 병명, 수술명, 투약내용 및 검사결과들을 확인할 수 있는 시스템을 구축하여 고객들이 세계 어디서나 응급상황 등 필요 시에 자신의 건강정보를 의료진에게 보여줄 수 있도록 하였다.

---

* 데이터웨어하우스 : 사용자의 의사결정에 도움을 주기 위하여 다양한 운영 시스템에서 추출, 변환, 통합되고 요약된 데이터베이스이다. 1980년대 중반 IBM이 자사 하드웨어를 판매하기 위해 처음으로 도입하였다. 원시 데이터 계층, 데이터웨어하우스 계층, 클라이언트 계층으로 구성되며 데이터의 추출, 저장, 조회 등의 활동을 한다.

** 유비쿼터스 : 사용자가 네트워크나 컴퓨터를 의식하지 않고 장소에 상관없이 자유롭게 네트워크에 접속할 수 있는 정보통신환경이다.

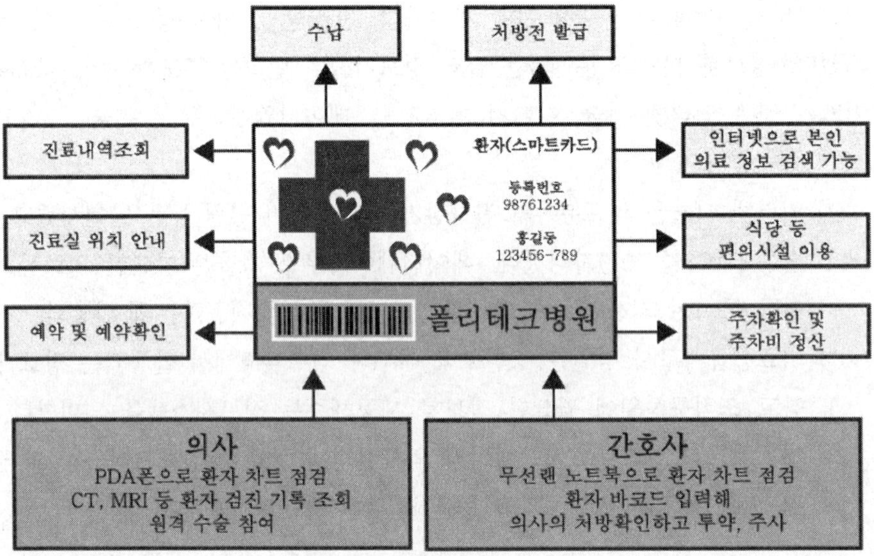

[그림 2-22] 병원 유비쿼터스

⑤ 다른 웹 서비스로 병원에서 발행하는 각종 증명서를 인터넷을 통하여 발급받을 수 있도록 구축하였다.

⑥ 개인정보보안과 병원의 OCS / EMR 서버 보안을 위하여 환자들은 웹 서비스에서 스마트카드와 비밀번호를 이용하여 개인기록을 확인하고, 웹 서버와 의료원의 서버 사이에는 방화벽을 통하여 개인건강기록의 보안과 서버의 보안시스템을 구축하였다.

2) 병원정보시스템의 현황

의료기관에서는 의료정보시스템을 구축하고 있는데 환자의 접수 · 진찰 · 처방 · 치료 · 입원과 퇴원 · 검사결과 등의 모든 과정기록을 디지털 기술을 이용해 전산화하고 있다.

① EMR(Electronic Medical Record)은 전자의무기록과 전달시스템인 OCS(Order Communication System), X-선이나 CT, MRI로 촬영한 영상을 전송해 주는 의료용 영상처리시스템 PACS(Picture Archiving and Communications System), 그리고 이 모든 것을 하나로 통합한 병원정보시스템인 HIS(Hospital Information System) 등이 의료정보시스템에 속한다(그림 2-23).

② 의료정보시스템을 통해 E-Health 혹은 U-Health(Ubiquitous-Health)의 실현을 가속화 하고 있는데, U-Health는 보건의료 조직 전반의 데이터와 정보를 전자적으로 교환하는 E-Health를 사용자 중심으로 발전시킨 것으로 일반인이나 환자, 장애인, 노약자가 가정이나 의료보호기관에서 유선 · 무선의 통신망으로 건강상태를 주기적으로 점검할 수 있는 시스템이다.

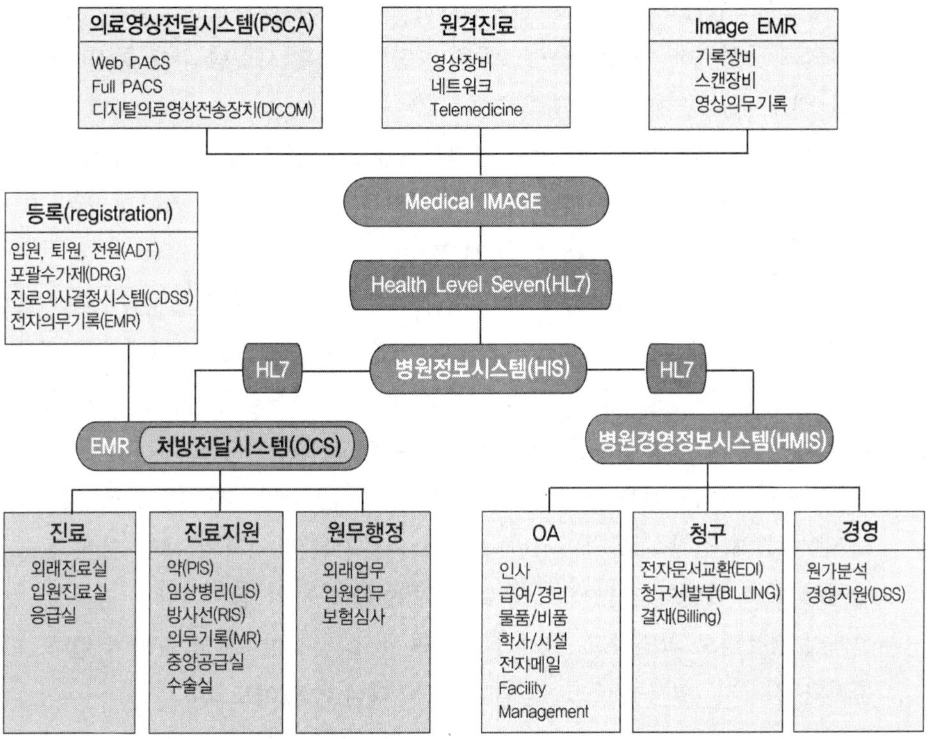

[그림 2-23] 병원정보시스템

③ U-Health는 기존 보건 의료서비스의 발전방향이자 새로운 신산업이라는 점에서 세계 주요 국가들은 U-Health 활성화를 위한 정부차원의 많은 관심과 투자를 진행하고 있다.

㉠ 미국 : 1993년 미국원격의료협회를 설립해 E-Health에 관한 연구를 진행하고 있으며, 1997년 **연방원격진료법**을 제정하여 원격진료를 본격적으로 시작하였다.

㉡ 일본총무성 : 2006년 4월 U-Health에 대한 구체적 활용계획을 발표하고 IT를 이용한 의료 중심 네트워크 사업을 추진하는 중점계획 2006을 마련하였다.

㉢ 유럽 : EU를 주축으로 2010년 2월까지 국가별 건강의료 네트워크를 구축하여 개인화된 U-Health 시스템 개발을 위해 투자를 하고 있다.

㉣ 우리나라 : 현행의료법에서 의료인이나 의료기관 개설자가 진료기록부 등을 전자서명법에 따른 전자서명이 기재된 전자문서로 작성 · 보관할 수 있음을 규정하고 있으며, 보건복지부는 2008년 2월부터 2012년 6월까지 1577억원을 투입해 '공공보건 및 의료전자건강기록(EHR) 선진화사업'의 추진계획을 발표하였다.

④ 병원 내에서 정보를 통합하여 병원 내외부로 통신을 하고 병원 내의 모든 사용자에게 공통적인 정보기능을 제공하는 일종의 개방적인 시스템이다.

⑤ 병원정보시스템은 개념적으로 진료정보시스템, 환자관리시스템, 회계, 경영관리 시스템으로 구성된다. 병원정보시스템은 병원 내 하부 시스템 간에 통신이라는 필수적인 매개체를 통해 상호작용을 한다.

⑥ 병원정보시스템의 발전으로 인해 환자는 스마트카드로 당일 진료접수를 할 수 있고, 병원정보시스템에서는 환자가 가야 할 곳을 안내해주어 처방전 발행 및 수납 등을 원내에서 자유롭게 할 수 있게 되었다.

⑦ 병동 간호사들에게 노트북 컴퓨터가 지급되어 간호기록 등을 실시간으로 기록할 수 있고, 환자들에게는 각각 바코드 라벨이 발행되어, 그 바코드 라벨을 스캔하면 환자에 대한 진료기록을 볼 수가 있다. 의사들은 PDA와 같은 장비를 통해 주의가 필요한 환자의 상태를 실시간으로 확인할 수 있고 화상진료도 가능하게 될 것이다.

⑧ 병원정보시스템을 적용한 병원에서는 환자가 내원하면, 환자가 진료접수 후 진료를 받기 위해 진찰실로 들어서면 환자의 의무기록은 의사의 책상 위에 놓은 컴퓨터에서 바로 확인이 가능하고, 진료 후 발생한 환자의 검사처방은 검사실, 방사선실에서 컴퓨터로 확인하고, 환자가 원하면 바로 검사할 수 있게 되어 있다. 의무기록지와 검사지, 필름을 들고 병원을 옮겨 다니지 않아도 된다.

⑨ 우리나라 병원에서 이루어지고 있는 병원정보시스템이 도입된 것은 1976년 12월 의료보험법* 전면개정에 따라 500인 이상 사업장과 공단사업장의 근로자를 대상으로 의료보험이 실시되어 진료비 산정이 복잡해지고 업무량이 증가함에 따라 병원에서는 컴퓨터가 원무에 도입되기 시작하였다.

⑩ 병원정보화시스템의 적용을 촉진시킨 계기는 1989년 전 국민의료보험 실시로 모든 국민이 의료보험에 가입됨에 따라 의료서비스 이용량이 대폭 증가하였다.

⑪ 병원은 내원 환자수의 증가로 업무량 증가와 정부의 의료보험 수가정책, 2000년 실시된 의약분업 등으로 경영상의 어려움으로 의료분야에서 생존경쟁을 유발하므로, 정보관리기술을 통해 병원차별화 전략 및 경영합리화로 병원정보시스템은 병원경쟁력 확보의 수단으로 활용하게 되었다.

⑫ 진료비 계산과 일부 업무효율화를 위해 시작되었던 1980년대 초반의 병원정보시스템은 오늘날 경영통계, 의사결정, 전략수립 및 연구용 정보를 제공하는 단계까지 이르렀고, 앞으로 시간과 공간을 초월한 원격진료 및 진료정보의 공유로 전 국민의 의료서비스가 발전할 것이다.

* 의료보험법 : 의료보험제도의 실시에 필요한 사항을 규정하기 위한 법률(전문개정 1994. 01. 07. 법률 제4728호).

3) 병원정보화시스템의 내용

처방전달시스템(OCS), 의료영상저장전달시스템(PACS), 전자의무기록(EMR)로 나뉘는데 다음과 같다.

① 처방전달시스템(OCS)

환자에 대한 처방정보를 효율적이고 정확하게 실시간으로 입력, 수정, 취소하고, 각 처방은 각 진료지원 부분에 실시간으로 전달하고, 검사, 촬영 및 처방수행 등이 환자의 기다리는 시간 없이 이루어지게 하며, 사용자의 필요에 따라 정보를 조회하고 출력하는 시스템이며 추후 슬립과 필름이 없는 병원을 만드는데 그 목적을 두고 있다.

㉠ 처방전달시스템 시행 이전에는 환자를 진단하고, 진료하기 위한 정보 및 의사처방전을 수기로 기재하고, 작성 후 처방지에 따라 검사, 촬영, 처방 등을 수행해야 했으나, 처방전달시스템 도입 이후에는 환자에 대한 진단 및 처방전달을 모두 전산으로 처리함으로써 병원의 업무효율성을 극대화하고 있다.

㉡ 처방전달시스템의 도입목적은 최초 국민의료보험 관리공단에 의료기관이 보험수가를 신청하기 위해서였다. 그러나 1990년대 후반 인터넷 기반의 대대적인 확충과 보급으로 의료계도 고객들을 위해 각종 의료정보 및 지식들은 온라인에서 제공하기 시작한 것이다. 최초 원무과와 진료과의 처방전달과 수납에만 사용되었던 처방전달시스템는 이제 병원 내 처방에 관련된 모든 부서에서 사용하게 되었다.

㉢ 과거 처방전달시스템은 대부분 병원 내 각 부분 또는 부서별로 독립적으로 구축한 경우가 많았다. 이로 인해 정보시스템 구축과 운용비용 증가, 정보처리와 분석업무의 증가, 정보의 공유와 활용의 부족, 정보의 불일치와 부정확한 정보가 발생하는 등 많은 문제가 있었다. 최근 처방전달시스템을 재구축하는 대형 병원들은 처방전달시스템을 단독구축에서 통합구축의 확대를 통해 그 범위와 용도를 계속 확장시켜 나가고 있다.

② 의료영상저장전달시스템(PACS)

기존의 필름을 가지고 진단하고 판독하던 병원의 업무를 컴퓨터와 네트워크를 통하여 병원의 업무를 처리하고 도움을 주는 것으로, 이를 통하여 연결할 수 있는 의료기기는 기본적으로 영상의학과의 의료영상장비들이다.

㉠ CT, MRI, 투사촬영장치, 혈관조영장치, 유방암검진기 등 핵의학 영상장비들이 있으며, 초음파, 내시경, 현미경 등의 연동도 가능하다. 그러나 이 의료영상장비와 의료영상저장전달시스템과 연동을 위해서는 먼저 영상의 디지털화가 필요하다. 이

의료영상저장전달시스템은 필름 없는 병원 시스템을 구축하여 병원의 디지털화의 선도적 역할을 하게 된다. 이 시스템의 운용결과 영상의학과에서는 필름 비용 · 인건비 · 필름의 보관비용이 절감되었고, 미판독 이미지들의 감소와 관리업무 축소, 반복검사 감소 등의 효과를 기대할 수 있게 되었다.

㉡ 임상의사는 이미지의 동시활용, 임상정보의 증대, 즉각적인 이미지 확보, 무익한 외래 및 수술환자의 진료감소, 판독의사와 임상의사들 간의 원활한 의사교환 및 진료환자수의 증가 등의 효과를 볼 수 있게 되었다.

㉢ 2000년에 들어서서 의료영상저장전달시스템은 대형 병원 중심에서 중소병원까지 그 도입범위가 넓어지게 되었고, 나아가 특수검사장비와 디지털 병원의 핵심인 EMR까지 연동되어야 할 필요성이 증가되었다. 이 때문에 의료영상저장전달시스템은 모든 영상정보를 취득할 수 있게 데이터베이스가 설계되어야 하고, 또한 병원의 모든 진료기록은 최소 5년을 보관해야 하므로 어떤 경우든 손상되어서는 안된다. 향후 원격진료는 활용범위가 더욱 확대시켜 나가기 위한 노력이 필요하다.

③ 전자의무기록(EMR)

디지털 병원화로 진료, 원무, 통계에 따른 전 병원업무를 자동화하고 영상장비 및 전송시스템과의 자동연계로 병원경영의 효율성을 극대화시킬 수 있는 미래지향적인 진료체계이다.

㉠ 1990년대에 의원급에서 전자차트를 도입한 이래 종합병원에서 확산, 활용되고 있다.

㉡ 2002년 3월 30일에 공포된 개정의료법 제21조2(전자의무기록)에서는 의료인 또는 의료기관의 개설자는 의무기록부 등을 전자서명법에 의해 전자서명이 기재된 전자문서로 작성, 보관하고 논란이 되었던 전자의무기록에 대한 법적 근거가 마련되었다.

㉢ 보험청구업무 자동화 및 실시간 청구가 가능하고 진료 및 기다리는 시간감소, 진료비 검사내역 등 자동통계처리, 외래 간호사나 조무사의 인건비 절감 등의 효과를 가져왔으나, 각 병원마다 고유한 기록방식과 기준정보가 달라서 연계된 정보공유의 어려움이 있다.

㉣ 타 병원에서의 자료공유를 통한 첨단 진단을 위해서는 환자정보의 안전성과 사생활 및 비밀보장에 대한 보안 기준 마련이 필수적이다.

㉤ 병원의 모든 시스템은 환자에게 더 나은 진료를 위한 것이다. 인터넷 보급률 및 환경면에서 최고 수준이 국내의 상황을 감안할 때, 인터넷을 통해 모든 의료행위가 이루어지며 전자의무기록 및 환자진료시스템으로 연계되어야 한다.

4) 의료정보의 특수성과 개인정보 자기결정권

개인의료정보는 개인정보 중의 하나로 다른 개인정보에 비해 민감한 정보가 많으므로 일반적인 개인정보보다 높은 수준의 보호가 필요하다.

① 헌법재판소가 "4급 이상 공무원들의 병역면제 사유인 질병명을 관보와 인터넷을 통해 공개하도록 하는 것"에 대한 헌법소원심판에서는 "사람의 육체적·정신적 상태나 건강에 대한 정보, 성생활에 대한 정보와 같은 것은 인간의 존엄성이나 인격의 내적 핵심을 이루는 요소이므로 외부세계의 어떤 이해관계에 따라 그에 대한 정보를 수집하고 공표하는 것이 쉽게 허용되어서는 개인의 내밀한 인격과 자기정체성이 유지될 수 없다"고 하였다.

그리고 "우리현실에 비추어질 병명공개와 같은 처방을 통한 병역 풍토의 쇄신이 필요하더라도 특별한 책임과 희생을 추궁할 수 있는 소수 사회지도층에 국한하여야 할 것이며, 공적관심의 정도가 약한 4급 이상의 공무원들까지 대상으로 삼아 모든 질병명을 공개토록 한 것은 입법목적 실현에 치중한 나머지 사생활보호의 헌법적 요청을 무시한 것이고, 청구인들을 비롯한 해당 공무원들의 헌법 제7조7항이 보장하는 기본권인 사생활의 비밀과 자유를 침해하는 것이다"고 하면서 헌법불합치 결정을 내렸다.

헌법재판소의 결정은 내밀한 사적영역에 근접하는 민감한 개인정보인 의료정보의 공개에 대해서는 엄격한 기준과 방법에 따라 섬세하게 행하여져야 한다.

② 의료정보는 다른 개인정보와 달리 높은 수준의 보호가 필요하지만 개인정보 자기결정권을 주장하기 어려운 현실적인 문제도 발생하고 있다. 「산업안전보건법」 제3조에서는 사업주가 근로자의 건강보호·유지를 위하여 고용노동부장관이 지정하는 기관 또는 국민건강보험법에 따른 건강진단을 실시하는 기관에서 근로자에 대한 건강진단 실시를 규정하고 있다.

법률에서 건강검진의 목적은 근로자의 건강상태를 확인하여 예방의료 및 건강증진을 도모하고 있으나, 현실은 사업주가 건강검진에서 이상이 발견된 근로자들을 채용하지 않거나 해고하는 수단으로 악용하는 사례가 발생하고 있고, 의료정보를 근로자가 사업주에게 제공하는데 있어 동의하지 않을 수 있어야 하나, 현실적으로는 거부할 수 없어 수집제한청구권을 침해할 소지가 있다.

③ 질병이 있는 개인이 치료를 받기 위해서는 의료인에게 자신의 모든 개인정보를 거의 전적으로 제공할 수밖에 없다. 의사는 환자의 모든 과거 병력과 신체에 대한 정보 더 나아가 가족의 병력이나 사회적 환경까지도 알아야 할 필요가 있으며, 정보

를 제공하지 않아서 생길지도 모르는 불이익은 환자가 책임져야 하므로 현실에서 환자가 의료기관에 가는 것은 이 모든 개인정보를 의사에게 제공하는 것에 대해 동의하는 것과 같다.

④ 의료정보는 전문적인 지식으로서 환자보다 의사가 더 많이 알고 있다는 특징을 갖고 있다. 환자는 자신의 개인정보임에도 자신의 질병에 대한 현상적인 사실만을 알 수 있을 뿐이며 나머지는 모두 의사를 통해서 들을 수 있다.

⑤ 의료정보는 정보의 주체가 거부권을 행사하기 불가능한 상황에서 정보제공에 동의하기 마련이며, 그 정보의 가치료에 꼭 필요한 것인지 아닌지조차 판별하기 어렵다. 또한 자기정보를 열람해도 전문가의 충분한 설명이 없이는 이해하는 것이 거의 불가능하다. 향후 치료를 위해서 기존의 진료정보가 필요할 수도 있고, 자기정보의 삭제청구권을 행사하기도 어렵게 한다.

⑥ 의료정보(그림 2-24)의 특성상 자신의 의료정보에 대해 일정부분 접근이 제한되는 경우도 있을 수 있다.

대법원은 "의사가 기형아 판별확률이 높은 검사방법에 관하여 설명하지 아니하여 임산부가 태아의 기형여부에 대한 판별확률이 높은 검사를 받지 못한 채 다운증후군에 걸린 아이를 출산한 경우「모자보건법」제4조는 인공임신 중절수술을 할 수 있는 경우로 임산부 또는 배우자가 대통령령이 정하는 우생학적 또는 유전학적 정신장애나 신체질환이 있는 경우를 규정하고 있다.

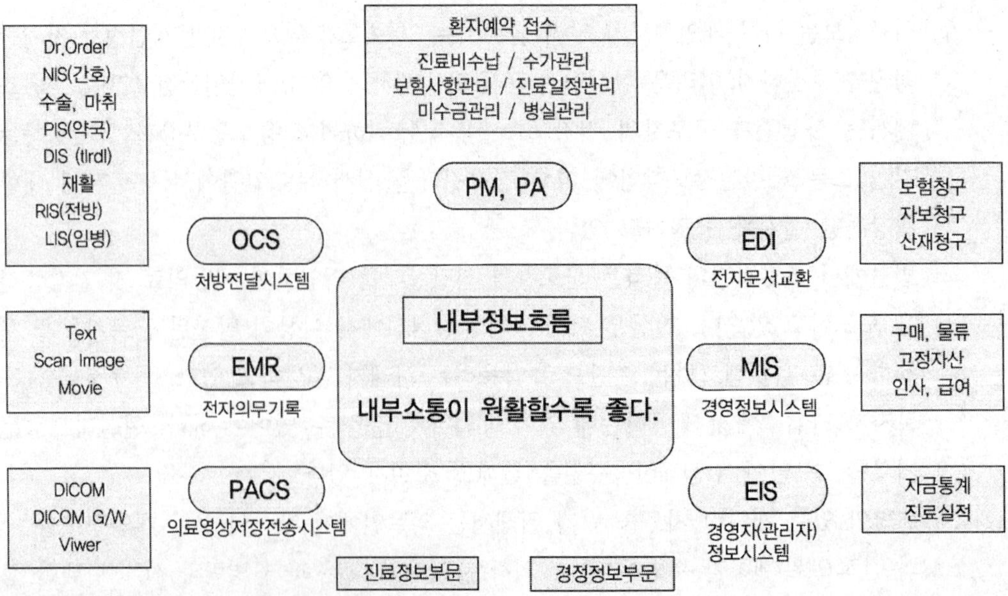

[그림 2-24] 의료정보시스템의 구성

⑦ 「모자보건법 시행령」 제5조는 같은 법 제4조4제항 규정에 의하여 인공임신 중절수술을 할 수 있는 우생학적 또는 유전학적 정신장애나 신체질환으로 혈우병과 각종 유전성질환을 규정하고 다운증후군은 위조항 소정의 인공임신 중절사유에 해당하지 않는다.

⑧ 근로자가 인체면역결핍바이러스(Human Immunodeficiency Virus : HIV)에 감염되어도 건강상 문제가 발생하지 않고 자신이 맡고 있는 직무를 수행하는데 문제가 없어도 회사는 감염인에게 퇴직을 종용하는 것이 현실이다.

⑨ 국가인권위원회법과 근로기준법에서 이유 없이 차별과 해고를 규제하고 있지만 감염인들은 직장검진과 해고과정에서 신분노출로 피해를 겪게 되고 해고에 대처하기 위해서는 또 다른 사회적 낙인을 감내하므로 쉽사리 법적인 조치를 취할 수 없는 실정이다.

⑩ 의료화와 의료정보보호는 "태아를 적법하게 낙태할 결정권이 없으며 부모의 적법한 낙태결정권이 침해되었다고 할 수 없다"고 판시하였다. 판례는 임산부가 출산준비를 위한 사전검사로 태아에게 염색체 이상 유무를 알아도 법적으로 의사가 기형아 판별에 대한 사전정보를 주지 않는 것을 두고 환자의 개인정보 자기결정권을 침해하였다고는 할 수 없다. 의사의 정보제공이 질병치유에 해로운 영향을 미치는 경우도 있다.

㉮ 불치병의 진단이나 수술과정에서 중대한 위험 등에 대해 사실 그대로 정보를 제공하는 것은 오히려 심리적 위축을 가져와 치료에 역효과를 가져 올 수 있다. 따라서 의사에게 무조건 정보제공이 무의이행을 강제할 것이 아니라 질병의 정도, 환자 본인의 희망, 성격, 가정환경, 의사와 환자의 신뢰관계, 의료기관의 인적·물적 시설 등을 고려하여 의사의 의학적 판단에 따라 정보제공을 할 것인지 여부를 결정하는 것이 환자에게 이익이 될 수 있을 것이다.

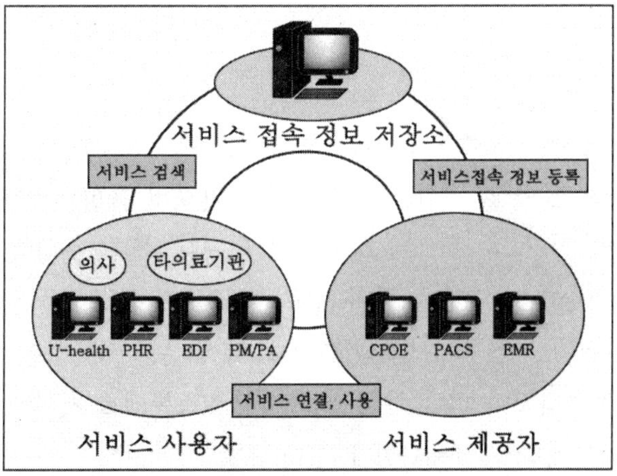

[그림 2-25] 의료정보시스템(디지털 병원에서의 의료정보서비스 연동)

⑪ 환자의 개인정보 자기결정권이 침해되는 불이익보다 정보제공에 의한 역작용이 주는 불이익을 비교 형량보다 크다면 의사가 정보를 제공하지 않더라도 위법한 행위라고 할 수 없다.

2. 병원통계관리

재원일수(length of stay)는 입원에서 퇴원까지의 기간이다. 재원일수의 계산 시 퇴원일에서 입원일을 뺀 단입법과 입원일과 퇴원일을 모두 재원일수에 가산해주는 양입법의 2가지가 있다. 단입법에 의한 총 재원일수는 병원이 보유하고 있는 병상의 실제이용률이며, 보건 경제적 측면에서 어느 지역사회 또는 국가전체의 가동 병상 중 실제이용률이나 여유율 등을 파악하는데 중요한 자료로 쓰일 수 있어 진료통계에서는 단입법을 사용한다.

총재원일수(total length of stay)는 기간 중 퇴원한 환자들의 재원일수의 합계로 퇴원환자 재원연일수라고도 한다. **평균재원일수**(average length of stay)는 기간 중 퇴원한 환자들이 평균 며칠씩 재원을 나타내는 일수로서 기간 중 퇴원환자들의 총재원일수를 퇴원환자수로 나누어 계산한다.

(1) 병원통계학의 개념

병원통계학은 병원경영과 관련된 인사, 재무, 재고, 회계, 정보자료와 병원고객인 환자들의 병력 및 개인정보 및 임상병리자료, 영상자료 등을 수집, 정리, 요약한다. 자료의 일부만을 가지고 전체자료의 특성에 대하여 추측하는 것을 다루는 것이다. 병원경영 관련 자료들을 다루는 내용과 자료를 통해 실험과 연구의 합리적 결론을 추측하는 내용을 다루는 학문이다.

1) 병원통계

병원통계는 기술통계와 추측통계 2가지로 구분한다.

① **기술통계** : 자료를 수집, 정리, 요약함으로써 자료의 특성과 변화를 파악할 수 있게 해주는 역할을 하며, 주로 표나 도표로 표현된다. 또한 추측통계에서 사용되는 기초통계량을 산출하는 역할을 하며 주로 대표값과 산포성을 이용한다.

② **추측통계** : 실험이나 연구에서 얻어진 자료의 일부를 사용하여 전체 자료의 특성을 합리적으로 추측하고자 하는 통계방법이다. 추측통계를 사용하려면 먼저 기술통계에서 산출된 통계량을 사용하여야 한다.

2) 통계학

자료로부터 배우는 기술을 다루는 학문이라고 정의할 수 있다. 자료를 수량적으로 관찰하고 분석하여 그 결과 자료에서 보이는 일련의 형태나 변화과정을 통해 나름의 결과를 내리는 과정을 거치는 것이 일반적이다. 통계학은 방법론적인 분류방법으로 나눌 때 **기술통계학**과 **추측통계학** 2가지로 나눈다.

① **기술통계학**(descriptive statistics) : 일반통계나 관청통계가 19세기초에 이론과 더불어 보급되고 있을 무렵 벨기에 천문학자 케틀레는 영국의 **정치산술학**과 독일의 **국상학**을 종합하여 방법론적 기초를 얻어 기술통계학을 정립하여서 그를 **고전적 기술통계학의 시조**라고 한다.

㉮ 케틀레는 《사회물리학》이란 저서에서 생물과 인류에 관한 자료를 이용하여 정규분포를 작성하고, 교육, 사회, 생물 등에 통계적 방법을 적용함으로써 모든 영역에 통계적 방법의 적용가능성을 보여주었다.

㉠ **기술통계학**은 주어진 자료로부터 판단이나 예측과 같이 주관이 섞일 수 있는 과정을 배재한 채 통계집단들의 여러 특성을 수량화하여 객관적인 데이터로만 나타내는 방법이다.

㉡ **기술통계학**은 자료를 정리하는데 도구로써 사용되는 경우가 많다. 기술통계학은 무질서하고 규칙없이 분포하는 값들을 단순히 정리하고 요약하는 수준의 일차적인 도움을 주는데 사용되고, 이러한 과정을 거쳐 자료에서 뽑아낸 정보를 바탕으로 통계적인 결론을 내는데 추측통계학이 사용된다.

㉢ 관찰된 통계집단의 성질을 기술하는 것을 목적으로 통계 데이터를 정리 · 요약하는 방법을 고찰하는 통계학이라 정의되고 있다. 평균, 분산, 비율, 상관계수, 회귀계수 등이 이 분야에 속한다.

㉣ **기술통계학의 대상**이 되는 자료는 모집단과 모집단의 일부인 표본 모두가 해당된다. 기술통계학은 추측통계학의 전 단계 분석과정으로 보통 필수적으로 적용되고 있다.

㉤ **기술통계학**은 주로 **사회통계**, **경제통계** 등에 응용되고 있다. 복잡하고 다양한 수량적 자료를 이해하기 편리하고 의미있는 형태로 정리하여 분석하는 것이다. 일원적, 이원적, 다원적 분석 등으로 나뉜다.

㉥ 기술통계학의 종류로는 **대표값**, **산술평균**, **중앙값** 등이 있다.

ⓐ **대표값***은 통계 집단에 속하는 자료 전체를 대표하는 값으로 자료분포에 대한 중앙집중 경향을 나타낸다. 대표값에는 **산술평균**, **중앙값**, **최빈값** 등이

* 대표값 : 통계자료의 특징이나 경향을 나타내는 수치이다.

있다. 어떤 것을 자료의 대표값으로 선택할 것인가는 그 자료의 성격과 연구목적에 따라 달라질 수 있다. 산술평균, 중앙값, 최빈값은 수량적 자료의 분포가 중심을 향해 밀집해 있는 경향이 어떠한가를 알려주는 대표값이라는 면에서는 공통점이 있다.

ⓑ 산술평균은 최빈값이나 중앙값에 비해 모든 점수들이 가장 충실하게 반영된다는 장점이 있지만, 거꾸로 극단값에 민감한 것이 큰 약점이 되기도 한다. 산술평균은 흔히 평균이라고도 하며, 개별 변수값들을 모두 더해서 전체의 케이스 수로 나눈 평균값, 즉 우리가 일상에서 주로 편하게 사용하는 평균값이다.

ⓒ 중앙값은 한 변수에서 나타나는 변수값들을 가장 낮은 것에서부터 가장 높은 것에 이르기까지 차례로 늘어 놓았을 때 맨 중앙에 위치하고 있는 변수값이다.

㉮ 주어진 자료의 특성을 그대로 기술하는 것으로 한 기업의 1년간 월평균 매출, 부서별 사원수, 특정인의 성별, 연령별 인구 등이다.

② 추측통계학(inference statistics) : 자료의 일부에서 얻어진 통계량을 사용하여 전체 자료의 특성을 파악하고자 하는 방법이므로 항상 일정수준의 오차가 발생하게 된다. 추측통계를 이용하는 절차는 먼저 연구대상인 모집단을 설정하고, 여기에서 표본을 추출한다. 추출된 표본에서 표본통계량을 계산하고, 이 표본통계량을 사용하여 모집단의 값인 모수를 추정하거나 검정하여 결과를 도출해낸다.

③ 영국은 과학적 사고가 유전학이나 우생학 분야뿐만이 아니고, 일반 산업계까지 파급되어 아일랜드의 맥주회사인 기네스맥주회사에서는 재료의 품질변동과 온도변화에 따른 맥주의 품질변화에 대한 고심으로 과학적으로 처리하고자 당시 옥스퍼드대학에서 수학과 화학을 전공하던 고셑은 재료의 품질변동이 심하고 온도변화에 민감한 양조실험이기 때문에 소표본에 의해서 판단할 수밖에 없었다.
그러나 당시 피어슨은 대표본을 전제로 한 이론이므로 고셑에게 직접적인 도움이 되지 않았다. 이와 같은 소표본에 의한 평균의 추측을 고안 제시한 것이 그 유명한 "스튜던트 t-분포"이다. 이러한 t-분포의 발견에 의해서 추측통계학의 탄생을 보게 된 것이다.

㉠ 통계적 방법론은 추측통계학의 분야이다. 수집된 자료를 단순히 기술하는 것보다는 표본에서 얻어진 정보를 이용하여 모집단의 특성을 규명하는데 더 중점을 두고 있다. 유한한 실험결과만을 경험하고 관찰하는 기술통계학으로는 경험을 통해 완벽한 통계적 규칙성을 찾는 것은 불가능한 경우가 많다.

㉡ 추측통계학을 완성한 사람은 피쳐이다. 피어슨의 영향을 받은 피쳐가 실험계획에 관한 이론과 통계적 추정이론을 발표하게 되자, 새로운 통계학으로서 추측통계학이 발달하게 된 것이다.

㉢ 추측통계학은 표본 집단을 끄집어내어 표준 집단으로 모집단 특징에 관한 유용한 정보추출, 추론을 행하는 가능성과 방법을 탐구하는 학문이다. 행동적인 추측과 계획의 학문이라 할 수 있으며 확률이론을 그 배경으로 하고 있다. 여기에는 모집단, 표본, 표본의 크기, 모수, 통계량 등이 있다.

㉣ 모집단은 추측통계학의 가장 기본적인 개념이다.

ⓐ 추측통계학은 유한한 또는 무한한 전체 대상에서 샘플을 뽑아 관찰하여 본래의 전체 대상에 관한 여러 성질을 추측하는 문제를 취급한다.

ⓑ 표본은 모집단 특성에 관한 정보도출을 목적으로 모집단으로부터 추출한 혹은 측정한 값들의 집합이다. 전체 대상에 속하는 개개의 것을 개체(요소)라 하며 개체의 전집합을 모집단, 모집단에 관한 어떤 지식을 얻기 위해 모집단에서 뽑은 개체를 표본이라 한다.

ⓒ 모집단은 특정한 성질을 갖는 극히 다수의 개체를 포함하여 통계학적 고찰의 대상이 되는 집단이며, 이론적 연구에서는 모집단을 구성하는 개체의 수를 무한하다고 간주하는 경우가 많다.

ⓓ 모집단의 특성을 보이는 특성치를 모수라 하고, 표본의 특성을 보이는 특성치를 통계량이라 한다.

㉤ 일반적으로 표본에서 얻어진 정보는 모집단의 특성에 대하여 필요한 완전한 정보를 갖고 있지 않다. 모집단의 특성치를 추정할 때는 불가피하게 정보의 결핍에 대한 오차가 발생한다.

㉥ 추측통계학은 오차를 확률적으로 설명하는 것까지를 고려하여 모집단 특성에 대한 일반성을 찾아내는 과학적인 방법론이다.

㉦ 추측통계는 그 발생분야인 농사시험에서부터 관청 통계, 경제조사, 사회조사, 시장조사, 여론조사 등 자연과학에서부터 사회과학에 이르기까지 많은 분야에서 응용되고 있다.

(2) 통계자료

① 통계자료는 크게 명목척도, 서열척도, 간격척도, 비율척도 4가지로 나뉜다. 일반적으로 4가지 척도를 다시 범주형 변수와 연속형 변수로 구분하여 사용하기도 한다. 범

주형 변수는 병목척도와 서열척도가 해당되고, 연속형 변수는 간격척도와 비율척도이다.

㉠ 범주형 변수

ⓐ **명목척도** : 가장 낮고 약한 수준의 척도로서 측정대상의 특성을 분류하거나 확인할 목적으로 하여 명칭으로 구분하게 하는 척도이다.

㊐ 성병을 남, 여의 범주로서 구분하거나, 출생지역에 대한 이름이나 종교의 명칭 또는 환자분류로 내과환자, 외과환자 등 해당과의 범주로 구분하여 사용한다.

ⓑ **서열척도** : 순서척도라고도 하며 명목척도보다는 한 단계 위의 척도이다. 단순히 범주만을 구분하는 명목척도와는 달리 상대적 크기의 순서로서 측정대상을 구분하여 범주화할 수 있는 척도이다.

㊐ 진료서비스에 대한 만족도를 5단계로 나누며, 매우 만족한다, 만족한다, 보통이다, 만족하지 않는다, 매우 만족하지 않는다 등으로 구분할 경우 사용한다.

㉡ 연속형 변수

ⓐ **간격척도** : 서열척도보다 한 단계 위의 척도를 측정자료들 간의 서열상의 간격을 알 수 있는 척도이다. 즉, 자료를 가운데, 서열 간에 존재하는 간격이 동일한 간격이며 간격 간의 차이 파악이 가능한 척도이다. 그러나 척도의 기준점이 절대기준이 아닌 상대기준에 의한 설정이기에 더하기와 빼기의 계산은 가능하나, 곱하기, 나누기 등의 계산은 사용하지 않는다.

ⓑ **비율척도** : 간격척도보다 한 단계 위의 척도로 4가지 척도 중 가장 높은 수준의 척도이다. 간격척도에서 표현할 수 없었던 배율에 대한 표현이 가능한 척도를 절대기준점을 가지고 있는 가장 이상적인 척도로 간격의 차이는 물론 절대적 비교도 가능하다.

㊐ 체중이나 키를 측정할 때 체중이 30[kg]의 사람보다 체중이 90[kg]인 사람이 3배 더 무겁다. 또는 신장이 70[cm]인 사람보다 신장이 210[cm]인 사람이 3배나 더 크다. 라는 표현을 쓸 수 있다.

㉢ 자료의 표현방법이 범주로 표현되는 질적 자료, 연속적인 숫자로 표현되는 양적 자료로 구분한다. 자료는 특성상 변수와 상수로 나눌 수 있는데, 변수는 여러 가지 값에 대한 상태 또는 특성을 의미하는 것으로 변하는 수이며, 주로 조사하려는 대상이 되는 특성들이 변수로 표현된다. 변수에는 독립변수*와 종속변수**가 있다.

ⓐ **독립변수** : 설명변수라고도 하며 다른 변수의 뜻이나 상태를 설명하거나 변

---

* 독립변수 : 어떠한 효과를 관찰하기 위하여 실험적으로 조작되거나 혹은 통제된 변수이다.

** 종속변수 : 서로 관계를 주고 받는 둘 또는 그 이상의 변수 중에는 다른 변수에 영향을 주는 변수도 있고, 다른 변수에 의해 영향을 받는 변수도 있을 것이다. 이때 영향을 받는 변수를 종속변수라 한다.

화에 영향을 미치는 변수를 의미한다.

㉮ 흡연여부와 폐암발생률이라는 2개의 변수 중 흡연이 폐암 발생에 영향을 미치므로 독립변수가 된다.

ⓑ **종속변수** : **피설명변수**라고도 하며, 다른 변수에 의해 뜻이나 상태가 설명되거나 변화에 영향을 받는 변수를 의미한다.

㉮ 흡연여부와 폐암발생률이라는 2개의 변수 중 폐암발생률이 종속변수가 된다.

㉣ 상수는 측정 대상간의 변화가 가능하지 않는 특성을 표현한 값으로 항상 일정한 값을 갖는다.

㉮ 체중이나 연령, 연봉수준, 직무만족도 등은 측정대상마다 서로 다른 측정값을 지니고 있으므로 변수가 되나, 사람의 팔의 수는 특별한 사유가 있지 않는 한 대부분의 측정값이 2가 되므로 변수가 아닌 상수로 표현된다.

(3) 설문조사

연구자가 연구조사과정에서 연구조사목적에 맞는 유용한 자료를 수집하는 수단으로 설문지를 가장 많이 사용하며, 이를 통해 얻어진 자료를 분석하여 결과를 해석함으로써 최종 연구결론을 도출해낸다.

① **표준화된 설문지**를 이용함으로써 연구결과는 비교가능성을 높일 수 있는 것이 설문지를 이용하는 가장 중요한 장점이다. 설문지 작성 시에는 필요한 정보의 종류와 측정방법, 분석의 내용과 분석방법까지를 모두 고려하여야 한다.

② 설문지를 작성한 후, 이를 수집하는 방법 또한 중요한 요소이다. 조사자에 의한 직접면접조사방법, 우편조사방법, 전화에 의한 조사방법, 인터넷을 이용한 온라인 조사방법 중 어떤 방법을 선택하느냐에 따라 시간과 비용상의 제약으로 인하여 조사를 할 수 있는 정보의 내용, 양, 질문방식이 달라지게 된다.

③ 설문지 작성 시 유의사항은 먼저 연구조사자나 조사기관의 신분을 밝히고, 조사의 취지설명과 개인적인 응답항목에 대한 비밀보장을 확신시켜 줌으로써 조사의 응답률을 높이고, 응답을 보다 쉽게 얻어내도록 해야 한다.

④ 응답자들의 특성을 파악하기 위하여 인구통계학적 변수가 있다.

㉮ 성별, 연령, 학력수준, 직업, 임금수준, 가족수 등에 대한 변수들을 조사 시 응답자의 인격이나 프라이버시가 침해되지 않도록 주의한다. 따라서 일반적으로 인구통계학적 변수는 설문지의 가장 뒷부분에 위치하는 것이 좋다. 너무 많은 설문문항은 응답자를 힘들게 만들어 응답자의 성실한 답변을 얻기가 어렵게 한다. 그러므로 설문문항수를 30개 기준으로, 10~20분 분량의 문항으로 구성하는 것이 바람직하다.

⑤ 응답방식은 연구목적과 사용할 분석방법이 일치되어야 한다. 가능한 쉽고 의미가 명확한 용어와 단어를 사용하여야 한다. 애매모호한 단어나 추상적인 단어 사용은

피하는 것이 좋다.

㉠ 연구자가 대답을 유도해서는 안되며 임의로 응답자들에 대한 가정을 하여서는 안된다.

㉡ 첫 번째 질문은 가급적 쉽게 할 수 있고, 흥미를 유발할 수 있는 문항으로 구성한다. 처음부터 응답자가 지루함을 느끼거나 어렵다고 느낄 때에는 응답을 쉽게 거부하거나 성의 없이 응답할 가능성이 있다.

㉢ 문항이 담고 있는 내용의 범위가 넓은 것에서부터 점차 좁아지도록 문항을 배열하는 것이 좋다. 이를 위해 기존 연구에서 사용한 설문을 참고로 하여 응용하는 것이 가장 좋은 방법이라고 할 수 있다.

제3장

리스크 관리

01 리스크 관리의 개념

02 리스크 관리의 체계

01 리스크 관리의 개념

리스크(risk) 관리는 병원이나 의원이 환자의 질병을 치료하기 위해 존재하는 것이다. 하지만 모든 치료에는 불확실성이 있으므로, 병원이나 의원의 과제는 환자를 치료함에 있어 수용할 수 있는 불확실성의 정도를 결정하는 것이다. 불확실성은 잠재적으로 환자가 완치될 수 있는 기회와 부작용이라는 리스크를 동시에 제공한다. **리스크 관리**는 병원이나 의원이 불확실성으로 인한 리스크와 기회를 효과적으로 다룰 수 있도록 함으로써 가치향상에 기여한다.

일반적으로 리스크를 '위험'이라 번역하고 회피해야 할 부정적 대상으로 인식한다. 그러나 경영과학에서의 리스크는 '불확실한 변수의 변동성'을 의미하고 우리에게 부정적 영향과 긍정적 영향을 줄 수도 있는 **가치중립적인** 개념이다.

리스크는 '회피의 대상'이 아니라 '관리의 대상'이다. 따라서 리스크 관리가 의사결정·정책결정 및 조직관리의 기본이 된다. 그런데 합리적인 리스크 관리를 위해서는 각 변수가 취할 값들을 특정값으로 추정하여 결과를 도출하는 기존 방식으로는 매우 부족하며, 변수들 하나하나가 취할 값들을 범위로 정하고(통계의 분포함수 활용) 수백, 수천번 또는 그 이상의 시뮬레이션을 통해 확인하는 것이 필요하다.

1. 리스크의 정의

리스크(risk)는 우연한 사고발생의 불확실성 및 그 가능성을 의미한다. 경제적인 관점에서는 손실, 바람직하지 않은 사건이나 사건의 발생에 관한 불확실성을 포함한다. 현대사회는 사회가 복잡화·국제화되면서 다양한 가치관이나 생활 스타일이 생기므로 모든 분야에 존재하는 위험요소가 있다. 환경 리스크나 자연재해 리스크, 사회경제활동에 따른 리스크 등이 있는데, 의료분야에서도 리스크가 존재하고, 현대의학의 발전에 따라 의료분야에서의 리스크도 다양하면서도 복잡한 형태로 존재하게 되었다.

의료관광은 **환자진료 리스크**와 **재정적 리스크**에 주의를 기울여야 한다. 외국인환자를 치료할 때에 언어가 다르고 관습과 믿음이 다르므로 잘못된 의사전달의 위험이 도사리고 있고 의사소통상의 문제는 바로 의료사고로 이어질 수 있다. 즉 의료관광시장에서는 환자진료 리스크 수위가 높다.

외국인환자가 치료비 지급을 거부하거나 에이전시로부터 비용을 받지 못해서 미수금이 발생할 수 있다. 과거 의학분야가 의료인만의 영역으로 존재한 바 리스크에 대한 인식이나 전후 관계를 알기 어려웠으나, 현재는 환자의 권리보호를 위한 제규정 등의 강화로 의학이 전문화 못지 않게 직무수행에 따른 리스크가 증가한다.

외국인환자에 대한 진료서비스는 서비스 제공자나 환자, 양자 모두에게 익숙하지 않으므로, 사고나 계약상의 문제와 같은 리스크에 노출될 가능성이 높다. 따라서 리스크 관리가 보다 철저히 이루어져야 한다.

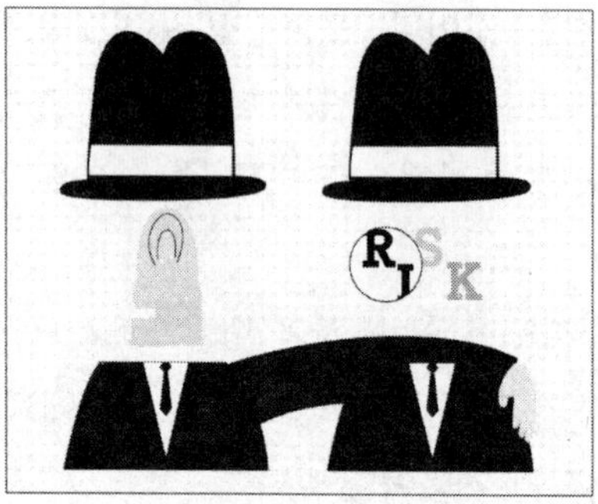

(a) 리스크 관리의 중요성

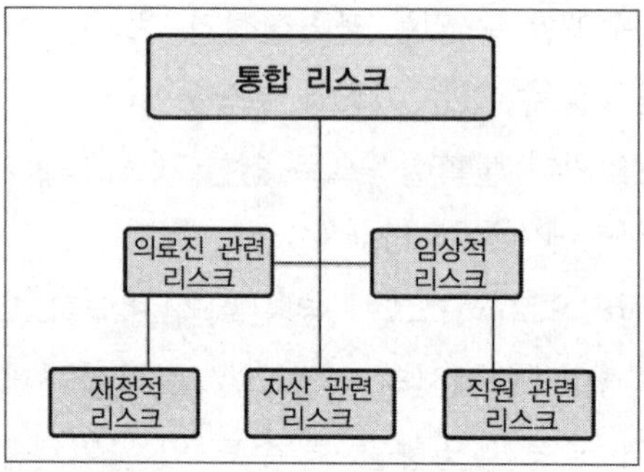

(c) 리스크 유형

[그림 3-1] 리스크

리스크 관리는 [그림 3-1]과 같이 금전적 피해의 최소화를 목적으로 하는 협의의 관리를 넘어 조직을 둘러싼 모든 위기상황을 사전 대응방안을 마련하고 보다 종합적, 효율적인 안전대책을 구축하는 광의의 관리를 의미한다(보건산업진흥원, 2008년).

보건의료조직체에서의 리스크 관리는 환자, 방문객, 직원, 조직의 자산에 대한 위험을 확인하고 평가하고, 줄이기 위한 체계적인 노력이다. 또 다른 의미로는 재정적인 손실을 최소화하기 위해 예방 가능한 사고와 손상의 발생을 줄이기 위해 고안된 프로그램이다(Kavaler & Allen, 1997년).

(1) 리스크 유형

의료기관에서 발생할 수 있는 리스크의 유형을 크게 [그림 3-2]와 같이 **임상적 리스크**와 **비즈니스 리스크**로 나누었다. 〈표 3-1〉은 리스크의 유형과 내용을 나타낸 것이다.

1) 임상적 리스크

환자진료와 관련하여 발생할 수 있는 리스크가 있으며 다음과 같다.

① 환자의 임상정보 비밀누출

② 다른 환자, 보호자나 직원으로부터의 학대나 폭력

③ 종교, 국적 등에 준한 차별

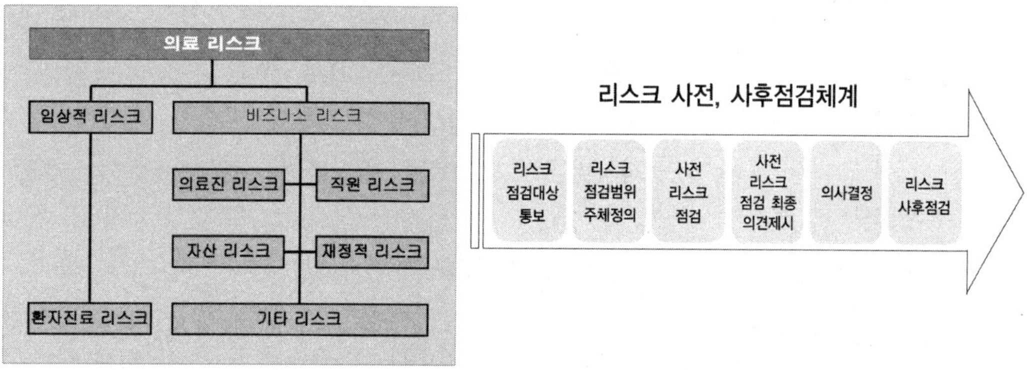

[그림 3-2] 의료 관련 리스크

〈표 3-1〉 리스크 유형과 내용

리스크 유형		내　용
임상적 리스크	환자진료 리스크	• 환자의 임상정보 비밀누출 • 다른 환자, 직원으로부터의 학대나 폭력 • 종교, 국적 등에 준한 차별 • 환자 개인 물건의 도난이나 손실 • 환자위급 시 대처부실 등
비즈니스 리스크	의료진 리스크	• 의료진과 병원 간 소송 등
	직원 리스크	• 직업병이나 직업 관련 재해 • 직원에 대한 차별(인종, 성차별 등) • 성희롱 • 해고 관련 소송 등
	자산 리스크	• 화재 • 자연재해 등으로 인한 자산손실
	재정적 리스크	• 투자손실 • 치료비 미수 • 구매 관련 손실 등
	기타 리스크	• 테러 • 폐기물 관련 오염

④ 환자 개인 물건의 도난이나 손실

⑤ 환자위급 시 대처의 부실과 같은 임상적 리스크가 발생한다.

2) 의료진 관련 리스크

인적 원인의 미스나 기기고장 같은 원인으로 인한 의료사고에 대한 소송으로 인한 리스크 등이 있다.

3) 직원 관련 리스크

병원의 직원과 관련하는 발생할 수 있는 리스크는 다음과 같다.

① 직업병이나 작업 관련 재해 시 효력이 발생할 수 없다.
② 직원에 대한 차별(인종, 성차별 등) 시 효력이 발생할 수 없다.
③ 성희롱 시 효력이 발생할 수 없다.
④ 해고 관련 소송 등 효력이 발생할 수 없다.

4) 자산 관련 리스크

도난이나 작동미숙으로 인한 기기고장 같은 인적 원인의 리스크부터 [그림 3-3]과 같은 지진이나 홍수 같은 천재지변으로 인한 여러 가지 원인의 리스크가 있다.

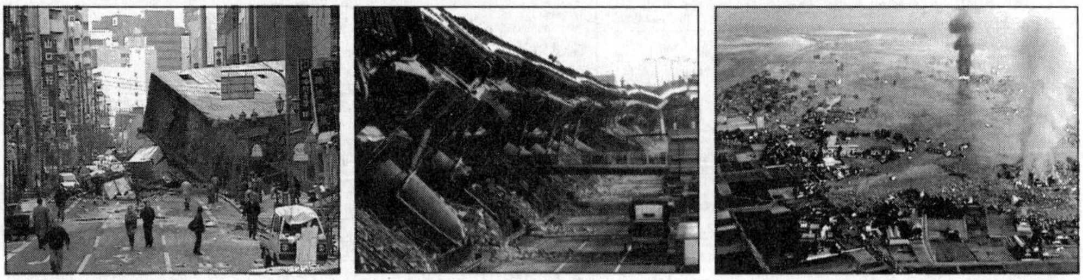

(a) 일본의 지진 (b) 지진 (c) 쓰나미

[그림 3-3] 자연재해

5) 재정적 리스크

재정적 리스크는 투자손실, 치료비 미수, 구매 관련 손실 등이 있다.

(2) 리스크 결과

리스크가 발생하면 조직 내에 긴장감이 증폭되고 언론, 정부기관, 환자보호자 등의 주목과 문의가 쇄도하게 된다. 그 결과 언론에 대한 일원적인 대응이 어렵게 되며 정상적인 업무의 장애 및 마비가 발생한다. 또한 당황하여 우왕좌왕하게 되어 사태가 더욱 악화되기 쉬우므로 즉각적이고 체계적인 대응이 필요하다. 리스크 상황을 방치하면 다음과 같이 나타난다.

① 지속적인 언론보도로 조직 내부문제가 사회문제로 된다.
② 조직의 명예, 이미지, 신뢰가 추락하게 된다.
③ 언론접촉 창구가 일원화 되지 못하므로 통제가 불가능하고 사태파악 및 해결의 어려움을 겪게 된다.

④ 재정적 손실이 발생한다.
⑤ 최고경영자에 대해 불신임을 갖게 된다.
⑥ 조직이 존폐위기에 놓이게 된다.

(3) 리스크와 유사한 개념들

리스크와 비슷하지만 약간의 차이가 있는 용어로는 위태(hazard), 손인(peril), 손해(loss), 위험(danger), 불확실성(uncertainty), 오류(error) 등이 있다. 일반적으로 위험, 위태, 손인은 유사한 의미로 사용되고 있다.

1) 위 태

손실의 발생을 초래하거나 발생확률을 증가시키는 조건의 개념으로 위험이 어느 정도의 수준을 넘은 상태 또는 구조적 실패가 확연하여 문제의 발생이 임박한 상황이다 (A condition which effects the both the frequency and size of a loss).

㉮ 물리적 위태, 도덕적 해이, 위해요소 중점 관리 등을 들 수 있다.

① 물리적 위태(physical hazard)

손실의 원인을 증대시키는 자연적 또는 물리적 조건이다.

㉮ 고속도로 상에 안개가 심하게 끼거나 갑자기 폭우가 내리거나 겨울철에 눈이 많이 내려 도로가 빙판길이 되면 자동차 사고가 발생할 가능성이 크게 증가되고 재정적 손실의 가능성도 크게 증가하게 되는 상황을 들 수 있다.

② 도덕적 해이(moral hazard)

고의적이지는 않지만 어떤 일에 전혀 관심이 없거나 주의를 게을리함으로써 발생할 수 있는 손실(loss)을 방관하는 태도이다. 이는 다소 비윤리적이거나 도덕적으로 비난을 받을 가능성이 많은 심리적, 정신적 상황이다.

㉮ 병원시설 중 건물과 건물 사이에 연결복도가 있을 때 평소에는 외기와 차단되어 있어 문제가 없었으나, 비가 와서 일부 천정에서 누수가 발생하고 바닥에 물이 고이기 시작할 때 시설물 관리자가 아닌 다른 부분의 직원이 이를 보고도 조치하지 않음으로써 환자와 방문자가 미끄러지는 경우이다.

㉮ 1993년 12월 우리나라의 대외 신인도 하락과 단기외채의 급등으로 IMF*에 구제금융을 신청했던 금융위기 당시, IMF와 [그림 3-4]와 같이 정부의 구제금융**을 부실한 기업들은 많은 지원을 받았다. 지원금을 받은 부실기업 중 일부가 지원금의 일부로 자사 임직원들에게 거액의 보너스를 지급하는 등의 경우가 있어 이들 기업의 도덕적 해이를 지적하는 일이 있었다. 의료기관에서는 이러한 종업원의 도덕적인 해이로 인하여 리스크가 현실화 되는 경우가 종종 발생된다.

---

* IMF : 세계무역 안정을 목적으로 설립한 국제금융기구이다.

** 구제금융 : 기업, 은행, 국가, 개인 등이 도산 또는 지급불능 등의 위기에 처해 있을 때 이들을 구제하기 위해 민간 및 공공자금이 지원되는 것이다.

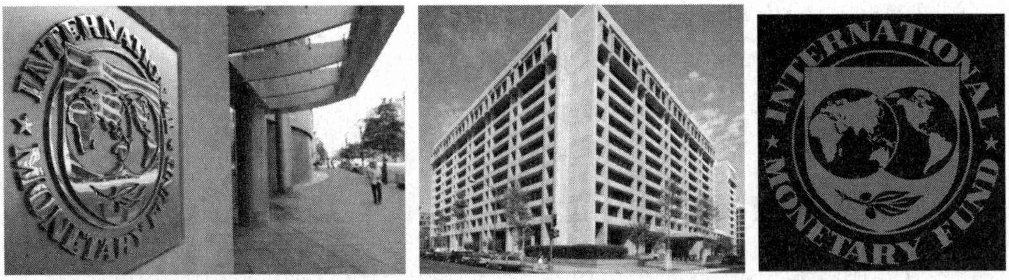

(a) IMF 내부 (b) 워싱턴 IMF 건물 (c) IMF 로고

[그림 3-4] 국제통화기금

③ 위해요소 중점 관리기준

위해요소 중점 관리기준(Hazard Analysis and Critical Control Point : HACCP)에서의 '위해(hazard)'는 식품의 원재료 생산에서부터 제조, 가공, 보존, 조리 및 유통단계를 거쳐 최종사용자가 섭취하기 전까지 각 단계에서 위해물질이 해당 식품에 혼입되거나 오염되는 것을 사전에 방지하기 위하여 발생할 우려가 있는 위해요소를 규명하고, 이들 위해요소 중에서 최종제품에 결정적으로 위해를 줄 수 있는 공정, 지점에서 해당 위해요소를 중심적으로 관리하는 위생관리 시스템에 사용된다. 이때 위해는 인체에 나쁜 영향을 미치는 위험한 물질의 의미로 쓰인다.

2) 손 인

손인(peril)은 손해를 발생하게 하는 우연한 사고(위험)로 주로 보험에서 담보하고 있는 위험, 즉 화재, 낙뢰, 폭발, 풍수해, 홍수 등이다.

3) 손 해

물리적 · 정신적 손실을 포함한 총괄적 의미의 손실(손해와 결과)이다. 위태한 상황은 손인의 요인이 되고 그 결과로 손해(loss)를 발생시키며 그러한 상황을 통제하거나 관리하지 못하면 발생하는 손해를 가중시키고 더욱 대형화시키게 된다.

2. 리스크 관리의 의미

병원에서의 리스크 관리는 환자, 병원직원, 의료진 및 방문객에게 손상을 줄 수 있는 영역을 발견하고 이러한 손상의 발생을 최소화하며, 재정적 및 기타 측면에서 손상으로 인하여 발생할 수 있는 병원의 위험과 손실을 줄이려는 노력으로 의료서비스의 질향상을 위한 활동의 한 분야이다.

위험관리의 범위는 의료사고 및 의료과실*, 의료분쟁조정, 배상청구관리, 병원의 자산파괴 또는 안전관리 부분 등이다.

리스크 관리를 수행하는 데는 의사, 간호사, 진료지원부서와 행정실의 4가지 주체가 관여하게 된다. 의사는 치료(cure)라는 의료전달체계를 확립하는 주체가 되고, 간호사는 돌봄(care)이라는 환자관리체계 확립의 주체가 된다. 진료지원부서는 진료지원체계 구축의 주체이고, 행정실은 행정지원체계 구축의 주체가 된다.

아무리 잘 규정된 제도라 하더라도 실행되지 않으면 무용지물이다. 실행 가능한 제도를 만드는 것도 중요하지만 실행에 옮기는 것도 중요하다. 그래서 리스크 관리자는 이러한 리스크 관리 프로그램을 잘 실행시키기 위하여 조직 내의 정보를 선순환하도록 의사전달 채널을 확보하고 열려 있는 소통 채널을 상시 구축하여야 한다.

그 한 가지 방법이 교육이다. 의료기관의 각 계층별로 리스크 관리 프로그램 및 리스크 발생, 보고, 처리방법에 대한 교육을 수시로 해야 한다. 특히 신규직원에 대해서는 필수적으로 실시해야 한다. 기존직원과의 인식의 편차가 조직의 질을 좌우하고 편차의 상, 하단에 있는 신규직원이 리스크 발생확률을 증대시키기 때문이다.

특히 공식적인 보고시스템의 경우 해당 분야의 관리자가 성과에 집착한 나머지 문제가 예상되는 자료를 왜곡하거나 축소하여 보고하는 경우가 발생할 수 있다. 리스크 관리자에게는 비공식적인 의사진달통로가 더 중요한 정부원천이 될 수 있으나 비공식 경로를 통한 정보는 매우 적시에 입수되지만 종종 부분적인 정보만 입수되는 경향이 있다.

일반적으로 의료기관은 다른 조직보다 세분화된 전문가집단으로 구성되어 있어 각 진료과별은 물론이고 스스로 판단하는 형태를 띠고 있으므로 적합하다. 그러나 최근에는 의료사고를 줄이기 위하여 각 전문진료과들이 모여서 다학제적 진료를 수행하고 있어 기존의 패러다임이 바뀌고 있다.

각 통제방법이 잘 수행될 수 있도록 철저히 관리하면 사전에 좋은 결과를 도출할 수가 있고 그 개선된 결과를 토대로 의료기관은 다시 새로운 공유가치를 창조할 수 있다. 즉, 문제가 해결된 이후의 조직의 가치는 한 단계 진보된 가치를 가지고 새로운 미션과 비전을 가질 수 있게 되며 이에 따른 새로운 리스크 관리 프로그램을 새로이 구성해야 한다. 이렇게 조직이 취약점을 보완하고 장점을 살려서 격변하는 내외부 정치, 경제, 사회, 문화적 환경 안에서 나름대로의 대응논리를 가지고 운영해 나간다면 경영이론의 요체인 의료기관의 지속경영을 달성할 수가 있다.

---

* 의료과실 : 의사가 의료를 행할 때, 업무상 주의의무를 소홀히 함으로써 환자에 대한 권리(신체권, 생명권)를 침해하고 손해(상해, 사망)를 주는 것이다. 이와 같은 과실은 형법상의 책임(업무상과실치사상죄), 민사상의 책임(불법행위, 채무불이행에 따른 손해배상책임), 행정상의 책임(의사법에 의한 의사면허취소 등)의 대상이 된다.

(1) 리스크 관리의 범위

리스크 관리는 금전적 피해의 최소화를 목적으로 하는 기본적 관리를 넘어 조직을 둘러싼 모든 위기상황을 사전 대응방안을 마련함으로써 보다 종합적이고 효율적인 안전대책을 구축하는 광의의 관리를 의미한다.

① 우리나라에서도 2009년 1월 의료법 개정 및 시행을 통해 외국인환자 유치를 허용하고, 비자발급요건을 완화하는 등 외국인환자 유치를 위한 법적 측면에서의 노력을 하고 있으나, 언제 발생할지 모르는 외국인환자의 의료분쟁에 대한 대비는 아직 미흡한 실정이다.

② 의료분쟁의 양적 증가와 내용의 복합성으로 분쟁의 실체를 정확히 파악하고 원만히 해결할 수 있는 제도의 개선과 대비책이 필요하다.

③ 의료분쟁이 발생하게 되면 외국인환자들에게 한국의 의료기관에 대한 부정적인 입소문으로 환자가 감소할 우려뿐 아니라 미국 등 선진국 환자에 대한 손해배상액은 의료기관에 큰 부담이 될 수 있다.

④ 외국인환자를 유치하고자 하는 의료기관이나 유치업체 그리고 프리랜서 등의 입장에서 의료사고를 미연에 방지하고 예방책을 마련하기 위해 의료분쟁의 발생원인을 분석하는 것이 시급하다고 판단되어 실무현장에서의 실사례를 통해 분석하여 도출한 결과를 종합하여 외국인환자의 의료사고 예방대책을 정립한다.

(2) 리스크 관리의 발생

미국의 9.11테러 사건을 전후로 국제사회는 금융권뿐 아니라 조직 내 리스크 관리에 대한 관심이 높아지고 있으며, 위기상황에 대한 체계적인 대응을 위해 사전 리스크 관리에 대한 시스템을 도입하고 있다. 특히 선진국일수록 병원, 학교 등과 같은 비영리법인에 있어 고객의 리스크 관리 측면을 매우 중요하게 인식하고 있으며 전문화되고 체계화된 과학적 리스크 관리의 구축만이 국가신뢰도는 물론 개별기관의 경영활동과 인지도확보를 위한 최선의 방안으로 떠오르고 있다.

① 모든 일에는 크든 작든 실수와 과실이 있을 수 있으며 또한 전혀 예상치 못했던 사고와 천재지변 등 바람직하지 않은 일들이 발생한다. 대부분 내부적인 문제는 쉽게, 조용히 처리되기도 하지만 어떤 문제의 경우 예상과는 다르게 크게 확대되기도 한다.

② 특히 요즘 같이 인터넷과 온라인이 발전되어 있는 현실에서는 실시간 큰 파장을 야기하기도 한다. 또한 언론에 대대적으로 보도되면서 각종 법적 시비와 논란의

한 가운데에서 물질적 손해와 기관의 신뢰도에 치명적인 손해를 끼치기도 한다.

③ 외국인환자를 진료할 때 내국인 환자를 진료할 때와는 다르게 예상치 못한 상황은 더욱더 가중될 수밖에 없으며 평소 쉽게 접하지 못했던 외국인에 대한 분쟁은 내국인과는 다르게 그 처리에 어려움을 겪게 된다. 따라서 외국인환자의 사전 리스크에 대한 중요성과 필요성에 대하여 인식하고, 사전에 예상될 수 있는 모든 점에 꼼꼼히 살펴보고, 미리 대처할 수 있는 체계를 갖추고 훈련되어 있으면 사고나 분쟁발생 시 신속히 조치하여 사건이 확대되지 않고 원만히 해결할 수 있다.

(3) 리스크 관리의 요소

구성원들의 위협인지 및 대응방식에 영향을 주는 조직 내의 분위기 및 제도 등을 의미하며, ERM(Enterprise Risk Management)의 원리와 구조를 제공하여 다른 구성요소들의 근간이 되며 구체적인 내용은 〈표 3-2〉와 같다.

〈표 3-2〉 ERM의 원리와 구조

구 분	내 용
리스크 관리 철학	기업이 리스크를 보는 시각과 위험을 관리하기 위해 어떻게 행동할 것인가에 대한 실천적인 믿음을 의미하며, 대내·대외적인 의사소통(communication)의 기반으로 사용되어 모든 이해관계자들과 공유된다.
리스크 취향	기업이 가치 제고를 추구함에 있어 부담할 수 있는 리스크의 규모 및 수준을 의미하며 경영전략수립 및 의사결정의 기준이 된다.
리스크 문화	리스크 관리에 대하여 조직 내에서 공유되어지는 태도, 가치, 관행 등을 의미한다. 대부분의 기업에 있어 리스크 문화는 리스크 철학과 리스크 취향으로부터 형성된다.
이사회	최고 경영자와 함께 전사적인 리스크 관리를 이끌어가는 핵심 주체이며 다른 모든 요소들에 영향을 준다. 이사회의 독립성, 개개인의 경험과 역량, 사외이사의 비중, 경영전략에의 참여, 감사활동 등은 ERM의 성공적인 추진에 있어 매우 중요한 역할을 수행한다.
윤리적인 가치와 무결성	기업 내부의 부정 및 비리를 사전에 예방한다는 측면에서 매우 중요하며, ERM이 효과적으로 운영될 수 있는 기반을 제공한다.
조직구조	모든 경영활동들을 계획, 수행, 통제, 모니터링하기 위한 기본 구조, 조직구조에 따라 리스크 관리의 권한과 책임배분, 감사 및 보고체계 등이 수립된다.

1) 리스크 파악

리스크 상황을 파악하기 위해 중요 사고를 보고한다. 보고를 요하는 사고로는 기관의 정책과 조치에 위배되는 사항, 예상치 못한 나쁜 결과의 사고, 합병증 등의 임상적 결과, 심각한 결과의 사건이나 예측되지 않은 사망 등의 적신호사건, 약물부작용 등의 위해사건, 의학적 오류, 시설물과 관련된 안전사고 및 환자의 극심한 불만제기 등이다.

2) 리스크 조정

만약에 발생할 수 있는 의료사고를 관리하는 부서의 조직화, 체계화를 통해 문제가 발생할 경우 상황을 효과적으로 통제하고 개선한다.

3) 리스크 예방

평상시에도 사고가 발생할 수 있는 문제를 꾸준히 점검하여 발견된 문제를 개선하고 사고예방을 위해 교육 및 시스템과 프로세스를 체계화한다.

(4) 리스크 관리방법론

경영환경의 불확실성의 증가, 전통적 리스크, 내부통제 및 리스크, 리스크 구조개발이 강하게 요청되고 있다. 경영환경의 불확실성 증가로는 환율, 금리, 주가 등 국제금융시장의 변동성 급증과 IMF 이후 국내 환율변동성 증대, 언론사태, 이라크 전쟁, SARS 등 복합적인 리스크 요인 증대이다. 내부 리스크는 개별적이고 부분적인 리스크 관리와 비체계적인 리스크 관리 그리고 리스크의 예방적 관리활동 부족이다. 정부 및 규제기관들의 리스크 관리에 대한 기준 강화로는 미국, 캐나다, 영국 등의 증권거래소에서는 사업보고서에 리스크 관리의 활동내용을 공시하도록 유도한다.

1) 일반 리스크 관리론

일반적인 리스크 관리절차 대상과 범위를 먼저 설정하고 해당 리스크를 분석하고 리스크가 어느 정도인지를 평가한다. 그 후에는 평가에 근거하여 리스크를 처리하는 절차를 수립한다. 그리고 해당 리스크 처리절차가 제대로 수행되는지를 점검하고 모니터링(monitoring)한다.

① **리스크 관리 프로그램**은 안전하고 비용이 효과적이어야 하며 상호의존적이고 전분야에 걸쳐 복합적이고 치밀해야 한다. 리스크 관리 프로그램은 전반적인 위기를 감당해야 하지만 전체적으로는 해당 의료기관의 전략, 마케팅, 브랜드 전략, 가치전략 등과도 일치해야 한다. 또한 지속적으로 관리가 가능하고 문서화되어서 모든 조직원에게 공유되어야만 한다.

② **의료기관의 진료행위**는 '의료서비스'라는 표현으로 바뀌고 있다. 앞으로 가치기준이 바뀌고 있다. 경쟁이 심화되고 의료제공방법, 장비 및 기술이 발전함으로써 점차 균질화되고 근거중심의학(Evidence Based Medicine : EBD)의 적용을 받는 질환이 증가함으로써 환자의 입장에서 접근이 용이하고, 환자보호자가 안심할 수 있는 의

료기관으로서 치료 후에도 지속적인 관심을 가지고 관리해주는 의료기관을 요구하고 있다.

③ 궁극적으로는 의료기관이 환자와 동행함으로써 환자를 가족같이 여기고, 환자의 안전을 나의 안전과 동일시 하는 문화를 조성함으로써 의료리스크를 예방할 수 있고 그 처리비용을 절감할 수 있다. 이러한 관점에서 의료기관 역시 그 전략적 서비스 비전이 필요한 것이다. 이러한 전략적 서비스 비전 아래 설정된 공유가치에 따라 전 조직원이 행동함으로써 의료리스크는 관리될 수 있는 것이다.

④ **리스크 관리 프로그램**은 다양한 영역에 걸쳐서 리스크가 많고 심각한 영역에 초점을 맞추어서 구성해야 하며, 각 조직의 일상적인 형태 및 각 부분 간의 관계도 파악하여 상호작용을 고려해야 한다. 또한 조직 전체의 입장에서 의료기관의 운영, 진료, 영업, 마케팅, 홍보 등을 파악하고 잘 나타나지 않는 잠재적인 부분까지도 포함하여 그 리스크가 무엇인지를 규명한다.

2) 리스크 규명

리스크 규명(risk identification)은 같은 시대의 예상되는 정치적인 변화, 사회적인 변화, 경제적인 변화, 기술적인 변화를 정확하게 파악하고 분석하여 그러한 변화 속에서 발생 가능한 리스크 유형을 규명하여야 한다. 해당 리스크는 설문조사, 사건보고서, 의료소송내용, 기존의 손실발생이력, 즉 병원에서의 비용손실을 경험했던 내용, 보도자료 등을 참고하여 규명할 수 있다.

① 병원에서 발생하는 문제를 발생 즉시 발견하고 이로 인한 손해 또는 손상에 대하여 적절한 조치를 시작할 수 있도록 하기 위해서는 문제를 보고하는 체계를 갖추어야 한다. 의료기관에서 리스크를 발견하기 위한 체계에는 **사건보고**(incident reports) 및 **문제사례선별**(occurrence screens), **환자의 불평**(complain), **불만**(dissatisfation), 사망률, 재입원율(indicator monitoring) 자료 등이 해당되며, 외부기관의 심사결과(병원신임평가 및 의료기관평가 결과 또는 병원 인증획득 결과) 등을 활용할 수도 있다.

② 의료기관 재무제표의 분석, 제반 임상 및 지원자료를 파악하고, 각 분야별 업무의 흐름을 파악하고, 사안에 따라서 개인적인 조사를 병행하여야 하며, 부족한 부분에 대해서는 전문가의 조언을 구하여 노출된 리스크가 채무, 책임, 인사, 손익에 미치는지를 판단한다.

③ 병원 곳곳에서 발생하는 문제를 파악하기 위해서는 전 직원의 적극적이고 능동적

인 참여가 필수적이지만, 문제가 발생할 경우 문책에 대한 두려움, 보고가치가 있는 사건이 무엇인지에 대한 혼란, 보고서 작성시간의 부족, 다른 사람이 관련된 보고에 대한 거부감 등으로 보고되지 않는 경우가 많다. 문제발생 보고율이 낮기 때문에 직원들이 보고를 하지 않아도 문제발견이 용이할 수 있도록 병원 내 정보화가 이루어져야 한다.

3) 리스크 분석

리스크 분석(risk analysis)은 조직의 목표와 일치하도록 손익극대화, 지속성장, 의료고유의 박애정신 그리고 법적인 조건을 구비하는 데 초점을 맞추어 제반활동을 분석하고 해당 리스크의 중요도를 파악해야 한다. 이때 그 중요도는 발생의 빈도와 발생사건의 심각도를 고려하여 정한다.

4) 리스크 측정

리스크 측정(risk measurement)은 분석이 끝나면 해당 리스크가 조직에 감내 가능한 수준인지와 현재 조직의 여력을 파악하고 자원의 가용성 여부를 측정하여 향후 리스크 통제절차를 구성하기 위하여 준비한다. 이때 그 중요도는 발생의 빈도와 발생사건의 심각도를 고려하여 정한다.

① **목적적합성**(Finess For Purpose : FFP) : 효과성 척도로서 관련자의 관심과 요구 및 욕구 충족정도를 측정하고 기록한다.

② **표준부합성**(Conformance To Standard : CTS) : 질적 척도로서 규제, 기준, 요구사항 및 사양부합도를 측정하고 기록한다.

③ **경과시간**(Cycle Times : CT) : 효율성 척도로서 수행과정의 반응속도를 측정하고 기록한다.

④ **과정비용**(Process Cost : PC) : 간접비용의 척도로서 과정과 관련한 고정비용 및 투자비용을 측정하고 기록한다.

⑤ **전통적인 리스크 관리**에서는 오래된 자료이거나 수년간 일정지역에서 추출된 자료를 기준으로 할 수는 있으나, 문제의 직시해결을 위해서는 타 기관의 자료를 비교해서 과정개선에 적용하면 유효한 결과를 얻을 수가 있다. 이와 같은 효과적인 성과측정의 효용을 정리하면 다음과 같다.

㉠ 고객의 입장에서 중요한 점을 파악할 수 있다.

㉡ 요구하는 성과를 나타내는 척도를 만들 수 있다.

㉢ 매우 중요한 사안에 대하여 공개적으로 토의할 수 있는 환경을 조성한다.
㉣ 보다 나은 의사결정을 하게 하고 객관적으로 쉽게 측정할 수 있게 한다.
㉤ 활동을 수반하며 시간의 흐름에 따라 예측이 가능하지만 단순한 반응은 나타나지 않는다.
㉥ 다중의 관련자가 쉽게 이해할 수 있다.
㉦ 효율, 효과, 고객만족, 상호존중의 환경에서 종업원 만족을 추구할 수 있다.
㉧ 경영진 및 종업원에 의하여 규칙적으로 조사할 수 있다.

5) 리스크 통제

리스크 통제(risk control)는 리스크의 처리와 보상을 위하여 자체적으로 해결할 것인가 혹은 외부자금을 활용할 것인가를 결정한다. 즉, 자체자금을 유보하고 내부적으로 차입여부를 결정하여 동일 계열 내 자가보험을 가입하여 준비하는 것과 계약을 통하여 리스크를 이전하거나 상업보험에 가입하여 리스크 발생 시 보전하거나 헤징*(hedging)을 통하여 손실과 비용을 상쇄해야 한다.

그러나 리스크는 발생하였을 경우 이미 손실과 비용이 추가될 것이므로 예방하는 것이 무엇보다도 중요하며 예방이 어려울 경우 축소하거나 리스크를 분산시킨다. 그리고 리스크를 이중화하기 위하여 일부 계약이전과 헤징의 방법을 병용할 수가 있다.

6) 리스크 관리

아무리 잘 규정된 제도라 하더라도 실행되지 않으면 무용지물이다. 실행 가능한 제도를 만드는 것도 중요하지만 실행에 옮기는 것도 중요하다. 그래서 리스크 관리자는 이러한 리스크 관리(risk management) 프로그램을 잘 실행시키기 위하여 조직 내 정보를 선순환하도록 의사전달 채널을 확보하고 열려 있는 소통 채널을 상시 구축하여야 한다. 그 한 가지 방법이 교육이다.

① 의료기관의 각 계층별로 리스크 관리 프로그램 및 리스크 발생, 보고, 처리방법에 대한 교육을 수시로 해야 한다. 특히 신규직원에 대해서는 필수적으로 실시해야 한다. 기존직원과의 인식의 편차가 조직의 질을 좌우하고 편차의 상, 하단에 있는 신규직원이 리스크 발생확률을 증대시키기 때문이다.
② 공식적인 보고시스템의 경우 해당 분야의 관리자가 성과에 집착한 나머지 문제가 예상되는 자료를 왜곡하거나 축소하여 보고하는 경우가 발생할 수 있다. 그래서

* 헤징(hedging) : 통상적으로 외환 거래에서 사용하는 용어로서 장래에 발생한 리스크를 현재시점에서 확정하고자 하는 방법이다.

리스크 관리자에게는 비공식적인 의사전달통로가 더 중요한 정보원천이 될 수 있다. 그러나 비공식 경로를 통한 정보는 매우 적시에 입수되지만 종종 부분적인 정보만 입수되는 경향이 있다.

③ 일반적으로 의료기관은 다른 조직보다 세분화된 전문가집단으로 구성되어 있어 각 진료과별은 물론이고 스스로 판단하는 형태를 띠고 있으므로 적합하다. 그러나 최근에는 의료사고를 줄이기 위하여 각 전문진료과들이 모여서 다학제적 진료를 수행하고 있어 기존의 패러다임이 바뀌고 있다.

④ 각 통제방법이 잘 수행될 수 있도록 철저히 관리한다면 사전에 좋은 결과를 도출할 수가 있고 그 개선된 결과를 토대로 의료기관은 다시 새로운 공유가치를 창조할 수 있다.

㉠ 문제가 해결된 이후의 조직의 가치는 한 단계 진보된 가치를 가지고 새로운 미션과 비전을 가질 수 있게 되며 이에 따른 새로운 리스크 관리 프로그램을 새로이 구성해야 한다.

㉡ 조직이 취약점을 보완하고 장점을 살려서 격변하는 내외부 정치, 경제, 사회, 문화적 환경 안에서 나름대로의 대응논리를 가지고 운영해 나간다면 경영이론의 요체인 의료기관의 지속경영을 달성할 수가 있는 것이다.

(5) 문서화의 기술과 리스크 관리

리스크 관리전략은 정확한 의사소통을 촉진시키고 의무기록의 핵심목표를 달성하기 위한 기술과 사고의 과정에도 개입되어야 한다.

1) 의무기록의 오류교정

기록한 것에 선을 긋고 상단에 서명, 날짜, 올바른 정보를 기재하는 방법이 오류교정에 있어서 용인된 방법이다.

① 공간이 충분치 않거나 교정된 정보의 양이 많아서 오류를 교정할 수 없을 경우, 경과 기록지나 간호기록지에 기록해야 하고 일시, 교정이유, 서명이 있어야 한다. 화학적 수정액을 사용하여 교정하는 방법은 사용해서는 안된다.

② 환자치료와 동시에 기재하지 않거나 계속 입원 중일 때는 기록 전에 주의깊게 검토되어야 한다.

③ 환자가 부작용을 경험하거나 불평하거나 고소인이 변호사로부터 의무기록을 제출하라는 요구가 있을 경우에 더욱 유의해야 한다.

2) 풍 문

리스크 관리전문가는 풍문(hearsay)이나 기입한 사람 외 다른 사람으로부터의 이야기를 진실인 것처럼 기록해서는 안된다는 것을 직원에게 교육하여야 한다.

3) 의료진의 전화에 의한 자문

모든 병원에서 의사의 자문은 문서화되어야 한다. 특히 환자의 전화를 자주 받는 외래, 의사사무실, 가정간호, 응급실과 같은 부서는 유의하여야 한다. 이 경우 최소한의 일시, 토론내용, 전화 통화내용은 문서화되어야 한다.

4) 의사에게 보고

의사에게 보고(physician notification)는 의사에게 한 모든 전화내용의 일시는 잘 기록되어야 하고 대화내용, 확실한 증상, 임상검사결과, 의사에게 전달된 기타 세부내용과 반응, 의사에게 요청하는 정보를 기록해야 한다.

① 상황이 위중한데 의사가 시간을 맞추지 못하면 간호사는 명령계통에 따라 자신의 상급자나 적절한 인원에게 이야기해야 하고 의사관리자에게도 보고한다.

② 의무기록에는 의사에게 전화한 시간, 회신시간, 수신자, 전화번호들을 기록해야 한다.

5) 공동성명

공동성명(countersignatures)은 의료제공자가 단순히 읽고 서명했다는 것 이상을 의미하는데, 치료자가 기록된 환자의 치료에 동의했다는 것을 의미한다. 특히 서명은 책임을 진다는 뜻이고 종종 병력, 신체기록, 수술기록, 입원기록, 퇴원요약 등을 받아서 기록하게 된다.

6) 약 어

기록시간을 절약할 수는 있지만 종종 오해를 일으켜 의료사고의 첫 번째 요인으로 작용한다.

① 약어(abbreviation)와 머릿글 조합, 상징과 용량규정이 임상치료에서 안전하게 사용될 수 있도록 문서화 정책과 절차를 마련하여야 한다. 그래서 사용하지 않아야 하는 내용은 모든 의료진에게 회람하고 그 준수 여부를 점검해야 한다.

② 미국의 경우 국제의료기관 평가위원회와 **안전약물사용기구**(the Institute for Safe

Medication Practices : ISMP)에서는 [그림 3-5]와 같이 사용하지 말아야 하는 목록을 공표하고 있다.

③ 병원 내에서 사용가능한 약어는 표준화하여 사용해야 하고, 여러 병원에서 공통적으로 알 수 있게 하는 교육이 절대적으로 필요하다. 리스크 관리전문가의 역할이 필요한 대목이다.

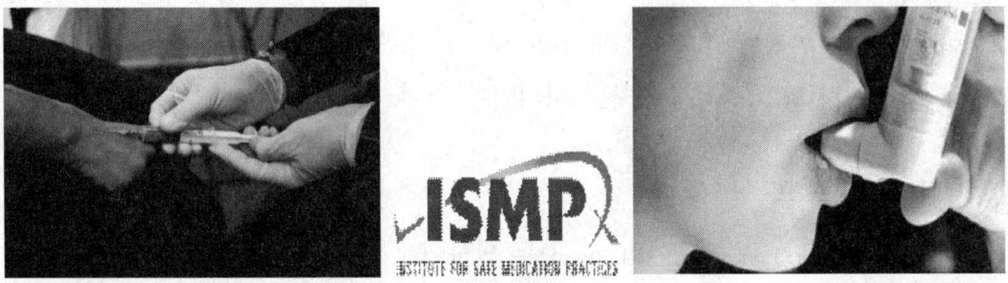

(a) 약물사용하는 환자　(b) 약물사용기구(ISMP)　(c) 약물흡입

[그림 3-5] 약물사용

7) 인 증

인증(authentication)은 미국의 국제의료기관 평가위원회는 의무기록에 기입되는 내용은 병원의 정책과 절차내규에 근거하여 자격이 있는 인원만이 기록할 수 있도록 요구하고 있다. 기록 시에는 완전한 호칭과 직책이 기재된 서명이 반드시 필요하다.

8) 치료종결의 문서화

리스크 관리전문가는 식사, 투약지시, 안전장치의 사용요구에 불응하거나 의료기기를 의료진의 승낙이 없이 접촉하는 환자 및 비협조적인 환자와 그의 가족에 대해서는 이러한 내용을 객관적으로 충실하게 기록해야 한다고 교육시켜야 하며 학습제공을 공개적으로 하여야 한다.

① 강제퇴원이나 치료중단이 필요할 때 환자와 가족에게 미리 통지하고 대략 30일 정도의 기간을 부여한 문서를 내용증명으로 보내야 한다.

② 치료를 계속하기 위해서는 다른 병원의 이름과 동일한 전공의 의사소개 및 전화번호도 필요하다.

③ 환자와 주고받은 편지의 사본 역시 사무실 의무기록철에 같이 있어야 하고 리스크 관리전문가는 그러한 치료의 종결과정이 제반법규와 일치하는지의 확인을 변호사를 통하여야 한다.

9) 리스크 관리의 최근 경향

전통적인 관점과 최근의 경향에 대하여 알아보면 다음과 같다.

① 전통적인 관점

리스크는 부정적인 것이고 통제되어야 하고 리스크는 특정부서가 관리하는 것이다. 또한 리스크 측정은 주관적이고 정성적이어야 한다. 리스크 관리의 기능은 분리되어 있고, 내부통제 및 감사위원회 차원에서 리스크를 통제하고 감시하여야 한다.

② 최근의 경향

리스크는 기회이고 적극적으로 관리될 필요가 있다.

㉠ 리스크는 전사적이고 통합적인 관점에서 관리되어야 한다.

㉡ 양적인 리스크 측정과 리스크 관리활동은 경영시스템에 통합되어 있다.

㉢ 리스크 관리위원회는 리스크 관리전략, 구조 및 프로세스(process)를 가능하게 한다.

㉣ 규모화 전략은 어느 특정 시점에서 기술과 규모를 결합하여 경쟁상대가 추종할 수 없을 정도로까지 규모를 강화하는 전략으로 탄력성 기술을 경쟁의 무기로 하며, 이를 위해서는 평가기술 및 유연성 기술 등 내부 역량의 확보도 필요하다.

㉤ 해외시장의 토착화를 위해 일본 내의 수익으로 해외 인재를 고용하여 해외시장에서의 지위를 확립하고 적극적인 가격을 설정하고, 일본의 기관투자가와의 밀접한 관계 유지로 자금의 보급추진계통*을 확보하여야 한다.

㉥ 일본에서의 상대적으로 낮은 비용으로 자금을 조달 가능케 해야 한다.

(6) 문서화의 개선방법

리스크 관리전문가는 병원의 문서화 정책을 준수하고 객관화하는 방법을 지속적으로 강구하고 추측으로 기재되는 일이 없도록 관리하여야 한다.

1) 용 어

용어(verbiage)는 사건발생 시 환자측 변호사는 의무기록에서 신뢰성을 의심할 수 있는 어휘를 찾고자 한다.

① **고의가 아니라**(unintentionally), **부주의하게**(inadvertently), **예상외로**(unexpectedly), **그런 것 같다**(appeared, apparently) 등은 판단에 무엇인가 원하지 않는 결과가 일

---

* 보급추진계통(pipe-line) : 보급품을 생산자로부터 사용자에게 공급하기 위한 계통으로서 생산자→군수사 및 보급청→야전시설부대→편성부대→사용자에게 이르는 일련의 보급계통이다.

어났다는 것을 의미하기 때문에 사용하는 데 주의가 필요하다.

② 부득이하게 불명료한 단어를 쓸 때면 충분히 보충할 수 있는 자료를 준비해야 한다.

③ 다른 사람에 의하여 고소될 수 있는 리스크 신호를 치하는 방법은 다음과 같다.

㉠ 만족하지 못한 결과가 나왔을 때 비난하는 말은 사용하지 않는다.

㉡ 공감하되 확인되지 않는 한(오해를 불식시키기 위해) 사죄하지는 않는다.

㉢ 모든 사실을 알기 전에는 먼저 이야기하지 않는다.

㉣ 누군가가 태만해서 문제가 발생했다는 것이 명확하지 않는 한 그러한 내용을 의무기록에 기재하지 않는다.

㉤ 수정할 가능성이 있는 행동계획은 미리 문서화하지 않는다.

㉥ 개인적인 상황에서 의견의 차이는 환자가 떨어져 있는 상태에서 해야 오해가 생기지 않는다.

2) 가독성

문서화의 가장 큰 문제는 가독성(legibility)이다. 현재 전자의무기록으로 전환되면 문제는 해소되겠지만 그렇지 못한 경우는 판독할 수 있는 기록을 해야 한다.

① 법적인 절차진행 시 판사는 보이는 대로의 해석에 근거하여 결정을 내리게 되어 있기 때문이다. 연구결과에 있어서도 읽을 수 없는 기록은 전문가들 사이에서도 의사소통에 장애를 가져온다.

② 모든 기록은 읽을 수 있고 완전해야 하며 처방과 서비스를 평가하기 위하여 책임이 있는 인원에 의해 즉시 확인되고 서명되어야 한다.

③ 리스크 관리전문가는 관련된 규제와 인가 등의 요구조건에 대하여 병원에서 문제없이 수용할 수 있도록 조치해야 한다.

④ 가독이 불가능한 수기기록의 경우 지속적으로 교육과 개선을 해야만 한다. 가독성 개선방법은 다음과 같다.

㉠ 의료진에게 글자쓰는 법을 교육시킴으로써 필체를 좋게 하고 오류를 줄이도록 해야 한다.

㉡ 필사 서비스(transcription service)를 사용하는 것은 쓰는 것보다 빠르고 생산성과 만족도를 높여 준다.

㉢ 컴퓨터의 사용으로 해결한다. 특히 컴퓨터의 사용은 약물의 상호작용, 민감한 방응, 부작용, 적정용량을 알려줄 수 있고 자주 사용되는 약은 데이터베이스로부터 세부적인 치료권고도 받을 수 있어 권장된다.

(7) 리스크 관리의 주체

리스크 관리의 주체로는 크게 의사, 간호사, 진료지원부서, 행정실로 나뉘는데 그 관리내용은 〈표 3-3〉과 같다.

〈표 3-3〉 리스크 관리의 주체와 관리내용

리스크 관리주체	관 리 내 용
의사	의료전달체계 확립 • 환자진료시스템(㉸ OCS), 서면양식의 준비 • 응급상황에 대비한 전달체계 확립(㉸ : 환자 특이사항 간호사 / 진료지원 / 행정실과 사진 공유)
간호사	환자관리체계 확립 • 환자 사고예방을 위한 환자관리 체크리스트의 준비, 점검 • 업무내용을 간호차트에 상세히 기록 • 응급상황 발생에 대비한 간호부 내 보고체계 확립
진료지원부서	진료지원체계 확립 • 응급상황에 대비한 진료지원부 비상연락망 구축 • 의사의 오더에 따른 신속한 검진 및 결과의 피드백
행정실	행정지원체계 확립 • 응급상황 접수 후 보호자에게 연락, 환자이송, 보호자에게 대응 • 경찰, 보건소, 언론사 등 조사요구 시 행정실 대응 후 의사, 간호사 등 관련자와 인터뷰 연결 • 원무, 행정, 보험심사 등 각 팀별 업무혼란이 발생하지 않도록 책임범위와 역할 분담

(8) 리스크 관리의 대처방안

기업들은 위기상황일 경우 효율적인 대처방법을 지속적으로 모색해 왔고, 이를 위해 개인이나 조직에 위기를 가져다 줄 수 있는 경우가 발생할 때 적절하고 효율적인 대처로 바람직하지 못한 결과나 피해를 최소화시키기 위해 신속한 조치를 하는 활동의 전사적 리스크 관리 시스템이라는 대처방안을 도출해냈다. 이는 기업들이 위기관리를 하나의 경영의 일부로 인식하며 이런 일련의 활동에서 리스크 관리는 〈표 3-4〉와 같다.

〈표 3-4〉 리스크 식별방법과 대처방안

리스크 식별방법	주요 내용
Risk Inventory	산업별로 번번하게 발생하는 리스크 목록을 활용한다.
Internal Analysis	사업계획 수립과 관련하여 시장, 경쟁사, 자사의 현상을 분석한다.
Workshop or Interview	경영자, 실무자 등 다양한 이해관계자들의 경험과 의견을 종합한다.
Leading Event Indicators	리스크 발생을 예측하는 사전지표 등을 통한 인식을 한다(유동비율, 부채비율).
Process Analysis	개별 Process에 대한 투입, 업무과정, 산출 등을 단계적으로 분석한다.

① 리스크 대응(risk response)은 〈표 3-5〉와 같이 ERM의 가장 핵심적인 활동은 크게 감수, 회피, 감소, 공유의 4가지 방식으로 이루어진다.

② 구체적인 대응활동은 조직적인 대응과 재무적인 대응을 통해 실행되며, 위험의 성격이 복잡, 다양해짐에 따라 새로운 대응방법을 만들어 내는 기업 스스로의 노력이 더욱 중시되고 있다.

〈표 3-5〉 리스크 대응의 구분과 내용

구 분	내 용
리스크 감수 (risk acceptance)	리스크에 대해 아무런 대응도 하지 않고 리스크의 영향을 그대로 수용하는 것이다.
리스크 회피 (risk avoidance)	리스크에 노출된 사업영역에서 철수하거나 리스크 자산을 처분하는 등 전략적인 의사결정을 하는 것이다.
리스크 감소 (risk reduction)	대부분 조직적인 대응을 통해 수행되며, 이는 경영 및 관리방식을 개선하여 리스크 관리 역량을 강화하는 것을 의미, 전략, 사람, 프로세스, 시스템 차원에서 개선을 추구하게 된다.
리스크 공유 (risk sharing)	재무적인 대응을 통해 수행되며, 파생금융상품 및 보험상품 등을 이용하여 리스크를 재무적으로 방지 또는 이전하는 방식을 의미한다.

(9) 의료과실

의료과실로는 형사상 과실, 민사상 과실, 과실자증의 원칙(the thing speaks for itself)으로 나뉘는데 다음과 같다.

1) 형사상 과실

부주의로 인해 대상자에게 심각한 손상이나 사망에 이르게 한 경우이다.

2) 민사상 과실

법적의무 위반으로 손해가 발생한 경우로 불법행위(tort)이며, 과실은 합리적이고 신중한 태도로 행동하지 않는 결과로 같은 상황에서 정상적으로 신중한 사람이 행하는 범위에서 행동하지 않은 잘못으로 정한다.

과오(malpractice)는 과실의 특수한 형태로서 합리적이고 신중하게 교육받고 훈련된 전문가의 잘못을 의미한다.

3) 과실자증의 원칙

일반적인 상식과 경험에서 과실이 입증되는 명백한 근거자료가 있을 때이다.

(10) 국제의료의 리스크 관리의 필요성

국제의료가 활성화되면서 일정부분 리스크를 피할 수는 없지만, 원만한 해결과 발전을 위해서는 이에 대한 국내 의료기관의 철저한 대비가 요청된다. [그림 3-6]은 필요성에 관한 내용이다.

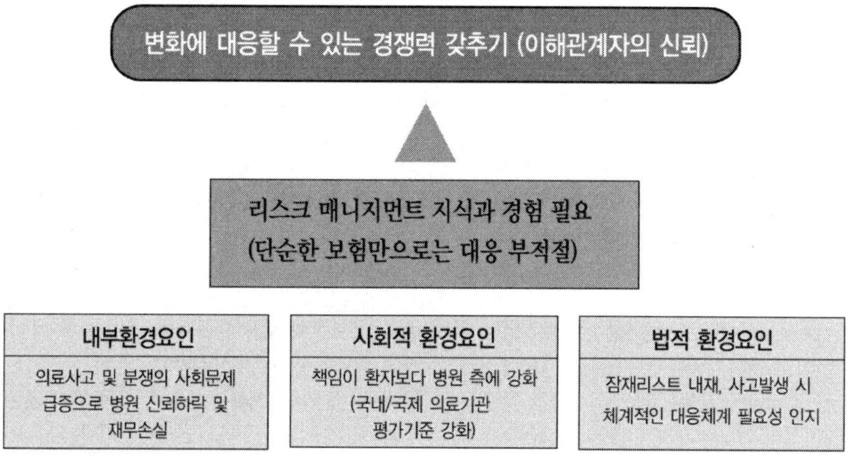

[그림 3-6] 외국인환자 리스크 관리의 필요성

① 국내 환자에 비해 외국인환자는 입국절차부터 진료 후 사후관리까지 세심한 점검 및 관리가 필요하나(환자의 국적별 관리가 필요한 사항에 대한 사전 체크가 필요하다).

② 외국인환자와의 의료분쟁발생 시, 국가 간 신뢰문제와 직결되므로 진료과정에서 발생할 수 있는 분쟁요소를 사전에 예방할 수 있는 방안이 필요하다.

③ 글로벌 시대 국제병원으로서 경쟁력 확보를 위한 필수 관리사항으로 사전예방 및 사후대책 리스크 관리(매뉴얼)를 통해 국내신뢰도 및 국가경쟁력을 함께 확보한다.

④ 의무기록 리스크 예방에 있어서의 리스크 관리전문가의 역할

㉠ 각종 규제기관의 징계규정을 잘 숙지하여야 한다.

㉡ 의무기록이 변경되었거나 의심될 경우 상시 통보받아야 하고 조사자에게 협조한다.

㉢ 기록을 〈표 3-6〉과 같이 보관하거나 변경시키는 행위를 하지 않도록 주지시켜야 한다. 또한 중요한 사고가 생긴 직후 의무기록을 회수하는 내부정책은 의무기록을 변조하는 가능성을 차단할 수 있다.

㉣ 현재의 의무기록을 보존하기 위하여 변호사와 의무기록 전문가가 수립한 절차와 정책에 따라야 한다.

〈표 3-6〉 문서화 과정에서 해야 할 사항과 하지 말아야 할 사항

해야 할 사항	하지 말아야 할 사항
1. 의무기록은 가능한 한 빨리 완성한다. 2. 볼펜을 사용하고 연필이나 사인펜은 사용하지 않는다. 3. 깔끔하고 읽기 쉽게 쓴다. 4. 날짜와 시간을 기록하고 각각 기록할 때마다 이름과 직책을 기재하고 서명한다. 5. 사실과 관찰기록, 환자의 상태 그리고 합병증을 기록한다. 6. 사고과정을 표시하여 의도했던 바를 표현한다. 7. 명백하고 간결한 용어를 사용하여 추후에 활용할 수 있도록 명확하게 기재한다. 8. 긍정적이거나 부정적인 내용을 모두 기재한다. 9. 기록오류를 정정할 때는 기존 기록 위에 한 줄을 긋고 정정자가 서명을 한 후 교정된 내용을 기재한다. 10. 약의 이름, 용량, 강도, 주입경로, 시간 등 모든 정보를 제공한다. 11. 일상적이지 않은 것이나 예상하지 못한 것이라도 기록한다. 12. 기술방법이 확립되고 용인된 것을 사용한다. 13. 표준화된 약어만을 사용한다. 14. 전체 페이지의 상단에 환자이름을 기재한다. 15. 명확하고 간결한 용어를 사용하고 불분명한 단어와 구절은 피한다. 16. 의사의 구두지시는 기록하고 병원의 정책에 따라 정확하게 옮겨 적는다. 17. 문제와 관련된 임상병리 결과를 기록한다. 18. 투약과 치료에 대한 환자의 반응을 기록한다. 19. 부적절한 수정, 말소를 하지 않는다. 20. 비난하는 단어는 피한다. 21. 지연 기재는 기준을 따른다. 22. 환자와 그 가족에게 교육을 한 내용이 있으면 기록한다.	1. 애매하고 모호하거나 주관적인 용어사용은 금지한다. 2. 동료에 반하는 진술은 하지 않는다. 3. 기록을 변경하거나 기재일자를 늦추어 적거나 거짓정보를 기록하지 않는다. 4. 수정액을 사용하거나 기재사항을 지우지 않는다. 5. 기록 시 글자 사이에 공백을 남기지 않는다. 6. 공인되지 않거나 감정을 자극하거나 오해되는 약어는 사용하지 않는다. 7. 다른 치료자의 판단이나 권고를 비판하지 않는다. 8. 사고에 대한 기록, 오류, 리스크 관리에 대한 사항 또는 품질관리 프로그램 그리고 동료들이 제조사한 활동이나 관련 모임에 대하여 언급하지 않는다. 9. 의무기록의 원본은 유출하지 않는다. 10. 의무기록을 변경시키거나 파기하거나 함부로 바꾸지 않는다. 11. 환자나 거주자로부터 직접 인용한 말 이외 다른 주관적인 진술은 포함하지 않는다.

ⓜ 의무기록을 변경하지 못하게 하는 효과적인 방법은 원본을 법적 관리하에 두고 사본을 보관함으로써 원본에 자유롭게 접근하지 못하게 하여 잠재적인 사고와 변경 가능성을 예방하는 것이다.

(11) 의료관광 리스크 관리의 목적

국내 환자와는 달리 의료관광을 통해 자국을 떠나 다른 나라에서 치료할 목적으로 입국한 외국인환자의 경우는 의료서비스 제공 중에 발생할 수 있는 리스크 상황이나 사고의 형태가 내국인 환자와 다른 경우가 많다.

① 자국의 의료환경 및 보건의료시스템의 차이뿐만 아니라 여행 중 전염성 질환으로

인한 감염위험, 이로 인한 내국인 환자로의 전염 확산 등의 또 다른 리스크가 존재할 수 있다.

㉮ 2002년 이후 전 세계적으로 발생된 중증급성호흡기증후군(Severe Acute Respiratory Syndrome : SARS)이나 2009년 호흡기를 통해 사람에게 감염을 일으키는 인플루엔자 A(Novel Swing-origin Influenza A : H1N1) 등이 유행하였거나 유행하고 있는 질병의 감염에 따른 리스크, 비행기나 자동차 이동에 따른 교통사고 등의 안전사고 등의 리스크가 존재한다.

② 외국인환자에 대한 의료서비스 제공 시 발생할 가능성이 있는 리스크 상황이나 불의의 사고결과로 이어지는 제정적 손실로부터 의료기관을 보호하기 위한 준비가 필요하다. 이러한 요구로 인한 필요성 및 의료관광 리스크 관리의 목적을 정리하면 다음과 같다.

㉠ 보다 안전한 의료환경을 조성하고 유지함으로써 **의료의 질을 향상**(Quality Improvement : QI)시키고, 그 **성과를 향상**(Performance Improvement : PI)시킴으로써 국제적 신뢰도를 크게 향상시키는 데 있다.

㉡ 외국인 치료 시 발생될 가능성이 있는 의료상 원내 사고 또는 구간 간 이동이나 구내 여행 시 발생될 가능성이 있는 비행기, 자동차 사고 등 비의료상의 원외 사고로 인한 재정적 손실을 최소화한다.

㉢ 국제간 의료분쟁 발생요소를 사전에 예방할 수 있는 사전적 리스크 관리 프로그램을 마련함은 물론 **사후관리**까지도 포함하는 리스크 관리 매뉴얼을 완성한다.

㉣ 의료관광 리스크 관리를 통해 외국인환자에 대한 사전 의료분쟁 예방을 통해 의료기관 및 국가 이미지 손상에 따른 재정적 손실을 막을 수 있다.

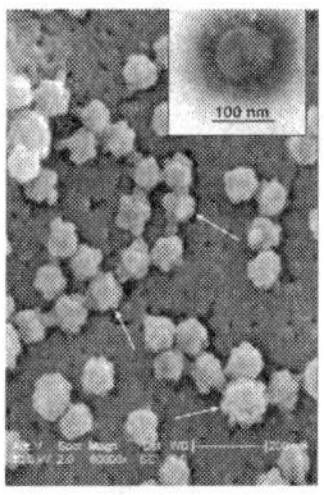

(a) 코로나바이러스 호흡기증후군

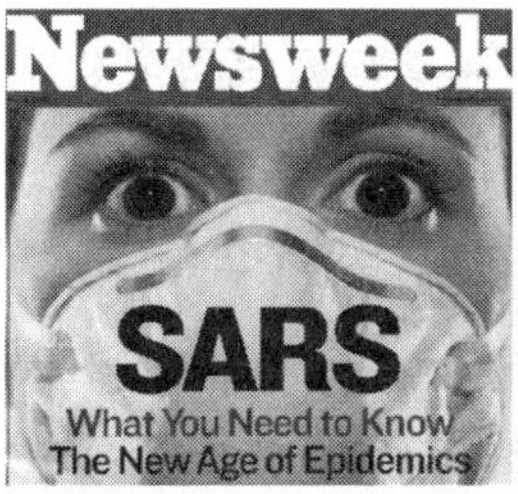

(b) 사스바이러스

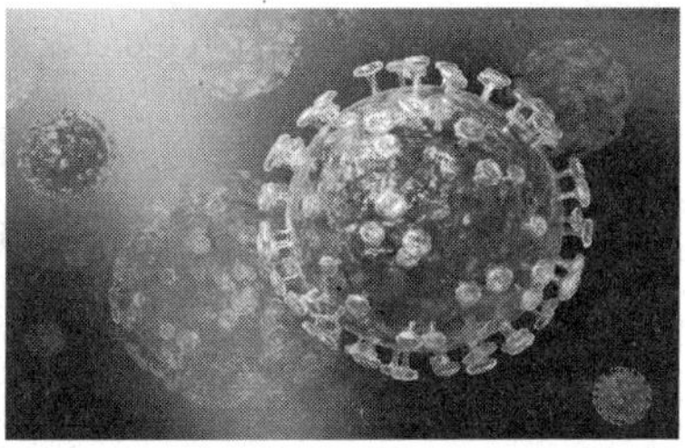

(c) 메르스(중동호흡기증후군)

[그림 3-7] 호흡기증후군

(12) 의료관광 리스크 관리의 필요성

경제학에서는 일반 **완전경쟁시장**은 물건이나 서비스를 제공하는 공급자와 이를 구입하고자 하는 수요자가 다수이고, 자원의 이동이 이러한 일반 시장을 통해 언제든지 자유롭게 교환, 매매되어 구입이 가능하다.

① 수요자와 공급자 사이에서 시작에 대한 완전한 정보를 가족이나 이웃, 친구, 신문이나 방송, 인터넷 등 다양한 경로를 통해 언제든지 쉽게 획득할 수 있다.
② 자본주의의 '완전경쟁시작'과는 달리 의료서비스 시장은 일반 시장과 다른 특별한 특징을 갖고 있다. 리스크 관리와 관련한 의료서비스 시장의 가장 큰 특징 중 하나는 의료서비스를 제공받는 환자나 보호자의 입장에서는 의료서비스 상품의 내용과 그 질을 평가하는 데 한계가 있으며, 경우에 따라서 필요한 완전한 정보를 획득하기가 매우 어렵거나 불가능하다.
③ 과거 의료서비스 시장의 가장 큰 특성 중 하나로 의료정보에 대한 환자와 의료인 상호 간에 발생되는 의료정보에 대한 비대칭성을 들 수 있다. 즉 의료서비스의 사용자인 환자 및 보호자와 의료서비스의 공급자인 의료인이나 의료기관과의 의료정보에 대한 불균형으로 인해 의료과실이나 의료사고발생 시 환자들이 잘못을 입증할 정보를 얻는 것이 불가능하여 환자들의 권리가 매우 열악한 형편이었다.
④ 오늘날과 같은 지식과 정보화시대*에는 인터넷이나 방송매체 등을 통한 의료정보의 획득이 용이함으로써 환자들의 권리의식이 크게 증대되었다. 이런 결과로 의료과실에 대한 책임과 보상요구가 점차 증가하고 의료사고는 매년 급격히 증가하고 있으며, 이와 관련된 보상비용의 지출도 지속적으로 증가하고 있는 실정이다.
⑤ 의료행위는 그 자체가 **리스크 요인**(risk factors)을 항상 내포하고 있고 시술 및 처치의 효과 및 그 결과가 개인의 체질이나 특성에 따라 다양하게 나타나는 등 사고가 발생할 개연성이 높은 편이다.
⑥ 현대의학의 발달로 인하여 위험성이 큰 **침습적**(侵襲的) 시술이 증가하고 의료서비스 제공과정이 보다 전문화, 세분화되고 복잡해지게 되어 여러 부서의 다양한 직종이 함께 일을 하는 경우가 많아지고, 의료서비스와 관련된 문제의 통합 · 관리가 필요해짐에 따라 국내에서도 위험관리활동의 필요성과 중요성이 점차 커지고 있다.
⑦ 외국인을 대상으로 진료 및 치료를 하는 의료기관에서는 외국인환자 유치에서부터 진료에 이르기까지 각 단계별로 잠재하고 있는 리스크가 매우 많다. 이러한 리스크를 잘 관리하지 않으면 치료 후 나쁜 결과에 따른 외국인환자와의 의료분쟁의 가능성이 항상 존재한다. 이러한 의료분쟁이 발생하지 않도록 사전예방을 위한 충분한 준비가 필요하다.

㉠ 외국인환자를 위한 리스크 관리 체크리스트 및 외국인환자 진료 매뉴얼과 같은 관리 프로그램을 마련하는 것이다.

---

* 정보(情報) : 실제 문제에 도움이 될 수 있는 형태로 정리한 지식과 자료이고 정보화는 정보가 사회의 가장 중요한 자원이 되고, 정보를 중심으로 사회나 경제가 운영되고 발전되어 가는 것이다.

(13) 의료분쟁의 의미

1) 의료사고(medical accident)

통상적으로 병원, 즉 의료와 관계되는 장소에서 의료행위 중 생기는 사고를 의미한다.

① 의료행위 과정 중에서 수술이나 치료 등과 관계없이 생기는 사고도 넓은 의미에서 의료사고에 해당한다.

② 의료행위 중에 의료진의 과실이나 환자측의 소인(특이체질)으로 인해 환자에게 예상치 못한 나쁜 경과가 발생한 경우이다(그림 3-8).

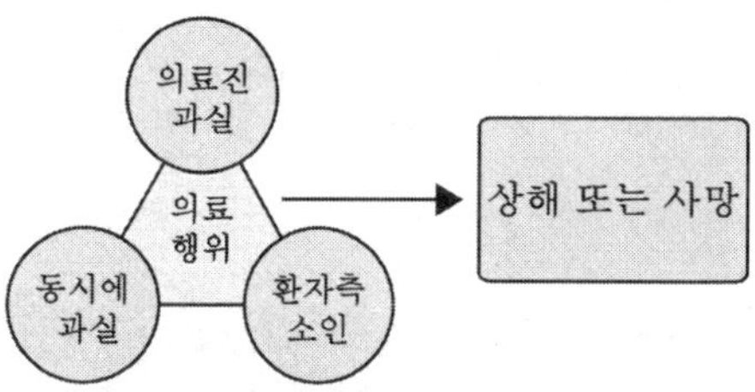

(a)

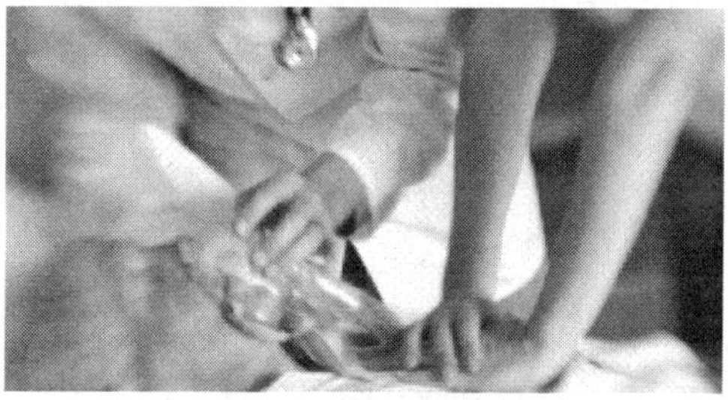

(b)

[그림 3-8] 환자에게 예상치 못한 나쁜 경과가 발생한 경우

③ 의료기관에서 의료행위가 개시되어 종료될 때까지의 전체 과정 중에 의료사용자와 관련하여 발생하는 모든 불미스러운 사고이다(그림 3-9).

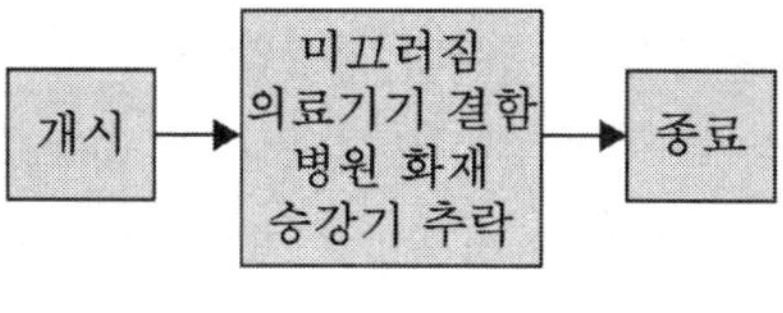

(a)

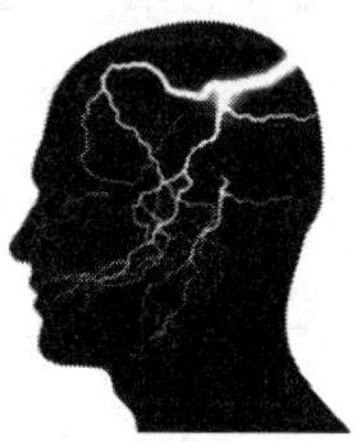

(b)

[그림 3-9] 의료사용자와 관련하여 발생하는 모든 불미스러운 일

2) 의료과오(medical malpractice)

의료인이 의료행위를 함에 있어 당시의 의학지식 또는 의료기술의 원칙에 준하는 업무상 필요로 하는 주의의무를 게을리하여 환자에게 적절치 못한 결과가 초래한 것이다.

3) 의료과실(medical negligence)

의료행위상의 잘못에 대하여 법적으로 비난할 수 있는 특정 요소로써 사법상으로는 일정한 사실을 인식할 수 있었음에도 불구하고 부주의로 인식하지 못한 것을 의미하고, 형법상으로는 정상의 주의를 태만함으로 인하여 죄의 성립요소인 사실을 인식하지 못한 것(형법 제14조)을 뜻한다. 일반적으로 의료과실은 의료과오가 있었다는 것이 객관적으로 입증되었을 때 적용되는 용어로 의료과오의 객관적 평가라는 견해이다.

4) 의료소송(medical treatment)

의료분쟁 중에서 환자와 의료진 간의 입장차이로 해결이 안될 경우 분쟁을 법률적으로 해결 조정하기 위하여 재판을 받기 위해 소송절차에 들어간 것이다.

02 리스크 관리의 체계

경영상 발생할 수 있는 각종 리스크를 체계적으로 모니터링해서 종합 분석하고, 각 리스크 단계를 구분하며 조기경보체계를 구축함으로써 최선의 대응방안을 수립시행한다.

1. 리스크 관리정책 수립

회사는 보험상품의 특성 및 불확실한 외부 금융환경에 의하여 경영활동 중 발생할 수 있는 각종 리스크를 사전에 예방하고 체계적으로 관리할 수 있도록 전사적 리스크 관리시스템을 구축하여 운영하고 있다. 또한 회사는 리스크 관리규정을 제정하고 내부지침을 마련하여 각 조직에 책임과 권한을 명확히 부여하였으며, 효율적인 의사전달을 위한 내부 통제체계를 확립하고 있다.

(1) 리스크의 정책 수립

용어정의 및 관리범위를 수립하였다면 어떻게 실행할 것인지 단계별 전략을 수립해야 한다. 리스크 예방을 위해서는 우리 병원에서 관리해야 할 리스크 관리정책, 각 프로세스별 체크리스트(필요양식 구축 포함), 각 부서별 원활한 협조체계(교육 및 훈련 포함)를 구축하는 것이 가장 중요하다.

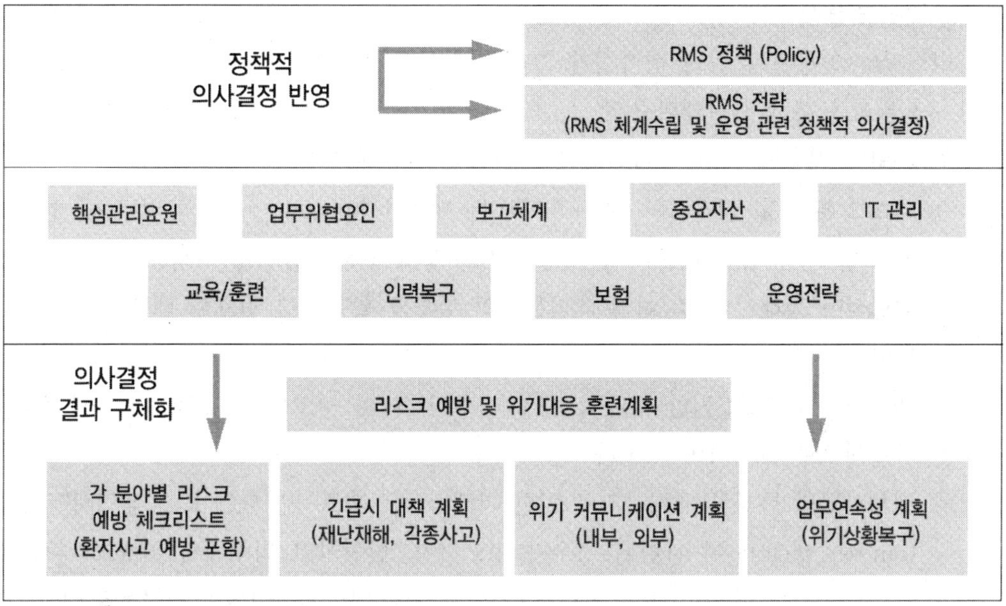

[그림 3-10] N국제병원 위기대응체계

위기대응시스템(RMS)은 병원의 경영활동에 바람직하지 못한 결과를 가져올 수 있는 사건 또는 상황을 체계적, 전문적으로 관리하여 신속히 해결함으로써 경영성과에 이롭게 하기 위한 리스크 관리 시스템이다.

(2) 리스크 관리의 단계

1) 리스크 확인 및 분석

리스크 확인은 의료기관에 손실을 이야기할 의료환경의 리스크를 밝히는 것이다. 리스크 분석은 리스크와 연관된 손실의 심각성과 그러한 손실이 발생할 가능성을 판단하는 과정이다.

① 리스크 확인

의료기관에 손실을 발생할 수 있는 의료환경의 리스크를 밝히는 것이다. 리스크 확인은 조직에 법정소송이나 법정외의 화해를 통한 손실, 자산손실, 사고나 사망이나 기관의 이미지 손실 등을 손실을 가져온 현재 또는 과거에 발생한 사건들을 수집하는 것을 의미한다. 이를 위해서 환자불만조사, 만족도 서베이 조사, 과거의 의료사고분석, 비공식적 면담 등의 방법이 동원된다.

② 리스크 분석

리스크와 연관된 손실의 심각성과 그러한 손실이 발생할 가능성을 판단하는 과정이다. 이 분석을 통해서 발생확률은 낮을지라도 재정적 손실이 클 수 있는 부분에 초점을 맞추게 되고 적절한 리스크 관리전략의 선택이 가능해진다.

㉠ **리스크 분석 및 평가**(risk assessment)*는 **제품안전**(product safety) 업무 중 핵심부분이며, 그 목적은 제품의 전 수명주기를 통해서 위험상태를 적시에 파악하고, 그 위험성이 정해진 수준 이하에 있는가의 여부를 확인하여 필요한 대책을 마련하기 위한 것이다.

㉡ 리스크는 사고로 인한 경제적 손실의 추정액이며 사고의 발생빈도와 피해정도를 종합적으로 고려하여야 한다.

㉢ 재해사고의 특성상 재해사고로 인한 피해정도는 **확률적인 요인** 또는 **우연적인 요인**(random factors)이 관련된 경우가 많으므로, 현실적인 의미에서 리스크 분석 및 평가는 경제적인 손실액을 제외하고, 일단 **물리적인 사고발생의 위험성을 대상으로 하는 분석의 형태**로 이루어진다.

㉣ 공학적이거나 기술적인 측면에서는 리스크 분석 및 평가를 간단히 **위험성 분석 및 평가**(hazard assessment), 또는 의미는 약간 다르지만 통상 **위험성 분석**(hazard analysis)이라고 하며, 여러 가지 분석기법들도 대부분의 경우 단순히 위험성 분석이라고도 한다.

2) 리스크 관리대안 분석

리스크 관리전략은 리스크 통제와 리스크 자금조달의 두 가지 하위 차원을 포함하고 있다. 리스크 통제는 손실의 규모를 줄이거나 예방하는 것이고, 리스크 자금조달은 발생한 손실을 보전하는 것이다.

① 리스크 통제

리스크 통제는 다음의 5가지를 포함한다.

㉠ 위기노출 회피 : 손실의 가능성을 제로로 만드는 것이다. 만일 어떤 리스크의 위협이 큰데 효과적으로 통제되기 힘들다면 해당 리스크를 제가하는 것이다.

㉥ 병원이 산부인과에서 의료사고 위험을 높게 평가해서 해당 과를 없애는 것이다.

㉡ 손실예방 : 스텝 교육, 정책변화, 절차 리뷰와 개선 등을 통해서 리스크로 인한 손실을 예방하는 것이다.

* risk assessment : 의미는 약간 다르지만 통상 리스크 분석 및 평가는 간단히 리스크 분석(risk analysis)이라고 한다.

㉢ 손실감소 : 의료사고 환자나 가족에 대한 위로 및 사후관리를 통해서 사고의 파장을 최소화하거나, 즉각적인 제고조사를 통해서 후속조치를 하므로써 손실을 최소화해야 한다. 또한 진료과정에 대한 프로토콜을 체계화 하므로써 손실규모를 줄일 수 있게 된다.

㉣ 손실의 격리 : 조직의 업무와 자원을 적절히 배정함으로써 손실발생 시 조직 전체가 충격을 받지 않도록 해야 하는데 이를 위해서는 2가지의 전략이 사용된다.

ⓐ **분리전략**으로 업무나 자원을 여러 장소에 분산시킴으로써 한 곳에서의 손실이 전체에 파급되는 것을 차단한다.

ⓑ 중복으로 여분의 자원을 비축하거나 대체 물품을 확보함으로써 원재료나 주요 물품에 이상이 발생했을 때 피해를 줄일 수 있다.

㉤ 비보험적 전가 : 구매 대신에 리스크를 통해서 장비를 이용하거나 계약서상의 손실에 대한 책임면제 조항을 포함해 두면 사고발생 시의 손실을 줄일 수 있다.

② 리스크 자금조달

리스크 자금조달로는 리스크 보존, 리스크 전가, 리스크 관리방안 설정, 리스크 관리방안의 실행, 리스크 관리방안 선정, 리스크 관리방안 모니터 및 개선이 있다.

㉠ 리스크 보존 : 리스크로 인한 손실을 받아들이고 이를 복구할 계획을 짜는 행위를 의미한다. 이를 위해서 예비비를 전환하거나, 외부 펀드를 빌려서 손실을 보전하는 것이다. 이는 리스크를 피하거나 줄이기 힘든 상황, 손실의 가능성이나 크기가 적은 상황, 손실이 예측 가능한 상황 혹은 보험료보다 예상되는 손실이 적은 경우 적절한 전략이 된다.

㉡ 리스크 전가 : 손실에 대한 재정적 책임을 계약으로 제3자, 즉 보험자에게 이전하는 것이다. 병원이 배상책임보험에 가입하는 것이 이에 해당한다.

㉢ 리스크 관리방안 선정 : 리스크 관리대안 중에서 어떤 것이 최선의 방안인지를 선정하는 단계이다. 먼저 각각의 대안이 조직의 목적을 달성하는데 얼마나 효과적인지를 평가하는 기준을 마련하고, 이에 준하여 대안을 평가하여 최선의 방안을 선정한다. 일반적으로 리스크 통제와 리스크 자금조달, 이 두 가지를 동시에 선정한다.

㉣ 리스크 관리방안의 실행 : 리스크 관리방안의 효과적인 실행을 위해서는 리스크 관리담당자가 조직 내의 여러 책임자들과 상호교류를 통해서 그들의 적극적인 동참을 이끌어 내야 한다.

㉤ 리스크 관리방안 모니터 및 개선 : 리스크 관리의 마지막 단계는 실행되고 있는 리스크 관리방안을 모니터하고 평가하는 것이다. 이 과정에는 다양한 부서의 책임자

가 공동으로 참여하는 것이 바람직하다. 리스크 관리담당자는 매년 리스크 관리보고서를 작성하여 의료사고나 불만접수건수의 변화, 새로운 프로그램 개발, 보험계약상의 변화 등을 조직원들에게 공지할 필요가 있다.

(3) 의료분쟁 방지를 위한 기본사항

환자와의 원만한 관계유지, 설명의 충실 및 기록의 중요성, 의료분쟁에 대한 교육강화, 의료본질에 대한 국민의 이해 4가지로 나뉜다.

1) 환자와의 원만한 관계 유지

의료분쟁은 일반적으로 환자측에서 의료인의 진료상 과실을 주장하면서 이에 대한 손해배상, 처벌 및 사과 등을 요구하는 형태이다.

① 의료사고 시 일부 배상금을 목적으로 한 개입 등으로 의료분쟁의 양상이 경제적인 논리로 흐르기도 하나, 일반적으로는 환자측에서도 의료사고의 발생이 의료인의 고의에 기인한 것이 아니라는 것을 알기 때문에 좋지 않은 결과가 나왔다고 해서 무조건 의료분쟁을 제기하는 것은 아니며, 진료행위 도중의 사소한 감정적 대립이 계기가 되어 확대되는 경우가 다반사이다.

② 의료인의 환자에 대한 평소의 태도나 의료행위 등을 통해서도 유사시 의료분쟁의 사전적 예방이 가능하다.

2) 설명의 충실 및 기록의 중요성

의료행위 과정에서 의료인은 환자에게 진료에 대한 충분한 설명을 해주고 수술과 특수 검사 등 중요한 의료행위에 대해서는 그 과정이나 결과 및 예후에 대해서 사전에 설명을 하고, 그 행위에 대한 서면상의 동의를 받아두어야 한다. 또한 환자를 단순히 의료행위의 대상으로 여길 것이 아니라 성의 있는 설명을 하도록 항상 노력해야 한다.

3) 의료분쟁에 대한 교육강화

의료기술의 증진차원에서 계속적인 보수교육을 실시하고 있으나, 분쟁발생 시 능동적으로 대처할 수 있는 방안 및 의료법 등 교육에 대해서는 소홀한 것이 현실이다.

4) 의료본질에 대한 국민의 이해

의료계약의 중심적 내용은 의사가 환자에 대한 진찰, 처치, 주사, 투약, 수술, 마취 등 진료행위를 해야 할 의무에 속한다.

① 의료인은 병을 치료하기 위하여 충분한 조치를 다해야 할 의무를 부담할 뿐 병을 완치시켜야 할 의무까지 있는 것은 아니다.

② 의료인이 필요한 주의의무를 준수하며, 최선의 의료행위를 했다면 비록 예기치 않은 나쁜 결과가 발생했어도 모두 책임을 져야 하는 것은 아니다.

③ 최근 빈번한 의료분쟁으로 의료인들은 의료사고의 발생을 사전에 방지하기 위한 방어적 진료를 하고 있다.

④ 위험한 수술은 기피하거나 전원 등의 방법으로 유사시 즉각적인 치료가 필요한 환자들에게 치명적 상황을 이야기할 수 있는 상황이 적지 않게 발생하고 있다.

⑤ 의료인과 환자 간에 새로운 관계정립 및 신뢰 속에서 의료행위를 지속할 수 있는 방안들이 모색되어야 한다.

(4) 임상적 리스크 사전예방 방안

의사와 간호사 간에 업무분담을 행하고 있는 경우, 각 분담자의 행위를 어떻게 평가할 것인가, 즉 분담자의 행위를 일체로 평가할 것인가, 아니면 별개로 평가할 것인가의 여부가 문제가 된다.

분업적 협력은 본질적으로 분업을 담당하는 각자가 서로 상대편을 신뢰함으로써 비로소 가능하다. 이러한 상호간의 신뢰가 결여되었거나 어느 일방이 상대편의 신뢰에 어긋나는 행위를 하였을 때에는 공동의 목표를 달성하기 어렵게 된다.

1) 의료적인 측면

의료분쟁이 발생하였을 때 그 손해에 대한 배상책임이 있는지를 묻기 위해서는 의사의 과실유무를 먼저 따져보아야 한다. 의사의 손해배상책임은 원칙적으로 과실책임을 져야 하기 때문이다.

① 의료인의 설명의무 강화

의사의 과실유무를 판단하는 첫 번째 판단기준이 바로 의사의 주의의무와 설명의무이다. 외국인환자를 진료할 때에도 이 기준은 똑같이 적용되는데, 주의할 점은 외국인환자에 대한 설명의무가 영어를 비롯한 외국어를 통하여 이루어진다는 점이다. 의료인의 주의의무와 설명의무를 살펴보고, 외국인환자의 진료 시에 주의사항은 다음과 같다.

㉠ 주의의무 : 결과예견의무와 결과회피의무 그리고 주의의무의 판단기준으로 나뉠 수 있다.

ⓐ 결과예견의무와 결과회피의무 : 의료인이 주의의무는 행위자가 사전에 주의력을 집중하여 구체적인 의료행위로부터 발생할 수 있는 보호법익에 대한 위험을 인식하고, 결과발생을 방지하기 위하여 적절한 방어조치를 취할 의무이다. 대법원은 "의사의 과실은 결과발생을 예견할 수 있었음에 불구하고, 그 결과발생을 예견하지 못하였고, 그 결과발생을 회피할 수 있었음에도 그 결과발생을 회피하지 못한 과실이 검토되어야 한다"고 판시하여 의료행위에서도 결과예견의무와 결과회피의무의 준수를 요구하고 있다.

ⓑ 주의의무의 판단기준 : 주의의무의 정도는 행위당시의 위험상황을 관찰했을 때 구체적인 상황과 행위자가 사회에서 차지하는 역할을 고려하여 사려깊고 양심적인 사람이라면 이행해야 할 요구로부터 나온다. 의료행위에서도 이와 마찬가지로 통상의 사려가 깊은 의사라면 나쁜 결과를 예견하고 회피할 수 있었느냐가 주의의무의 판단기준이 된다.

그런데 의료행위의 특성상 이러한 일반적인 기준만으로 의사의 주의의무 위반이 있었는지 여부를 판단하는 것이 곤란한 경우가 많다. 의료행위에 있어서 필요한 의사의 주의의무를 결정하는 기준으로 작용하는 표준적인 의사는 어떤 추상적, 절대적 기준에 의하여 미리 결정되지 아니한다.

의료행위가 가지고 있는 전문성, 밀실성, 폐쇄성, 재량성의 등의 특수성을 고려하여 과실의 판단기준을 구체화하여야 하고, 각 사례의 구체적 사정을 참작하여 검토해야 한다.

㉮ 일반적 · 객관적 기준 : 의학수준의 측면에서 의사는 진료당의 의학수준에 적합한 행위를 할 주의의무가 있다. 주의의무의 객관적 기준으로 요구되는 의학수준은 최첨단의 의학을 의미하는 것이 아니므로, 일부의 대학, 연구소, 병원 등에만 알려져 있는 의학수준을 따를 필요는 없다.

의학수준은 병리보다는 임상의학 중에 정착한 단계 즉, 치료의 유효성, 합병증, 부작용 등이 파악된 단계의 것으로 보아야 한다. 의료과오는 의학이 환자에게 응용되는 과정에서 발생하므로 주의의무위반의 판정은 그 당시의 임상의학의 수준을 기준으로 삼는 것이 타당하다.

의료행위의 재량성 측면에서 구체적인 경우 일반적으로 인정된 치료방법이 여러 가지가 있는 경우에 방법선택은 의사의 재량사항이다. 전문의는 독자적인 판단에 따라 그 중에서 적절하다고 생각되는 치료방법을 선택할 수 있다. 그러나 구체적인 사정에 따라 가장 위험이 적은 방법을 선택해야 한다.

㉯ 개별적 구체적 기준으로 하는 지역차이다 : 지방벽지에 근무하는 의사에게

대도시의 의사와 같은 수준의 의료를 요구할 수 없고, 양자 간에 주의의무의 기준이 다르게 적용되어야 한다.

- 첫째 : 지역성의 원칙이다.
  20세기에 이르러 교통 및 통신수단의 획기적 발달은 모든 의사로 하여금 우수한 의학상의 정보를 입수하여 이용하는 것을 가능하게 하고, 또 환자를 설비가 충분한 다른 병원에 이송하는 것을 용이하게 하므로 이 원칙의 의미가 상당히 상실되었다.
  의사는 환자의 병상이 허용한다면 환자를 도시 등의 해당 전문의에게 이송할 의무를 부담하게 되므로 적기에 이송이 현실적으로 불가능하여 전문의 진료를 적시에 기대할 수 없을 경우 전문 외의 진료에 대해서는 주의의무가 경감될 수밖에 없다.
- 둘째 : 전문성이다.
  전문의의 경우에는 일반의에 비하여 보다 고도의 전문지식과 기술이 요구되므로 전문의와 일반의의 주의의무의 정도가 동일할 수 없다는 견해가 있다. 즉, 일반의는 통상의 일반의로서의 능력과 주의를 갖추면 되지만, 전문의의 경우에는 동일분야의 통상의 전문의가 갖추고 있는 능력과 주의를 기준으로 하여 과실 유무를 판단해야 한다.
- 셋째 : 긴급성이다.
  응급의료는 긴급성을 그 특징으로 하고 있기 때문에 정상적인 상황 하에서 의료행위를 할 때와 동일한 주의를 요구할 수 없다. 응급의료의 특성을 감안하여 행정상 특별법을 제정하여 응급의료에 대한 형을 감면하고 있다. 즉, 의료인과 응급구조사가 응급환자에게 발생된 생명의 위험, 심신상의 중대한 위해 또는 증상의 현저한 약화를 방지하기 위해 긴급히 제공하는 응급의료로 인하여 응급환자가 사상에 이른 경우, 그 응급행위가 불가피하고 응급의료행위자에게 중대한 과실이 없는 때에는 정상을 참작하여 형법 제268조의 업무상 과실치사상죄의 형을 경감하거나 면제하고 있다.

ⓛ 설명의무 : 외국인환자에 대한 설명의무는 우리나라 말이 아닌 외국어로 이루어진다는 특징이 있다. 의사와 환자사이에 외국어로 원활한 대화가 이루어질 수 없는 상황에서는 의료진과 환자 모두에게 진료에 대한 불안함과 상호신뢰감이 떨어질 우려가 있다.

ⓐ 결국 의료기관은 외국어가 유창한 간호사나 의료코디네이터 및 통역사를 활용

해야 하는데, 바로 이러한 상황이 국내환자 진료 시 적용되는 일반적인 설명의무의 기준보다 훨씬 더 강화된 설명의무가 적용되어야 하는 이유이다.

ⓑ 기존의 의사와 환자라는 양자 간의 진료 및 대화의 틀은 그 주체가 2명이면 족하였지만, 외국인환자의 진료에서는 의사와 환자 사이에 언어를 매개하는 제3자가 추가가 되어 진료 및 대화의 틀이 양자 간이 아닌 3자 간의 형태로 확장된 것이다. 더구나 그 제3자가 의학이나 간호학을 전공하지 않은 의료인이 아닌 경우가 분명하게 존재하므로, 이렇게 복잡한 진료의 과정 속에 설명의무를 보완하기 위한 방안은 다음 2가지로 제시할 수 있겠다.

㉮ 첫째 : 환자 본인의 상태에 대한 정확한 이해와 시술행위에 대한 충분한 설명을 의학용어로 설명할 수 있는 의학이나 간호학을 전공한 자들이 의료코디네이터나 통역사로 참가하여 외국인 진료에 함께 참여하는 방안이다.

㉯ 둘째 : 가능하다면 진료 시에 환자 본인의 동의를 구하고, 의료인이 진료 및 시술 등과 관련한 설명을 할 때에 그 과정을 음성녹음으로 남겨두는 방안도 있다.

② 신뢰형성

의사와 간호사 간에 업무분담을 행하고 있는 경우, 각 분담자의 행위를 어떻게 평가할 것인가, 즉 분담자의 행위를 일체로 평가할 것인가, 아니면 별개로 평가할 것인가의 여부가 문제된다.

분업적 협력은 본질적으로 분업을 담당하는 각자가 서로 상대편을 신뢰함으로써 비로소 가능하다. 이러한 상호간의 신뢰가 결여되었거나 어느 일방이 상대편의 신뢰에 어긋나는 행위를 하였을 때에는 공동의 목표를 달성하기 어렵게 된다. 따라서 이러한 경우 다른 공동작업자가 주의깊게 행동하리라고 신뢰한 자에 대하여 과실책임을 물을 것인가가 문제되는 바 이것이 바로 신뢰의 원칙적용 문제이다.

㉠ 신뢰의 원칙 : 교통사고와 관련하여 발전된 이론으로 교통규칙을 준수한 운전자는 다른 교통관여 행위자가 교통규칙을 준수할 것이라고 신뢰하는 것으로 족하고, 상대방이 교통규칙에 위반하여 비이성적으로 행동할 것까지 예견하고 이에 대한 방어조치를 취할 의무는 없다.

ⓐ 의료분업과 같은 공동작업의 경우에도 행위자 본인에게 다른 관여 행위자의 부주의가 개입될 가능성을 예견하고 대비하여야 할 의무를 부과할 것인가 아니면 의무를 면제하여 다른 관련 행위자를 전적으로 신뢰하고 행위에 나아가도 좋다고 할 것인가에 관한 고려가 있어야 한다.

ⓑ 의료행위에서 신뢰의 원칙을 적용한다면 각각의 의료인은 자신이 맡은 분야에서 주의의무를 이행하면서 다른 의료인들도 그들의 주의의무를 다할 것이라고 신뢰해도 좋으며, 그 결과 자기분야의 주의의무를 다한 의료인은 더 이상의 주의의무를 부담할 필요가 없다.

ⓛ 수평적 의료분업과 신뢰의 원칙 : 수평적 분업의 관계는 하나의 의료행위에 참여한 다수인이 대등한 관계에 있을 때 인정된다.

ⓐ 각자가 동일 정도의 교육수준을 지니고 상호 독립적인 영역에서 거의 대등한 정도의 분야별 권한을 가지고 특히 지시로부터 자유로운 상태에 있을 때이다.

ⓑ 종합병원에서 독립된 각 과의 의사는 그 각 과 사이에는 선임, 지휘, 감독의 관계가 존재하지 않으므로 상호간에 신뢰의 원칙이 적용된다.

ⓒ 일정한 과에서 의사가 의료행위에서 객관적인 주의의무를 다하였다면 더 이상의 주의의무를 부담할 필요가 없다.

ⓒ 수직적 의료분업과 신뢰의 원칙 : 수직적 의료분업과 신뢰의 원칙에는 주치의와 수련의와의 관계, 의사와 미숙련 보조자와의 관계가 있는데 자세히 알아보면 다음과 같다.

ⓐ 주치의와 수련의와의 관계 : 동일한 임상과 내에서 의사들은 동일한 직급이 아닌 한 수직적인 상하관계에 있다. 각 과의 과장은 해당 임상과의 소속의사들에 대하여 지휘감독의 입장에 설 때에는 주의의무의 내용에 객관적 감독의무가 포함되어 신뢰의 원칙이 적용되지 않으며, 오히려 소속 의사가 상급의사의 처치와 처방을 신뢰하였을 경우에는 신뢰의 원칙을 적용하여 그에게 주의의무의 범위를 좁게 인정할 수 있다.

ⓑ 의사와 간호사와의 관계 : 의사와 간호사의 업무분담의 형태 또는 수직적 분업의 형태로 나눌 수 있다. 즉, 의사가 간호사를 신뢰하여 거의 감독을 하지 않는 업무의 경우는 수평적 분업의 형태와 같이 신뢰의 원칙이 적용되어 의사의 형사책임이 배제되거나 축소될 수 없다.

수직적 의료분업의 형태로 업무분담이 이루어져서 의사와 간호사 사이에 지시 감독관계가 존재하는 때에는 원칙적으로 신뢰의 원칙이 적용될 수 없다. 즉, 의사는 간호사에 대하여 지휘 감독할 의무가 있으므로 간호사의 주의의무 위반에 대하여 신뢰의 원칙을 들어 자신의 주의의무 위반을 부정하거나 책임회피의 근거로 삼을 수는 없다.

ⓒ 의사와 미숙련 보조자와의 관계 : 의사가 환자가족이나 간병인 등 이른바 미숙련 보조자로 하여금 의료행위를 보조하게 한 경우, 이들 보조자의 선택, 지도, 감독이 어느 정도의 범위까지 의사의 주의의무에 속하는가가 문제로 된다. 환

자의 치료를 위해 의사와 미숙련 보조자 간에 공동 협조하는 경우에는 의사는 항상 결과발생의 위험을 예견하고 결과회피를 위한 안전수단을 사전에 준비하고 교육시켜야 하므로 양자 사이에 신뢰의 원칙은 기본적으로 인정할 수 없다.

ⓓ 의료인간의 협조의무 : 의료행위는 전문적인 의학지식과 임상경험을 전제로 하고 있고, 또 거기에 필요한 인원과 도구는 전적으로 의사측의 독점적 지배하에 있는 실정이다. 의사는 환자의 보호자적 지위에 있을 뿐만 아니라 법적으로 요양지도할 의무가 주어져 있으며, 환자 역시 치료조치의 합목적성과 그 위험성을 판단할 수 있는 지위에 있지 아니하기 때문에 의사의 지시와 처방에 협조해야 할 의무가 있다. 그러므로 의사와 환자사이에 신뢰의 원칙을 적용하여 의사의 책임을 경감할 수 없다. 따라서 의사는 전문적 지식이 없는 환자의 대답이나 협조를 전적으로 신뢰해서는 안된다.

㉣ 신뢰의 원칙의 적용제한 : 신뢰원칙의 적용범위는 구체적인 경우에 사회적 상당성의 관점에서 개별적으로 판단하여야 한다.

ⓐ 신뢰의 원칙을 적용하기 위해서는 우선 모든 관여자가 다른 관여자의 주의깊음 행위에 대한 신뢰가 있어야 하며, 그 신뢰는 사회적으로 상당해야 한다.

ⓑ 오늘날 대형화·전문화되어 있는 의료기관에서 이 원칙을 광범위하게 적용할 경우, 강자에 의한 약자에로의 책임전가의 위험이 있다.

ⓒ 의료영역에서 신뢰원칙의 적용범위 확대는 경우에 따라서 의사의 책임범위를 축소하여 형사책임을 회피하려는 의도로 해석될 수 있다.

ⓓ 신뢰원칙의 적용에 엄격한 기준과 한계를 가짐으로써 의료인에게 정당한 과실책임을 묻고, 다른 한편으로는 환자의 생명과 신체의 보호, 즉 건강보호에 충실할 수 있을 것이다.

2) 병원 측면

의료사고예방은 의료진과 병원 간의 역할분담을 정확히 나누어서 할 수 있는 부분보다는 중첩적으로 혼재되어 있는 부분이 더 많이 있다. 시스템 구축의 내용은 다음과 같다.

① 시스템 구축

㉠ 제양식준비 : 양식준비에 들어가는 것은 동의서, 진료계약서이다.

ⓐ 동의서 : 의료인의 충분한 설명 이후에는 각종 동의서를 현재의 것보다 훨씬 더 자세히 구체적으로 해당 국가 언어로 마련하여 두어야 할 것이다.

모든 질환에 대하여 준비할 수는 없겠지만, 외국인환자가 특히 많이 찾는 질병 등에 있어서는 필수적으로 준비해야 한다. 충분한 설명 후에 환자로부터 직접 서명받은 동의서는 의사의 의무기록과 함께 앞으로 발생할지도 모를 의료분쟁에 대비하여 해당 의료기관과 의료인이 어떻게 외국인환자를 돌보았는지를 전적으로 보여주는 매우 중요한 자료가 된다.

ⓑ 진료계약서 : 진료계약서에 분쟁발생 시에 어떠한 절차로 어떠한 법에 의하여 어떻게 해결할 것인지에 대하여 명확하게 기록해 놓아야 한다. 이러한 규정이 없다면 분쟁 시에 서로에게 유리한 쪽으로 해결하기 위하여 자신들이 유익한 쪽의 절차를 요구할 것이기에 또 다른 갈등상황이 발생할 수 있다. 따라서 의료계약을 체결하기 전에 환자에게 분쟁해결에 대한 명확한 방법을 제시하고 그 규정을 따르겠다는 동의를 받은 후에 진료계약을 체결해야 할 것이다.

ⓛ 유치업자 체크리스트 : 유치업자에 대한 체크리스트는 〈표 3-7〉과 같다.

〈표 3-7〉 유치업자의 체크리스트

내 용	YES	NO	비고
환자의 국적, 성별, 나이, 병력, 재정상황(지불능력 확인서 - 재직증명서, 은행잔고확인서, 기타 재산증명원 등) 체크			
입국비자 필요 시 비자유형 및 잔여기간 확인			
현새 진료현황 사료의 확인(환사 국적 병원의 진단서 및 처방전 등)			
CKMP(Council for Korea Medicine Overseas Promotion)의 의료기관처럼 외국인환자를 치료할 수 있는 준비(해당 언어별 통역이나 코디네이터 여부)가 되어 있는지 확인			
환자진료 설계범위의 확정(진료 요청기간, 진료범위, 지병 여부에 따른 추가 진료사항, 진료기간 재조정 등) 및 예약			
환자의 특이사항(알레르기 유무, 종교 및 식사에 관한 주의사항, 과거병력, 현재 복용중인 약물, 습관, 국적별 주의사항 등)에 관하여 의료기관에 고지			
감염병이 있는 경우 예방접종 및 관련 서류준비			
환자가 가입한 보험범위의 확인 및 가입(안전사고발생 시 책임범위 확인)			
입국에 필요한 준비사항의 충분한 설명 및 서류준비(대사관 요구서류 등)			
병원이용 승인서(및 동의서 등) 항목을 미리 설명하고, 상호 요청사항을 반영			
환자 입국·출국 시 교통편의 제공의 주체 및 안전사고 대처방안			
예상치 못한 추가 병력발견 시 진료기간 연장 및 상호 조정사항 확인			
예약된 담당 주치의가 진료할 수 없는 상황이 발생한 경우에 대비한 대책 여부 확인			
의료사고 외의 사고발생 시 상호 책임범위 및 분쟁해결 방안에 대한 협의 및 계약서 반영			
의료사고발생 시 분쟁해결 방안 및 대책에 대한 설명			
응급상황발생 시 대응방안 및 절차에 대한 설명			
최초 진료설계와 달리 추가 시술 및 수술을 한 경우 그 내용에 대한 충분한 설명과 환자의 동의가 있었는지의 여부 및 변동된 진료내용의 문서화			

㉢ 리스크 요인별 체크리스트 : 리스크 요인별 체크리스트는 〈표 3-8〉과 같다.

〈표 3-8〉 리스크 요인별 체크리스트

분 야	체크 사항	체크
수술실	마취시행 중 투약오류는 있는가?	
	수술부위 감염여부는 있는가?	
	수술기구 중 불확실한 기구는 없는가?	
	수술 중 사용하는 장비에 의한 환자화상 염려는 없는가?	
간호사의 욕창 발생 방지 의무	간호의 고유영역, 의식이 없을 시는 의사에게도 책임이 발생한다.	
	수혈은 적합한가?	
	수술 전 환자상태, 차트, 수술부위는 올바른가?	
응급실	응급환자 조치에 맞는 기구점검은 되어 있는가?	
	응급환자 도착 시 초기 진료행위는 올바른가?	
	투약, 낙상사고 염려는 없는가?	
	전원의무 기준에 따라 점검하였는가?	
	폐기물처리는 기준에 따라 올바르게 하고 있는가?	
신생아가 바뀐 경우	신생아가 바뀌어 인도된 것에 대한 책임을 다루는 경우	
	폐기물 미처리로 인해 환자감염 우려는 없는가?	
	어린이의 정신치료가 손해배상액 산정 시 중요한 요소가 된다(친자관계가 자식의 인격형성에 미치는 영향).	
문진 시 설명의무	질문의도에 대해 충분히 설명하고 환자가 잘 이해하고 답변하였는가?	
	의사와 간호사는 문진 시 철저히 확인 점검해야 할 것이다.	
	문진내용이 의료에서 의사의 결정에 중요한 것인지에 기초하여 판단해야 한다.	
정신과 환자	환자관철, 보호 및 감독의무 가중	
	환자의 자살, 자해, 타해 염려는 없는가?	
부인과 검사 시 설명의무	특히 치료방법에 따른 위험성 등을 충분히 설명하였고 환자는 충분히 이해되었다는 의사표현을 하였는가?	
	환자상태를 잘못 파악하여 처치 부작용 염려는 없는가?	
	폐쇄병동 환자는 집중적으로 감시하고 있는가?(환자동태 관찰업무)	
	환자에게 위해가 될만한 시설물은 없는가?	
	환자상태에 따라 신속히 보고하고 기록하였는가?	
진단상의 과실	환자의 상태와 검사결과를 종합하여 적절한 설명과 진단을 하였는가?	
치료 중 환자가 다른 사람을 해한 경우	자해의 염려가 있는 정신장애인의 의료나 보호를 인수하면서 일반 제3자와 관계에서 환자감독의무가 있다.	
	환자의 급격한 증상악화 시, 적절한 검사와 대처, 치료를 하지 않는 것은 의사의 주의의무 위반이 된다.	
	책임의 법적 근거(국가배상법 제1조) : 의사나 간호사의 대리감독자 책임, 의사나 간호인 등의 과실에 대한 의료기관의 사용자 책임	
오진 염려	의료 관련 진단을 위하여 이용되는 모든 분야에서 오진 문제가 발생할 수 있다.	

* 외국인환자 진료 프로세스별 리스크 예방 체크리스트

㉣ 내원에서부터 퇴원까지의 체크리스트 : 외국인환자를 처음 예약할 때부터 퇴원 후 사후관리까지의 모든 프로세스를 차트화시킨 후 각각의 단계에서 어떠한 사항들을 주의하며 돌보아야 하는지를 세밀하게 체크해야 한다. 이것은 업무의 효율성과 정확성을 향상시켜주며, 어떠한 환자가 오더라도 또 의료진이 교체되었다 하더라도 높은 수준의 의료서비스를 일관되게 제공할 수 있는 장점이 있다. 또한 후에 발생할지도 모를 분쟁 시 좋은 증거자료로 활용될 수도 있다.

㉤ 24시간 콜센터 : 입원하지 않은 환자들에 대해서는 문제가 생겼을 때에 어느 때나 의료진과 직접 연결할 수 있는 콜센터가 마련되어 있어야 한다.

ⓐ 비영어권 국가의 환자의 경우에는 보다 주의를 기울일 필요가 있다.

ⓑ 환자 본인도 언어문제로 인해 더욱 위축되어서 심리적으로 불안해질 수도 있기 때문이다.

㉥ 미추홀콜센터 : 언제부터인가 인터넷 보급이 일반화되면서 사람들은 그 해결사로 인터넷포털 사이트 하나를 지칭하기 시작했다.

ⓐ 길찾기나 맛집정보, 학교숙제 등 궁금사항은 'Naver에게 물어봐' 하고 그런데 또 달라졌다.

ⓑ 서울을 시작으로 인천지역에서도 네이버처럼 365일 24시간 무엇이나 물어보면 친절하게 답해주는 민원창구가 인기다. 국번없이 '120 미추홀콜센터'이다.

ⓒ 인천지역은 지난해 12월 네이버보다 더 친절하고 서비스 인지도가 높다는 서울 다산콜센터 기능과 같은 '120 미추홀콜센터'을 열고 있다. 앞으로 인천에서 무엇이든지 물어볼 수 있는 전화통로가 생긴 셈이다.

ⓓ 인천에서 전화 120을 누르면 친절하고 전문상담훈련을 받은 33명의 상담사가 배꽃이 휘날리듯 부드러운 목소리로 전화응대에 임한다.

㉦ 인천 미추홀콜센터의 특징은 서울콜센터와 크게 다르지 않다. 대신 인천이 크고 작은 민원과 궁금증을 친절하고 정확하게 소개하고 안내한다.

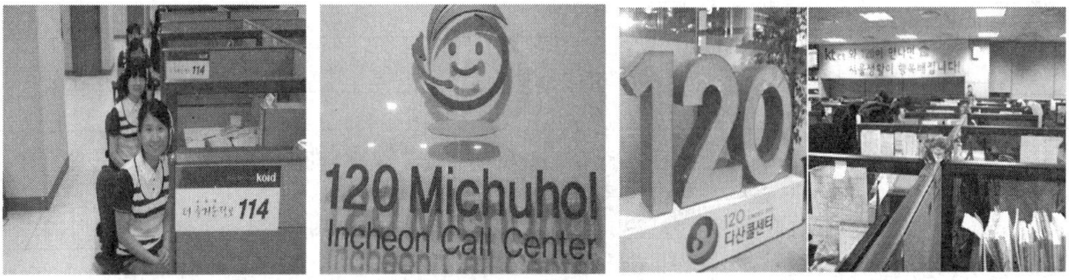

(a) 114전화번호콜센터　(b) 120미추홀콜센터　(c) 120다산콜센터

[그림 3-11] 콜센터들

② 예상 리스크 사례별 대응요령

국내환자에 비해 외국인환자는 고객서비스를 최우선하므로 환자가 안심하고 문의할 수 있도록 동시통역 등 입구에서부터 출국할 때까지 세심한 배려가 필요하다.

㉠ 진료행위에 대해 환자와 보호자가 충분히 이해할 수 있도록 예상되는 위험상황에 대해 올바른 통역과 사전동의를 얻어야 함은 물론, 환자 해당 국가의 보험사, 에이전시, 영사관에서 진료행위에 대한 의문사항발생 시, 증명을 요구할 경우에는 서면으로 증명이 가능하도록 진료기록을 철저하게 체계적으로 정비해야 한다.

㉡ 현재까지 국내에서 외국인환자의 분쟁(소송) 사례는 찾아보기 어렵지만, 향후 외국인환자가 증가하게 될 경우를 대비하여 예상 리스크 사례 대응요령을 철저하게 관리할 필요가 있다.

㉢ 다음의 가상 사례는 외국인환자 리스크 관리에 대한 대비를 어떻게 할 것인가에 대한 지침이 될 것이다. 환자 자살로 영사관 고발 및 언론보도 상황(리스크 등급 : high)은 〈표 3-9〉와 같다.

〈표 3-9〉 환자 자살로 영사관 고발 및 언론보도 상황 시 대책

구 분	주요 내용	비 고
리스크 상황	• 평소 우울증을 앓고 있던 외국인환자 앙고라씨는 환경변화로 증상 호전을 예상하고, 한국폴리텍병원에 입원하다. • 병원코디네이터, 영사관, 보험사, 에이전시와 충분히 사전 주의사항을 체크한 후 입원 치료하다. • 간호사가 잠시 자리를 비운 사이 환자가 자살하는 상황이 발생하여 보호자가 병원진료에 대해 영사관 및 언론에 고발한 상황이다.	
주요 위협내용	• 환자별 일 대 일 간호사 배정은 어렵다. • 짧은 시간별 정기적인 집중관리에도 불구하고 환자의 돌발적인 행동까지 예측하기는 어렵다. • 과격한 환자의 경우 돌발행동에 대한 대응이 어렵다.	
발생확률	정신병 환자는 자살사고의 발생가능성이 높다.	
예측가능성	우울증 환자의 돌발행동은 예측 불가능하다.	
발생 시 영향기간	사고발생 후 수습까지 최소 1주일 이상 예상된다.	사안별 장기간
발생 시 주요 영향	• 고발성 언론보도로 인한 병원 신뢰도가 하락(특히 해당 국가 국민과 영사관) • 언론, 정부기관, 환자 보호자 등 주목과 문의쇄도 • 분쟁 시 대응조치로 인한 대응인력의 정상적인 업무장애 및 마비 • 분쟁해소를 위한 재무적 손실발생 등	신뢰하락은 병원/국가경쟁력과 직결됨

구 분	주요 내용	비 고
리스크 예방 측면 중점 조치사항	• 우울증 증세가 심한 경우 입원 전 보호자에게 환자의 현재상황, 진료내용 및 예상 위험요인, 주의사항에 대해 올바르게 숙지시키고, 이를 진료차트에 기록, 보호자와의 대화를 녹음한다. • 만일 보호자가 함께 입국하지 않은 경우, 이메일(서면) 및 유선통화를 통해 설명하고 통화내용은 녹음한다. • 의사의 오더에 따라 실시한 간호사의 관리내용은 간호 차트에 점검시간, 내용, 요일별 특이사항 및 조치사항을 상세히 기록한다.	
상황발생 시 보고 단계	• 최초 발견자(간호사의 경우) : 병동 팀장과 담당주치의 • 병동팀장 : 간호부장 • 간호부장 : 병원장, 행정실장 • 병원장 : 긴급대책위원회 소집, 조치사항 결정 • 응급조치 의사 : 보호자에게 상황설명 • 담당주치의 : 보호자에게 진료결과 설명	
리스크 발생 시 중점 조치사항	• 긴급보고 및 응급조치 –환자상황 발견 즉시 응급조치한다. –응급상황 보고체계에 따라 보고한다. –담당 주치의 도착 후, 환자의 상황을 파악한다. –환자 진료차트에 응급조치사항을 기록한다. –보호자에게 연락, 담당주치의가 상황 설명 • 영사관에서 직접 조사가 나옴 –영사관 직원 도착 시 병원 안내원은 행정실장에게 신속히 보고한다. –행정실장은 병원장에게 보고한다. –영사관 요청서류 확인 후 제출한다. –리스크 조사상황이 해소된 후 영사관측의 추가 요청 시 내부 확인 후 대응한다. –분쟁상황이 발생될 경우, 의료분쟁 법률전문가에게 의뢰하여 체계적인 대응이 될 수 있도록 한다. • 언론대응 –사고수습을 최우선으로 두어야 한다. 유족들에게 유감표명이 바람직하다. –사고수습 후 명확한 사실에 대한 보도자료를 준비하여 해당 국가의 언론사 및 영사관에 제출한다.	
사후관리 조치사항	• 환자 장례 관련 –최초 환자와 진료계약 시 사망 관련 조치사항을 반영한 경우 그에 따라 진행한다. –반영되지 않은 경우는 환자 및 보호자와 협의하여 조치한다. • 리스크 조치결과 평가의견 공유 –의사, 간호부는 환자 관리체계를 재점검하여 개선사항을 반영, 지침사항으로 교육한다. –행정실 안내요원의 경우 외부인 안내멘트 및 보고체계를 재점검한다. –통역사의 주의사항을 재교육시킨다. –병실 위험요인을 재점검한다.	

㉣ 통역오류로 인한 응급상황(리스크 등급 : high)은 〈표 3-10〉과 같다.

〈표 3-10〉 추가 시술이 필요한 환자의 전원 상황 시 대책

구 분	주요 내용
리스크 상황	• 평소 한국관광을 원했던 중국인 짬뽕씨는 지병으로 앓고 있던 당뇨치료도 병행하기 위해 부인과 함께 한국폴리텍병원에 입원하였다. • 한국폴리텍병원에 도착 후 진료설계에 따라 검사결과 확인 후 합병증이 발견되었다. • 담당 주치의는 상담 시 합병증이 심각하여 추가 시술이 필수적으로 필요하며 복용약 및 음식물 주의사항을 특히 강조하였으나, 통역오류로 인해 짬뽕씨는 합병증은 심각하지만 복용약 및 음식물에 대한 주의사항을 충분히 숙지하지 못하였다. • 짜장면 음식물 섭취가 금지되어 있으나, 병실에서 부인 권유로 섭취 후 급발작 증세를 일으켰다.
주요 위협내용	• 진료 시 코디네이터의 통역오류 가능성이 있다. • 환자와의 모든 통역내용을 녹음하기는 어렵다.
발생확률	외국인환자와 통역오류로 인한 리스크 상황은 발생가능성이 높다.
예측가능성	중국인의 경우 통역사에게만 의존하기 때문에 통역오류에 대해 예측이 불가능하다.
발생 시 영향기간	응급상황 발생 즉시 조치, 최소 3일 이상 위기상황 상존 가능이 있다.
발생 시 주요 영향	• 진료시 설명의무를 위한 여부는 조사가 가능하다. • 병원측은 통역오류에 대한 과실을 입증해야 한다. • 보호자의 영사관 고발 가능성 및 언론 문의가 쇄도할 수 있다. • 분쟁(소송)으로 발전될 경우 인력투입, 업무중단, 재무손실, 병원 국내외 신뢰도 하락한다.
리스크 예방 측면 중점 조치사항	• 통역 코디네이터의 사전 교육훈련(진료 및 투약상황에 있어서 용어선택에 주의)을 한다. • 추가시술, 수술, 주의사항 등 중요한 진료설명 시 의사는 미리 간호사에게 통역 시 녹음하게 한다. • 통역사는 평소 통역 시 의문사항에 대해 대략적인 이해가 아닌 반드시 의사 및 간호사를 통하여 해당 뜻을 정확하게 이해한 후 통역한다. • 코디네이터가 최초 상담 시 안내할 멘트를 사전에 준비한다.
상황발생 시 보고단계	• 최초 발견자(간호사의 경우) : 병동팀장, 동료간호사, 담당주치의 • 병동팀장 : 간호부장 • 간호부장 : 병원장, 행정실장
리스크 발생 시 중점 조치사항	• 긴급보고 • 담당주치의 : 응급조치를 실시하고 상황종료 후에 환자의 보호자에게 조치내용을 설명하고 통역한다. • 담당간호사 : 응급조치 상황을 차트에 기록, 통역사에게 기록내용을 설명한다. • 행정실장 : 영사관, 언론, 경찰조사 대응 및 조사상황에 따라 의사, 간호사 인터뷰를 연결한다.
사후관리 조치사항	재발방지를 위해 '환자의 주의사항'은 해당 환자의 언어로 올바르게 번역하여 안내문으로 전달한다.

(5) 리스크 사후관리 방안 소개

리스크 사후관리 방안에는 의료사고발생 시 대처 프로세스, 담당자별 대처요령이 있는 데 다음과 같다.

1) 의료사고발생 시 대처 프로세스

의료사고발생 시 → 진료경위 확인 · 보고 → 진료경위서 작성 → 전문가 자문 → 리스크 감소 계획실행 → 결과보고 사후관리 → 추가적 문제점발생 시 → 진료경위서 작성에서부터 동일한 프로세스를 적용한다.

2) 담당자별 대처요령

의료리스크는 언제 어디서 의료사고가 날지 모르므로 그 대처요령은 다음과 같다.

① 담당의료진

의료사고 발견 당사자는 담당주치의에게 신속히 보고하여 조치하게 하고, 행정실장에게 보고한다(환자측 보호자에게 신속히 연락한다).

② 담당의료진, 행정실장

담당주치의, 행정실장은 전체적인 진료경위를 들은 다음 진료기록이나 진료행위에 법률적, 의학적으로 과실의 여지가 없는지를 확인한다. 또한 다른 의료진이나 보조자가 있을 경우, 면담을 통해 경위에 대한 상황을 정확하게 확인한다. 담당의료진은 진료기록부를 바탕으로 사건경위, 진료행위 내용과 담당자 소견 및 환자측과 접촉사항 등을 기록하여 병원장에게 보고한다. 담당의료진과 행정실은 사건처리과정 증빙자료를 정비한다.

③ 전문가, 행정실장

전문가 자문을 통해 법률적으로 문제점이 없는지를 검토하게 한다. 과실이 밝혀질 경우 합의를 추진한다.

④ 업무분장 담당자

전문가 지문에 따라 리스크 감소계획을 수립, 실행한다.

2. 리스크 관리 시스템 구축

리스크 허용한도의 설정 · 관리로는 특정업종에 대한 여신편중을 예방하기 위해 업종별 경기동향 및 전망 최근 3년간 연체비율 · 수익률 · 예상부실률 등을 반영한 산업별 목표 포트폴리오를 설정하여 관리한다. 동일인 및 동일 차주계열에 대한 여신편중 예방을 위해 신용공여 한도를 설정하여 관리하고, 여신의 동일인 집중을 방지하기 위해 거액여신 상위 60개 거래처의 점유비 한도를 설정하여 관리한다. 월별 리스크 허용수준의 점검 주기적 신용조사, 신용검토, 여신실명제 심사 · 신용조사기법의 고도화 등을 통하여 부실

여신을 사전에 예방하고, 신용 리스크 위기단계별 대처방안을 수립하여 시행한다.

시장 리스크 관리 시스템 구축상황으로는 유가증권관리 시스템(travis)인 유가증권투자관리 투자 및 손실한도를 효율적으로 관리하기 위해 시가평가 및 손절매 한도관리 등을 시행하고 있고, 시장 리스크 관리 시스템(Market Risk Management : MRM)은 유가증권 파생상품 외환(Foreign Exchange) 등에 대해 VaR(Value at Risk)에 의한 다양한 위험분석 한도관리 및 성과평가 등을 수행하기 위해 시스템 구축을 완료하였다.

(1) 리스크 관리체제의 범주 및 특징

최근에는 리스크 관리 프로세스를 좀 더 세분화한 리스크 관리체제가 선진국 및 은행 등 타 금융기관을 중심으로 수립되어가고 있다. 그 이유는 리스크 관리의 책임과 범위를 명확하게 하고 리스크 관리의 투명성을 제고하기 위해서이며 주요 특징은 다음과 같다.

① 리스크 관리체제는 전사적인 통합 리스크 관리규정 하에 전략 및 리스크 관리목표가 먼저 수립되는 형태로 이루어지고 있다.

② 전략 및 리스크 관리목표 수립에는 일반적으로 전반적 리스크의 기술, 리스크 관리 조직 구조 및 기능, 리스크 관리절차, 정보기술(시스템), 내부감사의 범위설정 등과 관련된 내용이 포함되어 있다.

〈표 3-11〉 리스크 관리의 Plan-Do-See

Plan	리스크 관리의 방침과 기법결정	• 경영방침, 경영계획 • 전략기획 • 리스크 관리방침 • 리스크 관리규정
Do	리스크 파악, 계측	• 리스크 파악, 계측 • 종합적인 파악, 계측 • 규정준수상황 체크(모니터링) • 경영진 등에 보고
See(check)	상호견제와 감시	• 외부감사 도입 내부 관리상태 검증 • 조직, 책임의 독립성 리스크 관리부분, 검사부분

③ 리스크 관리절차는 〈표 3-11〉과 같이 리스크 관리체제에서 매우 중요한데, 리스크 관리절차는 리스크 측정, 리스크 통제, 한도관리, 보고, 자원배분과 성과측정순으로 구성되어 있다.

㉠ 계획(plan)단계에서는 각 금융기관이 직면하는 경영환경이나 경영전략 등을 종합적으로 판단하고 리스크 관리의 내용을 검토하게 되는데, 리스크 관리방침 및 규정의 설정단계가 해당된다.

㉡ 실행(do)단계에서는 리스크 규정에 기초하여 각종 리스크를 구체적으로 파악, 계측하고, 이를 종합하여 회사 전체적인 리스크를 파악, 계측한다. 또한 리스크 관리규정의 준수상황을 체크하며, 제반 결과를 경영층에 보고하며 모니터링 수단으로 활용한다.

㉢ 검증(see)단계에서는 검사부문의 리스크 관리부문에 대한 내부감시를 실시하고 상호견제를 하게 된다. 또한 내부적으로 리스크 관리가 잘 이루어지고 있는가를 검증하기 위해 외부감사를 도입하게 된다. 리스크 관리는 그 자체가 목적이 아니기 때문에 경영관리를 위한 룰(rule)이 존재하고 목적을 명확하게 하지 않으면 안된다.

④ 리스크 관리의 기법이나 기본방침 등 '리스크 관리의 정의'를 명확하게 할 필요가 있기 때문에 리스크 관리규정으로 명문화하는 것이 요구된다. 이를 구체적으로 다음과 같다.

㉠ 리스크 관리의 목적이 명시되어야 한다 : 리스크 관리가 경영 또는 수익 등과 어떻게 연결되는가를 명확히 함으로써 중요성의 인식 및 활용의 방향성을 결정하게 되는데 그 전제는 경영목표로서의 수익수준 등이 해당된다. 따라서 리스크 관리규정이 제정된 경우 경영계획 책정은 리스크 관리규정과 경영 · 수익목표 양 측면에서 검토되어야 할 것이다.

㉡ 리스크에 관한 기본방침 · 정의 등이 명문화되어야 한다 : 리스크 관리를 수행하는데 있어서의 기본방침과 그것에 관련하여 실행하는 리스크 관리의 정의, 기능 · 프로세스, 조직, 기법 등을 명기할 필요가 있다. 실제로 각종 업무기준 등에 반영되고 있는 경우도 있으나 책임 및 권한의 명확화 관점에서 리스크 관리규정에 포함시킬 필요가 있다.

㉢ 리스크 관리의 프로세스가 명시되어야 한다 : 리스크 관리의 프로세스는 리스크 관리의 근간이며 리스크 관리의 투명성 차원에서 매우 중요시되기 때문이다. 결국 리스크 관리체제가 구축되기 위해서는 전사 차원의 리스크 관리규정이 제정될 필요성이 있는데, 최근 우리나라는 리스크 관리규정에 해당하는 리스크 관리모범규준을 제정, 시행하고 있다. 일본 역시 금융기관에서 자체적인 리스크 관리규정을 만들어 실무에 적용하고 있다.

(2) 리스크 관리조직의 형태

리스크 관리조직의 형태로는 종래형, 리스크 종류별 통합관리를 위한 조직설치, 전사적인 리스크를 통합하는 독립조직의 설치, 운용 리스크를 통합하는 조직설치, 전사적인 리스크를 통합하는 독립조직의 설치로 나뉜다.

1) 종래형

리스크 관리조직형태 측면에서 종래에는 일정 규모 이상의 생명보험사는 분권화된 조직을 통해 각 영역별로 특화하여 의사결정의 신속화를 도모하는 경우가 많았다. 그 결과 자산운용 부문이 자산종류별로 분화된 경우가 많았다. 이러한 유형의 조직에서는 각 자산담당 분야별로 **운용부서**(front office)와 **운용지원부서**(back office)를 설치하며, 각 자산이나 각 리스크를 수평적으로 평가하거나 통합하지 않는다.

이럴 경우 운용부서와 운용지원부서뿐만 아니라 리스크 관리를 수행하는 **리스크 관리부서**(middle office)도 분권형이 되어 운용부서나 운용지원부서에 대한 견제기능이 작동하지 않게 되는 단점이 있다. 또한 자산별로 전혀 다른 리스크 관리기법이 적용될 가능성도 배제할 수 없으며, 이렇게 될 경우 기획 부문에 대한 견제도 작동하지 않는다. 이런 유형은 과거에 많이 존재하였던 형태로 최근에는 이런 조직을 유지하고 있는 금융기관은 거의 없는 것으로 알려졌다.

• 유형 ① : 리스크 종류별 통합관리를 위한 조직설치

유형 ①은 종합적인 리스크 관리를 위한 초보적인 단계로 각종 리스크를 수평적으로 통합하는 조직을 설치하는 것이다. 이런 조직형태는 중요한 리스크가 명확하게 소수 몇 개에 집중되어 있는 경우 적용 가능한 유형으로 알려져 있다. 이런 유형 하에서는 각 리스크 관리담당이 모니터링 결과를 직접 경영진에 보고하게 된다. 그러나 유형 ①역시 종래형과 마찬가지로 각 리스크를 수평적으로 평가하거나 통합하지는 않고, 기획부문에 대한 1차 견제가 약하고 ALM에 대한 대응이 불충분하다.

• 유형 ② : 운용 리스크를 통합하는 조직설치

유형 ②는 유형 ①보다 발전된 조직형태로써 신용 리스크와 시장 리스크를 총괄하여 운용리스크를 전사적으로 통합하는 부문을 설치하는 것이다. 생명보험사는 내부적으로는 보험인수 부문과 자산운용 부문으로 분류되는 경우가 많은데, 이럴 경우 자산 측면의 리스크를 통합하는 단계로 간주할 수 있다. 만약 부채 측면의 리스크를 총괄하는 부문과 연계가 밀접하다면 ALM에 대응하는 것도 가능하다. 유형 ②역시 종래형과 유형 ①과 같이 기획 부문에 대한 1차 견제가 약하고, ALM에 대한 대응이 불충분하다.

• 유형 ③ : 전사적인 리스크를 통합하는 독립조직의 설치

모니터링 관점에서 기획 부문에 대해 신용 리스크, 시장 리스크, 부채 리스크 등 각종 리스크를 통합하는 독립조직을 설치하는 것이다. 즉 자산 리스크뿐만 아니라 부채 리스크까지 고려하여 ALM을 기초로 한 리스크 통제가 가능하다. 이러한 유형의 조직에서는 리스크 총괄담당이 모니터링 결과를 직접 경영층에 보고하며, 리스크 총괄부서 내에 리스크 종류별 리스크 담당자를 배치하게 된다.

종래형 및 유형 ①, 유형 ②에서는 존재하지 않았던 각종 리스크를 수평적으로 평가하여 자원을 배분하고, 기획 부문을 포함한 전사적인 견제기능을 확보할 수 있다. 또한 본격적인 ALM 전략의 실현이 가능하다. 그러나 부서 간 독립적인 색채를 강조하는 경우 자칫 리스크 관리가 느슨해지고 효율성이 저하될 수 있는 가능성이 있다.

(3) 정보기술 및 내부감사의 범위설정

정보기술은 주로 시스템과 관련된 사항으로 리스크 관리 시스템, 정보기술구조 및 내부 시스템 결합, Back-up의 편리성, 접근통제 등과 관련된 사항이다.

리스크 관리를 위한 전산시스템의 구축은 각 리스크별 명확한 업무정의와 관리항목 도출 등의 작업을 선행한 후, 부문별 관리 데이터를 통합관리할 수 있는 종합적 관리 시스템으로 구축하는 체제로 되어 있다.

① 데이터 부문은 거래, 가격, 고객, 상품, 한도, 위험치 등에 관한 자료로 구성되어 있다.

② 응용 부문은 시장, 신용 등의 위험치 계산, 자본배분, 성과평가, 시나리오 분석, 보고 등의 응용 프로그램으로 구성되고 있다.

현재 국내 생명보험사의 경우 리스크 관리 시스템은 시장, 신용, ALM 시스템으로 개발되고 있는데, 특히 신용 VaR 시스템은 국내 금융업체 공히 데이터의 부족 및 산출방법의 차이로 과거 데이터의 정비, 채점 시스템(scoring system) 개발 등 사전적인 작업이 이루어지고 있는 실정이다.

내부감사는 리스크 관리를 담당하고 있는 부서(front, middle, back office) 간 견제기능을 담당하도록 한다. 이러한 내부감사의 범위설정은 주로 리스크 관리팀과의 기능적 분리, 내부감사의 범위, 평가와 벌칙 등과 관련된 사항으로 이루어져 있다.

(4) 리스크 관리의 문제점

최근 전사적 리스크 관리 시스템 구축에 대한 논의가 활발하게 진행되는 이유는 금융

기관의 리스크가 얼마인지를 파악해서 금융기관이 감당할 수 있는 수준(risk tolerence) 인지를 판단하고 허용한도 내에서 관리하므로 금융기관을 리스크로부터 보호한다.

① 파악된 리스크액을 자기자본, 이익 등 각종 지표와 연결하여 경영의 효율성을 판단할 수 있는 성과관리 지표를 만들기 위해서이다.

② 국내 금융기관들은 대내·대외적으로 리스크 관리의 중요성이 부각되었던 적은 없다. 그러나 대부분의 금융기관들은 전사적 리스크 관리 시스템을 구축하겠다고 결정하지 못하고 있는 이유는 공통적으로 다음의 4가지이다.

㉠ 비용 대비 효과에 대한 확신이 없다 : 운용자산의 규모가 선진은행에 비해 그다지 크지 않은 국내 금융기관들의 경우 수십억 내지 수백억원의 비용을 들여 시스템을 구축해서 얼마를 더 벌 수 있을까 하는 의문을 갖고 있다.

㉡ 리스크 관리 시스템의 역할에 대한 회의이다 : 현재 대부분의 금융기관들이 ALM(Application Lifecycle Management) 시스템(자산부채 종합관리 시스템)을 갖추고 있지만 이를 적시적인 의사결정에 활용하고 있는 금융기관도 없는 것이 대부분이다. ALM 시스템이 매월 ALCO용 보고서를 만들기 위한 도구로만 사용되고 있는 상황에서 리스크 관리 시스템을 구축해도 이와 비슷하지 않을까 하는 것이다.

㉢ 제대로 된 시스템을 구축할 수 있을까 하는 걱정 때문이다 : 외국 유수회사의 유명한 리스크 관리 시스템을 데이터도 부족하고 전산 시스템상으로도 복잡한 문제가 산재한 국내 금융기관환경에서 제대로 적용하는 데는 어려움이 많다.

㉣ 리스크 관리의 필요성에 대해 머리로는 이해하고 있지만 몸으로 느끼고 있지 않다 : 감독당국의 요구와 최근 금융기관의 위기를 리스크 관리의 부재로 보는 각종 외부 시각으로 인해 리스크 관리의 필요성을 이해하고는 있으나 정말 필요하다고 느끼는 사람은 많지 않다.

③ 리스크 관리를 담당하고 있는 담당자들조차도 리스크 관리는 뜬구름 잡는 일, 해봐야 티도 안 나는, 마치 주부의 가사일과 같은 부류의 업무라고 할 수 있다. 국내 금융기관들은 현행 리스크 관리의 문제점과 개선방안에 대해서는 웬만한 컨설팅회사(consulting firm)보다도 잘 알고 있지만 이를 실행에 옮기지 못하고 있다.

(5) 리스크 관리 프로그램

리스크 관리 시스템 공급업체(risk management system vendor)는 시장에서 통용되는 ERM의 정의는 지역 중앙 오피스 시스템(local middle office system)이다. 여기서 전사적 의미는 은행의 원화, 외화 트레이딩 상품, 단기차익을 목적으로 거래되는 주식, 채권, 파생상품 및 단기 시장성 금융상품의 시장, 신용, 유동성 리스크 등을 통합관리하고 거래의 가격책정(pricing) 및 리스크 헤지를 위한 정보를 제공하는 기술적인 리스크 관리 시스템(tactical risk management system)으로 자금증권부와 국제금융부에서 운용하는 자산의 리스크를 통합관리하는 시스템이다.

그러나 최근 은행이 요구하는 것은 중앙 중간 오피스 시스템(central middle office system)이다. 미국의 투자은행들을 상대로 개발된 지역 ERM(Local ERM)은 트레이딩 상품이 은행 전체 자산에서 차지하는 비중이 비교적 적은 국내 은행에게는 더 이상 전사적인 리스크 관리 시스템일 수 없다.

중앙 ERM(central ERM)은 은행 전체적인 관점에서 트레이딩 상품뿐만 아니라 대출, 지급보증 등 은행의 주요 상품에 대해 전 부서의 리스크를 일관된 지표로 통합관리할 수 있어야 하며, 원가분석이나 내부 금리제도를 포함한 수익성 관리 시스템(profitability management system)과 연계되어야 한다. 이는 리스크 계측치만으로는 의사결정에 별 도움이 되지 않기 때문이다.

리스크 관리 시스템과 수익성 관리 시스템이 제대로 연계구축되어야만 위험조정 후 성과평가(Risk-Adjusted Performance Measure : RAPM)를 실행할 수 있고, RAPM에 따라 자본 혹은 리스크 한도를 부서별, 상품별로 효율적으로 배분함으로써 은행 주주가치를 극대화시킬 수 있다.

중앙 ERM은 전략적 리스크 관리 시스템(strategic risk management system)으로서 궁극적으로 전체적인 리스크를 은행의 체력 내로 통제하고 수익 - 위험을 고려한 최적자본배분을 구현하기 위한 것이다. 여기에는 전사적 리스크 관리 시스템과 관리회계와의 연계가 있는데 다음과 같다.

1) 전사적 리스크 관리 시스템

현재 대부분의 국내 금융기관들은 리스크를 실행부서별로 분산 관리하고 있으며 리스크 관리부서는 단지 이를 통합해 경영층에게 보고하고 있는 수준이다.

① 리스크 관리지표도 각각 상이하기 때문에 리스크는 얼마이며 우리가 감당할 수 있는 수준인가에 대해 아무도 자신있게 대답할 수 없다.

② 최고 경영자는 리스크 현황을 “우리나라의 금리 GAP은 얼마이고 순자산 Duration은 얼마이며, 유가증권의 VaR(Value at Risk : 위기에 처한 값)은 얼마이고, 옵션의 Delta는 얼마이며, Total Exposure는 얼마다.”라고 보고한다면 아마 대부분의 경영

자는 당황하며 "그렇다면 어떻다는 것인가"라고 반문할 것이다.

③ 리스크 관리의 중간목표는 최고경영자로 하여금 리스크 현황을 파악하여 합리적인 의사결정을 내리도록 도와주는 것인데 상이한 관리지표는 최고경영자의 의사결정에 큰 도움이 되지 못한다.

④ 단일 리스크 측정지표가 필요하다는 것이다. 즉 "우리의 리스크는 전적으로 얼마인데, 리스크 충격흡수장치(risk buffer)인 자기자본과 비교해 볼 때 과도하기 때문에 리스크를 줄이기 위해서는 어느 상품의 운용한도를 줄여야 하며, 이렇게 할 경우 은행 전체 목표조정 위험수익률은 얼마가 된다."라는 식의 의사결정지표를 제공하기 위해서는 동일한 리스크 측정지표의 개발이 가장 기본적인 전제가 된다.

2) 관리회계와의 연계

조직에서 가장 신속하고 효과적으로 리스크를 관리할 수 있는 수단은 위험조정성과평가(Risk-Adjusted Performance Measure : RAPM)이다.

㉮ 내부금리를 일부 조정한다든지 목표위험조정자본수익률(Risk-Adjusted Return On Risk-Adjusted Capital : Target RARORAC)을 조정함으로써 자산 운용규모를 확대하거나 축소할 수 있기 때문이다. 리스크를 동일한 지표로 측정한 다음 관리회계(내부금리 및 업무원가분석 등을 포함한 수익성 분석시스템)와 연계시킴으로써 리스크를 효율적으로 관리해 나갈 수 있다.

(6) 리스크 관리 프로그램의 목적

책임청구는 예방가능한 발생의 빈도를 최소화시키고, 사건발생 후 제기된 청구건수를 줄인다. 또한 청구비용을 통제하는 것을 돕는다.

(7) 리스크 관리위원회 / 조정자의 책임

리스크 관리위원회는 독립적인 리스크 관리기능을 수행하기 위해서 사외의사를 위원장으로 하여 4명 의사인 이사와 1명의 상임이사로 구성된다. 매월 1회 1의 정기위원회와 수시위원회를 통하여 각종 리스크 관리정책 및 리스크 허용수준을 설정하고 그 관리결과를 심의하는 활동을 한다.

① 리스크 관리협의회의 구성은 기획조정본부장을 위원장으로 하여 관련 부서장 14명으로 구성된다. 매월 1회 1의 정기협의회와 수시협의회를 통하여 리스크 관리위원회에서 결정한 각종 리스크 관리정책을 집행하고 리스크 허용수준을 관리한다.

② 리스크 관리실무협의회의 구성으로는 리스크 관리팀장을 의장으로 하여 관련 부서 업무담당 책임자 14명으로 구성된다. 매주 1회 1의 정기협의회를 통하여 리스크

관리위원회 및 협의회 심의사항의 실무적 검토 및 원활한 시행을 위하여 자금수급 상황, 여신 · 수신금리 및 수수료결정, 신상품 사전심의 협의회에서 위임된 사항 등을 처리한다.

㉠ 프로그램의 목적에 따라 리스크 관리활동을 조정하고 실행한다.

㉡ 리스크 관리 프로그램을 위해 이사회, 행정부, 의료진들의 지원을 확인하는 진술서를 보관한다.

(8) 보고체계

정책수립 후 실행하는 것이 가장 관건이다. 아무리 전략을 잘 수립했더라도 문제는 발생하게 마련이다. 만일 문제상황이 발생할 경우, 어떻게 대처할 것인지, 보고는 어떻게 하고, 어떤 부서에서 어떻게 대처할 것인지 사례별 대책요령에 대한 체계정비가 필요하다. 먼저, 위기상황별 특성을 조사하여 관리 레벨을 정한다.

㉦ High, Middle, Low로 구분하여 High 레벨은 병원 내 최우선 관리요인으로 병원장에게 직속보고를 원칙으로 하고, Middle 및 Low 레벨은 각 부서 내 조치가 가능한 사안으로 구분한다. 〈표 3-12〉는 리스크 관리 레벨표의 사례이다.

〈표 3-12〉 리스크 관리 레벨표 사례

구 분	표 시	내 용	비 고
발생확률	1	희 박	주요 영향분야에 따라 인명손실, 재무손실, 중요 자원손상, 업무기능 중단, 시스템 사용불가, 사업장 접근불가, 언론영향으로 분류하고, 발생확률을 표기한다.
	2	가능성 낮음	
	3	중 간	
	4	가능성 높음	
	5	매우 높음	
예측가능성	Y	예측가능	조금이라도 예측이 가능한 경우
	N	예측불가	전혀 예상하지 못할 경우
영향기간	1D	1일	리스크 상황이 발생하여 종료될 때까지 우리 회사에 미치는 영향기간을 의미한다. 이외 '잠시', '지연'은 별도 표기할 수도 있다.
	1W	1주	
	1M	1개월	
	1M 이상	1개월 이상	
위기등급 (보고단계)	H	위 기	위기단계별 어느 선까지 보고해야 하는지를 표기한다.
	M	비 상	
	L	경 고	

(9) 신용 리스크 관리

대출 유가증권 자금거래 및 파생상품 등의 거래 시 거래상대방의 채무 또는 계약불이행에 따른 손실위험을 효율적으로 관리하기 위한 제반활동을 신용 리스크 관리라 한다.

리스크 관리위원회 등 리스크 관리전담조직은 신용공여 집중으로 인한 사업처의 잠재적 리스크를 줄이기 위해 각종 신용공여분산에 대한 목표를 설정하고 이를 매월 점검 및 관리한다. 심사역협의회, 부서장여신협의회, 여신협의회운영으로는 여신합의제를 시행하여 여신결정의 합리성과 투명성을 확보, 전문가집단에 의한 여신결정을 한다.

① 신용검토(credit review)팀 운영으로는 여신에 대한 주기적 신용상태점검 등 영업부문에 대한 견제기능을 수행하기 위해 신용검토팀을 운영한다. 여신관리팀 운영으로는 부실여신으로 인한 사업처의 손실의 최소화를 위해 문제여신을 전담하는 여신관리팀을 운영한다. 여신조직부문에서는 지역별로 10개 기업 금융센터를 설치하여 전문화된 심사역관계 관리자(Relationship Manager : RM) 및 기업금융을 전담하는 수석관계 관리자(Senior Relationship Manager : SRM)에 의한 체계적인 여신심사와 사후관리를 통해 신용 리스크 관리기능을 강화한다.

② 신용 리스크 관리 시스템 구축상황으로는 개인신용평가 시스템(Credit Scoring System : CSS)으로 가계여신에 대한 합리적 의사결정을 통한 리스크 관리 및 효율적인 마케팅을 시행하고 있다.

③ 기업여신지원 시스템(Credit Risk Management System : CRMS)은 기업여신의 실행 사후관리에 필요한 데이터베이스 구축 및 기업여신에 대한 합리적 의사결정을 통한 리스크 관리 및 효율적인 마케팅을 위하여 시행하고 있다.

(10) 시장 리스크 관리

시장환경, 금리, 주가, 환율 등의 변동으로 인하여 이자수익 또는 투자자산가치의 감소를 초래하는 리스크를 효율적으로 관리하기 위한 제반활동을 시장 리스크 관리라 한다.

관리대상 및 측정 · 평가 · 관리방법으로는 시장 리스크 관리 시스템을 구축하여 트레이딩 목적 자산의 시장위험을 일일기준으로 측정 · 평가하고 있으며, 트레이딩 목적 자산의 파라메트릭 VaR(Parametric VaR), 역사적 VaR(Historical VaR), 몬테카를로 VaR(Monte Carlo VaR), 측정 스트레스 테스트(stress test), 다시 테스트(back test) 등을 수행하고 있다.

① 관리방법은 트레이딩 목적 자산에 대하여 VaR(Value at Risk : 위기에 처한 값)한도, 투자한도, 손실한도 등을 설정 · 운용하고 있으며, 각각의 한도는 우리은행 자

기자본 등을 고려하여 설정하고 있다.

② 금리 리스크로는 자산부채의 금리만기 불일치 및 시장금리의 변동성으로 인해 발생하게 될 순이자 이익의 변동가능한도(Earning at Risk : EaR), 자산과 부채의 금리 만기차이인 금리갭 한도 및 조달과 운용부문에 대한 일정수준의 금리 스프레드 목표를 설정하여 그 결과를 매월 관리한다.

③ 가격변동 리스크는 상품채권 상품주식 및 주식 관련 파생금융상품 등에 대해 VaR에 의한 리스크 허용한도 및 투자한도, 손실한도, 손절매(loss-cut) 한도 등을 설정하여 매월 관리하고, 환리스크*로는 투기거래목적의 외환포지션, 외화상품채권, 외환 관련 파생상품 등에 대해 VaR에 의한 리스크 허용한도 및 투자한도 손실한도 은행 전체 및 딜러별 포지션 보유한도 등을 설정하여 매월 관리한다. 또한 시장 리스크 위기단계별 대처방안(contingency plan)을 수립하여 시행한다.

(11) 유동성 리스크 관리

자금상황의 변화로 발생하게 될 지급불능 리스크 비정상적인 보유자산의 처분이나 자금차입을 하게 될 리스크 투자기회의 상실 리스크 등을 효율적으로 관리하기 위한 제반 활동을 **유동성 리스크 관리**라고 한다.

① 리스크 허용한도의 설정 · 관리로는 감독기관의 유동성 비율 그리고 자산과 부채의 만기 차이인 기간별 갭한도를 설정하고 그 관리결과를 매월 리스크 관리위원회 및 협의회에 보고한다.

② 조달기간을 고려한 투자를 원칙으로 하여 유동성 리스크 사전예방하고, 유동성 부족에 대비하기 위한 충분한 유동성 자산보유 및 유동성 위기단계별 대처방안(contingency plan)을 수립하여 시행한다.

③ 유동성 리스크 관리 시스템 구축상황은 **자산부채 종합관리 시스템**(ALM)을 구축하여 금리 및 유동성 리스크 관리를 수행하여 왔으며, 최근 급격한 금융위험의 증가와 데이터처리 및 결과의 신속성을 위해 시스템을 재구축하였다.

---

* 환리스크 : 가격은 고정되어 있는 것이 아니고 변하는 것이 일반적이다. 가격이 고정되어 있으면 언제나 일정한 가격으로 매매할 수 있으므로 리스크는 존재하지 않는다. 그러나 가격은 고정되어 있는 것이 아니고 자주 변하므로 리스크가 존재한다. 가격이 변동함으로써 입게 될지도 모르는 손실의 가능성을 가격 리스크(price risk)라고 한다. 이와 같은 가격은 상품시장에만 존재하는 것이 아니며 주식시장, 채권시장, 외환시장과 금융시장에 존재한다. 상품시장의 가격을 물가, 주식시장의 가격을 주가, 채권시장의 가격을 수익률, 외환시장의 가격을 환율 그리고 금융시장의 가격을 금리라고 한다. 가격변동은 매도자이냐 매입자이냐에 따라서 이해관계를 달리 한다. 매도하려는 자는 가격이 하락하면 가격 리스크를 부담하게 되고, 매입하려는 자는 가격이 상승하면 가격 리스크를 부담한다. 매도하려는 자는 가격이 상승할수록 이익을 얻게 되지만 반대로 가격이 하락하면 하락하는 만큼 손실을 보게 되며, 매입하려는 자는 가격이 하락할수록 이익을 얻게 되지만 가격이 상승하면 상승하는 만큼 손실을 입게 된다. 가격 리스크는 가격이 변동하는 경우에 발생하는 것이지 가격이 변동하지 않는 고정가격 하에서는 발생하지 않는다. 따라서 가격 리스크를 커버한다던가, 회피한다던가, 헤지(hedge)한다는 것은 가격을 고정시킨다.

3. 병원의 리스크 관리 시스템 체계

(1) 부서별 시스템

일반적으로 부서별 리스크 관리 시스템은 [그림 3-12]와 같다.

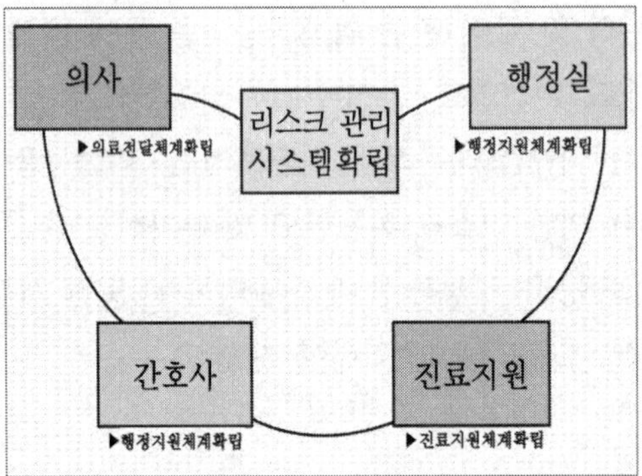

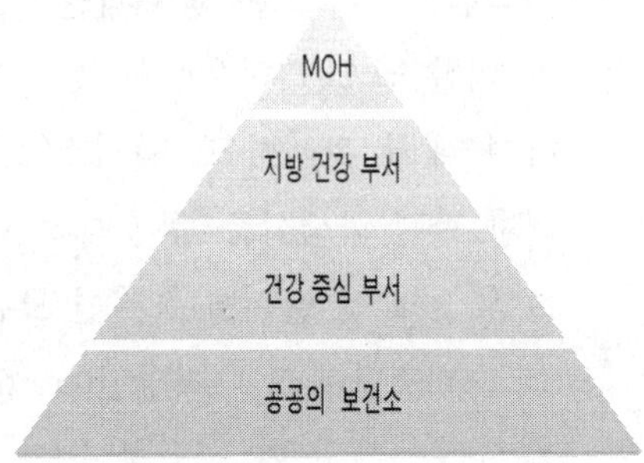

보건의료사무소(Medical Officer of Health : MOH)

[그림 3-12] 리스크 관리 시스템 체계

1) 의 사

가장 기본적으로 의료법상 및 사법상 의무이행내용을 증명할 수 있도록 환자진료 시스템(예 OCS), 서면 증명자료(양식)를 정비하고, 응급상황 시 전달체계를 확립한다(예 환자 특이사항에 대해 간호사, 진료지원, 행정실과 사전 공유). 오래전부터 면허를 가진 사람만 의료행위를 할 수 있도록 규제하였다. 의학지식이 불충분한 사람이 부적절한 의료행위를 할 경우, 약물의 오남용이나 의료사고발생 등과 같은 피해가 너무 크기 때문이다. 의료분쟁예방을 위해서 필요한 사항들은 〈표 3-13〉과 같다.

〈표 3-13〉 의료분쟁예방 사항

의료과실을 줄이기 위한 노력	법률적 의무이해, 정확한 판단, 처치, 최신 지식습득 등 의학적 자질함양 - 의료전달체계, 환자관리체계 정비, 의료장비정비(행정실협조)
평상 시 환자와 신뢰관계 형성	환자에게 충분한 설명, 동의에 대한 법률적 의무이해 서비스 정신함양(병원 임직원 모두)
의무기록의 정확한 기재와 보존	기재되지 않은 것은 시행하지 아니한 것이다.
행정실과의 원만한 커뮤니케이션	신속한 현황공유 및 원만한 협조체계를 위한 노력

① 중세 유럽은 의과대학을 졸업한 내과계 의사와 이발사 등이 겸직한 외과계 의사, 그리고 치과의사, 약제사가 따로 발전하였다. 그래서 현재까지 의사는 [그림 3-13]과 같이 거의 모든 나라에서 독립한 의과대학을 졸업한 사람에게 따로 자격을 준다.

현재는 많은 국가에서 무분별한 의료행위를 막기 위해 대부분의 의료행위에 대해 의사면허를 가진 사람만이 할 수 있도록 규제하고 있다. 대한민국은 법률적으로 자격 외의 의료행위를 금하며 원칙적으로는 의사가 아닌 자는 진료행위를 할 수 없다.

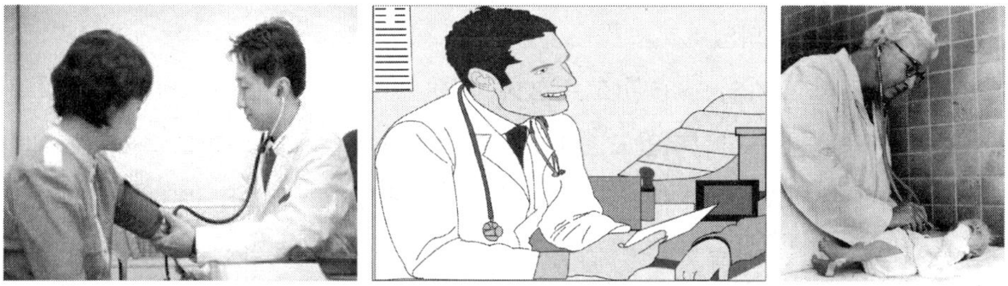

[그림 3-13] 의사

② 의사라는 직업이 발생한 것은 마법의술이 성행했던 때 병마를 쫓기 위해 주술을 했던 마술사에서 유래된다. 7000년 전 바빌로니아나 이집트에 이미 직업으로서 의사가 존재하였다.

③ 옛 중국에서 덕(德)이라 하면 그 내용을 행하는 사람을 의미한다. 즉, 정자(正字)인 의(醫)의 성립은 아래 부분인 酉는 酒로서 약물요법이고, 酉를 제외한 윗부분은 용기에 들어 있는 날카로운 칼날을 손으로 잡으려는 상태를 나타내며 이는 외과석 수술을 하거나 약물로 질병을 치료하는 사람이다. 따라서 **醫란 외과적인 수술을 하거나 약물로 질병을 치료**하는 사람이다.

④ 고대 바빌로니아나 이집트에서 의사는 마술사를 겸하였으므로 일반인에게는 두려운 존재였다. 그리스에서 의업은 자유업이었으며, 일정한 시설이나 경험이 있는 선배로부터 수업을 받았다. 이때는 전문분야(전문의)는 없었고, 의사는 1명이 모든 것을 겸하고 있었으며, 인격이 높고 학식이 뛰어난 자들이 많았다. 그러나 자유업이었으므로 매약상인이나 사이비 의사가 늘어나므로 폐해도 많았다. 중세에는 **승의**(僧醫)의 활약이 눈에 띄게 되고 **승원의학**(僧院醫學)이 발달하였다. 10세기경 아랍에서 개업의는 조합을 결성하여 서로의 권리를 유지하기는 했으나 의료의 내용은 과학적인 것은 아니었다.

⑤ 르네상스 이후 종교적인 의료가 쇠퇴하고, 과학적 의료가 급속도로 발달했으나 의료비가 비싸서 서민은 비용이 싼 비의사(非醫師)의 진료를 받는 것이 보통이었다. **13세기에 들어와 의사를 양성하는 대학이 설치**되었다.

예 1252년 파리대학이 설치되고 의사를 양성하기 시작했다.

⑥ 18세기는 '의사의 사회적 지위의 황금시대'라 하는데, 이때는 이상주의적 시대사상

으로 인하여 의사들이 의업을 단순한 영리수단으로 생각하지 않고 천직으로 삼아 숭고한 이상을 지니고 환자에 접했다. **가정의**가 생긴 것도 이 시대였으며, 의사법이 제정되고 사회적 지위가 법적으로 확립된 것도 이 시대였다. 이 때까지 이발사 역할도 함께 했던 외과도 의사의 정식과목에 추가되고 내과의와 외과의는 동등한 지위를 가지게 되었다.

⑦ 한국은 조선 말기인 1885년(고종 22년) 2월 29일 서울 재동에 최초의 서양식 근대병원인 **광혜원**이 설립되었고, 1899년 지금의 **서울대학교 의과대학 자리**에 **대한제국 관립의학교**가 설립되어 의사를 양성하기 시작하였다. 고전적 의미에서 의사는 의료를 업으로 하는 사람으로, 오늘날 한국에서 의사는 의료법상의 의료인의 일종이다.

⑧ 현행 의료법은 의료인을 의사 · 치과의사 · 한의사 · 조산사 · 간호사의 5종으로 구분하고 있으며, 의사의 임무를 **의료와 보건지도**로 규정하고 있다(제2조제2항). 의사가 되고자 하는 자는 일정한 자격을 갖추어야 하며, 국가시험에 합격한 뒤 **보건복지부장관으로부터 면허**를 받아야 한다.

⑨ 일정한 자격은 의학을 전공하는 대학을 졸업하고 의학사의 학위를 받은 자, 의학전문대학원을 졸업하고 석사학위 또는 박사학위를 받은 자, 보건복지부장관이 인정하는 외국의 의과대학 또는 의학전문대학원을 졸업하고 외국의 의사면허를 받은 자로서 국가시험에 합격한 자, 의학전공 대학 또는 전문대학원을 6개월 이내에 졸업하고 해당 학위를 받을 것으로 예정된 자 등으로 규정하고 있다(제5조). 2005년 첫 신입생을 모집한 **의학전문대학원**(의전원)은 기존의 의과대학 6년제 과정을 4년제 대학원 과정으로 만든 것으로, 의학 · 치의학교육입문검사(MEET)를 응시한 학사 이상의 학력자가 지원할 수 있다.

⑩ 의사면허를 받을 수 없는 결격사유로는 전문의가 의료인으로서 적합하다고 인정한 경우를 제외한 정신질환자, 마약 · 대마 · 향정신성의약품 중독자, 금치산자 · 한정치산자, 관련 법령을 위반하여 금고 이상의 형을 선고받고 그 형의 집행이 종료되지 않았거나 집행을 받지 않기로 확정되지 않은 자 등을 규정하고 있다(제8조).

⑪ 의사면허를 취득하는 시험은 보건복지부장관이 매년 1회 이상 1차(필기) · 2차(실기)의 예비시험과 국가시험으로 구분하여 시행한다. 국가시험은 필기와 실기시험을 함께 치르고(치과의사는 필기시험만), 필기시험의 합격자는 전과목 총점의 60[%] 이상, 매 과목 40[%] 이상을 득점한 자로 하며, 실기시험의 합격자는 의과대학 교수로 구성된 합격선 심의위원회에서 결정된 합격점수 이상을 득점한 자로 한다.

⑫ 한국에는 몇몇 선진국에서 채택하고 있는 **전문의** 제도가 있다. 전문의는 일정한 수련병원 또는 수련기관에서 법령에서 정한 기간의 수련을 마치고(인턴 1년, 레지던

트 4년, 가정의학과는 인턴과정 없이 레지던트 3년, 의무장교나 공중보건의사의 경우 인턴 10개월, 레지던트 3년 10개월, 가정의학과는 인턴 과정 없이 레지던트 2년 10개월), 보건복지부장관이 실시하는 전문의 자격시험에 합격하여야 한다.

⑬ 전문의 종류는 내과, 신경과, 정신과, 외과, 정형외과, 신경외과, 흉부외과, 성형외과, 마취통증의학과, 산부인과, 소아청소년과, 안과, 이비인후과, 피부과, 비뇨기과, 영상의학과, 방사선종양학과, 병리과, 진단검사의학과, 결핵과, 재활의학과, 예방의학과, 가정의학과, 응급의학과, 핵의학과, 산업의학과 등 26개가 있다.

⑭ 의료행위는 의료인만이 행할 수 있으며, 의사는 의료행위에 대하여 간섭을 받지 않는 권리를 가진다. 반면에 진료거부의 금지, 적출물의 처리, 의료행위를 통하여 알게 된 다른 사람의 비밀누설금지, 태아의 성감별 행위금지, 진료기록부 작성의 의무, 전자의무기록 작성의 의무, 부당한 경제적 이익 등의 취득금지, 요양방법의 지도, 정기신고의 의무, 변사체신고의 의무 등도 부과되어 있다.

⑮ 의료인은 의료법에 따른 의료기관을 개설하지 않고서는 의료업을 영위할 수 없다는 규정(제33조제1항)에 따라 의사는 의료수요자에게 의료를 제공하는 장소를 마련해야 한다. 이에 따라 의원을 개설할 때는 신고를, 종합병원이나 병원을 개설할 때는 시장(특별시 및 광역시) 또는 도지사의 허가를 받아야 한다.

2) 간호사

환자관리체계 확립은 환자 사고예방을 위해 환자관리 체크리스트를 마련하여 항상 점검하고 업무내용을 간호사 차트에 상세히 기록해 두며(분쟁발생 시 서면증명으로 용이), 응급상황발생 시 간호부 내 보고체계를 둔다.

① 1907년 대한의원에 간호부양성소가 설치된 이래 간호부라고 하였고, 8 · 15광복 이후 간호원이라 하다가 1987년 의료법이 개정되면서 간호사라고 하게 되었다. 법적으로는 [그림 3-14]와 같이 「의료법」 제2장 제1절, 의료인 자격과 면허, 간호사 면허의 규정에 따라서 간호사 국가시험에 합격을 하고 보건복지부장관의 면허를 받은 자이다. 의사 · 치과의사 · 한의사 · 조산사와 더불어 의료인으로 분류되며, 의사의 진료를 돕고 상병자(傷病者)나 해산부를 돌보는 업무를 수행한다.

② 국가시험의 응시자격은 간호학을 전공하는 4년제 대학이나 3년제 전문대학을 졸업한 자, 보건복지부장관이 인정하는 외국의 대학이나 전문학교에서 간호학을 전공하고 면허를 받은 자로 제한한다.

③ 선진국을 포함하여 약 30개국이 간호사 교육과정을 고등학교 또는 그에 해당하는

학교의 졸업과 3년 이상의 전문교육으로 규정하고 있어서 그것이 국제적인 기준이 되어 있는데 한국도 이 기준에 따르고 있다.

④ 양질의 의료서비스를 받고 싶어하는 의료사용자들의 요구와 독자적이고 자율적인 간호서비스를 제공하려는 간호사들의 의지가 맞물려서 전문간호사 제도가 도입되었다.

⑤ **전문간호사**는 3년 이상의 간호사 실무경력이 있는 자로서 대학원 과정을 둔 간호학과가 있는 대학이나 간호학 전공이 있는 특수대학원이나 전문대학원에서 소정의 교육을 마치고 자격시험에 합격한 뒤 보건복지부장관으로부터 자격증을 발급받아야 한다.

⑥ 현재 가정 · 노인 · 보건 · 응급 · 종양 · 호스피스 · 임상 · 감염관리 · 마취 · 산업 · 정신 · 중환자 · 아동 등 13개 분야별 전문간호사가 활동하고 있다.

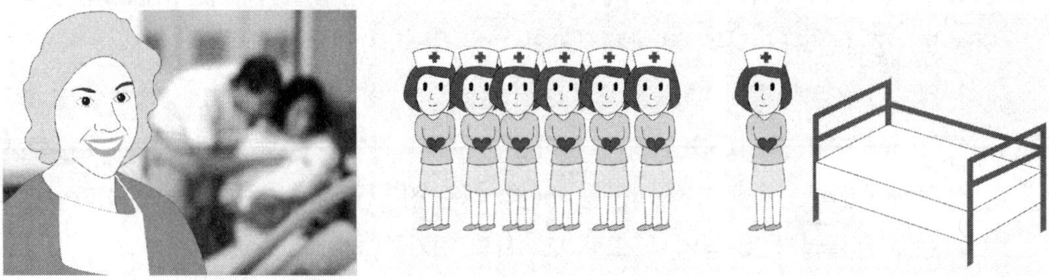

의료법에서 정하는 전문교육을 받고 국가시험에 합격한 후 보건복지부 장관의 면허를 받은 자로서 의사의 진료를 돕는다. 전문 간호사는 간호의 특정영역에 있어서 지식, 기술에 정통하고 실천능력 및 지도능력이 높은 간호사

[그림 3-14] 간호사

⑦ 플린더스대학 간호학 과정에 입학을 하려면 [그림 3-15]와 같이 IELTS 점수 혹은 어학연수 후 입학하는 방법이 있다. IELTS 점수가 없는 대부분의 학생들은 플린더스대학 내 Sturt North Wing에 위치한 IELI(Intensive English Language Institute)에서 영어연수 후 IELTS 점수 없이 본 과정에 진학하는 방법을 선택하고 있다.

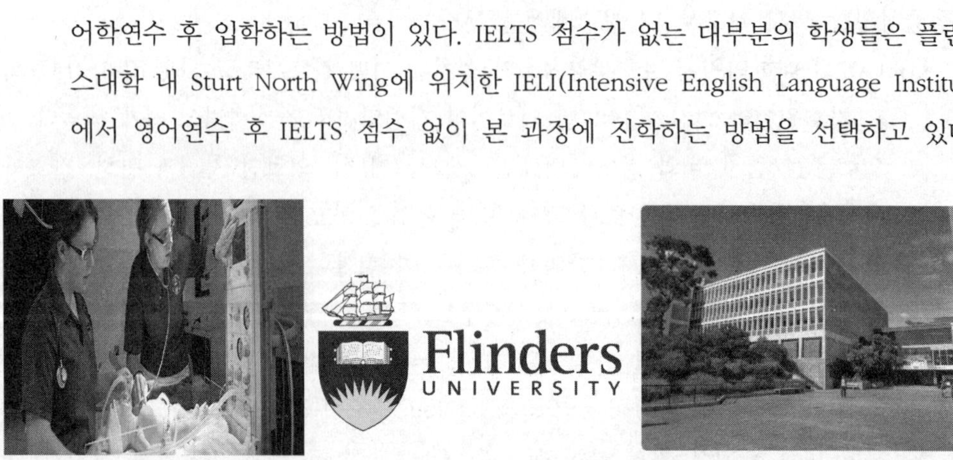

[그림 3-15] 플린더스대학

⑧ 플린더스대학 간호학과에 입학기 전 입학테스트를 〈표 3-14〉와 같이 한국에서 미리 본 다음 결과지를 IELI측에 보내주면 IELI로부터 본 과정에 필요한 영어입학조건에 부합하기까지 몇 주간 영어연수를 해야 하는지 알려주게 되고, 그 기간만큼 영어연수 등록을 한 후 정상적으로 수료하면 IELTS 점수 없이 간호학과에 입학을 할 수 있다.

〈표 3-14〉 IELI

(a) IELI 입학 가능 날짜

Program Dates 2013~2014

Session-2013	Dates-2013	Wks	Session-2014	Dates-2014	Wks
Christmas Break	21 Dec~6 Jan		Christmas Break	20 Dec~5 Jan	
Summer II'13	7 Jan~8 Feb	5	Summer II'14	6 Jan~7 Feb	5
Summer III'13	11 Feb~15 Mar	5	Summer III'14	10 Feb~14 Mar	5
Autumn Break	16 Mar~1 Apr		Autumn I '14	17 Mar~17 Apr	5
Easter Break	29 Mar~1 Apr		Autumn Break	18 April~27 April	
Autumn I '13	2 Apr~3 May	5	Easter Break	18 April~27 April	
Autumn II'13	6 May~7 Jun	5	Autumn II'14	28 Apr~30 May	5
Winter I '13	11 Jun~12 Jul	5	Winter I '14	2 June~4 July	5
Winter Break	13 Jul~21 Jul		Winter II'14	7 July~7 Aug	5
Winter II'13	22 Jul~23 Aug	5	Winter Break	8 Aug~22 Aug	
Spring I '13	27 Aug~28 Sep	5	Spring I '14	25 Aug~26 Sep	5
Spring Break	29 Sep~13 Oct		Spring Break	27 Sep~12 Oct	
Spring II'13	14 Oct~15 Nov	5	Spring II'14	13 Oct~14 Nov	5
Summer I '13	18 Nov~19 Dec	5	Summer I '14	17 Nov~18 Dec	5

(b) IELI 학비

Enrolment Fee	AUD $150 one time only(non-refundable)
Homestay Placement	AUD $110 one time only*(non-refundable)
Tuition	AUD $350 per week(5~25 weeks)** AUD $315 per week(30 weeks or more)
Health Cover	AUD $109 Single(minimum payment/3 months) For full schedule for Single, Couples and Family Cover check IELI website
Field Trips	Cost of transportation and entry fees
Homestay	AUD $240~$250 per week
Bank Transfer	AUD $15

3) 진료지원

응급상황발생 시 진료지원부에서 가장 중요한 것은 비상연락을 받고 신속히 본인의 자리에 복귀하는 것이다. [그림 3-16]과 같이 환자의 상태를 정확하게 검토할 수 있도록 의사의 오더에 따라 검진을 신속히 하고 결과를 피드백해주어야 한다.

환자에 대한 과거부터 현재까지의 진료기록을 관리하는 시스템으로 환자병력관리, 의사처방을 위한 **처방정보전달시스템**(OCS), 각종 의료영상들을 저장 및 검색해주는 **의료영상통신시스템**(PACS), 특정분야의 진료를 컴퓨터가 지원해 주는 **의료전문가시스템** 등 그 성격상 의사나 간호사, 전문기사들을 위한 시스템이다. 이 시스템의 구축을 위해서는 실시간 처리와 온라인 트랜잭션 처리(OLTP)와 같은 정보기술들이 활용된다.

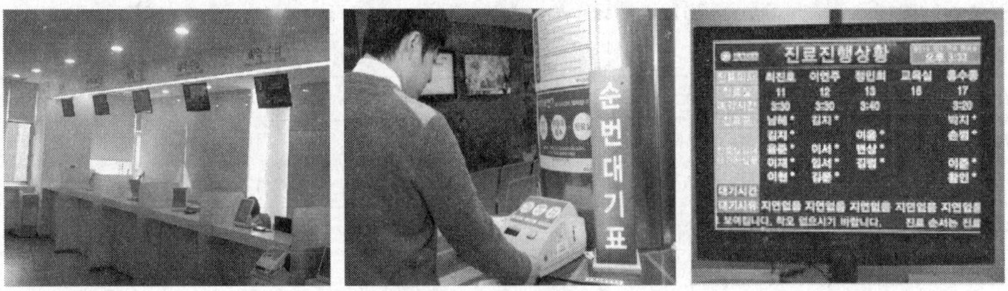

(a) 원무/수납 LED 창구 순번 안내 시스템 (b) 순번대기표에서 순서 번호를 발급 (c) 원활한 진료확인을 통해 모니터링

[그림 3-16] 진료지원 시스템

4) 행정실

행정지원체계 확립은 응급상황발생 시 의사, 간호사, 진료지원부에서 각자 역할에만 충실히 할 수 있도록 [그림 3-17]과 같이 행정지원의 역할이 매우 중요하다. 응급상황접수 후 환자 보호자에게 연락하는 문제, 환자이송문제, 보호자 대응문제, 경찰과 보건소, 언론인 등 조사요구 등을 행정실에 가장 먼저 통보하여 대응하게 한 후, 상황에 따라 의사, 간호사 등 관련자 인터뷰를 할 수 있도록 연결해야 한다. 원무, 행정, 보험심사 등 각 팀별 업무혼란이 발생하지 않도록 책임범위와 역할 분장을 해둔다.

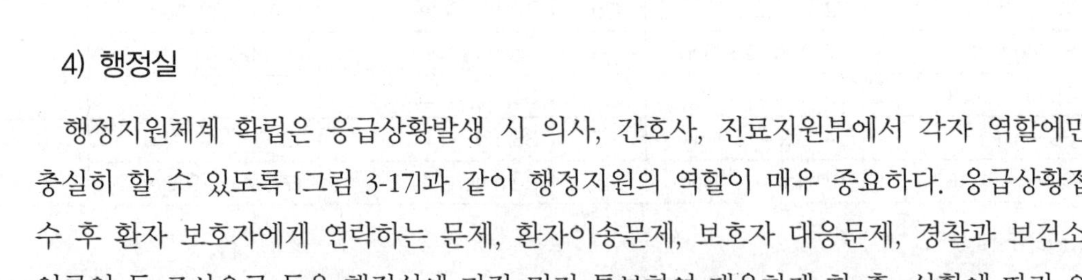

(a) 응급상황발생 시 행정지원 역할 (b) 응급환자발생 시 빠른 조치를 위해 지원 역할

[그림 3-17] 행정지원체계

5) 의료사고예방

의료사고예방을 위한 의료진과 행정실의 노력 및 역할은 [그림 3-18]과 같다.

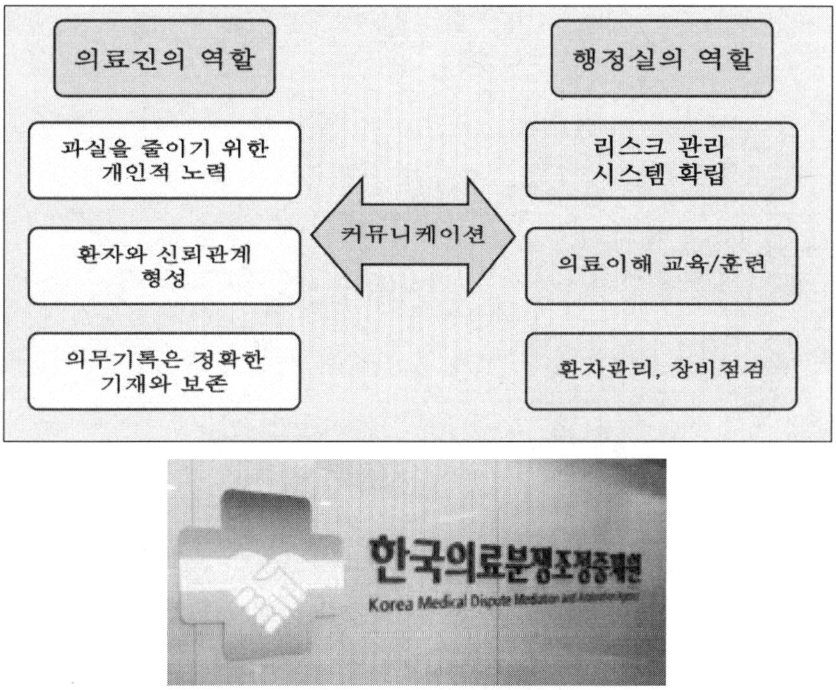

[그림 3-18] 의료분쟁 예방을 위한 의료진의 노력

제4장

의료관광법규

01 의료 관련 법규
02 의료 관련 법규해설
03 관광 관련 법규
04 관광 관련 법규해설

01 의료 관련 법규

1. 의료법

[시행 2014. 01. 01.] [법률 제13108호(장사 등에 관한 법률) 일부개정 2015. 01. 28.]

제1장 총 칙

제1조(목적) 이 법은 모든 국민이 수준 높은 의료 혜택을 받을 수 있도록 국민의료에 필요한 사항을 규정함으로써 국민의 건강을 보호하고 증진하는 데에 목적이 있다.

제2조(의료인) ① 이 법에서 "의료인"이란 보건복지부장관의 면허를 받은 의사 · 치과의사 · 한의사 · 조산사 및 간호사를 말한다.

② 의료인은 종별에 따라 다음 각 호의 임무를 수행하여 국민보건 향상을 이루고 국민의 건강한 생활 확보에 이바지할 사명을 가진다.

1. 의사는 의료와 보건지도를 임무로 한다.
2. 치과의사는 치과 의료와 구강 보건지도를 임무로 한다.
3. 한의사는 한방 의료와 한방 보건지도를 임무루 한다.
4. 조산사는 조산(助産)과 임부(姙婦) · 해산부(解産婦) · 산욕부(産褥婦) 및 신생아에 대한 보건과 양호지도를 임무로 한다.
5. 간호사는 상병자(傷病者)나 해산부의 요양을 위한 간호 또는 진료 보조 및 대통령령으로 정하는 보건활동을 임무로 한다.

제3조(의료기관) ① 이 법에서 "의료기관"이란 의료인이 공중(公衆) 또는 특정 다수인을 위하여 의료 · 조산의 업(이하 "의료업"이라 한다)을 하는 곳을 말한다.

② 의료기관은 다음 각 호와 같이 구분한다.

1. 의원급 의료기관 : 의사, 치과의사 또는 한의사가 주로 외래환자를 대상으로 각각 그 의료행위를 하는 의료기관으로서 그 종류는 다음 각 목과 같다.
   가. 의원
   나. 치과의원
   다. 한의원
2. 조산원 : 조산사가 조산과 임부 · 해산부 · 산욕부 및 신생아를 대상으로 보건활동과 교육 · 상담을 하는 의료기관을 말한다.
3. 병원급 의료기관 : 의사, 치과의사 또는 한의사가 주로 입원환자를 대상으로 의료행위를 하는 의료기관으로서 그 종류는 다음 각 목과 같다.

가. 병원

나. 치과병원

다. 한방병원

마. 종합병원

라. 요양병원(「정신보건법」 제3조제3호에 따른 정신의료기관 중 정신병원, 「장애인복지법」 제58조제1항제2호에 따른 의료재활시설로서 제3조의2의 요건을 갖춘 의료기관을 포함한다. 이하 같다)

③ 보건복지부장관은 보건의료정책에 필요하다고 인정하는 경우에는 제2항제1호부터 제3호까지의 규정에 따른 의료기관의 종류별 표준업무를 정하여 고시할 수 있다.

제3조의2(병원 등) 병원 · 치과병원 · 한방병원 및 요양병원(이하 "병원 등"이라 한다)은 30개 이상의 병상(병원 · 한방병원만 해당한다) 또는 요양병상(요양병원만 해당하며, 장기입원이 필요한 환자를 대상으로 의료행위를 하기 위하여 설치한 병상을 말한다)을 갖추어야 한다.

제3조의3(종합병원) ① 종합병원은 다음 각 호의 요건을 갖추어야 한다.

1. 100개 이상의 병상을 갖출 것
2. 100병상 이상 300병상 이하인 경우에는 내과 · 외과 · 소아청소년과 · 산부인과 중 3개 진료과목, 영상의학과, 마취통증의학과와 진단검사의학과 또는 병리과를 포함한 7개 이상의 진료과목을 갖추고 각 진료과목마다 전속하는 전문의를 둘 것
3. 300병상을 초과하는 경우에는 내과, 외과, 소아청소년과, 산부인과, 영상의학과, 마취통증의학과, 진단검사의학과 또는 병리과, 정신건강의학과 및 치과를 포함한 9개 이상의 진료과목을 갖추고 각 진료과목마다 전속하는 전문의를 둘 것

② 종합병원은 제1항제2호 또는 제3호에 따른 진료과목(이하 이 항에서 "필수진료과목"이라 한다) 외에 필요하면 추가로 진료과목을 설치 · 운영할 수 있다. 이 경우 필수진료과목 외의 진료과목에 대하여는 해당 의료기관에 전속하지 아니한 전문의를 둘 수 있다.

제3조의4(상급종합병원 지정) ① 보건복지부장관은 다음 각 호의 요건을 갖춘 종합병원 중에서 중증질환에 대하여 난이도가 높은 의료행위를 전문적으로 하는 종합병원을 상급종합병원으로 지정할 수 있다.

1. 보건복지부령으로 정하는 20개 이상의 진료과목을 갖추고 각 진료과목마다 전속하는 전문의를 둘 것
2. 제77조제1항에 따라 전문의가 되려는 자를 수련시키는 기관일 것
3. 보건복지부령으로 정하는 인력 · 시설 · 장비 등을 갖출 것
4. 질병군별(疾病群別) 환자구성 비율이 보건복지부령으로 정하는 기준에 해당할 것

② 보건복지부장관은 제1항에 따른 지정을 하는 경우 제1항 각 호의 사항 및 전문성 등에 대하여 평가를 실시하여야 한다.

③ 보건복지부장관은 제1항에 따라 상급종합병원으로 지정받은 종합병원에 대하여 3년마다 제2항에 따른 평가를 실시하여 재지정하거나 지정을 취소할 수 있다.

④ 보건복지부장관은 제2항 및 제3항에 따른 평가업무를 관계 전문기관 또는 단체에 위탁할 수 있다.

⑤ 상급종합병원 지정 · 재지정의 기준 · 절차 및 평가업무의 위탁 절차 등에 관하여 필요한 사항은 보건복지부령으로 정한다.

제3조의5(전문병원 지정) ① 보건복지부장관은 병원급 의료기관 중에서 특정 진료과목이나 특정 질환 등에 대하여 난이도가 높은 의료행위를 하는 병원을 전문병원으로 지정할 수 있다.

② 제1항에 따른 전문병원은 다음 각 호의 요건을 갖추어야 한다.

1. 특정 질환별 · 진료과목별 환자의 구성비율 등이 보건복지부령으로 정하는 기준에 해당할 것
2. 보건복지부령으로 정하는 수 이상의 진료과목을 갖추고 각 진료과목마다 전속하는 전문의를 둘 것

③ 보건복지부장관은 제1항에 따라 전문병원으로 지정하는 경우 제2항 각 호의 사항 및 진료의 난이도 등에 대하여 평가를 실시하여야 한다.

④ 보건복지부장관은 제1항에 따라 전문병원으로 지정받은 의료기관에 대하여 3년마다 제3항에 따른 평가를 실시하여 전문병원으로 재지정할 수 있다.

⑤ 보건복지부장관은 제1항 또는 제4항에 따라 지정받거나 재지정받은 전문병원이 다음 각 호의 어느 하나에 해당하는 경우에는 그 지정 또는 재지정을 취소할 수 있다. 다만, 제1호에 해당하는 경우에는 그 지정 또는 재지정을 취소하여야 한다.

1. 거짓이나 그 밖의 부정한 방법으로 지정 또는 재지정을 받은 경우
2. 지정 또는 재지정의 취소를 원하는 경우
3. 제4항에 따른 평가 결과 제2항 각 호의 요건을 갖추지 못한 것으로 확인된 경우

⑥ 보건복지부장관은 제3항 및 제4항에 따른 평가업무를 관계 전문기관 또는 단체에 위탁할 수 있다.

⑦ 전문병원 지정 · 재지정의 기준 · 절차 및 평가업무의 위탁 절차 등에 관하여 필요한 사항은 보건복지부령으로 정한다.

제2장 의료인

제1절 자격과 면허

제4조(의료인과 의료기관의 장의 의무) ① 의료인과 의료기관의 장은 의료의 질을 높이고

병원감염을 예방하며 의료기술을 발전시키는 등 환자에게 최선의 의료서비스를 제공하기 위하여 노력하여야 한다.

② 의료인은 다른 의료인의 명의로 의료기관을 개설하거나 운영할 수 없다.

③ 의료기관의 장은 「보건의료기본법」 제6조 · 제12조 및 제13조에 따른 환자의 권리 등 보건복지부령으로 정하는 사항을 환자가 쉽게 볼 수 있도록 의료기관 내에 게시하여야 한다. 이 경우 게시 방법, 게시 장소 등 게시에 필요한 사항은 보건복지부령으로 정한다.

제5조(의사 · 치과의사 및 한의사 면허) ① 의사 · 치과의사 또는 한의사가 되려는 자는 다음 각 호의 어느 하나에 해당하는 자격을 가진 자로서 제9조에 따른 의사 · 치과의사 또는 한의사 국가시험에 합격한 후 보건복지부장관의 면허를 받아야 한다.

1. 의학 · 치의학 또는 한의학을 전공하는 대학을 졸업하고 의학사 · 치의학사 또는 한의학사 학위를 받은 자
2. 의학 · 치의학 또는 한의학을 전공하는 전문대학원을 졸업하고 석사학위 또는 박사학위를 받은 자
3. 보건복지부장관이 인정하는 외국의 제1호나 제2호에 해당하는 학교를 졸업하고 외국의 의사 · 치과의사 또는 한의사 면허를 받은 자로서 제9조에 따른 예비시험에 합격한 자

② 의학 · 치의학 또는 한의학을 전공하는 대학 또는 전문대학원을 6개월 이내에 졸업하고 해당 학위를 받을 것으로 예정된 자는 제1항제1호 및 제2호의 자격을 가진 자로 본다. 다만, 그 졸업예정시기에 졸업하고 해당 학위를 받아야 면허를 받을 수 있다.

1. 「고등교육법」 제11조의2에 따른 인정기관(이하 "평가인증기구"라 한다)의 인증(이하 "평가인증기구의 인증"이라 한다)을 받은 의학 · 치의학 또는 한의학을 전공하는 대학을 졸업하고 의학사 · 치의학사 또는 한의학사 학위를 받은 자
2. 평가인증기구의 인증을 받은 의학 · 치의학 또는 한의학을 전공하는 전문대학원을 졸업하고 석사학위 또는 박사학위를 받은 자
3. 보건복지부장관이 인정하는 외국의 제1호나 제2호에 해당하는 학교를 졸업하고 외국의 의사 · 치과의사 또는 한의사 면허를 받은 자로서 제9조에 따른 예비시험에 합격한 자

③ 평가인증기구의 인증을 받은 의학 · 치의학 또는 한의학을 전공하는 대학 또는 전문대학원을 6개월 이내에 졸업하고 해당 학위를 받을 것으로 예정된 자는 제1항제1호 및 제2호의 자격을 가진 자로 본다. 다만, 그 졸업예정시기에 졸업하고 해당 학위를 받아야 면허를 받을 수 있다.

④ 제1항에도 불구하고 입학 당시 평가인증기구의 인증을 받은 의학 · 치의학 또는 한의학을 전공하는 대학 또는 전문대학원에 입학한 사람으로서 그 대학 또는 전문대학원을 졸업하고 해당 학위를 받은 사람은 같은 항 제1호 및 제2호의 자격을 가진 사람으로 본다. [시행일 : 2017. 02. 02.]

제6조(조산사 면허) 조산사가 되려는 자는 다음 각 호의 어느 하나에 해당하는 자로서 제9조에 따른 조산사 국가시험에 합격한 후 보건복지부장관의 면허를 받아야 한다.

1. 간호사 면허를 가지고 보건복지부장관이 인정하는 의료기관에서 1년간 조산 수습과정을 마친 자
2. 보건복지부장관이 인정하는 외국의 조산사 면허를 받은 자

제7조(간호사 면허) ① 간호사가 되려는 자는 다음 각 호의 어느 하나에 해당하는 자로서 제9조에 따른 간호사 국가시험에 합격한 후 보건복지부장관의 면허를 받아야 한다.

1. 평가인증기구의 인증을 받은 간호학을 전공하는 대학이나 전문대학[구제(舊制) 전문학교와 간호학교를 포함한다]을 졸업한 자
2. 보건복지부장관이 인정하는 외국의 제1호에 해당하는 학교를 졸업하고 외국의 간호사 면허를 받은 자

② 제1항에도 불구하고 입학 당시 평가인증기구의 인증을 받은 간호학을 전공하는 대학 또는 전문대학에 입학한 사람으로서 그 대학 또는 전문대학을 졸업하고 해당 학위를 받은 사람은 같은 항 제1호에 해당하는 사람으로 본다.

제8조(결격사유 등) 다음 각 호의 어느 하나에 해당하는 자는 의료인이 될 수 없다.

1. 「정신보건법」 제3조제1호에 따른 정신질환자. 다만, 전문의가 의료인으로서 적합하다고 인정하는 사람은 그러하지 아니하다.
2. 마약 · 대마 · 향정신성의약품 중독자
3. 금치산자 · 한정치산자
4. 이 법 또는 「형법」 제233조, 제234조, 제269조, 제270조, 제317조제1항 및 제347조(허위로 진료비를 청구하여 환자나 진료비를 지급하는 기관이나 단체를 속인 경우만을 말한다), 「보건범죄단속에 관한 특별조치법」, 「지역보건법」, 「후천성면역결핍증 예방법」, 「응급의료에 관한 법률」, 「농어촌 등 보건의료를 위한 특별조치법」, 「시체해부 및 보존에 관한 법률」, 「혈액관리법」, 「마약류관리에 관한 법률」, 「약사법」, 「모자보건법」, 그 밖에 대통령령으로 정하는 의료 관련 법령을 위반하여 금고 이상의 형을 선고받고 그 형의 집행이 종료되지 아니하였거나 집행을 받지 아니하기로 확정되지 아니한 자

제9조(국가시험 등) ① 의사 · 치과의사 · 한의사 · 조산사 또는 간호사 국가시험과 의사 · 치과의사 · 한의사 예비시험(이하 "국가시험 등"이라 한다)은 매년 보건복지부장관이 시행한다.

② 보건복지부장관은 국가시험 등의 관리를 대통령령으로 정하는 바에 따라 시험관리 능력이 있다고 인정되는 관계 전문기관에 맡길 수 있다.

③ 보건복지부장관은 제2항에 따라 국가시험 등의 관리를 맡긴 때에는 그 관리에 필요한 예산을 보조할 수 있다.

④ 국가시험 등에 필요한 사항은 대통령령으로 정한다.

제10조(응시자격 제한 등) ① 제8조 각 호의 어느 하나에 해당하는 자는 국가시험 등에 응시할 수 없다.

② 부정한 방법으로 국가시험 등에 응시한 자나 국가시험등에 관하여 부정행위를 한 자는 그 수험을 정지시키거나 합격을 무효로 한다.

③ 제2항에 따라 수험이 정지되거나 합격이 무효가 된 자는 그 다음에 치러지는 2회의 국가시험 등에 응시할 수 없다.

제11조(면허조건과 등록) ① 보건복지부장관은 보건의료 시책에 필요하다고 인정하면 제5조에서 제7조까지의 규정에 따른 면허를 내줄 때 3년 이내의 기간을 정하여 특정 지역이나 특정 업무에 종사할 것을 면허의 조건으로 붙일 수 있다.

② 보건복지부장관은 제5조부터 제7조까지의 규정에 따른 면허를 내줄 때에는 그 면허에 관한 사항을 등록대장에 등록하고 면허증을 내주어야 한다.

③ 제2항의 등록대장은 의료인의 종별로 따로 작성·비치하여야 한다.

④ 면허등록과 면허증에 필요한 사항은 보건복지부령으로 정한다.

제12조(의료기술 등에 대한 보호) ① 의료인이 하는 의료·조산·간호 등 의료기술의 시행(이하 "의료행위"라 한다)에 대하여는 이 법이나 다른 법령에 따로 규정된 경우 외에는 누구든지 간섭하지 못한다.

② 누구든지 의료기관의 의료용 시설·기재·약품, 그 밖의 기물 등을 파괴·손상하거나 의료기관을 점거하여 진료를 방해하여서는 아니되며, 이를 교사하거나 방조하여서는 아니된다.

제13조(의료기재 압류 금지) 의료인의 의료업무에 필요한 기구·약품, 그 밖의 재료는 압류하지 못한다.

제14조(기구 등 우선공급) ① 의료인은 의료행위에 필요한 기구·약품, 그 밖의 시설 및 재료를 우선적으로 공급받을 권리가 있다.

② 의료인은 제1항의 권리에 부수(附隨)되는 물품, 노력, 교통수단에 대하여서도 제1항과 같은 권리가 있다.

제15조(진료거부 금지 등) ① 의료인은 진료나 조산 요청을 받으면 정당한 사유 없이 거부하지 못한다.

② 의료인은 응급환자에게 「응급의료에 관한 법률」에서 정하는 바에 따라 최선의 처치를 하여야 한다.

제16조(세탁물 처리) ① 의료기관에서 나오는 세탁물은 의료인·의료기관 또는 시장·군수·구청장(자치구의 구청장을 말한다. 이하 같다)에게 신고한 자가 아니면 처리할 수 없다.

② 제1항에 따라 세탁물을 처리하는 자는 보건복지부령으로 정하는 바에 따라 위생적으

로 보관 · 운반 · 처리하여야 한다.

③ 의료기관의 개설자와 제1항에 따라 의료기관 세탁물처리업 신고를 한 자(이하 이 조에서 "세탁물처리업자"라 한다)는 제1항에 따른 세탁물의 처리업무에 종사하는 사람에게 보건복지부령으로 정하는 바에 따라 감염 예방에 관한 교육을 실시하고 그 결과를 기록하고 유지하여야 한다.

④ 세탁물처리업자가 보건복지부령으로 정하는 신고사항을 변경하거나 그 영업의 휴업(1개월 이상의 휴업을 말한다) · 폐업 또는 재개업을 하려는 경우에는 보건복지부령으로 정하는 바에 따라 특별자치시장 · 특별자치도지사 · 시장 · 군수 · 구청장에게 신고하여야 한다.

⑤ 제1항에 따른 세탁물을 처리하는 자의 시설 · 장비기준, 신고절차 및 지도 · 감독, 그 밖에 관리에 필요한 사항은 보건복지부령으로 정한다.

제17조(진단서 등) ① 의료업에 종사하고 직접 진찰하거나 검안(檢案)한 의사[이하 이 항에서는 검안서에 한하여 검시(檢屍)업무를 담당하는 국가기관에 종사하는 의사를 포함한다], 치과의사, 한의사가 아니면 진단서 · 검안서 · 증명서 또는 처방전[의사나 치과의사가 「전자서명법」에 따른 전자서명이 기재된 전자문서 형태로 작성한 처방전(이하 "전자처방전"이라 한다)을 포함한다. 이하 같다]을 작성하여 환자(환자가 사망한 경우에는 배우자, 직계존비속 또는 배우자의 직계존속을 말한다) 또는 「형사소송법」 제222조제1항에 따라 검시(檢屍)를 하는 지방검찰청검사(검안서에 한한다)에게 교부하거나 발송(전자처방전에 한한다)하지 못한다. 다만, 진료 중이던 환자가 최종 진료 시부터 48시간 이내에 사망한 경우에는 다시 진료하지 아니하더라도 진단서나 증명서를 내줄 수 있으며, 환자 또는 사망자를 직접 진찰하거나 검안한 의사 · 치과의사 또는 한의사가 부득이한 사유로 진단서 · 검안서 또는 증명서를 내줄 수 없으면 같은 의료기관에 종사하는 다른 의사 · 치과의사 또는 한의사가 환자의 진료기록부 등에 따라 내줄 수 있다.

② 의료업에 종사하고 직접 조산한 의사 · 한의사 또는 조산사가 아니면 출생 · 사망 또는 사산 증명서를 내주지 못한다. 다만, 직접 조산한 의사 · 한의사 또는 조산사가 부득이한 사유로 증명서를 내줄 수 없으면 같은 의료기관에 종사하는 다른 의사 · 한의사 또는 조산사가 진료기록부 등에 따라 증명서를 내줄 수 있다.

③ 의사 · 치과의사 또는 한의사는 자신이 진찰하거나 검안한 자에 대한 진단서 · 검안서 또는 증명서 교부를 요구받은 때에는 정당한 사유 없이 거부하지 못한다.

④ 의사 · 한의사 또는 조산사는 자신이 조산(助産)한 것에 대한 출생 · 사망 또는 사산 증명서 교부를 요구받은 때에는 정당한 사유 없이 거부하지 못한다.

⑤ 제1항부터 제4항까지의 규정에 따른 진단서, 증명서의 서식 · 기재사항, 그 밖에 필요한 사항은 보건복지부령으로 정한다.

제18조(처방전 작성과 교부) ① 의사나 치과의사는 환자에게 의약품을 투여할 필요가 있다

고 인정하면 「약사법」에 따라 자신이 직접 의약품을 조제할 수 있는 경우가 아니면 보건복지부령으로 정하는 바에 따라 처방전을 작성하여 환자에게 내주거나 발송(전자처방전만 해당된다)하여야 한다.

② 제1항에 따른 처방전의 서식, 기재사항, 보존, 그 밖에 필요한 사항은 보건복지부령으로 정한다.

③ 누구든지 정당한 사유 없이 전자처방전에 저장된 개인정보를 탐지하거나 누출 · 변조 또는 훼손하여서는 아니된다.

④ 제1항에 따라 처방전을 발행한 의사 또는 치과의사(처방전을 발행한 한의사를 포함한다)는 처방전에 따라 의약품을 조제하는 약사 또는 한약사가 「약사법」 제26조제2항에 따라 문의한 때 즉시 이에 응하여야 한다. 다만, 다음 각 호의 어느 하나에 해당하는 사유로 약사 또는 한약사의 문의에 응할 수 없는 경우 사유가 종료된 때 즉시 이에 응하여야 한다.

1. 「응급의료에 관한 법률」 제2조제1호에 따른 응급환자를 진료 중인 경우
2. 환자를 수술 또는 처치 중인 경우
3. 그 밖에 약사의 문의에 응할 수 없는 정당한 사유가 있는 경우

제19조(비밀누설 금지) 의료인은 이 법이나 다른 법령에 특별히 규정된 경우 외에는 의료 · 조산 또는 간호를 하면서 알게 된 다른 사람의 비밀을 누설하거나 발표하지 못한다.

제20조(태아 성감별 행위 등 금지) ① 의료인은 태아 성감별을 목적으로 임부를 진찰하거나 검사하여서는 아니되며, 같은 목적을 위한 다른 사람의 행위를 도와서도 아니된다.

② 의료인은 임신 32주 이전에 태아나 임부를 진찰하거나 검사하면서 알게 된 태아의 성(性)을 임부, 임부의 가족, 그 밖의 다른 사람이 알게 하여서는 아니된다.

제21조(기록열람 등) ① 의료인이나 의료기관 종사자는 환자가 아닌 다른 사람에게 환자에 관한 기록을 열람하게 하거나 그 사본을 내주는 등 내용을 확인할 수 있게 하여서는 아니된다.

② 제1항에도 불구하고 의료인이나 의료기관 종사자는 다음 각 호의 어느 하나에 해당하면 그 기록을 열람하게 하거나 그 사본을 교부하는 등 그 내용을 확인할 수 있게 하여야 한다. 다만, 의사 · 치과의사 또는 한의사가 환자의 진료를 위하여 불가피하다고 인정한 경우에는 그러하지 아니하다.

1. 환자의 배우자, 직계 존속 · 비속 또는 배우자의 직계 존속이 환자 본인의 동의서와 친족관계임을 나타내는 증명서 등을 첨부하는 등 보건복지부령으로 정하는 요건을 갖추어 요청한 경우
2. 환자가 지정하는 대리인이 환자 본인의 동의서와 대리권이 있음을 증명하는 서류를 첨부하는 등 보건복지부령으로 정하는 요건을 갖추어 요청한 경우
3. 환자가 사망하거나 의식이 없는 등 환자의 동의를 받을 수 없어 환자의 배우자, 직계

존속 · 비속 또는 배우자의 직계 존속이 친족관계임을 나타내는 증명서 등을 첨부하는 등 보건복지부령으로 정하는 요건을 갖추어 요청한 경우

4. 「국민건강보험법」 제14조, 제47조, 제48조 및 제63조에 따라 급여비용 심사 · 지급 · 대상여부 확인 · 사후관리 및 요양급여의 적정성 평가 · 가감지급 등을 위하여 국민건강보험공단 또는 건강보험심사평가원에 제공하는 경우
5. 「의료급여법」 제5조, 제11조, 제11조의3 및 제33조에 따라 의료급여 수급권자 확인, 급여비용의 심사 · 지급, 사후관리 등 의료급여 업무를 위하여 보장기관(시 · 군 · 구), 국민건강보험공단, 건강보험심사평가원에 제공하는 경우
6. 「형사소송법」 제106조, 제215조 또는 제218조에 따른 경우
7. 「민사소송법」 제347조에 따라 문서제출을 명한 경우
8. 「산업재해보상보험법」 제118조에 따라 근로복지공단이 보험급여를 받는 근로자를 진료한 산재보험 의료기관(의사를 포함한다)에 대하여 그 근로자의 진료에 관한 보고 또는 서류 등 제출을 요구하거나 조사하는 경우
9. 「자동차손해배상 보장법」 제12조제2항 및 제14조에 따라 의료기관으로부터 자동차보험진료수가를 청구받은 보험회사 등이 그 의료기관에 대하여 관계 진료기록의 열람을 청구한 경우
10. 「병역법」 제11조의2에 따라 지방병무청장이 징병검사와 관련하여 질병 또는 심신장애의 확인을 위하여 필요하다고 인정하여 의료기관의 장에게 징병검사대상자의 진료기록 · 치료 관련 기록의 제출을 요구한 경우
11. 「학교안전사고 예방 및 보상에 관한 법률」 제42조에 따라 공제회가 공제급여의 지급여부를 결정하기 위하여 필요하다고 인정하여 「국민건강보험법」 제42조에 따른 요양기관에 대하여 관계 진료기록의 열람 또는 필요한 자료의 제출을 요청하는 경우
12. 「고엽제후유의증 환자지원 등에 관한 법률」 제7조제3항에 따라 의료기관의 장이 진료기록 및 임상소견서를 보훈병원장에게 보내는 경우
13. 「의료사고 피해구제 및 의료분쟁 조정 등에 관한 법률」 제28조제3항에 따른 경우
14. 「국민연금법」 제123조에 따라 국민연금공단이 부양가족연금, 장애연금 및 유족연금 급여의 지급심사와 관련하여 가입자 또는 가입자였던 사람을 진료한 의료기관에 해당 진료에 관한 사항의 열람 또는 사본 교부를 요청하는 경우

③ 의료인은 다른 의료인으로부터 제22조 또는 제23조에 따른 진료기록의 내용확인이나 환자의 진료경과에 대한 소견 등을 송부할 것을 요청받은 경우에는 해당 환자나 환자 보호자의 동의를 받아 송부하여야 한다. 다만, 해당 환자의 의식이 없거나 응급환자인 경우 또는 환자의 보호자가 없어 동의를 받을 수 없는 경우에는 환자나 환자 보호자의 동의 없이 송부할 수 있다.

④ 진료기록을 보관하고 있는 의료기관이나 진료기록이 이관된 보건소에 근무하는 의사·치과의사 또는 한의사는 자신이 직접 진료하지 아니한 환자의 과거 진료내용의 확인 요청을 받은 경우에는 진료기록을 근거로 하여 사실을 확인하여 줄 수 있다.

⑤ 의료인은 응급환자를 다른 의료기관에 이송하는 경우에는 지체 없이 내원 당시 작성된 진료기록의 사본 등을 이송하여야 한다.

제2절 권리와 의무

제22조(진료기록부 등) ① 의료인은 각각 진료기록부, 조산기록부, 간호기록부, 그 밖의 진료에 관한 기록(이하 "진료기록부 등"이라 한다)을 갖추어 두고 환자의 주된 증상, 진단 및 치료 내용 등 보건복지부령으로 정하는 의료행위에 관한 사항과 의견을 상세히 기록하고 서명하여야 한다.

② 의료인이나 의료기관 개설자는 진료기록부 등[제23조제1항에 따른 전자의무기록(電子醫務記錄)을 포함한다. 이하 제40조제2항에서 같다]을 보건복지부령으로 정하는 바에 따라 보존하여야 한다.

③ 의료인은 진료기록부 등을 거짓으로 작성하거나 고의로 사실과 다르게 추가기재·수정하여서는 아니된다.

제23조(전자의무기록) ① 의료인이나 의료기관 개설자는 제22조의 규정에도 불구하고 진료기록부등을 「전자서명법」에 따른 전자서명이 기재된 전자문서(이하 "전자의무기록"이라 한다)로 작성·보관할 수 있다.

② 의료인이나 의료기관 개설자는 보건복지부령으로 정하는 바에 따라 전자의무기록을 안전하게 관리·보존하는 데에 필요한 시설과 장비를 갖추어야 한다.

③ 누구든지 정당한 사유 없이 전자의무기록에 저장된 개인정보를 탐지하거나 누출·변조 또는 훼손하여서는 아니된다.

제23조의2(부당한 경제적 이익 등의 취득 금지) ① 의료인, 의료기관 개설자(법인의 대표자, 이사, 그 밖에 이에 종사하는 자를 포함한다. 이하 이 조에서 같다) 및 의료기관 종사자는 「약사법」 제31조에 따른 품목허가를 받은 자 또는 품목신고를 한 자, 같은 법 제42조에 따른 의약품 수입자, 같은 법 제45조에 따른 의약품 도매상으로부터 의약품 채택·처방유도 등 판매촉진을 목적으로 제공되는 금전, 물품, 편익, 노무, 향응, 그 밖의 경제적 이익(이하 "경제적 이익 등"이라 한다)을 받아서는 아니된다. 다만, 견본품 제공, 학술대회 지원, 임상시험 지원, 제품설명회, 대금결제조건에 따른 비용할인, 시판 후 조사 등의 행위(이하 "견본품 제공 등의 행위"라 한다)로서 보건복지부령으로 정하는 범위 안의 경제적 이익 등인 경우에는 그러하지 아니하다.

② 의료인, 의료기관 개설자 및 의료기관 종사자는 「의료기기법」 제6조에 따른 제조업자,

같은 법 제15조에 따른 의료기기 수입업자, 같은 법 제17조에 따른 의료기기 판매업자 또는 임대업자로부터 의료기기 채택 · 사용유도 등 판매촉진을 목적으로 제공되는 경제적 이익 등을 받아서는 아니된다. 다만, 견본품 제공 등의 행위로서 보건복지부령으로 정하는 범위 안의 경제적 이익 등인 경우에는 그러하지 아니하다.

제24조(요양방법 지도) 의료인은 환자나 환자의 보호자에게 요양방법이나 그 밖에 건강관리에 필요한 사항을 지도하여야 한다.

제25조(신고) ① 의료인은 대통령령으로 정하는 바에 따라 최초로 면허를 받은 후부터 3년마다 그 실태와 취업상황 등을 보건복지부장관에게 신고하여야 한다.

② 보건복지부장관은 제30조제3항의 보수교육을 이수하지 아니한 의료인에 대하여 제1항에 따른 신고를 반려할 수 있다.

③ 보건복지부장관은 제1항에 따른 신고 수리 업무를 대통령령으로 정하는 바에 따라 관련 단체 등에 위탁할 수 있다.

제26조(변사체 신고) 의사 · 치과의사 · 한의사 및 조산사는 사체를 검안하여 변사(變死)한 것으로 의심되는 때에는 사체의 소재지를 관할하는 경찰서장에게 신고하여야 한다.

제3절 의료행위의 제한

제27조(무면허 의료행위 등 금지) ① 의료인이 아니면 누구든지 의료행위를 할 수 없으며 의료인도 면허된 것 이외의 의료행위를 할 수 없다. 다만, 다음 각 호의 어느 하나에 해당하는 자는 보건복지부령으로 정하는 범위에서 의료행위를 할 수 있다.

1. 외국의 의료인 면허를 가진 자로서 일정 기간 국내에 체류하는 자
2. 의과대학, 치과대학, 한의과대학, 의학전문대학원, 치의학전문대학원, 한의학전문대학원, 종합병원 또는 외국 의료원조기관의 의료봉사 또는 연구 및 시범사업을 위하여 의료행위를 하는 자
3. 의학 · 치과의학 · 한방의학 또는 간호학을 전공하는 학교의 학생

② 의료인이 아니면 의사 · 치과의사 · 한의사 · 조산사 또는 간호사 명칭이나 이와 비슷한 명칭을 사용하지 못한다.

③ 누구든지 「국민건강보험법」이나 「의료급여법」에 따른 본인부담금을 면제하거나 할인하는 행위, 금품 등을 제공하거나 불특정 다수인에게 교통편의를 제공하는 행위 등 영리를 목적으로 환자를 의료기관이나 의료인에게 소개 · 알선 · 유인하는 행위 및 이를 사주하는 행위를 하여서는 아니된다. 다만, 다음 각 호의 어느 하나에 해당하는 행위는 할 수 있다.

1. 환자의 경제적 사정 등을 이유로 개별적으로 관할 시장 · 군수 · 구청장의 사전승인을 받아 환자를 유치하는 행위

2. 「국민건강보험법」 제109조에 따른 가입자나 피부양자가 아닌 외국인(보건복지부령으로 정하는 바에 따라 국내에 거주하는 외국인은 제외한다)환자를 유치하기 위한 행위

④ 제3항제2호에도 불구하고 「보험업법」 제2조에 따른 보험회사, 상호회사, 보험설계사, 보험대리점 또는 보험중개사는 외국인환자를 유치하기 위한 행위를 하여서는 아니된다.

제27조의2(외국인환자 유치에 대한 등록 등) ① 제27조제3항제2호에 따라 외국인환자를 유치하고자 하는 의료기관은 보건복지부령으로 정하는 요건을 갖추어 보건복지부장관에게 등록하여야 한다.

② 제1항의 의료기관을 제외하고 제27조제3항제2호에 따른 외국인환자를 유치하고자 하는 자는 다음 각 호의 요건을 갖추어 보건복지부장관에게 등록하여야 한다.

1. 보건복지부령으로 정하는 보증보험에 가입하였을 것
2. 보건복지부령으로 정하는 규모 이상의 자본금을 보유할 것
3. 그 밖에 외국인환자 유치를 위하여 보건복지부령으로 정하는 사항

③ 제1항에 따라 등록한 의료기관 및 제2항에 따라 등록한 자(이하 "외국인환자 유치업자"라 한다)는 보건복지부령으로 정하는 바에 따라 매년 3월 말까지 전년도 사업실적을 보건복지부장관에게 보고하여야 한다.

④ 보건복지부장관은 의료기관 또는 외국인환자 유치업자가 다음 각 호의 어느 하나에 해당하는 경우 등록을 취소할 수 있다.

1. 제1항 또는 제2항에 따른 등록요건을 갖추지 아니한 경우
2. 제27조제3항제2호 외의 자를 유치하는 행위를 한 경우
3. 제63조에 따른 시정명령을 이행하지 아니한 경우

⑤ 제1항에 따른 의료기관 중 상급종합병원은 보건복지부령으로 정하는 병상 수를 초과하여 외국인환자를 유치하여서는 아니된다.

⑥ 제1항 및 제2항에 따른 등록절차에 관하여 필요한 사항은 보건복지부령으로 정한다.

제4절 의료인 단체

제28조(중앙회와 지부) ① 의사 · 치과의사 · 한의사 · 조산사 및 간호사는 대통령령으로 정하는 바에 따라 각각 전국적 조직을 두는 의사회 · 치과의사회 · 한의사회 · 조산사회 및 간호사회(이하 "중앙회"라 한다)를 각각 설립하여야 한다.

② 중앙회는 법인으로 한다.

③ 제1항에 따라 중앙회가 설립된 경우에는 의료인은 당연히 해당하는 중앙회의 회원이 되며, 중앙회의 정관을 지켜야 한다.

④ 중앙회에 관하여 이 법에 규정되지 아니한 사항에 대하여는 「민법」 중 사단법인에 관한 규정을 준용한다.

⑤ 중앙회는 대통령령으로 정하는 바에 따라 특별시 · 광역시 · 도와 특별자치도(이하 "시 · 도"라 한다)에 지부를 설치하여야 하며, 시 · 군 · 구(자치구만을 말한다. 이하 같다)에 분회를 설치할 수 있다. 다만, 그 외의 지부나 외국에 의사회 지부를 설치하려면 보건복지부장관의 승인을 받아야 한다.

⑥ 중앙회가 지부나 분회를 설치한 때에는 그 지부나 분회의 책임자는 지체 없이 특별시장 · 광역시장 · 도지사 · 특별자치도지사(이하 "시 · 도지사"라 한다) 또는 시장 · 군수 · 구청장에게 신고하여야 한다.

⑦ 각 중앙회는 제66조의2에 따른 자격정지 처분 요구에 관한 사항 등을 심의 · 의결하기 위하여 윤리위원회를 둔다.

⑧ 윤리위원회의 구성, 운영 등에 관한 사항은 대통령령으로 정한다.

제29조(설립허가 등) ① 중앙회를 설립하려면 대표자는 대통령령으로 정하는 바에 따라 정관과 그 밖에 필요한 서류를 보건복지부장관에게 제출하여 설립허가를 받아야 한다.

② 중앙회의 정관에 적을 사항은 대통령령으로 정한다.

③ 중앙회가 정관을 변경하려면 보건복지부장관의 허가를 받아야 한다.

제30조(협조의무) ① 중앙회는 보건복지부장관으로부터 의료와 국민보건 향상에 관한 협조 요청을 받으면 협조하여야 한다.

② 중앙회는 보건복지부령으로 정하는 바에 따라 회원의 자질 향상을 위하여 필요한 보수(補修)교육을 실시하여야 한다.

③ 의료인은 제2항에 따른 보수교육을 받아야 한다.

제32조(감독) 보건복지부장관은 중앙회나 그 지부가 정관으로 정한 사업 외의 사업을 하거나 국민보건 향상에 장애가 되는 행위를 한 때 또는 제30조제1항에 따른 요청을 받고 협조하지 아니한 경우에는 정관을 변경하거나 임원을 새로 뽑을 것을 명할 수 있다.

제3장 의료기관

제1절 의료기관의 개설

제33조(개설 등) ① 의료인은 이 법에 따른 의료기관을 개설하지 아니하고는 의료업을 할 수 없으며, 다음 각 호의 어느 하나에 해당하는 경우 외에는 그 의료기관 내에서 의료업을 하여야 한다.

1. 「응급의료에 관한 법률」 제2조제1호에 따른 응급환자를 진료하는 경우
2. 환자나 환자 보호자의 요청에 따라 진료하는 경우
3. 국가나 지방자치단체의 장이 공익상 필요하다고 인정하여 요청하는 경우
4. 보건복지부령으로 정하는 바에 따라 가정간호를 하는 경우

5. 그 밖에 이 법 또는 다른 법령으로 특별히 정한 경우나 환자가 있는 현장에서 진료를 하여야 하는 부득이한 사유가 있는 경우

② 다음 각 호의 어느 하나에 해당하는 자가 아니면 의료기관을 개설할 수 없다. 이 경우 의사는 종합병원 · 병원 · 요양병원 또는 의원을, 치과의사는 치과병원 또는 치과의원을 한의사는 한방병원 · 요양병원 또는 한의원을, 조산사는 조산원만을 개설할 수 있다.

1. 의사, 치과의사, 한의사 또는 조산사
2. 국가나 지방자치단체
3. 의료업을 목적으로 설립된 법인(이하 "의료법인"이라 한다)
4. 「민법」이나 특별법에 따라 설립된 비영리법인
5. 「공공기관의 운영에 관한 법률」에 따른 준정부기관, 「지방의료원의 설립 및 운영에 관한 법률」에 따른 지방의료원, 「한국보훈복지의료공단법」에 따른 한국보훈복지의료공단

③ 제2항에 따라 의원 · 치과의원 · 한의원 또는 조산원을 개설하려는 자는 보건복지부령으로 정하는 바에 따라 시장 · 군수 · 구청장에게 신고하여야 한다.

④ 제2항에 따라 종합병원 · 병원 · 치과병원 · 한방병원 또는 요양병원을 개설하려면 보건복지부령으로 정하는 바에 따라 시 · 도지사의 허가를 받아야 한다. 이 경우 시 · 도지사는 개설하려는 의료기관이 제36조에 따른 시설기준에 맞지 아니하는 경우에는 개설허가를 할 수 없다.

⑤ 제3항과 제4항에 따라 개설된 의료기관이 개설장소를 이전하거나 개설에 관한 신고 또는 허가사항 중 보건복지부령으로 정하는 중요사항을 변경하려는 때에도 제3항 또는 제4항과 같다.

⑥ 조산원을 개설하는 자는 반드시 지도의사(指導醫師)를 정하여야 한다.

⑦ 다음 각 호의 어느 하나에 해당하는 경우에는 의료기관을 개설할 수 없다.

1. 약국 시설 안이나 구내인 경우
2. 약국의 시설이나 부지 일부를 분할 · 변경 또는 개수하여 의료기관을 개설하는 경우
3. 약국과 전용 복도 · 계단 · 승강기 또는 구름다리 등의 통로가 설치되어 있거나 이런 것들을 설치하여 의료기관을 개설하는 경우

⑧ 제2항제1호의 의료인은 어떠한 명목으로도 둘 이상의 의료기관을 개설 · 운영할 수 없다. 다만, 2 이상의 의료인 면허를 소지한 자가 의원급 의료기관을 개설하려는 경우에는 하나의 장소에 한하여 면허 종별에 따른 의료기관을 함께 개설할 수 있다.

제34조(원격의료) ① 의료인(의료업에 종사하는 의사 · 치과의사 · 한의사만 해당한다)은 제33조제1항에도 불구하고 컴퓨터 · 화상통신 등 정보통신기술을 활용하여 먼 곳에 있는 의료인에게 의료지식이나 기술을 지원하는 원격의료(이하 "원격의료"라 한다)를 할 수 있다.

② 원격의료를 행하거나 받으려는 자는 보건복지부령으로 정하는 시설과 장비를 갖추어

야 한다.

③ 원격의료를 하는 자(이하 "원격지의사"라 한다)는 환자를 직접 대면하여 진료하는 경우와 같은 책임을 진다.

④ 원격지의사의 원격의료에 따라 의료행위를 한 의료인이 의사 · 치과의사 또는 한의사(이하 "현지의사"라 한다)인 경우에는 그 의료행위에 대하여 원격지의사의 과실을 인정할 만한 명백한 근거가 없으면 환자에 대한 책임은 제3항에도 불구하고 현지의사에게 있는 것으로 본다.

제35조(의료기관 개설 특례) ① 제33조제1항 · 제2항 및 제8항에 따른 자 외의 자가 그 소속 직원, 종업원, 그 밖의 구성원(수용자를 포함한다) 이나 그 가족의 건강관리를 위하여 부속 의료기관을 개설하려면 그 개설 장소를 관할하는 시장 · 군수 · 구청장에게 신고하여야 한다. 다만, 부속 의료기관으로 병원급 의료기관을 개설하려면 그 개설장소를 관할하는 시 · 도지사의 허가를 받아야 한다.

② 제1항에 따른 개설 신고 및 허가에 관한 절차 · 조건, 그 밖에 필요한 사항과 그 의료기관의 운영에 필요한 사항은 보건복지부령으로 정한다.

제36조(준수사항) 제33조제2항 및 제8항에 따라 의료기관을 개설하는 자는 보건복지부령으로 정하는 바에 따라 다음 각 호의 사항을 지켜야 한다.

1. 의료기관의 종류에 따른 시설기준 및 규격에 관한 사항
2. 의료기관의 안전관리시설 기준에 관한 사항
3. 의료기관 및 요양병원의 운영기준에 관한 사항
4. 고가의료장비의 설치 · 운영기준에 관한 사항
5. 의료기관의 종류에 따른 의료인 등의 정원기준에 관한 사항
6. 급식관리 기준에 관한 사항

제37조(진단용 방사선 발생장치) ① 진단용 방사선 발생장치를 설치 · 운영하려는 의료기관은 보건복지부령으로 정하는 바에 따라 시장 · 군수 · 구청장에게 신고하여야 하며, 보건복지부령으로 정하는 안전관리기준에 맞도록 설치 · 운영하여야 한다.

② 의료기관 개설자나 관리자는 진단용 방사선 발생장치를 설치한 경우에는 보건복지부령으로 정하는 바에 따라 안전관리책임자를 선임하고, 정기적으로 검사와 측정을 받아야 하며, 방사선 관계 종사자에 대한 피폭관리(被曝管理)를 하여야 한다.

③ 제1항과 제2항에 따른 진단용 방사선 발생장치의 범위 · 신고 · 검사 · 설치 및 측정기준 등에 필요한 사항은 보건복지부령으로 정한다.

제38조(특수의료장비의 설치 · 운영) ① 의료기관은 보건의료 시책상 적정한 설치와 활용이 필요하여 보건복지부장관이 정하여 고시하는 의료장비(이하 "특수의료장비"라 한다)를 설치 · 운영하려면 보건복지부령으로 정하는 바에 따라 시장 · 군수 · 구청장에게 등록하여야

하며, 보건복지부령으로 정하는 설치인정기준에 맞게 설치 · 운영하여야 한다.

② 의료기관의 개설자나 관리자는 제1항에 따라 특수의료장비를 설치하면 보건복지부령으로 정하는 바에 따라 보건복지부장관에게 정기적인 품질관리검사를 받아야 한다.

③ 의료기관의 개설자나 관리자는 제2항에 따른 품질관리검사에서 부적합하다고 판정받은 특수의료장비를 사용하여서는 아니된다.

④ 보건복지부장관은 제2항에 따른 품질관리검사업무의 전부 또는 일부를 보건복지부령으로 정하는 바에 따라 관계 전문기관에 위탁할 수 있다.

제39조(시설 등의 공동이용) ① 의료인은 다른 의료기관의 장의 동의를 받아 그 의료기관의 시설 · 장비 및 인력 등을 이용하여 진료할 수 있다.

② 의료기관의 장은 그 의료기관의 환자를 진료하는 데에 필요하면 해당 의료기관에 소속되지 아니한 의료인에게 진료하도록 할 수 있다.

③ 의료인이 다른 의료기관의 시설 · 장비 및 인력 등을 이용하여 진료하는 과정에서 발생한 의료사고에 대하여는 진료를 한 의료인의 과실 때문이면 그 의료인에게, 의료기관의 시설 · 장비 및 인력 등의 결함 때문이면 그것을 제공한 의료기관 개설자에게 각각 책임이 있는 것으로 본다.

제40조(폐업 · 휴업 신고와 진료기록부 등의 이관) ① 의료기관 개설자는 의료업을 폐업하거나 1개월 이상 휴업하려면 보건복지부령으로 정하는 바에 따라 관할 시장 · 군수 · 구청장에게 신고하여야 한다.

② 의료기관 개설자는 제1항에 따라 폐업 또는 휴업 신고를 할 때 제22조나 제23조에 따라 기록 · 보존하고 있는 진료기록부 등을 관할 보건소장에게 넘겨야 한다. 다만, 의료기관 개설자가 보건복지부령으로 정하는 바에 따라 진료기록부 등의 보관계획서를 제출하여 관할 보건소장의 허가를 받은 경우에는 직접 보관할 수 있다.

제41조(당직의료인) 각종 병원에는 응급환자와 입원환자의 진료 등에 필요한 당직의료인을 두어야 한다.

제42조(의료기관의 명칭) ① 의료기관은 제3조제2항에 따른 의료기관의 종류에 따르는 명칭 외의 명칭을 사용하지 못한다. 다만, 다음 각 호의 어느 하나에 해당하는 경우에는 그러하지 아니하다.

1. 종합병원이 그 명칭을 병원으로 표시하는 경우
2. 제3조의4제1항에 따라 상급종합병원으로 지정받거나 제3조의5제1항에 따라 전문병원으로 지정받은 의료기관이 지정받은 기간 동안 그 명칭을 사용하는 경우
3. 제33조제8항 단서에 따라 개설한 의원급 의료기관이 면허 종별에 따른 종별명칭을 함께 사용하는 경우
4. 국가나 지방자치단체에서 개설하는 의료기관이 보건복지부장관이나 시 · 도지사와 협

의하여 정한 명칭을 사용하는 경우

5. 다른 법령으로 따로 정한 명칭을 사용하는 경우

② 의료기관의 명칭 표시에 관한 사항은 보건복지부령으로 정한다.

③ 의료기관이 아니면 의료기관의 명칭이나 이와 비슷한 명칭을 사용하지 못한다.

제43조(진료과목 등) ① 병원 · 치과병원 또는 종합병원은 한의사를 두어 한의과 진료과목을 추가로 설치 · 운영할 수 있다.

② 한방병원 또는 치과병원은 의사를 두어 의과 진료과목을 추가로 설치 · 운영할 수 있다.

③ 병원 · 한방병원 또는 요양병원은 치과의사를 두어 치과 진료과목을 추가로 설치 · 운영할 수 있다.

④ 제1항부터 제3항까지의 규정에 따라 추가로 진료과목을 설치 · 운영하는 경우에는 보건복지부령으로 정하는 바에 따라 진료에 필요한 시설 · 장비를 갖추어야 한다.

⑤ 제1항부터 제3항까지의 규정에 따라 추가로 설치한 진료과목을 포함한 의료기관의 진료과목은 보건복지부령으로 정하는 바에 따라 표시하여야 한다. 다만, 치과의 진료과목은 종합병원과 제77조제2항에 따라 보건복지부령으로 정하는 치과병원에 한하여 표시할 수 있다.

제45조(비급여 진료비용 등의 고지) ① 의료기관 개설자는 「국민건강보험법」 제41조제3항에 따라 요양급여의 대상에서 제외되는 사항 또는 「의료급여법」 제7조제3항에 따라 의료급여의 대상에서 제외되는 사항의 비용(이하 "비급여 진료비용"이라 한다)을 환자 또는 환자의 보호자가 쉽게 알 수 있도록 보건복지부령으로 정하는 바에 따라 고지하여야 한다.

② 의료기관 개설자는 보건복지부령으로 정하는 바에 따라 의료기관이 환자로부터 징수하는 제증명수수료의 비용을 게시하여야 한다.

③ 의료기관 개설자는 제1항 및 제2항에서 고지 · 게시한 금액을 초과하여 징수할 수 없다.

제46조(환자의 진료의사 선택 등) ① 환자나 환자의 보호자는 보건복지부령으로 정하는 바에 따라 종합병원 · 병원 · 치과병원 · 한방병원 또는 요양병원의 특정한 의사 · 치과의사 또는 한의사를 선택하여 진료(이하 "선택진료"라 한다)를 요청할 수 있다. 이 경우 의료기관의 장은 특별한 사유가 없으면 환자나 환자의 보호자가 요청한 의사 · 치과의사 또는 한의사가 진료하도록 하여야 한다.

② 제1항에 따라 선택진료를 받는 환자나 환자의 보호자는 선택진료의 변경 또는 해지를 요청할 수 있다. 이 경우 의료기관의 장은 지체 없이 이에 응하여야 한다.

③ 의료기관의 장은 보건복지부령으로 정하는 바에 따라 환자 또는 환자의 보호자에게 선택진료의 내용 · 절차 및 방법 등에 관한 정보를 제공하여야 한다.

④ 의료기관의 장은 제1항에 따라 선택진료를 하게 한 경우에도 환자나 환자의 보호자로부터 추가비용을 받을 수 없다.

⑤ 의료기관의 장은 제4항에도 불구하고 일정한 요건을 갖추고 선택진료를 하게 하는 경우에는 추가비용을 받을 수 있다.

⑥ 제5항에 따른 추가비용을 받을 수 있는 의료기관의 의사 · 치과의사 또는 한의사의 자격 요건과 범위, 진료항목과 추가비용의 산정기준, 그 밖에 필요한 사항은 보건복지부령으로 정한다.

제47조(병원감염 예방) ① 보건복지부령으로 정하는 일정 규모 이상의 병원급 의료기관의 장은 병원감염 예방을 위하여 감염관리위원회와 감염관리실을 설치 · 운영하고 보건복지부령으로 정하는 바에 따라 감염관리업무를 수행하는 전담 인력을 두는 등 필요한 조치를 하여야 한다.

② 제1항에 따른 감염관리위원회의 구성과 운영, 감염관리실 운영 등에 필요한 사항은 보건복지부령으로 정한다.

제2절 의료법인

제48조(설립허가 등) ① 제33조제2항에 따른 의료법인을 설립하려는 자는 대통령령으로 정하는 바에 따라 정관과 그 밖의 서류를 갖추어 그 법인의 주된 사무소의 소재지를 관할하는 시 · 도지사의 허가를 받아야 한다.

② 의료법인은 그 법인이 개설하는 의료기관에 필요한 시설이나 시설을 갖추는 데에 필요한 자금을 보유하여야 한다.

③ 의료법인이 재산을 처분하거나 정관을 변경하려면 시 · 도지사의 허가를 받아야 한다.

④ 이 법에 따른 의료법인이 아니면 의료법인이나 이와 비슷한 명칭을 사용할 수 없다.

제49조(부대사업) ① 의료법인은 그 법인이 개설하는 의료기관에서 의료업무 외에 다음의 부대사업을 할 수 있다. 이 경우 부대사업으로 얻은 수익에 관한 회계는 의료법인의 다른 회계와 구분하여 계산하여야 한다.

1. 의료인과 의료관계자 양성이나 보수교육
2. 의료나 의학에 관한 조사 연구
3. 「노인복지법」 제31조제2호에 따른 노인의료복지시설의 설치 · 운영
4. 「장사 등에 관한 법률」 제25조제1항에 따른 장례식장의 설치 · 운영
5. 「주차장법」 제19조제1항에 따른 부설주차장의 설치 · 운영
6. 의료업 수행에 수반되는 의료정보시스템 개발 · 운영사업 중 대통령령으로 정하는 사업
7. 그 밖에 휴게음식점영업, 일반음식점영업, 이용업, 미용업 등 환자 또는 의료법인이 개설한 의료기관 종사자 등의 편의를 위하여 보건복지부령으로 정하는 사업

② 제1항제4호 · 제5호 및 제7호의 부대사업을 하려는 의료법인은 타인에게 임대 또는 위탁하여 운영할 수 있다.

③ 제1항 및 제2항에 따라 부대사업을 하려는 의료법인은 보건복지부령으로 정하는 바에 따라 미리 의료기관의 소재지를 관할하는 시 · 도지사에게 신고하여야 한다. 신고사항을 변경하려는 경우에도 또한 같다.

제50조(민법의 준용) 의료법인에 대하여 이 법에 규정된 것 외에는 민법 중 재단법인에 관한 규정을 준용한다.

제51조(설립허가 취소) 보건복지부장관 또는 시 · 도지사는 의료법인이 다음 각 호의 어느 하나에 해당하면 그 설립허가를 취소할 수 있다.

1. 정관으로 정하지 아니한 사업을 한 때
2. 설립된 날부터 2년 안에 의료기관을 개설하지 아니한 때
3. 의료법인이 개설한 의료기관이 제64조에 따라 개설허가를 취소당한 때
4. 보건복지부장관 또는 시 · 도지사가 감독을 위하여 내린 명령을 위반한 때
5. 제49조제1항에 따른 부대사업 외의 사업을 한 때

제3절 의료기관 단체

제52조(의료기관 단체 설립) ① 병원급 의료기관의 장은 의료기관의 건전한 발전과 국민보건 향상에 기여하기 위하여 전국 조직을 두는 단체를 설립할 수 있다.

② 제1항에 따른 단체는 법인으로 한다.

제4장 신의료기술평가

제53조(신의료기술의 평가) ① 보건복지부장관은 국민건강을 보호하고 의료기술의 발전을 촉진하기 위하여 대통령령으로 정하는 바에 따라 제54조에 따른 신의료기술평가위원회의 심의를 거쳐 신의료기술의 안전성 · 유효성 등에 관한 평가(이하 "신의료기술평가"라 한다)를 하여야 한다.

② 제1항에 따른 신의료기술은 새로 개발된 의료기술로서 보건복지부장관이 안전성 · 유효성을 평가할 필요성이 있다고 인정하는 것을 말한다.

③ 보건복지부장관은 신의료기술평가의 결과를 「국민건강보험법」 제64조에 따른 건강보험심사평가원의 장에게 알려야 한다. 이 경우 신의료기술평가의 결과를 보건복지부령으로 정하는 바에 따라 공표할 수 있다.

④ 그 밖에 신의료기술평가의 대상 및 절차 등에 필요한 사항은 보건복지부령으로 정한다.

제54조(신의료기술평가위원회의 설치 등) ① 보건복지부장관은 신의료기술평가에 관한 사항을 심의하기 위하여 보건복지부에 신의료기술평가위원회(이하 "위원회"라 한다)를 둔다.

② 위원회는 위원장 1명을 포함하여 20명 이내의 위원으로 구성한다.

③ 위원은 다음 각 호의 자 중에서 보건복지부장관이 위촉하거나 임명한다. 다만, 위원장은 제1호 또는 제2호의 자 중에서 임명한다.

1. 제28조제1항에 따른 의사회 · 치과의사회 · 한의사회에서 각각 추천하는 자
2. 보건의료에 관한 학식이 풍부한 자
3. 사용자단체에서 추천하는 자
4. 변호사의 자격을 가진 자로서 보건의료와 관련된 업무에 5년 이상 종사한 경력이 있는 자
5. 보건의료정책 관련 업무를 담당하고 있는 보건복지부 소속 5급 이상의 공무원

④ 위원장과 위원의 임기는 3년으로 하되, 연임할 수 있다. 다만, 제3항제5호에 따른 공무원의 경우에는 재임기간으로 한다.

⑤ 위원의 자리가 빈 때에는 새로 위원을 임명하고, 새로 임명된 위원의 임기는 임명된 날부터 기산한다.

⑥ 위원회의 심의사항을 전문적으로 검토하기 위하여 위원회에 분야별 전문평가위원회를 둔다.

⑦ 그 밖에 위원회 · 전문평가위원회의 구성 및 운영 등에 필요한 사항은 보건복지부령으로 정한다.

제55조(자료의 수집 업무 등의 위탁) 보건복지부장관은 신의료기술평가에 관한 업무를 수행하기 위하여 필요한 경우 보건복지부령으로 정하는 바에 따라 자료수집 · 조사 등 평가에 수반되는 업무를 관계 전문기관 또는 단체에 위탁할 수 있다.

제5장 의료광고

제56조(의료광고의 금지 등) ① 의료법인 · 의료기관 또는 의료인이 아닌 자는 의료에 관한 광고를 하지 못한다.

②의료법인 · 의료기관 또는 의료인은 다음 각 호의 어느 하나에 해당하는 의료광고를 하지 못한다.

1. 제53조에 따른 평가를 받지 아니한 신의료기술에 관한 광고
2. 치료효과를 보장하는 등 사용자를 현혹할 우려가 있는 내용의 광고
3. 다른 의료기관 · 의료인의 기능 또는 진료방법과 비교하는 내용의 광고
4. 다른 의료법인 · 의료기관 또는 의료인을 비방하는 내용의 광고
5. 수술장면 등 직접적인 시술행위를 노출하는 내용의 광고
6. 의료인의 기능, 진료방법과 관련하여 심각한 부작용 등 중요한 정보를 누락하는 광고
7. 객관적으로 인정되지 아니하거나 근거가 없는 내용을 포함하는 광고
8. 신문, 방송, 잡지 등을 이용하여 기사(記事) 또는 전문가의 의견 형태로 표현되는 광고

9. 제57조에 따른 심의를 받지 아니하거나 심의받은 내용과 다른 내용의 광고
10. 제27조제3항에 따라 외국인환자를 유치하기 위한 국내광고
11. 그 밖에 의료광고의 내용이 국민건강에 중대한 위해를 발생하게 하거나 발생하게 할 우려가 있는 것으로서 대통령령으로 정하는 내용의 광고

③ 의료법인 · 의료기관 또는 의료인은 거짓이나 과장된 내용의 의료광고를 하지 못한다.

④ 의료광고는 다음 각 호의 방법으로는 하지 못한다.

1. 「방송법」 제2조제1호의 방송
2. 그 밖에 국민의 보건과 건전한 의료경쟁의 질서를 유지하기 위하여 제한할 필요가 있는 경우로서 대통령령으로 정하는 방법

⑤ 제1항이나 제2항에 따라 금지되는 의료광고의 구체적인 기준 등 의료광고에 관하여 필요한 사항은 대통령령으로 정한다.

제57조(광고의 심의) ① 의료법인 · 의료기관 · 의료인이 다음 각 호의 어느 하나에 해당하는 매체를 이용하여 의료광고를 하려는 경우 미리 광고의 내용과 방법 등에 관하여 보건복지부장관의 심의를 받아야 한다.

1. 「신문 등의 진흥에 관한 법률」 제2조에 따른 신문 · 인터넷신문 또는 「잡지 등 정기간행물의 진흥에 관한 법률」 제2조에 따른 정기간행물
2. 「옥외광고물 등 관리법」 제2조제1호에 따른 옥외광고물 중 현수막(懸垂幕), 벽보, 전단(傳單) 및 교통시설 · 교통수단에 표시되는 것
3. 전광판
4. 대통령령으로 정하는 인터넷 매체

② 제1항에 따른 심의를 받으려는 자는 보건복지부령으로 정하는 수수료를 내야 한다.

③ 보건복지부장관은 제1항에 따른 심의에 관한 업무를 제28조에 따라 설립된 단체에 위탁할 수 있다.

④ 제1항에 따른 심의기준 · 절차 및 제3항에 따른 심의 업무의 위탁 등 의료광고의 심의에 관하여 필요한 사항은 대통령령으로 정한다.

제6장 감 독

제58조(의료기관 인증) ① 보건복지부장관은 의료의 질과 환자 안전의 수준을 높이기 위하여 병원급 의료기관에 대한 인증(이하 "의료기관 인증"이라 한다)을 할 수 있다.

② 보건복지부장관은 대통령령으로 정하는 바에 따라 의료기관 인증에 관한 업무를 관계 전문기관(이하 "인증전담기관"이라 한다)에 위탁할 수 있다. 이 경우 인증전담기관에 대하여 필요한 예산을 지원할 수 있다.

③ 보건복지부장관은 다른 법률에 따라 의료기관을 대상으로 실시하는 평가를 통합하여 인증전담기관으로 하여금 시행하도록 할 수 있다.

제58조의2(의료기관인증위원회) ① 보건복지부장관은 의료기관 인증에 관한 주요 정책을 심의하기 위하여 보건복지부장관 소속으로 의료기관인증위원회(이하 이 조에서 "위원회"라 한다)를 둔다.

② 위원회는 위원장 1명을 포함한 15인 이내의 위원으로 구성한다.

③ 위원회의 위원장은 보건복지부차관으로 하고, 위원회의 위원은 다음 각 호의 사람 중에서 보건복지부장관이 임명 또는 위촉한다.

1. 제28조에 따른 의료인단체 및 제52조에 따른 의료기관단체에서 추천하는 자
2. 노동계, 시민단체(「비영리민간단체지원법」 제2조에 따른 비영리민간단체를 말한다), 사용자단체(「사용자기본법」 제29조에 따른 사용자단체를 말한다)에서 추천하는 자
3. 보건의료에 관한 학식과 경험이 풍부한 자
4. 보건복지부 소속 3급 이상 공무원 또는 고위공무원단에 속하는 공무원

④ 위원회는 다음 각 호의 사항을 심의한다.

1. 인증기준 및 인증의 공표를 포함한 의료기관 인증과 관련된 주요 정책에 관한 사항
2. 제58조제3항에 따른 의료기관 대상 평가제도 통합에 관한 사항
3. 제58조의7제2항에 따른 의료기관 인증 활용에 관한 사항
4. 그 밖에 위원장이 심의에 부치는 사항

⑤ 위원회의 구성 및 운영, 그 밖에 필요한 사항은 대통령령으로 정한다.

제58조의3(의료기관 인증기준 및 방법 등) ① 의료기관 인증기준은 다음 각 호의 사항을 포함하여야 한다.

1. 환자의 권리와 안전
2. 의료기관의 의료서비스 질향상 활동
3. 의료서비스의 제공과정 및 성과
4. 의료기관의 조직 · 인력관리 및 운영
5. 환자 만족도

② 보건복지부장관은 인증을 신청한 의료기관에 대하여 제1항에 따른 인증기준의 충족 여부를 평가하여야 한다.

③ 보건복지부장관은 제2항에 따라 평가한 결과와 인증등급을 지체 없이 해당 의료기관의 장에게 통보하여야 한다.

④ 인증등급은 인증, 조건부인증 및 불인증으로 구분한다.

⑤ 인증의 유효기간은 4년으로 한다. 다만, 조건부인증의 경우에는 유효기간을 1년으로 한다.

⑥ 조건부인증을 받은 의료기관의 장은 유효기간 내에 보건복지부령으로 정하는 바에 따

라 재인증을 받아야 한다.

⑦ 제1항에 따른 인증기준의 세부 내용은 보건복지부장관이 정한다.

제58조의4(의료기관 인증의 신청) ① 의료기관 인증을 받고자 하는 의료기관의 장은 보건복지부령으로 정하는 바에 따라 보건복지부장관에게 신청할 수 있다.

② 제1항에도 불구하고 제3조제2항제3호에 따른 요양병원(「장애인복지법」 제58조제1항제2호에 따른 의료재활시설로서 제3조의2에 따른 요건을 갖춘 의료기관은 제외한다)의 장은 보건복지부령으로 정하는 바에 따라 보건복지부장관에게 인증을 신청하여야 한다.

③ 인증전담기관은 보건복지부장관의 승인을 받아 의료기관 인증을 신청한 의료기관의 장으로부터 인증에 소요되는 비용을 징수할 수 있다.

제58조의5(이의신청) ① 의료기관 인증을 신청한 의료기관의 장은 평가결과 또는 인증등급에 관하여 보건복지부장관에게 이의신청을 할 수 있다.

② 제1항에 따른 이의신청은 평가결과 또는 인증등급을 통보받은 날부터 30일 이내에 하여야 한다. 다만, 책임질 수 없는 사유로 그 기간을 지킬 수 없었던 경우에는 그 사유가 없어진 날부터 기산한다.

③ 제1항에 따른 이의신청의 방법 및 처리결과의 통보 등에 필요한 사항은 보건복지부령으로 정한다.

제58조의6(인증서와 인증마크) ① 보건복지부장관은 인증을 받은 의료기관에 인증서를 교부하고 인증을 나타내는 표시(이하 "인증마크"라 한다)를 제작하여 인증을 받은 의료기관이 사용하도록 할 수 있다.

② 누구든지 제58조제1항에 따른 인증을 받지 아니하고 인증서나 인증마크를 제작 · 사용하거나 그 밖의 방법으로 인증을 사칭하여서는 아니된다.

③ 인증마크의 도안 및 표시방법 등에 필요한 사항은 보건복지부령으로 정한다.

제58조의7(인증의 공표 및 활용) ① 보건복지부장관은 인증을 받은 의료기관에 관하여 인증기준, 인증 유효기간 및 제58조의3제2항에 따라 평가한 결과 등 보건복지부령으로 정하는 사항을 인터넷 홈페이지 등에 공표하여야 한다.

② 보건복지부장관은 제58조의3제3항에 따른 평가결과와 인증등급을 활용하여 의료기관에 대하여 다음 각 호에 해당하는 행정적 · 재정적 지원 등 필요한 조치를 할 수 있다.

1. 제3조의4에 따른 상급종합병원 지정
2. 제3조의5에 따른 전문병원 지정
3. 그 밖에 다른 법률에서 정하거나 보건복지부장관이 필요하다고 인정한 사항

③ 제1항에 따른 공표 등에 필요한 사항은 보건복지부령으로 정한다.

제58조의8(자료의 제공요청) ① 보건복지부장관은 인증과 관련하여 필요한 경우에는 관계 행정기관, 의료기관, 그 밖의 공공단체 등에 대하여 자료의 제공 및 협조를 요청할 수 있다.

② 제1항에 따른 자료의 제공과 협조를 요청받은 자는 정당한 사유가 없는 한 요청에 따라야 한다.

제58조의9(의료기관 인증의 취소) ① 보건복지부장관은 다음 각 호의 어느 하나에 해당하는 경우에는 의료기관 인증 또는 조건부인증을 취소할 수 있다. 다만, 제1호 및 제2호에 해당하는 경우에는 인증 또는 조건부인증을 취소하여야 한다.

1. 거짓이나 그 밖의 부정한 방법으로 인증 또는 조건부인증을 받은 경우
2. 제64조제1항에 따라 의료기관 개설허가가 취소되거나 폐쇄명령을 받은 경우
3. 의료기관의 종별 변경 등 인증 또는 조건부인증의 전제나 근거가 되는 중대한 사실이 변경된 경우

② 제1항제1호에 따라 인증이 취소된 의료기관은 인증 또는 조건부인증이 취소된 날부터 1년 이내에 인증신청을 할 수 없다.

제59조(지도와 명령) ① 보건복지부장관 또는 시·도지사는 보건의료정책을 위하여 필요하거나 국민보건에 중대한 위해(危害)가 발생하거나 발생할 우려가 있으면 의료기관이나 의료인에게 필요한 지도와 명령을 할 수 있다.

② 보건복지부장관, 시·도지사 또는 시장·군수·구청장은 의료인이 정당한 사유 없이 진료를 중단하거나 의료기관 개설자가 집단으로 휴업하거나 폐업하여 환자 진료에 막대한 지장을 초래하거나 초래할 우려가 있다고 인정할 만한 상당한 이유가 있으면 그 의료인이나 의료기관 개설자에게 업무개시 명령을 할 수 있다.

③ 의료인과 의료기관 개설자는 정당한 사유 없이 제2항의 명령을 거부할 수 없다.

제60조(병상 수급계획의 수립 등) ① 보건복지부장관은 병상의 합리적인 공급과 배치에 관한 기본시책을 수립하여야 한다.

② 시·도지사는 제1항에 따른 기본시책에 따라 지역실정을 고려하여 특별시·광역시 또는 도 단위의 병상 수급계획을 수립한 후 보건복지부장관에게 제출하여야 한다.

③ 보건복지부장관은 제2항에 따라 제출된 병상 수급계획이 제1항에 따른 기본시책에 맞지 아니하는 등 보건복지부령으로 정하는 사유가 있으면 시·도지사에게 보건복지부령으로 정하는 바에 따라 그 조정을 권고할 수 있다.

제61조(보고와 업무 검사 등) ① 보건복지부장관 또는 시장·군수·구청장은 의료기관이나 의료인에게 필요한 사항을 보고하도록 명할 수 있고, 관계 공무원을 시켜 그 업무상황, 시설 또는 진료기록부·조산기록부·간호기록부 등 관계 서류를 검사하게 하거나 관계인에게서 진술을 들어 사실을 확인받게 할 수 있다. 이 경우 의료인이나 의료기관은 정당한 사유 없이 이를 거부하지 못한다.

② 제1항의 경우에 관계 공무원은 권한을 증명하는 증표 및 조사기간, 조사범위, 조사담당자, 관계 법령 등이 기재된 조사명령서를 지니고 이를 관계인에게 내보여야 한다.

③ 제1항의 보고 및 제2항의 조사명령서에 관한 사항은 보건복지부령으로 정한다.

제62조(의료기관 회계기준) ① 의료기관 개설자는 의료기관 회계를 투명하게 하도록 노력하여야 한다.

② 보건복지부령으로 정하는 일정 규모 이상의 종합병원 개설자는 회계를 투명하게 하기 위하여 의료기관 회계기준을 지켜야 한다.

③ 제2항에 따른 의료기관 회계기준은 보건복지부령으로 정한다.

제63조(시정 명령 등) 보건복지부장관 또는 시장 · 군수 · 구청장은 의료기관이 제16조제2항, 제23조제2항, 제27조의2제1항 · 제2항(외국인환자 유치업자를 말한다) · 제3항(외국인환자 유치업자를 포함한다) · 제5항, 제34조제2항, 제35조제2항, 제36조, 제37조제1항 · 제2항, 제38조제1항 · 제2항, 제41조부터 제43조까지, 제45조, 제46조, 제47조제1항, 제56조제2항부터 제4항까지, 제57조제1항, 제58조의4제2항, 제62조제2항, 제77조제3항을 위반한 때 또는 종합병원 · 상급종합병원 · 전문병원이 각각 제3조의3제1항 · 제3조의4제1항 · 제3조의5제2항에 따른 요건에 해당하지 아니하게 된 때에는 일정한 기간을 정하여 그 시설 · 장비 등의 전부 또는 일부의 사용을 제한 또는 금지하거나 위반한 사항을 시정하도록 명할 수 있다.

제64조(개설허가 취소 등) ① 보건복지부장관 또는 시장 · 군수 · 구청장은 의료기관이 다음 각 호의 어느 하나에 해당하면 그 의료업을 1년의 범위에서 정지시키거나 개설허가를 취소하거나 의료기관 폐쇄를 명할 수 있다. 다만, 제8호에 해당하는 경우에는 의료기관 개설허가를 취소하거나 의료기관 폐쇄를 명하여야 하며, 의료기관 폐쇄는 제33조제3항과 제35조제1항 본문에 따라 신고한 의료기관에만 명할 수 있다.

1. 개설신고나 개설허가를 한 날부터 3개월 이내에 정당한 사유 없이 업무를 시작하지 아니한 때
2. 의료인이나 의료기관 종사자가 무자격자에게 의료행위를 하게 하거나 의료인에게 면허사항 외의 의료행위를 하게 한 때
3. 제61조에 따른 관계 공무원의 직무수행을 기피 또는 방해하거나 제59조 또는 제63조에 따른 명령을 위반한 때
4. 제33조제2항제3호부터 제5호까지의 규정에 따른 의료법인 · 비영리법인, 준정부기관 · 지방의료원 또는 한국보훈복지의료공단의 설립허가가 취소되거나 해산된 때
5. 제33조제5항, 제40조 또는 제56조를 위반한 때
6. 제63조에 따른 시정명령(제27조의2제1항 · 제3항 · 제5항 위반에 따른 시정명령을 제외한다)을 이행하지 아니한 때
7. 「약사법」 제24조제2항을 위반하여 담합행위를 한 때
8. 의료기관 개설자가 거짓으로 진료비를 청구하여 금고 이상의 형을 선고받고 그 형이 확정된 때

② 제1항에 따라 개설허가를 취소당하거나 폐쇄명령을 받은 자는 그 취소된 날이나 폐쇄명령을 받은 날부터 6개월 이내에, 의료업 정지처분을 받은 자는 그 업무 정지기간 중에 각각 의료기관을 개설·운영하지 못한다. 다만, 제1항제8호에 따라 의료기관 개설허가를 취소당하거나 폐쇄명령을 받은 자는 취소당한 날이나 폐쇄명령을 받은 날부터 3년 안에는 의료기관을 개설·운영하지 못한다.

제65조(면허 취소와 재교부) ① 보건복지부장관은 의료인이 다음 각 호의 어느 하나에 해당할 경우에는 그 면허를 취소할 수 있다. 다만, 제1호의 경우에는 면허를 취소하여야 한다.

1. 제8조 각 호의 어느 하나에 해당하게 된 경우
2. 제66조에 따른 자격정지 처분 기간 중에 의료행위를 하거나 3회 이상 자격정지 처분을 받은 경우
3. 제11조제1항에 따른 면허조건을 이행하지 아니한 경우
5. 면허증을 빌려준 경우

② 보건복지부장관은 제1항에 따라 면허가 취소된 자라도 취소의 원인이 된 사유가 없어지거나 개전(改悛)의 정이 뚜렷하다고 인정되면 면허를 재교부할 수 있다. 다만, 제1항제3호에 따라 면허가 취소된 경우에는 취소된 날부터 1년 이내, 제1항제2호·제4호 또는 제5호에 따라 면허가 취소된 경우에는 취소된 날부터 2년 이내, 제8조제4호에 따른 사유로 면허가 취소된 경우에는 취소된 날부터 3년 이내에는 재교부하지 못한다.

제66조(자격정지 등) ① 보건복지부장관은 의료인이 다음 각 호의 어느 하나에 해당하면 1년의 범위에서 면허자격을 정지시킬 수 있다. 이 경우 의료기술과 관련한 판단이 필요한 사항에 관하여는 관계 전문가의 의견을 들어 결정할 수 있다.

1. 의료인의 품위를 심하게 손상시키는 행위를 한 때
2. 의료기관 개설자가 될 수 없는 자에게 고용되어 의료행위를 한 때
3. 제17조제1항 및 제2항에 따른 진단서·검안서 또는 증명서를 거짓으로 작성하여 내주거나 제22조제1항에 따른 진료기록부 등을 거짓으로 작성하거나 고의로 사실과 다르게 추가기재·수정한 때
4. 제20조를 위반한 경우
5. 제27조제1항을 위반하여 의료인이 아닌 자로 하여금 의료행위를 하게 한 때
6. 의료기사가 아닌 자에게 의료기사의 업무를 하게 하거나 의료기사에게 그 업무범위를 벗어나게 한 때
7. 관련 서류를 위조·변조하거나 속임수 등 부정한 방법으로 진료비를 거짓 청구한 때
9. 제23조의2를 위반하여 경제적 이익 등을 제공받은 때
10. 그 밖에 이 법 또는 이 법에 따른 명령을 위반한 때

② 제1항제1호에 따른 행위의 범위는 대통령령으로 정한다.

③ 의료기관은 그 의료기관 개설자가 제1항제7호에 따라 자격정지 처분을 받은 경우에는 그 자격정지 기간 중 의료업을 할 수 없다.

④ 보건복지부장관은 의료인이 제25조에 따른 신고를 하지 아니한 때에는 신고할 때까지 면허의 효력을 정지할 수 있다.

⑤ 제1항제2호를 위반한 의료인이 자진하여 그 사실을 신고한 경우에는 제1항에도 불구하고 보건복지부령으로 정하는 바에 따라 그 처분을 감경하거나 면제할 수 있다.

제66조의2(중앙회의 자격정지 처분 요구 등) 각 중앙회의 장은 의료인이 제66조제1항제1호에 해당하는 경우에는 각 중앙회의 윤리위원회의 심의 · 의결을 거쳐 보건복지부장관에게 자격정지 처분을 요구할 수 있다.

제67조(과징금 처분) ① 보건복지부장관이나 시장 · 군수 · 구청장은 의료기관이 제64조제1항 각 호의 어느 하나에 해당할 때에는 대통령령으로 정하는 바에 따라 의료업 정지 처분을 갈음하여 5천만원 이하의 과징금을 부과할 수 있다. 이 경우 과징금은 3회까지만 부과할 수 있다.

② 제1항에 따른 과징금을 부과하는 위반 행위의 종류와 정도 등에 따른 과징금의 액수와 그 밖에 필요한 사항은 대통령령으로 정한다.

③ 보건복지부장관이나 시장 · 군수 · 구청장은 제1항에 따른 과징금을 기한 안에 내지 아니한 때에는 지방세 체납처분의 예에 따라 징수한다.

제68조(행정처분의 기준) 제63조, 제64조제1항, 제65조제1항, 제66조제1항에 따른 행정처분의 세부적인 기준은 보건복지부령으로 정한다.

제69조(의료지도원) ① 제61조에 따른 관계 공무원의 직무를 행하게 하기 위하여 보건복지부, 시 · 도 및 시 · 군 · 구에 의료지도원을 둔다.

② 의료지도원은 보건복지부장관, 시 · 도지사 또는 시장 · 군수 · 구청장이 그 소속 공무원 중에서 임명하되, 자격과 임명 등에 필요한 사항은 보건복지부령으로 정한다.

③ 의료지도원 및 그 밖의 공무원은 직무를 통하여 알게 된 의료기관, 의료인, 환자의 비밀을 누설하지 못한다.

제8장 보 칙

제77조(전문의) ① 의사 · 치과의사 또는 한의사로서 전문의가 되려는 자는 대통령령으로 정하는 수련을 거쳐 보건복지부장관에게 자격 인정을 받아야 한다.

② 제1항에 따라 전문의 자격을 인정받은 자가 아니면 전문과목을 표시하지 못한다. 다만, 보건복지부장관은 의료체계를 효율적으로 운영하기 위하여 전문의 자격을 인정받은 치과의사와 한의사에 대하여 종합병원 · 치과병원 · 한방병원 중 보건복지부령으로 정하는

의료기관에 한하여 전문과목을 표시하도록 할 수 있다.

③ 제2항에 따라 전문과목을 표시한 치과의원은 제15조제1항에도 불구하고 표시한 전문과목에 해당하는 환자만을 진료하여야 한다. 다만, 응급환자인 경우에는 그러하지 아니하다.

④ 전문의 자격인정과 전문과목에 관한 사항은 대통령령으로 정한다.

제78조(전문간호사) ① 보건복지부장관은 간호사에게 간호사 면허 외에 전문간호사 자격을 인정할 수 있다.

② 제1항에 따른 전문간호사의 자격구분, 자격기준, 자격증, 그 밖에 필요한 사항은 보건복지부령으로 정한다.

제79조(한지 의료인) ① 이 법이 시행되기 전의 규정에 따라 면허를 받은 한지 의사(限地 醫師), 한지 치과의사 및 한지 한의사는 허가받은 지역에서 의료업무에 종사하는 경우 의료인으로 본다.

② 보건복지부장관은 제1항에 따른 의료인이 허가받은 지역 밖에서 의료행위를 하는 경우에는 그 면허를 취소할 수 있다.

③ 제1항에 따른 의료인의 허가지역 변경, 그 밖에 필요한 사항은 보건복지부령으로 정한다.

④ 한지 의사, 한지 치과의사, 한지 한의사로서 허가받은 지역에서 10년 이상 의료업무에 종사한 경력이 있는 자 또는 이 법 시행 당시 의료업무에 종사하고 있는 자 중 경력이 5년 이상인 자에게는 제5조에도 불구하고 보건복지부령으로 정하는 바에 따라 의사, 치과의사 또는 한의사의 면허를 줄 수 있다.

제80조(간호조무사) ① 간호조무사가 되려는 자는 시·도지사의 자격인정을 받아야 한다.

② 간호조무사는 제27조에도 불구하고 간호보조 업무에 종사할 수 있다. 이 경우에는 이 법을 적용할 때 간호사에 관한 규정을 준용하며, "면허"는 "자격"으로, "면허증"은 "자격증"으로 한다.

③ 간호조무사의 자격인정과 그 업무한계 등에 필요한 사항은 보건복지부령으로 정한다.

제81조(의료유사업자) ① 이 법이 시행되기 전의 규정에 따라 자격을 받은 접골사(接骨士), 침사(鍼士), 구사(灸士)(이하 "의료유사업자"라 한다)는 제27조에도 불구하고 각 해당 시술소에서 시술(施術)을 업(業)으로 할 수 있다.

② 의료유사업자에 대하여는 이 법 중 의료인과 의료기관에 관한 규정을 준용한다. 이 경우 "의료인"은 "의료유사업자"로, "면허"는 "자격"으로, "면허증"은 "자격증"으로, "의료기관"은 "시술소"로 한다.

③ 의료유사업자의 시술행위, 시술업무의 한계 및 시술소의 기준 등에 관한 사항은 보건복지부령으로 정한다.

제82조(안마사) ① 안마사는 「장애인복지법」에 따른 시각장애인 중 다음 각 호의 어느 하나

에 해당하는 자로서 시 · 도지사에게 자격인정을 받아야 한다.

1. 「초 · 중등교육법」 제2조제5호에 따른 특수학교 중 고등학교에 준한 교육을 하는 학교에서 제4항에 따른 안마사의 업무한계에 따라 물리적 시술에 관한 교육과정을 마친 자
2. 중학교 과정 이상의 교육을 받고 보건복지부장관이 지정하는 안마수련기관에서 2년 이상의 안마수련과정을 마친 자

② 제1항의 안마사는 제27조에도 불구하고 안마업무를 할 수 있다.

③ 안마사에 대하여는 이 법 중 제8조, 제25조, 제28조부터 제32조까지, 제33조제2항제1호 · 제3항 · 제5항 · 제8항 본문, 제36조, 제40조, 제59조제1항, 제61조, 제63조(제36조를 위반한 경우만을 말한다), 제64조부터 제66조까지, 제68조, 제83조, 제84조를 준용한다. 이 경우 "의료인"은 "안마사"로, "면허"는 "자격"으로, "면허증"은 "자격증"으로, "의료기관"은 "안마시술소 또는 안마원"으로, "해당 의료관계단체의 장"은 "안마사회장"으로 한다.

④ 안마사의 업무한계, 안마시술소나 안마원의 시설기준 등에 관한 사항은 보건복지부령으로 정한다.

제83조(경비 보조 등) ① 보건복지부장관 또는 시 · 도지사는 국민보건 향상을 위하여 필요하다고 인정될 때에는 의료인 · 의료기관 · 중앙회 또는 의료 관련 단체에 대하여 시설, 운영 경비, 조사 · 연구 비용의 전부 또는 일부를 보조할 수 있다.

② 보건복지부장관은 다음 각 호의 의료기관이 인증을 신청할 때 예산의 범위에서 인증에 소요되는 비용의 전부 또는 일부를 보조할 수 있다.

1. 제58조의4제2항에 따라 인증을 신청하여야 하는 의료기관
2. 300병상 미만인 의료기관(종합병원은 제외한다) 중 보건복지부장관이 정하는 기준에 해당하는 의료기관

제84조(청문) 보건복지부장관, 시 · 도지사 또는 시장 · 군수 · 구청장은 다음 각 호의 어느 하나에 해당하는 처분을 하려면 청문을 실시하여야 한다.

1. 제51조에 따른 설립허가의 취소
2. 제58조의9에 따른 의료기관 인증 또는 조건부인증의 취소
3. 제63조에 따른 시설 · 장비 등의 사용금지 명령
4. 제64조제1항에 따른 개설허가 취소나 의료기관 폐쇄명령
5. 제65조제1항에 따른 면허의 취소

제85조(수수료) ① 이 법에 따른 의료인의 면허나 면허증을 재교부받으려는 자, 국가시험 등에 응시하려는 자, 진단용 방사선 발생장치의 검사를 받으려는 자는 보건복지부령으로 정하는 바에 따라 수수료를 내야 한다.

② 제9조제2항에 따른 관계 전문기관은 제1항에 따라 납부받은 국가시험 등의 응시수수료를 보건복지부장관의 승인을 받아 시험관리에 필요한 경비에 직접 충당할 수 있다.

제86조(권한의 위임 및 위탁) ① 이 법에 따른 보건복지부장관 또는 시·도지사의 권한은 그 일부를 대통령령으로 정하는 바에 따라 시·도지사, 질병관리본부장 또는 시장·군수·구청장이나 보건소장에게 위임할 수 있다.

② 보건복지부장관은 이 법에 따른 업무의 일부를 대통령령으로 정하는 바에 따라 관계 전문기관에 위탁할 수 있다.

제9장 벌 칙

제87조(벌칙) ① 다음 각 호의 어느 하나에 해당하는 자는 5년 이하의 징역이나 2천만원 이하의 벌금에 처한다.

1. 면허증을 대여한 자
2. 제12조제2항, 제18조제3항, 제23조제3항, 제27조제1항, 제33조제2항·제8항(제82조제3항에서 준용하는 경우를 포함한다)을 위반한 자

② 제38조제3항을 위반한 자는 3년 이하의 징역 또는 3천만원 이하의 벌금에 처한다.

제88조(벌칙) 제19조, 제21조제1항, 제22조제3항, 제27조제3항·제4항, 제27조의2제1항·제2항, 제33조제4항, 제35조제1항 단서, 제59조제3항, 제64조제2항(제82조제3항에서 준용하는 경우를 포함한다), 제69조제3항을 위반한 자 또는 제82조제1항에 따른 안마사의 자격인정을 받지 아니하고 영리를 목적으로 안마를 한 자는 3년 이하의 징역이나 1천만원 이하의 벌금에 처한다. 다만, 제19조, 제21조제1항 또는 제69조제3항을 위반한 자에 대한 공소는 고소가 있어야 한다.

제88조의2(벌칙) 제23조의2를 위반한 자는 2년 이하의 징역이나 3천만원 이하의 벌금에 처한다. 이 경우 취득한 경제적 이익 등은 몰수하고, 몰수할 수 없을 때에는 그 가액을 추징한다.

제88조의3(벌칙) 제20조를 위반한 자는 2년 이하의 징역이나 1천만원 이하의 벌금에 처한다.

제89조(벌칙) 제15조제1항, 제17조제1항·제2항(제1항 단서 후단과 제2항 단서는 제외한다), 제56조제1항부터 제4항까지, 제57조제1항, 제58조의6제2항을 위반한 자는 1년 이하의 징역이나 500만원 이하의 벌금에 처한다.

제90조(벌칙) 제16조제1항·제2항, 제17조제3항·제4항, 제18조제4항, 제21조제3항·제5항, 제22조제1항·제2항, 제26조, 제27조제2항, 제33조제1항·제3항(제82조제3항에서 준용하는 경우를 포함한다)·제5항(허가의 경우만을 말한다), 제35조제1항 본문, 제41조, 제42조제1항, 제48조제3항·제4항, 제77조제2항을 위반한 자나 제63조에 따른 명령을 위반한 자와 의료기관 개설자가 될 수 없는 자에게 고용되어 의료행위를 한 자는 300만원 이하의 벌금에 처한다.

제91조(양벌규정) 법인의 대표자나 법인 또는 개인의 대리인, 사용인, 그 밖의 종업원이 그 법인 또는 개인의 업무에 관하여 제87조, 제88조, 제88조의3, 제89조 또는 제90조의 위반 행위를 하면 그 행위자를 벌하는 외에 그 법인 또는 개인에게도 해당 조문의 벌금형을 과(科)한다. 다만, 법인 또는 개인이 그 위반행위를 방지하기 위하여 해당 업무에 관하여 상당한 주의와 감독을 게을리하지 아니한 경우에는 그러하지 아니하다.

제92조(과태료) ① 다음 각 호의 어느 하나에 해당하는 자에게는 300만원 이하의 과태료를 부과한다.

② 다음 각 호의 어느 하나에 해당하는 자에게는 300만원 이하의 과태료를 부과한다.

1. 제16조제3항에 따른 교육을 실시하지 아니한 자
2. 제37조제1항에 따른 신고를 하지 아니하고 진단용 방사선 발생장치를 설치 · 운영한 자
3. 제37조제2항에 따른 안전관리책임자를 선임하지 아니하거나 정기검사와 측정 또는 방사선 관계 종사자에 대한 피폭관리를 실시하지 아니한 자
4. 제46조제3항을 위반하여 선택진료에 관한 정보를 제공하지 아니 한 자
5. 제49조제3항을 위반하여 신고하지 아니한 자

③ 제61조제1항에 따른 보고를 하지 아니하거나 검사를 거부 · 방해 또는 기피한 자에게는 200만원 이하의 과태료를 부과한다.

④ 다음 각 호의 어느 하나에 해당하는 자에게는 100만원 이하의 과태료를 부과한다.

1. 제16조제3항에 따른 기록 및 유지를 하지 아니한 자

1의2. 제16조제4항에 따른 변경이나 휴업 · 폐업 또는 재개업을 신고하지 아니한 자

2. 제33조제5항(제82조제3항에서 준용하는 경우를 포함한다)에 따른 변경신고를 하지 아니한 자
3. 제40조제1항(제82조제3항에서 준용하는 경우를 포함한다)에 따른 휴업 또는 폐업 신고를 하지 아니하거나 제40조제2항을 위반하여 진료기록부 등을 이관(移管)하지 아니한 자
4. 제42조제3항을 위반하여 의료기관의 명칭 또는 이와 비슷한 명칭을 사용한 자
5. 제43조제5항에 따른 진료과목 표시를 위반한 자
6. 제4조제3항에 따라 환자의 권리 등을 게시하지 아니한 자

⑤ 제1항부터 제3항까지의 과태료는 대통령령으로 정하는 바에 따라 보건복지부장관 또는 시장 · 군수 · 구청장이 부과 · 징수한다.

2. 의료분쟁 사례

의료분쟁의 원인은 의사의 오진, 검사 판독오류, 의료기기 오작동으로 인한 부상 등 주요 진료과별, 상황별로 의료분쟁의 원인은 다양하다. 이에 **한국의료분쟁조정중재원**(의료중재원)은 주요 진료과별 대표적인 의료분쟁 사례 150건의 사례집을 발간했다.

2012년 4월~12월까지 접수된 26831건의 상담 중 진료과별 대표적인 의료분쟁 사례와 의료현장에서 빈번히 발생하는 여러가지 상담 사례를 정리했다. 사례집은 각 상담 사례에 대한 질문과 답변형식으로 구성되었다.

① 각 진료과별 주요 내용은 **내과는** 암오진, 내시경 후 천공, 항생제 부작용 등이다. 가장 많은 사례 건수 과목은 정형외과, 외과, 산부인과 순이다.

② **정형외과는** 척추수술 후 마비, 부정유합, 주사부작용 등이며, **외과는** 치질수술 후 합병증, 장파열 오진, 조직검사 문제, **신경외과는** 뇌수술 후 감염, 뇌경색 진단지연 등이 문제였다.

③ **피부과는** 요즘 유행하는 필러시술이 주요 사례이다. 지방분해술, 얼굴제모시술, 레이저 시술 후의 문제 등에 대한 사례가 있다.

④ **성형외과는** 지방이식수술과 쌍커풀수술, 광대뼈 축소술, 코성형술 등이 의료분쟁으로 이어졌다. 기타 상담 사례는 입원 중 화장실에서 넘어져 대퇴부골절, 비의료인으로부터 쌍커풀수술 후 이상, 치료비 선결제 후 의료기관 폐업, 정신병원 강제입원 후 사망 등이 있다.

⑤ **의료분쟁의 해결방식**은 크게 법원의 개입을 통한 **사법적 해결**과 분쟁당사자 사이의 합의를 통하여 해결하는 **비사법적 해결방식**으로 구분할 수 있다.

⑥ **사법적 해결방식**은 **민사적 해결**과 **형사적 해결**이 있으며, **비사법적 해결방식**은 우리나라에서 시행되고 있는 것은 법원의 조정위원회, 한국 사용자원의 사용자 분쟁조정위원회, 의료법상 의료심사조정위원회, 대한의사협회, 공제회전문과별 의사책임보험제도 등이 있다.

(1) 외국인환자 의료분쟁 사례분석

의료관광(medical tourism)은 진료 시 기다리는 시간의 단축, 저렴한 의료비용, 다양한 의료행위 및 치료행위에 대한 높은 만족도, 요양기간 동안의 쇼핑 및 관광 등의 여행을 기반으로 최근 몇 년간 싱가포르, 인도, 태국, 말레이시아 등의 아시아 국가와 요르단을 비롯한 중동국가 벨기에, 폴란드, 스페인 등의 유럽 및 멕시코, 코스타리카, 브라질 등의 남미국가에서 일어나고 있으며 그 대상국은 미국, 캐나다, 러시아, 중국, 일본, 몽골, 사우디아라비아, 서유럽 국가 등 점차 그 행위가 넓어지고 있다. 이미 우리나라 환자 일부도 해외에서 성형이나 장기이식, 암치료 등으로 해외로 이동하고 있다.

의료서비스는 자국민만을 대상으로 하는 공공의 성격을 띤 행위가 아니라 전 세계의 모든 국가 및 그 국민을 대상으로 하는 글로벌 비즈니스가 되었다.

의료산업은 국민 전체의 건강을 생각하고 사회의 안녕과 국가의 존립기반을 튼튼하게 다져주는 가장 기본적인 제도이며 생명공학 · 의학 및 의공학, 의약품개발 등 관련 분야 학문의 높은 질적 성장을 견인하고 관광산업과의 연계로 인한 국가의 경제에도 기여하고 있다.

세계적인 의료서비스 산업화 추세와 반대로 우리나라의 현행의료법은 의료기관 및 의료인이 의료비할인, 금품 및 교통편의 제공 등 환자를 유치하기 위한 일체의 소개, 알선, 유치행위를 하는 것을 원천적으로 금지하는 의료법이므로 의료서비스에 대한 국가 간 경쟁이 치열해지고 있는 현 상황에서 외국인환자의 유치를 위한 적극적인 마케팅을 할 수 없어 "우리나라 의료서비스의 경쟁력을 떨어지고 의료산업을 통한 이윤창출의 통로를 제한하고 있다"라는 문제가 지속적으로 제기되고 있다.

보건복지부는 **의료산업선진화방안**의 하나로 외국인환자 유치를 위한 유인, 알선행위를 일부분 허용함으로써 의료기관의 자율성과 의료서비스의 경쟁력을 가지려는 의료법 개정안을 검토 중에 있다. 이 개정의료법이 국회를 통과하면 외국인환자 유치사업으로 외국인의 국내 의료이용이 활성화되고 여러 의료관광 유관산업들이 동시에 발전하게 된다.

그러나 새로운 법적인 문제점은 의료사고와 같은 의료분쟁의 발생이다. 외국인환자의 국내 의료이용으로 발생할 수 있는 의료분쟁의 사전예방대책과 의료분쟁이 발생한 후의 해결방안은 무엇인지 우리의 법제도를 기준으로 하여 미국, 영국, 일본 등 외국의 법제도와 비교 분석하여 연구한 결과의 사례를 바탕으로 분쟁해결에 가장 적절한 해결방안을 생각하여 본다.

1) 교통사고로 체류기간 초과환자

환자는 일본인으로 한국에 여행자 신분으로 입국하여 체류 중, 만료기간인 2015년 4월 10일까지 대한민국 출입국관리사무소에 체류연장신청을 하는 등의 절차를 하여야 하나 연장하지 아니하고, 2015년 4월 5일 15시경 한국에서 사귄 친구소유의 자동차를 운전하다가 교통사고를 일으켜 큰 부상을 입었다. 부상치료를 하기 위해 응급실에 내원하여 수술 및 입원진료를 받고 의식이 회복되어 가고 있었다. 교통사고와 관련하여 의식을 회복한 후 경찰관이 사고경위를 조사하던 중 불법체류 사실이 확인되어 한국 출입국관리법상 강제퇴거 대상이 되었다.

① 해결 : 여행자가 비자 연장신청을 하지 않던 중, 교통사고를 당하여 연장신청 기간이 초과한 경우이다. 비자 연장의 책임은 본인에게 있으므로, 처음부터 의료관광의 목적으로 내원하지 않은 여행자의 비자 연장신청에 관한 책임을 의료기관에 묻는 것은 불합리하다. 그러나 환자는 체류 만료기간 전 교통사고를 당한 바, 정상적으로 비자 연장신청을 할 수 없으므로 비록 비자 연장신청을 미루었다는 본인의 책임을 피할 수는 없지만, 치료종료 시까지 직접적인 강제퇴거는 어려울 것이다.

② 대책 : 불법체류로 인하여 「출입국관리법」 제62조①에 의거 강제퇴거명령을 받는 경우라 하더라도 그 집행이 불가능한 경우에는 「출입국관리법 시행령」 제77조③항에 의해 그 사유서를 사무소장, 출장소장, 보호소장 등에게 제출하여야 한다. 교통사고의 경우 불법체류자인 환자는 「출입국관리법」 제63조 ①에 의거하여 송환이 가능할 때까지 외국인보호실이나 외국인보호소, 기타 법무부장관이 지정하는 장소에서 보호될 수 있다.

2) 진료설계 오류로 인한 환자의 자의적인 치료중단

캐나다인 환자 N은 수술을 위해 입원하여 첫날 몇 가지 검사를 시행하고 입원실에 돌아와서는 시설 등 본인이 유치업자로부터 설명들었던 내용과 현격한 차이가 있다고 주장하며, 치료와 검사를 중단 후 퇴원하겠다고 의료기관에 통보하였다.

의료기관에서는 일부 시행한 검사와 입원비의 계산을 요청하였으나, 환자는 이미 유치업자에게 초기 비용으로 상당한 금액을 지불했다고 주장하며 지불거절 후 퇴원하였다. 유치업자는 에이전시 비용은 환불이 불가능하며 치료에 대한 비용청구는 의료기관이 해결하여야 한다고 주장하며 책임을 회피하였다.

① 해결 : 유치업자의 계약위반을 이유로 검사비와 입원비 지급을 거절한 환자의 자의적인 치료중단에 따른 진료 및 검사비 지불의 책임소재를 파악한다. 유치업자와 환자 사이의 계약내용을 자세히 검토하고 정확한 책임소재를 규명한다. 의료관광과 관련하여 진료비 지급은 원칙적으로 의료기관과 환자 사이의 계약에 따라 이루어져야 한다. 즉 환자가 유치업자에게 수수료를 포함한 진료비 전액을 선불 지급하는 등의 계약은 환자에게 매우 불리하다. 결국 진료비 지급에 대한 책임은 환자에게 있고, 유치업자의 계약위반에 대한 채무불이행 책임을 환자가 직접적 유치업자에게 별도로 청구해야 한다.

② 대책 : 예상했던 진료비보다 많이 청구될 경우에는 환자와의 분쟁이 예상된다. 따

라서 처음 진료상담을 할 때부터 예상되는 진료비의 최저금액과 최대금액을 제시하고 검사결과에 따라 추가시술 및 비용이 청구될 수 있음을 확실하게 인지시켜야 한다.

3) 병원 내에서의 안전사고

병원 내에서의 안전사고 사례로 2가지 고장시설물에 의한 사고, 병동에서 환자 보호자의 사고 사례는 다음과 같다.

① 고장시설물에 의한 사고 : 환자 H는 운동 중 넘어져 좌측 상완골 골절상을 입고, 앰뷸런스로 응급실로 내원하여 치료 후 퇴원하였다. 환자는 3주 후 병원 정형외과 외래진료를 위해 병원 건물입구에 들어오던 중, 자동출입문의 센서의 고장으로 문이 열렸다가 바로 닫히는 바람에 골절상을 입은 팔에 심한 충격이 가해졌다.

㉠ 쟁점 : 의료기관 내 자동출입문의 오작동으로 환자가 상해를 입었다.

㉡ 해결 : 의료기관 내 자동출입문의 안전상태 및 관리는 전적으로 의료기관의 책임이다. 자동출입문 고장의 책임은 의료기관에 있으며 환자의 상해에 대해 병원이 전적으로 책임을 진다.

② 병동에서 환자 보호자의 사고 사례 : 병동에서 환자를 간호하던 보호자가 병동 바닥에서 미끄러져 골절상을 입었다.

㉠ 쟁점 : 의료기관 내에서 발생한 안전사고에 대한 책임소재이다.

㉡ 해결 : 의료기관에서 일어난 안전사고는 누구에게 과실이 있는지는 불명확한 사안이다. 일반적으로 환자측의 과실이 어느 정도 있다 하더라도 **고객만족**(CS) 차원에서 병원측이 손해배상을 해주기도 한다. 그러나 상해의 정도가 매우 큰 경우, 피해자가 사망한 경우, 인과 관계가 복잡한 경우에는 각 당사자의 과실 정도와 책임의 범위를 보다 정확하게 하기 위하여 법적인 처리절차를 밟기도 한다.

4) 진료과목 결정의 오류 사례

중국인 P환자가 병원에 내원하여 진료접수를 하면서 빈혈로 인한 진료를 위해 내원했음을 수납창구 직원에게 구체적으로 설명하였으나, 통역과정에서 '머리아픔'으로 해석하여 이비인후과로 접수하였다가 재차 신경과로 전과하였다.

① 쟁점 : 환자의 진료과목에 대한 사전합의의 중요성과 사전합의가 없을 경우, 진료과목 결정의 주체가 누구인가에 대한 것이 쟁점이다.

② 해결 : 진료과목에 대해 환자와 의료기관 사이에 사전합의가 없었고, 그 결정을 비의료인인 수납직원이 결정을 한 사례이다. 진료과목의 결정은 의료인과 환자가 충분히 상담한 이후에 하는 것이 보다 안전하고 올바른 과정이다. 더구나 증상은 한쪽 진료과목의 사유만으로 발생하는 것으로 쉽게 단정지을 수 없으므로 보다 세심한 문진이 필요하다. 진료과목의 결정을 수납직원에게 맡긴 의료기관에게 책임이 있다.

③ 대책 : 진료과목에 대한 결정은 외국인환자(대리인, 유치업자)가 진료를 받게 될 의료기관에서 의료인의 상담을 통해 이루어져야 한다. 진료과목에 대한 사전 결정 없이 내원한 경우, 일반의가 먼저 문진 등을 하고 이후 전문의에게 의뢰하여 결정하도록 한다.

5) 진료 입원검사 시 의사소통 오류

미국 국적 한국인 B씨는 X-ray 검사를 받으려고 검사실 앞에서 촬영을 위해 대기 중이었으나, 촬영기사는 이름만 보고 서양인의 얼굴을 가진 환자를 찾았지만, 보이지 않아 영문으로 호명을 하였으나 본래 이름과 다르게 발음하여 결국 환자가 장시간 기다리게 되었다.

① 쟁점 : 이름을 잘못 호명한 경우의 책임문제의 쟁점이다.

② 해결 : 외모가 동양인이라 하더라도 이름은 서양식 이름을 가질 수도 있다는 생각을 직원은 하지 않았다. 아직 우리 사회는 동양인은 동양식 이름, 서양인은 서양식 이름을 사용할 것이라는 고정관념으로 외국인환자 유치사업을 진행하면서 담당자들은 보다 개방적인 사고방식을 가져야 한다. 이 문제는 단지 서비스 과정의 문제로 담당자가 정중하게 예의를 갖추어 사과한다.

③ 대책 : 의료관광 주무 담당자와 진료 및 검사를 담당하는 이들은 환자의 이름 등에서 혼선을 빚을 수 있음을 상기하여 세심한 주의를 기울여야 한다. 혼선을 방지하기 위해 본인을 확인할 수 있는 Tag 등을 손목 등에 착용시키거나 관련 서류에 사진을 부착하는 등의 방안을 강구해야 한다.

6) 약이름의 오역으로 발생

입원 전에 복용 중인 약에 대해 환자가 이미 이야기하였으나 의료진의 약이름 오역으로 수술 전 일정 기간 동안 복용을 중지하여야 하는 '혈액순환제'를 수술 직전까지 복용토록 방치하였다. 입원 후 복용상태를 확인하고 즉각 복용 중단시켰으나, 그로 인해 수술날짜를 다시 잡아야 했고, 환자는 입원기간이 연장되어 추가비용이 발생한 것에 대한 불만을 토로하였다.

① 쟁점 : 수술 전 주의사항에 대한 안내고지 의무와 복용 중인 약에 대한 정확한 확인 의무이다.

② 해결 : 의료진의 약이름 오역으로 불가피하게 수술이 지연되고 입원기간이 길어지게 되었다. 약이름을 잘못 이해한 의료진의 과실이 명백하므로, 입원기간의 연장으로 발생한 추가비용은 의료기관에서 부담해야 한다.

③ 대책 : 의료인은 수술 전 주의사항에 대하여 환자에게 설명하고 고지하여야 한다(주의사항을 체크리스트로 만들어 하나씩 체크한다). 약이름을 환자로부터 직접 듣고 받아 적은 과정에서 오류발생의 가능성이 있으므로 반드시 진료의뢰서와 문서화된 처방전을 받아놓아야 한다.

7) 환자의 건강상태 파악과정에서의 오류

중국인 환자가 무턱 교정술을 받기 위하여 시술 전 검사를 받았고, 검사결과 이상이 없어 의료진은 전신마취 후 수술을 하였다. 그러나 환자는 사전 질문에서 과거 질환이 있었다는 사실을 의사에게 이야기하지 않았으며, 시술 중에 과다 출혈로 인한 쇼크 상태가 발생하여 사망하였다.

① 쟁점 : 환자가 이야기하지 않은 사실로 인한 결과가 발생한 경우 책임소재를 갖느냐의 쟁점이다.

② 해결 : 환자는 진료 전 자신의 과거병력과 특이체질 등에 대해 상세하게 의료인에게 이야기할 의무가 있다. 그러나 환자가 이야기하지 않았다 하더라도 의료인은 문진표 등을 통하여 세밀하게 환자의 상태에 대한 의학적 체크를 하여야 하므로, 의료인의 설명의무에 대한 책임을 피하기는 어렵다. 환자가 고지하지 않은 사실로 인한 피해에 대해서는 손해배상금산정 시 과실상계로 감액될 것으로 판단된다.

③ 대책 : 환자의 과거병력이나 특이체질은 환자 본인의 이야기만으로는 정확하게 판단할 수 없는 경우도 많으므로, 시술 전 검사 및 테스트를 통해 예상되는 부작용에 대한 충분한 설명을 환자에게 한다.

8) 검사 중 환자의 오해로 인한 분쟁

직장내시경 검사를 위해 내원한 환자가 직장 내시경 직전 시행된 직장수지검사 중에 본인이 성추행을 당했으며, 검사 시 발생한 통증에도 적절한 케어를 받지 못했다고 항의를 하였다. 당시 검사 중에 의사가 영어로 설명을 했으나 알아듣지 못하였으며, 직원들 간의 이야기를 본인을 모욕하는 대화로 오해하여 수차례 이야기 끝에 검사진행 내용을 이해하고 진행하게 되었다.

① 쟁점 : 환자가 오해를 할 만한 치료상황에 대해서 검사 시 사전에 설명을 충분히 설명을 하여야 한다.

② 해결 : 의료진의 불충분한 설명 또는 환자의 오해로 인한 불만표출 사안이다. 의료행위 전, 의료진은 환자에게 검사 및 시술의 필요성과 그 과정, 부작용 등에 대하여 환자가 충분히 이해할 수 있도록 설명해야 할 의무가 있다. 의료진의 설명을 환자가 충분히 이해하였는지에 대한 확인절차가 부재한 경우이므로 정중한 사과와 충분한 설명을 한다.

③ 대책 : 환자의 이해도 증진 및 시술에 대한 동의 전에 관련 사항을 문서화하고, 설명과 함께 확인 후 서명을 받는 것이 필요하다.

9) 부작용에 대한 대처 미흡

얼굴 성형을 위해 내원한 R씨는 수술을 위한 전신마취를 한 후 병실로 돌아왔으나 기도의 근육경련으로 갑자기 호흡곤란 상태에 빠졌다. 의료진은 계속 심호흡을 하도록 유도하였으나 환자는 좀처럼 안정되지 않고, 결국 기관절개를 시행하려 했으나 이후 안정제 투여 후 호흡이 안정을 되찾았다.

① 쟁점 : 마취 전 충분한 설명을 하였는가 여부이다. 전신마취 후의 근육경련으로 인한 호흡곤란은 사실관계가 불명확하여 그 원인이 어디에 있는지를 판단하기가 쉽지 않다.

② 해결 : 의료진은 마취 전과 마취 후에 발생할 수 있는 건강상태에 대하여 환자가 충분히 이해할 수 있도록 설명해야 할 의무가 있다.

③ 대책 : 외국인환자의 특성상 내국인과는 다른 체질과 유전적 요인이 있을 수 있음을 항상 인지하고 그에 따른 준비를 해야 한다.

10) 수술 후 부작용 발생

환자 P씨는 수술 전 수술에 대한 설명을 듣고 동의서에 사인을 하는 과정에서 담당의사로부터 수술로 인한 모든 부작용에 대하여 설명을 듣지 못하고, 주요 부작용에 대해서만 설명을 듣고 동의서에 사인을 한 후 수술을 받았다. 수술이 성공적이어서 퇴원 후 본국으로 돌아갔으나, 8개월 뒤 수술 후 부작용을 호소하며 국제 클리닉센터로 연락을 하였다. 확인결과 환자에게 생긴 부작용은 드물지만, 수술로 인해 생길 수 있는 부작용 중의 하나로, 환자는 이에 대해 보상을 요구하였지만 의사의 자세한 설명을 듣고서 합병증에 대한 적절한 치료 후 귀국하였다.

① 쟁점 : 시술행위 전 부작용 등에 대한 의료진의 설명 준수 여부이다.

② 해결 : 드물게 발생하는 부작용에 대한 의료인의 설명이 결여된 바, 사후치료에 대한 확실한 보장 및 양해를 통해 환자가 의료진의 입장을 수용한 것으로 보인다. 의료기관에서 환자의 합병증에 대한 치료비 및 입원비 등 일체를 부담할 것으로 판단된다.

③ 대책 : 흔치 않은 부작용이라 하더라도 발생가능성이 있다면 반드시, 환자에게 설명한다. 치료 후에 의료분쟁으로 발전할 가능성을 줄여주기 때문이다.

11) 비용정산 시 오류

진료비 지불과정에서 결제시스템에 대한 사전 안내 부족으로 발생한 경우이다. 일본인 N씨는 진료비를 결제하려 했으나, 자국인 일본에서만 사용이 가능한 체크카드는 결제가 불가능하였다. 환자는 다른 카드는 없고, 현금 또한 부족하여 타인을 통한 국제송금도 개인사정상 어려운 상태여서 귀국 후, 진료비를 직접 송금하기로 합의하고 담당직원은 환자의 여권과 연락처의 정보를 재확인하고, 환자는 일본 도착 3일 후 국제송금으로 병원에 진료비를 입금하였다.

① 쟁점 : 진료비에 대한 지불보증 문제가 있다.

② 해결 : 의료기관에서는 최초 외국인환자와 진료상담을 하고 예약할 때부터 진료비 지불방법을 환자에게 충분히 설명을 해야 한다(예 현금지급방법, 통장 계좌이체방법, 사용가능한 신용카드의 종류 등). 사례에서는 진료비를 받았지만, 받지 못할 경우를 대비하여 진료비 추심방법에 관하여 연구가 필요하다.

③ 대책 : 진료비 지불보증과 관련하여 유치업자는 환자의 경제력(현재의 소득 및 통장잔고확인 등)을 정확히 파악하여 진료비가 미납 또는 체납되지 않도록 진료비 수납을 위한 여러 대책 등을 수립해야 한다.

12) 한방치료

한방치료의 사례로 [그림 4-1]과 같이 침치료, 한약약찜질, 봉침치료, 한약복용 후 부작용의 사례이다.

① 침치료 : 목디스크 환자가 침을 맞은 후 갑자기 어지러워하며 쓰러지면서 벽에 머리를 부딪히게 되었다.

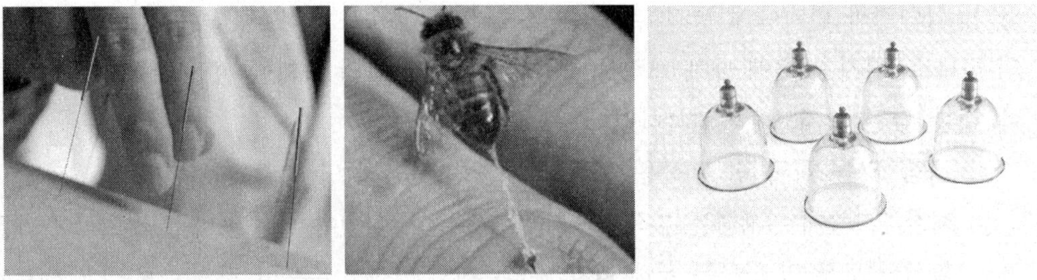

(a) 한방 침치료 (b) 봉침치료 (c) 부항치료

[그림 4-1] 한방치료

㉠ 사례 : 침을 놓기 전에 침을 맞은 후의 증상에 대하여 환자가 충분히 설명해야 하고, 침을 뺀 이후에 한 시간 정도는 침상에 누워 휴식을 취할 수 있도록 안내한다(체력이 약하거나, 전날 과로 등 긴 여행으로 인해 피로한 경우 안정된 상태에서 휴식을 취할 경우 말끔히 좋아지게 된다).

㉡ 대책 : 침을 맞은 후에는 일정시간 충분한 휴식을 취하도록 한다.

② 한방약찜질 : 허리디스크 환자가 허리에 한방약찜질을 받으면서 뜨거운 것을 참고 찜질을 받다가 피부에 수포가 발생하였다.

㉠ 사례 : 찜질을 받기 전에 환자에게 주의할 점 등을 설명하고, 이상증세가 나타나면 바로 의료진에게 알리도록 안내한다(의료기관의 부담으로 화상치료 완료 시까지 적합한 치료를 받도록 한다.

㉡ 대책 : 찜질 시 화상 예방을 위하여 반드시 수건을 감아 찜질기가 직접 피부에 닿지 않게 해야 한다.

③ 봉침치료 : 봉침을 맞은 환자가 전신 두드러기와 가려움증을 호소하였다.

㉠ 사례 : 봉침과민반응 현상으로 봉침을 이용하여 염증을 치료하는 과정에서 봉침에 대한 개인적 취약성으로 과민반응을 보이는 경우에 발생하므로 미리 이 사실에 대하여 환자가 충분히 이해할 수 있도록 안내한다(허리봉침 시술부위에서 시작하여 전신에 봉침 과민성 두드러기와 홍반이 나타나는데, 일반적인 경우에는 봉침 시술부위의 가려움증만 주로 호소하게 된다. 봉침 과민반응을 최소화할 수 있는 주사제 처치 등으로 호전된다).

④ 한약복용 후 부작용 : 환자가 보약을 처방받아 본국에 가서 약을 복용한 이후부터 설사 증세를 보이기 시작했다.

㉠ 사례 : 한약 처방전에 환자의 체질과 상태에 대한 정확한 진단이 필요하다. 또한 복용 전에 주의사항 등에 대하여 환자가 충분히 이해할 수 있도록 안내한다(환자 본인의 체질에 맞는 맞춤처방을 했기 때문에, 약에는 문제가 없을 거라

판단되지만, 약 먹은 후에 발생한 증상에 대해 전액 환불처리해주고 위장보호를 위한 치료약을 서비스로 발송해 주었다).

ⓛ 대책 : 한약처방의 경우 맛에 대한 것도 설명한다.

⑤ 쟁점 : 한방치료 후 부작용에 대한 책임소재에 대한 쟁점이다.

⑥ 해결 : 한방치료(침, 찜질, 한약처방 등)를 하는 경우에 후유증이나 환자가 주의해야 할 사항에 대한 사전설명 의무준수 여부에 관한 해결방안이다.

13) 대리처방에 따른 사례

타국적의 여자 환자가 복부 통증으로 내원하여 상담한 결과, 복부 단층촬영 및 복부 초음파, 내시경, 혈액검사 등을 권유받았으나, 비용부담으로 인해 혈액검사와 내시경검사만 하게 되었다. 검사결과 위염 증상이 있어 3개월치 약만 타서 귀국하였다. 3개월 후 국내에 거주하던 환자의 친언니가 내원하여 약효능이 좋아 동생의 건강이 회복되어 가고 있다면서, 환자의 사정상 국내에 들어오기 어려우니 대리처방을 강력이 원하여 3개월치의 약을 더받아 갔다. 그로부터 다시 3개월 후 몽골에서 E-mail로 "복부통증이 다시 심해져 몽골 현지 병원에서 복부 초음파와 단층촬영을 시행한 결과 간암 진단을 받았으며, 한국병원에서 검사 시 암을 발견하지 못해 치료시기를 놓쳤으니 손해배상을 청구하겠다"고 통보하였다.

① 쟁점 : 대리처방의 허용범위와 환자의 사정에 의한 검사축소와 진단착오의 연관성의 쟁점이다.

② 해결 : 환자의 사정으로 제대로 된 검사가 되지 않았고 그로 인해 정확한 진단을 하지 못하게 된 경우이다. 필요한 검사를 다 하지 않은 상태에서 암이라는 병을 찾아내거나 진단은 현실적으로 어려우며, 진단오류에 대한 과실이 의료진에게는 없다. 대리처방과 관련하여 원칙적으로는 허용되지 않으나(「의료법」 제18조), 「약사법」 제23조제4항에 의거, 예외적 허용이 가능한지는 사안별로 보건복지부의 유권해석이 필요하다. 이 사례에서는 대리처방이 원칙적으로 금지되어 있음에도 불구하고 환자의 사정과 편의를 봐주어 의사가 위법함을 감수하고 처방을 해주었는데, 후에 오진이라 주장하며 손해배상을 청구하는 것은 지나친 권리남용으로 보인다.

③ 대책 : 대리처방이 허용되지 않을 경우에는 한국에서 처방전만 보내고 현지에서 약을 탈 수 있게 한다. 약 대리처방을 할 수 있다 하더라도 진통제 중 몰핀 같은 향정신성의약품은 외부로의 유출을 방지하기 위해 환자가 직접 현지에서 탈 수 있도록 한다.

3. 의료관광 관련 기타 법규

의료법 시행규칙

[시행 2014. 04. 05.] [보건복지부령 제282호 일부개정 2015. 01. 02.]

제19조의2(유치행위를 할 수 없는 국내 거주 외국인의 범위) 법 제27조제3항제2호에 따라 외국인환자를 유치할 수 있는 대상에서 제외되는 국내에 거주하는 외국인은 「국민건강보험법」 제93조에 따른 가입자나 피부양자가 아닌 국내에 거주하는 외국인으로서 다음 각 호의 어느 하나에 해당하는 외국인을 말한다.

1. 「출입국관리법」 제31조에 따라 외국인등록을 한 사람[「출입국관리법 시행령」 제12조 및 별표 1에 따른 기타(G-1)의 체류자격을 가진 사람은 제외한다]
2. 「재외동포의 출입국과 법적지위에 관한 법률」 제6조에 따라 국내거소신고를 한 외국국적동포

제19조의3(외국인환자 유치 의료기관의 등록요건) 외국인환자를 유치하려는 의료기관은 법 제27조의2제1항에 따라 외국인환자를 유치하려는 진료과목별로 법 제77조에 따른 전문의 1명 이상을 두어야 한다. 다만, 진료과목이 「전문의의 수련 및 자격 인정 등에 관한 규정」 제3조에 따른 전문과목이 아닌 경우에는 그러하지 아니하다.

제19조의4(외국인환자 유치업자의 등록요건) ① 법 제27조의2제2항제1호에서 "보건복지부령으로 정하는 보증보험에 가입하였을 것"이란 다음 각 호를 모두 충족하는 보증보험에 가입한 경우를 말한다. 다만, 그 보증보험에 가입한 후 외국인환자에게 입힌 손해를 배상하여 보험계약이 해지된 경우에는 1개월 이내에 다시 가입하여야 한다.

1. 외국인환자를 유치하는 과정에서 고의 또는 과실로 외국인환자에게 입힌 손해에 대한 배상책임을 보장하는 보증보험일 것
2. 해당 보험회사가 「보험업법」 제4조제1항제2호라목의 보증보험에 대하여 금융위원회의 허가를 받은 보험회사일 것
3. 보험금액이 1억원 이상이고, 보험기간을 1년 이상으로 하는 보증보험일 것

② 법 제27조의2제2항제2호에서 "보건복지부령으로 정하는 규모"란 1억원(다만, 「관광진흥법」 제4조 및 같은 법 시행령 제2조제1항제1호가목에 따라 일반여행업 등록을 한 경우에는 0원)을 말한다.

③ 법 제27조의2제2항제3호에서 "보건복지부령으로 정하는 사항"이란 국내에 설치한 사무소를 말한다.

제19조의5(상급종합병원의 외국인환자 유치 제한) 법 제27조의2제5항에서 "보건복지부령으로 정하는 병상 수"란 법 제3조의4에 따라 지정된 상급종합병원의 병상 수의 100분의 5를

말한다. 이 경우 병상 수를 계산할 때 환자 1명만을 수용하는 입원실에 외국인환자가 입원한 경우에는 그 병상은 병상 수에 산입하지 아니한다.

제19조의6(외국인환자 유치를 위한 등록절차) ① 외국인환자를 유치하려는 의료기관은 법 제27조의2제6항 및 영 제42조제2항제1호에 따라 별지 제9호의4서식의 등록신청서(전자문서로 된 등록신청서를 포함한다)에 다음 각 호의 서류를 첨부하여 「한국보건산업진흥원법」에 따른 한국보건산업진흥원(이하 "한국보건산업진흥원"이라 한다)에 제출하여야 한다.

1. 별지 제15호서식의 의료기관 개설신고증명서 사본 또는 별지 제17호서식의 의료기관 개설허가증 사본
2. 사업계획서
3. 제19조의3에 따른 진료과목별 전문의의 명단 및 자격증 사본

② 제1항에 따른 의료기관 외에 외국인환자를 유치하려는 자는 법 제27조의2제6항 및 영 제42조제2항제1호에 따라 별지 제9호의5서식의 등록신청서(전자문서로 된 등록신청서를 포함한다)에 다음 각 호의 서류를 첨부하여 한국보건산업진흥원에 제출하여야 한다.

1. 정관(법인인 경우만 해당한다)
2. 사업계획서
3. 제19조의4제1항에 따른 보증보험에 가입하였음을 증명하는 서류
4. 제19조의4제2항에 따른 규모 이상의 자본금을 보유하였음을 증명하는 서류
5. 제19조의4제3항에 따른 사무실에 대한 소유권이나 사용권이 있음을 증명하는 서류

③ 한국보건산업진흥원은 제1항 또는 제2항에 따른 신청 내용이 법 제27조의2제1항 또는 제2항에 따른 등록요건에 적합한지 여부를 검토하여 그 검토 내용을 보건복지부장관에게 알려야 한다.

④ 보건복지부장관은 제3항에 따른 검토 내용을 확인한 결과 법 제27조의2제1항 또는 제2항에 따른 등록요건에 적합한 경우 제1항의 신청인에게는 별지 제9호의6서식에 따른 외국인환자 유치 의료기관 등록증을, 제2항의 신청인에게는 별지 제9호의7서식에 따른 외국인환자 유치업자 등록증을 각각 발행하여야 한다.

⑤ 한국보건산업진흥원은 제4항에 따라 발행된 등록증을 제1항 및 제2항에 따른 신청인에게 내주어야 한다.

제19조의7(외국인환자 유치 관련 등록증의 재발급) ① 법 제27조의2제1항 및 제2항에 따라 등록한 의료기관 및 외국인환자 유치업자는 제19조의6에 따라 발급받은 등록증을 잃어버렸거나 헐어서 못쓰게 된 경우에는 별지 제9호의8서식에 따른 신청서에 각 등록증(헐어서 못쓰게 된 경우만 해당한다)을 첨부하여 한국보건산업진흥원에 제출하여야 한다.

② 한국보건산업진흥원은 제1항에 따른 신청 내용을 보건복지부장관에게 알려야 한다.

제19조의8(외국인환자 유치 관련 등록업무 처리 보고) 한국보건산업진흥원은 영 제42조제3

항에 따라 제19조의6 및 제19조의7에 따른 등록업무의 처리내용을 매분기별로 보건복지부장관에게 보고하여야 한다.

제19조의9(외국인환자 유치 사업실적 보고) ① 법 제27조의2제1항 및 제2항에 따라 등록한 의료기관 및 외국인환자 유치업자는 법 제27조의2제3항 및 영 제42조제2항제2호에 따라 전년도 사업실적(외국인환자의 성명은 제외한다)을 다음 각 호의 구분에 따라 매년 3월 31일까지 한국보건산업진흥원에 보고하여야 한다.

1. 의료기관의 경우 다음 각 목에 관한 사항
   가. 외국인환자의 국적, 성별 및 출생년도
   나. 외국인환자의 진료과목, 입원기간, 주상병명 및 외래 방문일수
2. 외국인환자 유치업자의 경우 다음 각 목에 관한 사항
   가. 외국인환자의 국적, 성별 및 출생년도
   나. 외국인환자의 방문 의료기관, 진료과목, 입원기간 및 외래 방문일수
   다. 외국인환자의 입국일 및 출국일

② 한국보건산업진흥원은 영 제42조제3항에 따라 제1항에 따른 보고내용과 결과를 매년 4월 30일까지 보건복지부장관에게 보고하여야 한다.

의료법 시행령

대통령 제25840호(규제재검토기한 설정 등 규제정비를 위한 건축법 시행령 등) 일부개정 2014.12.09

제42조(업무의 위탁) ② 법 제86조제2항에 따라 보건복지부장관은 다음 각 호의 업무를 「한국보건산업진흥원법」에 따른 한국보건산업진흥원에 위탁한다.

1. 법 제27조의2제1항 및 제2항에 따른 등록업무(등록요건 검토는 포함하되, 등록여부 결정 및 등록증 발행·재발행은 제외한다)
2. 법 제27조의2제3항에 따른 사업실적 보고업무

③ 제2항에 따라 업무를 위탁받은 한국보건산업진흥원은 위탁받은 업무의 처리내용을 보건복지부령으로 정하는 바에 따라 보건복지부장관에게 보고하여야 한다.

국민건강보험법

[법률 제12844호(정부조직법) 일부개정 2014. 11. 19.]

제109조(외국인 등에 대한 특례) ① 정부는 외국 정부가 사용자인 사업장의 근로자의 건강보험에 관하여는 외국 정부와 한 합의에 따라 이를 따로 정할 수 있다.

② 국내에 체류하는 재외국민 또는 외국인으로서 대통령령으로 정하는 사람은 제5조에도 불구하고 이 법의 적용을 받는 가입자 또는 피부양자가 된다.

02 의료 관련 법규해설

관광법규는 관광행정에 관한 국내공법으로 관광활동에 관한 질서유지와 권리, 의무관계를 규율하며, 행정기관의 관광행정행위에 관하여 규정한 법이다. 특성으로는 관광행정법으로서의 행정법 공동의 특성에서 관광행정행위의 공공성으로 말미암아 다수의 개인에 대한 획일적, 강행적인 규율을 원칙으로 하고 있기 때문에, 개인의 권리, 의무에 대한 일방적 규율의 예측 가능성을 보장하고 법적 생활의 안정성을 도모하여야 한다.

관광법규는 그 내용을 개인이 명확히 알 수 있도록 성문화하는 것이 필요하다. 관광법규는 관광행정주체가 관광행정행위의 공공성에 입각하여 관광행정목적을 실용성 있게 수행할 수 있도록 관광사업자나 관광객 등 개개인에 대하여 우월한 위치에서 일방적으로 명령, 강제하게 된다. 공공의 이익을 도모하기 위한 법으로서 공익이 훼손되지 않는 범위 내에서 사익과 합리적인 조화를 이루어 나간다.

관광법규는 많은 사람을 규율대상으로 하기 때문에 많은 사람들에 대하여는 공평하게 법적용이 이루어져야 한다. 일정한 국가목적의 실현을 위하여 개인에 대한 관계뿐만 아니라 관광행정주체에 대한 관계에 있어서도 획일적, 강제적으로 규율을 원칙으로 한다.

관광법규의 기술성으로는 일반적으로 사회공공의 입장, 개인의 입장을 고려함으로써 양자 간의 피해와 충돌을 최소화하는 기술적인 법이다. 관광이라는 특정한 분야에 국한하여 적용되는 법으로써 관광분야에 관하여 적용되고 있는 관광법규 이외의 다른 법과의 관계에 있어서 이들 법보다 관광법규가 우선 적용되고 있으며 특별법으로서의 성격을 가진다. 그리고 여가활동을 통하여 국민의 삶을 풍요롭게 하므로써 사회복지를 실현하는 데 기여하는 복지지향적 법이라고 할 수 있다.

관광법규가 규율하는 관광분야는 사회현상 전체와 연관되어 있는 복합적인 성격을 가지고 있기에 다른 분야를 규율하는 행정법과 직접·간접적으로 연관을 맺고 있다.

1. 의료법

모든 국민이 수준 높은 의료혜택을 받을 수 있도록 국민의료에 필요한 사항을 규정함으로써 국민의 건강을 보호하고 증진하는 데에 목적이 있다.

① 의료인은 그 종별에 따라 임무를 수행함으로써 국민보건의 향상을 도모하고 국민의 건강한 생활확보에 기여함을 사명으로 한다.

㉠ 의료기관은 종합병원, 병원, 치과병원, 한방병원, 요양병원, 의원, 치과의원, 한

의원 및 조산원으로 나뉜다.

㉡ 의료인이 되고자 하는 자는 해당 국가시험에 합격한 후 보건복지부장관의 면허를 받아야 한다.

㉢ 보건복지부장관은 의료인의 면허에 있어서 3년 이내의 기간을 정하여 특정지역 또는 특정업무에 종사할 것을 면허의 조건으로 붙일 수 있다.

② 의료인이 행하는 의료, 조산, 간호 등 의료행위는 누구든지 간섭하지 못한다. 의료인은 의료기재의 압류금지, 기구 등의 우선공급, 진료의 거부금지, 세탁물처리, 진단서, 처방전의 작성 및 교부, 비밀누설의 금지, 태아의 성감별행위 등의 금지, 기록열람, 진료기록부, 전자의무기록, 요양방법의 지도, 변사체의 신고 등에 대한 권리와 의무가 있다.

③ 의사, 치과의사, 한의사, 조산사 및 간호사는 각각 전국적 조직을 가지는 의사회, 치과의사회, 한의사회, 조산사회 및 간호사회를 보건복지부장관의 허가를 받아 법인으로 설립하여야 한다.

④ 의료인은 정보통신기술을 활용하여 먼 곳에 있는 의료인에게 의료지식이나 기술을 지원하는 원격의료를 하는 경우를 제외하고는 의료기관을 개설하지 않고 의료업을 행할 수 없다.

㉠ 의원, 한의원 또는 조산원을 개설하고자 하는 자는 시장, 군수, 구청장에게 신고하여야 하며, 종합병원, 병원, 치과병원 또는 요양병원을 개설하고자 하는 자는 시 · 도지사의 허가를 받아야 한다.

㉡ 의료인은 하나의 의료기관만 개설할 수 있으며, 의료기관의 종류에 따르는 명칭 외의 명칭을 사용하지 못한다.

㉢ 의료법인을 설립하고자 하는 자는 당해 법인의 주된 사무소의 소재지를 관할하는 시 · 도지사의 허가를 받아야 한다.

⑤ 보건복지부장관 또는 시 · 도지사는 의료기관 또는 의료인에 대하여 필요한 지도와 명령을 할 수 있다.

㉠ 보건복지부장관 소속하에 중앙의료심사조정위원회를, 시 · 도지사 소속하에 지방의료심사 조정위원회를 둔다.

㉡ 의사, 치과의사 또는 한의사로서 전문의가 되고자 하는 자는 수련을 거쳐 보건복지부장관의 자격인정을 받아야 한다.

㉢ 보건복지부장관은 간호사에 대하여 전문간호사의 자격을 진정할 수 있다.

㉣ 간호조무사 또는 안마사가 되고자 하는 자는 시 · 도지사의 자격인증을 받아야 한다.

ⓜ 종전의 규정에 의하여 자격을 받은 접골사, 침사, 구사는 그 시술소에서 시술행위를 업으로 할 수 있다.

⑥ 국민의료법의 제정으로는 우리나라 의료에 관한 보편적 사항을 규정하는 모법으로서의 의미를 가지는 국민의료법은 1951년 9월 25일 한국전쟁의 와중에 제정 공포되었다.

㉠ 국민의료법의 내용 : 의료업자의 규정, 의료기관의 유형, 의료인력의 자격 및 면허, 의료업자 업무의 한시적 지정, 의료업자의 의무, 의료업자 아닌 자의 의료기관 개설, 의료기관에 대한 감독사항, 의료기관 개설허가 및 영업세 면제, 공의의 주무부장관에 의한 지방배치 등에 관한 규정이다. 세부 내용은 현재의 의료법 규정과 많은 차이를 보인다.

㉡ 의료법으로 개정 : 1962년 3월 20일에는 국민의료법의 명칭이 의료법으로 개정되었다. 이와 함께 변경된 내용으로는 의료기관의 분류가 의원 이상급을 중심으로 보다 세분화되어 종합병원, 병원, 의원, 치과병원, 치과의원, 한의원으로 구분되었다.

ⓐ 의원에서 입원환자를 치료할 때에는 별도의 시설규정을 준수하도록 하여 의원의 입원환자 수용을 인정하였다. 특히 한의사의 자격 및 응시자격 규정으로 국립·공립대학교 의과대학에서 의과대학 과정 중 최종 2년간 한방의학과에서 한방의학을 전공한 자로서 한의학사의 학위를 받고 한의사 국가시험에 합격한 자로 하고 있다. 이 조항은 서양의학과 한의학의 통합을 꾀하고 있는데 이후 바로 재개정됨으로써 두 의학이 서로 별개의 것으로 발전하게 되었다.

ⓑ 국민의료의 균점을 위하여 지정업무 종사명령에 불응하는 경우 면허를 취소할 수 있도록 규정하였고, 보건복지부장관에 대한 자문기구로서 의료심의회를 설치하도록 하였다.

㉢ 1965년 3월 23일자 일부 개정은 지정업무 종사명령 제도가 폐지됨에 따라 종전에 이에 의한 면허취소 조항이 삭제된 점과 진단서와 검안서, 증명서 및 출생과 사망에 대한 증명서 교부 요구를 금지하도록 한 점, 의료인이 의료기관을 개설할 때 시·도지사에게 신고하도록 함으로써 간소화하였다.

㉣ 유신헌법제정에 따른 전문개정은 1973년 2월 16일자 개정(법률 제2533호)은 유신헌법의 제정에 따라 전문이 개정됨과 아울러 의료기관의 개설 및 의료기관 종별 규정이 변화되었다.

ⓐ 병원의 개설이 허가제로 변경되고 의원은 의료인만이, 병원은 의료법인만

이 개설할 수 있도록 되었다.

ⓑ 의료기관의 종별 규정에는 한방병원과 조산소가 추가되었으며 간호사 외에 간호조무사의 규정이 신설되었다.

ⓒ 한지 의료인, 의료 유사업자의 의료업무 또는 시술행위 허용 및 안마사에 대한 규정이 추가되었다. 아울러 의료광고 금지에 대한 규제를 강화하였다.

⑦ 전문개정 2년 뒤인 1975년 12월 31일자 일부 개정(법률 제2862호)은 병원급 이상 의료기관의 개설권자의 범위가 비영리법인, 정부투자기관, 의사, 치과의사, 한의사로 확대되었다. 의학교류가 활발해짐에 따라 일부 외국면허 인정에 대한 조항이 추가되었고 일반내과는 내과로 명칭이 변경되었다.

㉠ 1981년 4월 13일자 일부 개정은 의료기관의 인허가 업무를 장관 및 도지사 권한으로부터 시장, 군수, 구청장, 보건소장 등으로 위임하도록 함으로써 국민부담의 경감 및 행정 간소화를 기하였다.

㉡ 1981년 12월 31일자 일부 개정은 의료인의 보수교육을 의무화함으로써 자질관리 및 향상을 기하도록 하였고, 중앙의료심사조정위원회에 의한 의료분쟁의 해결을 도모하도록 규정하였다.

㉢ 전문의 자격인정 및 전문과목에 관한 사항을 대통령령으로 정하게 함으로써 전문의 제도를 체계화하였다.

㉣ 적출물 처리를 의료기관 외에도 도지사 지정업자로 확대함으로써 위탁처리가 가능하도록 하였고 의료기관에 대하여 환자를 소개, 알선하거나 유인하는 행위를 금지하는 조항을 추가하였다.

⑧ 1986년 5월 10일자 일부 개정(법률 제3825호)의 주요 골자는 의료인력의 충원에 따른 한지 의료인 제도의 폐지, 한의학* 관련 용어의 고증에 따른 수정에 관한 것이다.

㉠ 한지 의료인은 의료인이 양성됨에 따라 무의면이 해소되었고 한지 의료인의 의료행위에 제한이 없는 점, 그동안 한지 의료인이 무의지역 의료봉사에 대한 공적이 컸던 점을 인정하여 10년 이상 의료업무에 종사한 경력이 있는 경우 정규 의료인으로 면허할 수 있도록 하였다.

㉡ 한의학 관련 사항의 명칭변경은 이전까지 한의학으로 사용되던 용어를 [그림 4-2]와 같이 우리나라의 전통의학 용어로 고증된 한의학으로 수정하여 민족고유의학으로 계승하고자 하는 취지에서 관련 용어인 한의사**, 한약***, 한의원,

---

* 한의학(漢醫學) : 한국에서 고대부터 발달해 내려온 의학이다.

** 한의사(漢醫師) : 한의학으로 의료행위를 할 수 있는 법적 자격을 가진 의사이다.

*** 한약(漢藥) : 한의학의 기본이론을 바탕으로 질병의 예방이나 치료를 위해서 사용되는 천연물 또는 가공된 약제를 혼합조제한 약물이다.

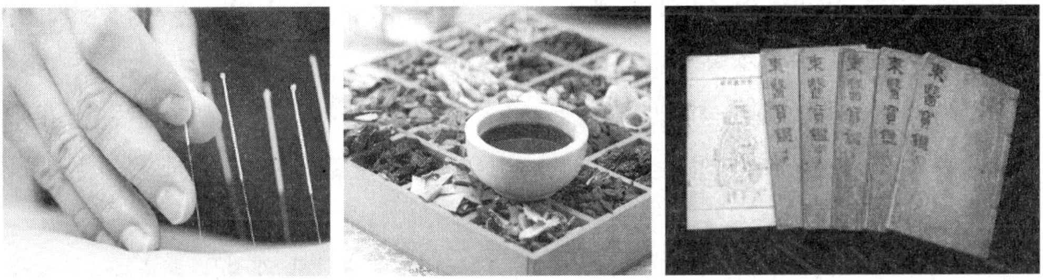

(a) 침술　　(b) 한약　　(c) 한의학

[그림 4-2] 한의학

한의과대학 등의 명칭을 한의사, 한약, 한의원, 한의과대학 등으로 변경하였다.

⑨ 1987년 11월 28일자 일부 개정(법률 제3948호)은 태아의 성감별 등과 같은 비윤리적 의료행위 금지와 진료기관 간 요청에 따른 진료기록 송부의 의무화와 관련한 사항이 주요 개정내용이다.

㉠ 간호원, 조산원의 명칭이 간호사, 조산사로 변경되었고 정신질환자 치료시설확보를 위해 일정 규모 이상의 종합병원에 정신과 설치를 의무화하였다.

㉡ 의료인 결격사유가 되는 장애 중 농자, 아자, 맹자는 제외되어 장애인이 의료인으로 될 수 있는 문호가 상대적으로 넓어졌다.

㉢ 조산사의 자격규정이 개정되어 1년간 수습만을 마치면 면허가 주어졌으나 조산사 국가시험제도가 신설되어 시험을 거치도록 하였다.

⑩ 1991년 12월 14일자에는 농어촌 등 의료 취약지역의 보건의료 제공의 효율성을 도모함으로써 의료균점을 도모하기 위한 목적으로 농어촌 등 보건의료를 위한 특별조치법이 제정됨에 따라 관련 조항을 정비하기 위한 개정이 이루어졌다.

⑪ 1994년 1월 7일자로 이루어진 의료법 개정의 목적은 국민생활 수준향상에 따른 의료 수요증가에 적극 대응하고 의료인 및 의료기관에 대한 규제를 완화하는 등 운영상의 미비점을 보완하는 것이었다.

㉠ 개정된 조항은 의료기관 종별 분류에 요양병원이 신설되어 만성질환자 등 장기요양 환자에게 저렴한 의료서비스를 제공하도록 하였다.

㉡ 의료기관의 요건 중 종합병원은 80병상 이상 규모로부터 100병상 이상으로, 병원은 20병상 이상으로부터 30병상 이상으로 규모를 상향 조정하였다.

㉢ 환자가 검사기록이나 방사선 필름 등의 사본을 요구하는 경우에는 이에 응하도록 하여 의료기관 간에 불필요하게 중복되는 검사 등을 방지하고자 하였다.

㉣ 의료법인 설립허가는 보건복지부장관이 담당하던 것을 시 · 도지사에게 이양하

였고 의원급 의료기관의 개설신고는 시 · 도지사로부터 시 · 군구청장에게 이양하도록 하여 행정상의 편의를 도모하였다.

⑫ 1997년 12월 13일자 개정(법률 제5453호)은 의료인의 자격 및 면허취득, 국가시험, 의료인단체, 즉 중앙회에 관한 사항 및 의료기관의 개설에 관한 사항 등을 개정하였다.

⑬ 1999년도에는 두 번의 개정이 있었다. 1999년 2월 8일자 개정은 적출물 처리 주무부서가 기존 보건복지부에서 환경부로 변경됨에 따라 「의료법」 제17조제2항, 제3항에 명시된 적출물 관련 규정이 삭제되었고, 법률 제3조 제2항에서 정한 의료기관의 종별에 따른 주요 기능을 의료법에 구체적으로 명시하였다. 즉, 종합병원 및 병원은 입원환자에 대하여 의료를 목적으로 개설하는 의료기관임을, (치과, 한)의원은 외래환자에 대하여 의료를 목적으로 개설하는 의료기관임을 규정하였다.

⑭ 2000년 2월 12일자 개정은 병원의 공동 이용에 관한 규정을 신설하여 개방형 병원의 법적 근거를 마련하였으며, 의료기관의 종별명칭에 있어 종합병원의 명칭을 병원으로만 표시하도록 한 기존 법률을 개정 종합병원으로도 표시할 수 있도록 하였다.

1) 의료법 제27조제③항(환자 유인행위 금지)의 연력

「의료법」 제27조제③항은 1981년 12월 31자로 신설된 조항은 신설 당시의 조문내용은 '누구든지 영리를 목적으로 환자를 의료기관 또는 의료인에게 소개 · 알선 기타 유인하거나 이를 사주하는 행위를 할 수 없다'는 것이다.

직업수행의 자유를 제한하는 처벌법규는 소극적으로 적용되어야 한다. 헌법정신에 따라 작업수행의 자유는 최대한 보장하고, 직업수행의 자유제한은 엄격한 기준에 따라야 한다. 이에 대한민국 국회는 2002년 3월 30일 법률 제6686호로 위 조항을 개정하고 영리를 목적으로 환자를 소개, 알선, 유인하거나 이를 사주하는 행위를 구체적으로 열거함으로써 금지되는 행위의 범위와 한계를 명백히 하여 죄형 법정주의의 명확성의 원칙에 충실하게 「의료법」 제27조제③항을 개정하였다.

누구든지 국민건강보험법 또는 의료급여법의 규정에 의한 본인부담금을 면제 또는 할인하는 행위, 금품 등을 제공하거나 불특정 다수인에게 교통편의를 제공하는 행위 등 영리를 목적으로 환자를 의료기관 또는 의료인에게 소개, 알선, 유인하는 행위 및 이를 사주하는 행위를 하여서는 아니된다.

2) 의료법 제27조제③항(환자 유인행위 금지)의 운영현실

영리를 목적으로 환자를 의료기관 또는 의료인에게 소개, 알선, 유인하는 행위 및 이를 사주하는 행위가 모두 의료법에 위반되는 것이 아니라 '국민건강보험법 또는 의료급여법의 규정에 의한 본인부담금을 면제 또는 할인하는 행위, 금품 등을 제공하거나 불특정 다수인에게 교통편의를 제공하는 행위'에 해당되는 행위만이 이른바 환자 유인행위로서 의료법에 위반되는 것이다.

그런데 「국민건강보험법」 제41조는 '제39조제①항(요양급여)의 규정에 의한 요양급여를 받는 자는 대통령이 정하는 바에 의하여 그 비용의 일부(이하 본인부담금이라 한다)를 본인이 부담한다'고 규정함으로써 본인부담금이 국민건강보험법상의 요양급여비용 중의 일부분임을 명시하고 있다.

① 「의료급여법」 제10조 역시 '급여비용은 대통령이 정하는 바에 따라 그 전부 또는 일부를 제25조의 규정에 의한 의료급여기금에서 부담하되, 의료급여기금에서 일부를 부담하는 경우 그 나머지의 비용은 본인이 부담한다'고 규정함으로써 본인부담금이 의료급여법상의 의료급여비용 중의 일부분임을 명시하고 있다.
따라서 국민건강보험법상의 요양급여대상이 아니거나 의료급여법상의 의료급여대상이 아닌 경우에는 본인부담금의 할인 또는 면제행위가 문제되지 않는다.

② 대법원은 「의료법」 제27조제③항의 해석과 적용에 신중한 입장을 보이고 있다. 대법원은 의료법 제③항의 '유인'을 기망 또는 유혹을 수단으로 환자로 하여금 특정 의료기관 또는 의료인과 치료위임계약을 체결하도록 유도하는 행위라고 엄격하게 해석하였으며(대법원 1998년 5월 29일 선고 97도1126), 행위가 의료시장의 질서를 근본적으로 해할 정도에 이르러야 환자 유인행위에 해당된다고 판단하였다(대법원 2008년 2월 28일 선고 2007도10542). 위와 같은 대법원의 입장은 다음과 같다.

㉠ 의료기관도 영리를 목적으로 할 수밖에 없기 때문에 사용자인 환자들에 대한 접근을 완전히 봉쇄할 수 없다.

㉡ 의료기관 경영기법의 전문화·다변화로 의료기관이 네트워크화 되고 병원경영지원체제(MSO)화되고 있다.

㉢ 의료법에 제25조제③항이 사문화되었다.

㉣ 의료기관의 환자유치과정에서의 위법행위는 「의료법」 제56조(과대광고금지) 위반으로 처벌이 가능하다는 점을 판단 배경으로 한다.

3) 외국인환자 유치와 의료법 제27조제③항

국민건강보험법은 국내에 거주하는 모든 국민에 대하여 적용된다.

국내에 거주하는 국민만이 국민건강보험법에 따른 건강보험의 가입자 또는 피부양자가(이하 '가입자'라 한다)되는 것이 원칙이다(「국민건강보험법」 제5조제①항). 그런데 정부는 외국 정부가 사용자인 사업장의 근로자 건강보험에 관하여는 외국 정부와 한 합의에 따라 이를 따로 정할 수 있고, 국내에 체류하는 재외국민 또는 외국인으로서 대통령으로 정하는 사람은 제5조에도 불구하고 이 법의 적용을 받는 가입자 또는 피부양자가 된다(「국민건강보험법」 제109조).

① 대통령인 국민건강보험법 시행령은 재외동포의 출입국과 법적 지위에 관한 법률 제6조에 따라 국내 거소 신고를 한 사람과 출입국관리법 제31조에 따라 외국인 등록을 한 사람은 직장가입자가 될 수 있고, 국내에 3개월 이상 거주하였거나 유학·취업 등의 사유로 3개월 이상 거주할 것이 명백한 사람은 지역가입자가 될 수 있음을 규정하고 있다(제76조).

② 국민건강보험법에 따른 건강보험의 가입자가 되는 재외동포와 외국인환자는 「의료법」 제27조제③항의 '국민건강보험법 또는 의료급여법의 규정에 의한 본인부담금을 면제 또는 할인하는 행위금지' 규정이 적용된다는 점을 유의한다.

③ 외국인환자가 성형 또는 임플란트 시술 등의 비급여 환자라면 100[%] 자비부담의 환자이므로 국민건강보험법상의 요양급여대상이 아닐 뿐만 아니라, 의료급여법상의 의료급여대상도 역시 아니기 때문에 할인을 통한 유인행위가 성립될 여지는 없다. 그러나 외국인환자에게 금품 등을 제공하거나 교통편의를 제공하는 행위는 원칙적으로 금지 대상이다.

4) 외국인환자 유치에 대한 의료법 제27조제③항 단서의 특례

누구든지 국민건강보험법이나 의료급여법에 따른 본인부담금을 면제하거나 할인하는 행위, 금품 등을 제공하거나 불특정 다수인에게 교통편의를 제공하는 행위 등 영리를 목적으로 환자를 의료기관이나 의료인에게 소개, 알선, 유인하는 행위 및 이를 사주하는 행위를 하여서는 아니되지만, 「국민건강보험법」 제109조에 따른 가입자나 피부양자가 아닌 외국인(보건복지부령으로 정하는 바에 따라 국내에 거주하는 외국인은 제외한다) 환자를 유치하기 위한 행위는 적용 대상이 아니다(「의료법」 제27조제③항 단서 제2호).

① 구 의료법이 내·외국인을 불문하고 환자를 의료기관이나 의료인에게 소개, 알선, 유인하는 행위를 금지하고 있어서 의료기관이 지니고 있는 대외경쟁력을 약화하게

하는 측면이 있었다. 이를 시정하기 위하여 보건복지부장관에 등록을 한 의료기관 등에게 국내에 거주하지 아니하는 외국인환자에 대한 유치활동을 허용하려는 것이 개정입법의 취지이다.

② 외국인환자 유치허용과 관련한 우려를 고려하여 보험업법에 따른 보험회사 등은 유치활동을 할 수 없도록 제한하고, 상급종합병원의 경우 일정 병상수를 초과하여 외국인환자를 유치할 수 없도록 규정하며, 불법적인 유치활동에 대한 제재를 강화하는 등 제도적 장치를 마련하였다(「의료법」 제27조제④항, 제27조의2).

5) 외국인환자에 대한 원내조제의 허용

국내 지리나 언어가 익숙하지 않은 외국인환자에게는 의사나 치과의사의 처방을 받아 약사나 한약사에게 의약품을 조제받는 것이 매우 불편하고, 정확한 복약지도가 이루어지지 않을 경우에 약화사고 등의 우려가 있어, 의사나 치과의사가 의약품을 직접 조제할 수 있는 경우에 의료법에 따라 유치하는 외국인환자에 대하여 원내조제를 허용하였다(「약사법」 제23조제④항14호, 「약사법 시행령」 제23조7호).

6) 외국인환자 유치사업 등록 대상

① 외국인환자를 유치하고자 하는 국내 의료기관과 유치업자로 정하며 「의료법」 제27조2에 따라 외국인환자를 유치하고자 하는 의료기관과 유치업자는 일정 요건을 갖추어 등록하여야 한다.

② 외국인환자 유치사업 등록업무와 사업실적 보고는 **한국보건산업진흥원**이 위탁받아 수행한다. 외국인환자 유치사업 등록접수는 한국보건산업진흥원에서 수시로 받고 있으며 등록신청서 제출 후 20일 이내에 등록증을 교부받을 수 있다.

③ 한국보건산업진흥원은 신청서와 구비서류를 접수 · 검토하여 보건복지부에 그 내용을 알린다.

④ 보건복지부는 등록요건에 적합한 경우 등록증을 발행하여 한국보건산업진흥원에 송부하고, 한국보건산업진흥원은 신청자에게 통보한 후 발생된 등록증을 교부한다.

⑤ 등록신청 시 대표자 본인이 직접 방문할 경우는 신분증을 지참하고 대리인이 신청할 경우는 대표자의 신분증 사본과 위임장을 제출하여야 한다(우편접수 시는 대표자 신분증 사본을 제출한다).

7) 외국인환자 유치사업의 등록요건과 구비서류

유치하고자 하는 외국인환자 진료과목의 전문의가 1인 이상이어야 한다(재직증명서 등을 통해 진료과목 전문의가 현재 의료기관에 근무하고 있음을 증명하도록 한다). 다만, 진료과목이 '전문의의 수련 및 자격인정 등에 관한 규정' 제3조에 따른 전문과목이 아닌 경우는 제외된다.

외국인환자 유치 관련 등록신청을 희망하는 의료기관은 등록신청서와 함께 다음의 서류를 구비하여 제출하여야 한다.

① 의료기관 개설신고 증명서 또는 개설허가증 사본 1부
② 사업계획서 1부(기관소개, 사업목적 및 주요 사업내용, 업무조직 등 포함)
③ 진료하고자 하는 외국인환자 진료과목 전문의의 명단 및 자격증 사본(치과, 한의과 등은 의사명단과 자격증 사본 제출)
④ 사업자등록증 사본 1부
⑤ 등록요건과 구비서류 : 등록요건과 구비서류는 〈표 4-1〉과 같다.

〈표 4-1〉 의료기관 유치업자의 등록요건과 구비서류

의료기관	유치업자
등 록 요 건	
• 유치하고자 하는 진료과목의 전문의 1인 이상(진료과목이 '전문의의 수련 및 자격인정 등에 관한 규정' 제3조에 따른 전문과목이 아닌 경우는 제외함) • 해당 전문의의 재직증명서 • 치과, 한의과 등은 의사명단 및 자격증 사본	• 보증보험 가입(1억원 이상, 가입기간 1년 이상) • 자본금 규모(1억원, 단 관광진흥법에 의하여 등록된 일반여행업자는 추가 증자 필요없음) • 국내에 사무실을 둘 것
첨 부 서 류	
• 사업계획서 1부 • 의료기관 개설신고증명서 또는 개설허가증 사본 1부 • 유치하고자 하는 외국인환자 전문의의 명단과 자격증 사본 • 사업자등록증 사본 1부	• 정관 1부(법인인 경우) • 자본금 규모를 증명할 수 있는 서류 • 사업계획서 1부 • 보증보험에 가입된 사실을 증명할 수 있는 서류 1부(보증보험증권 원본) • 사무실에 대한 소유권이나 사용권이 있음을 증명하는 서류 · 사업자등록증 사본 1부

8) 외국인환자 유치사업의 등록절차의 추진배경

① 「의료법」 개정 제27조의2에 따라 외국인환자를 유치하려는 의료기관 및 유치업자는 의료법 및 보건복지부령에서 정한 요건을 갖추어 의무적으로 등록하여야 한다.
② 사업목적으로는 외국인환자를 유치하려는 의료기관 및 유치업자에게 일정요건을 갖춰 등록하게 함으로써 무분별한 외국인환자 유치행위로 인한 국내 의료시장 질서 혼탁화를 방지하고 지속적으로 관리할 수 있는 제도적 장치로 활용하기 위함이다.
③ 외국인환자 유치 과다경쟁으로 인한 공공 의료서비스의 질적 저하를 막고 미자격

의료기관 및 유치업자의 난립으로 인해 발생할 수 있는 한국의료서비스의 대외 이미지 실추를 방지하기 위함이다.

④ 「의료법」 제27조(무면허 의료행위 등 금지) 누구든지 「국민건강보험법」이나 「의료급여법」에 따른 본인부담금을 면제하거나 할인하는 행위, 금품 등을 제공하거나 불특정 다수인에게 교통편의를 제공하는 행위 등 영리를 목적으로 환자를 의료기관이나 의료인에게 소개, 알선, 유인하는 행위 및 이를 사주하는 행위를 하여서는 아니된다. 다만, 환자의 경제사정 등 특정한 사정이 있어서 관할 시장, 군수, 구청장의 사전승인을 받을 경우에는 그러지 아니한다.

⑤ 외국인환자 유치사업 등록 대상 및 접수방법은 「국민건강보험법」 제93조에 따른 가입자나 피부양자가 아닌 외국인환자에 대한 유치활동을 허용하는 내용으로 「의료법」이 개정(법률 제9386호, 2009년 1월 30일 공포, 5.1시행)됨에 따라 외국인환자 유치사업 등록을 위한 사전접수를 받고 있다. (등기우편 또는 방문접수) 외국인환자 유치사업 등록 대상은 외국인환자를 유치하고자 하는 국내 의료기관 및 유치업자로 정하며, 「의료법」 제27조의2에 따라 외국인환자를 유치하고자 하는 의료기관 및 유치업자는 일정 요건을 갖추어 등록하여야 한다.

9) 외국인환자 유치사업 등록업무 및 사업실적 보고

① 한국보건산업진흥원이 위탁받아 수행하고 외국인환자 유치사업 등록접수는 한국보건산업진흥원에서 수시로 받고 있으며 등록신청서 제출 후 20일 이내에 등록증을 교부받을 수 있다. 처리기간은 일단위로 계산하고 초일을 산입하되 공휴일을 산입하지 않는다(「민원사무처리에 관한 법률」 제6조제2항). 한국보건산업진흥원은 〈표 4-2〉와 같이 신청서 및 구비서류를 접수, 검토하여 보건복지부에 그 내용을 알린다.

〈표 4-2〉 한국보건산업진흥원 위탁 업무내용

구분	내용
한국보건산업진흥원 위탁 업무내용	• 외국인환자 유치 의료기관 및 유치업자 등록업무 위탁수행 • 신청서 접수, 검토 및 등록증 교부, 통보 등
	• 외국인환자의 유치사업 실적보고 업무수행 • 외국인환자 국적, 성별 및 출생년도, 진료과목, 입원기간 등 실적보고

② 복건복지부는 등록요건에 적합한 경우 등록증을 발행하여 한국보건산업진흥원에 송부하고, 한국보건산업진흥원은 발행된 등록증을 신청자에게 통보 및 교부하고, 등록신청 시 대표자 본인이 직접 방문할 경우는 신분증을 지참하고, 대리인이 신

청할 경우는 대표자의 신분증 사본 및 위임장을 제출한다(우편접수 시 대표자 신분증 사본 제출).

③ 외국인환자 유치사업 등록과 사업실적 보고업무는 한국보건산업진흥원이 위탁받는다(「의료법 시행령」 제42조).

④ 외국인환자 유치 희망 의료기관과 유치업자는 다음 순서에 따라 한국보건산업진흥원에 등록을 신청할 수 있다.

㉠ 신청인은 등록요건을 확인하고 등록신청서와 구비서류를 준비하여 한국보건산업진흥원에 신청한다.

㉡ 한국보건산업진흥원은 신청인의 서류를 접수하고 검토 후 그 내용을 보건복지부에 알린다.

㉢ 보건복지부는 등록요건에 적합한 경우 등록증을 발행하여 한국보건산업진흥원에 송부한다.

㉣ 한국보건산업진흥원은 접수일로부터 20일 이내에 발행된 등록증을 신청인에게 통보 및 교부하고 신청인은 등록증을 수령한다.

⑤ 외국인환자 유치를 희망하는 의료기관과 유치업자는 반드시 등록요건을 갖추어 등록업무 위탁기관인 한국보건산업진흥원에 접수해야 하며, 〈표 4-3〉과 같이 등록기준에 적합할 경우 등록증을 발부받아 외국인환자 유치사업을 시작할 수 있다.

⑥ 외국인환자 유치업자와 의료기관의 등록은 다음과 같은 경우에 취소될 수 있다.

㉠ 등록요건을 충족시키지 못할 경우

㉡ 외국인환자 유치 허용 대상 이외의 자를 대상으로 유치하는 행위를 한 경우

㉢ 「의료법」 제63조에 따른 시정명령을 이행하지 아니한 경우

㉣ 상급종합병원(종합 전문요양기관)이 병상의 100분의 5를 초과하여 외국인환자를 유치한 경우

10) 외국인환자 유치사업의 등록변경

의료기관명, 소재지 대표자 등이 변경된 경우에는 등록변경사항을 신고하여야 하는데 등록변경신청서의 변경내용을 작성한 후 한국보건산업진흥원에 제출한다. 등록증을 발급받은 자가 등록증을 분실하였거나 낡아서 재발급받고자 하는 때는 등록증 재교부신청서를 작성하여 한국보건산업진흥원에 제출한다. 등록증이 낡아서 못쓰게 된 경우에는 외국인환자 유치 의료기관 등록증 또는 외국인환자 유치사업 등록증 1부를 첨부하여야 한다.

〈표 4-3〉 등록 관련 체크리스트 의료기관 등록요건

의료기관	등록요건	• 유치하고자 하는 진료과목의 전문의 1인 이상(진료과목이 '전문의의 수련 및 자격인정 등에 관한 규정' 제3조에 따른 전문과목이 아닌 경우는 제외함) • 해당 전문의의 재직증명서 • 치과, 한의과 등은 의사명단과 자격증 사본
	첨부서류	• 사업계획서 1부 • 의료기관 개설신고증명서 또는 개설허가증 사본 1부 • 유치하고자 하는 외국인환자 전문의의 명단 및 자격증 사본 • 사업자등록증 사본 1부

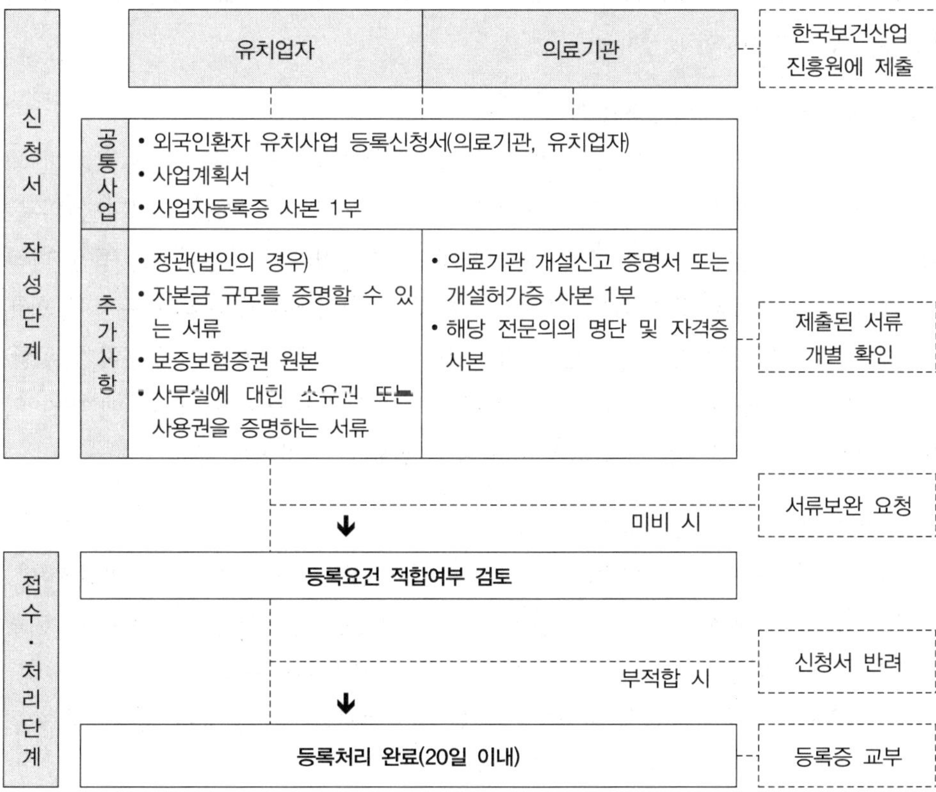

11) 휴업 및 폐업

외국인환자 유치사업에 등록한 의료기관과 유치업자로서 휴업 또는 폐업하거나 영업을 재개하려는 자는 〈표 4-4〉와 같이 서류를 구비하여 한국보건산업진흥원에 휴업 및 폐업을 신고하여야 한다.

〈표 4-4〉 의료기관 휴업 및 폐업 등 서류구비

	휴 업	폐 업	휴업 후 영업재개
의료기관 및 유치업자	• 휴업신고서 • 등록증	• 폐업신고서 • 등록증	재개업신고서

휴업에는 외국인환자 유치사업의 등록 후 영업을 개시하지 아니하는 경우도 포함된다. 유치업자가 폐업 또는 휴업을 할 경우 또는 현재 계약체결자 등 유치 · 소개 중에 있는 환자가 없는 경우에는 본인확인서를 제출하여야 한다. 외국인환자 유치사업의 변경, 휴업, 폐업의 신고(재발급 포함)를 대리인이 수행할 경우에는 대표자의 위임장과 신분증 사본을 제출하여야 한다.

① 외국인환자 유치사업 실적보고

「의료법」 제27조의2제③항에 따라 외국인환자 유치업자와 의료기관은 유치한 외국인환자의 국적 · 성별 및 출생연도 등 보건복지부장관이 정하는 사항을 보고할 의무가 있다. 이는 외국인환자의 국적 · 인원, 진료과목, 외국인환자의 병상이용률 등을 파악하여 체계적인 외국인환자 유치행위를 위한 기본 통계 데이터로 활용함과 동시에 의료시장 질서유지 및 외국인환자 유치사업 전략수립에 있어 마케팅 자료로 활용하기 위함이다. 그리고 외국인환자 유치실적에 대한 지속적인 모니터링을 통하여 내국인에 대한 역차별 여부 및 사업지원 대책을 마련하기 위해서도 필요한 절차이다.

② 외국인환자 유치사업 실적보고 내용

외국인환자 유치사업의 실적보고 대상은 외국인환자 유치사업을 위하여 등록한 의료기관이다. 외국인환자 유치사업의 실적보고 접수기관은 한국보건산업진흥원이 위탁받아 수행한다. 외국인환자 유치사업의 실적보고 주요 내용은 다음과 같다.

㉠ 외국인환자 유치사업을 위하여 등록한 의료기관과 유치업자는 매년 3월 31일까지 전년도 사업실적을 보고하여야 한다.

㉡ 보고내용은 의료기관에 내원한 외국인환자의 국적, 성별 및 출생년도, 진료과목, 입원기간, 주상병명 및 외래 방문일수이다.

㉢ 해당 의료기관과 유치업자는 관련 양식을 한국보건산업진흥원 홈페이지(www.khidi.or.kr)를 통해 확인한 후 매년 3월 31까지 한국보건산업진흥원에 제출하여야 한다.

12) 외국인환자 유치 아이디병원

보건복지부가 '2012년 외국인환자 유치실적 주요 결과'를 발표한 자료는 병원급(치과병원 포함)에서 청심국제병원, 성애병원, 연세대치과병원에 이어 아이디병원이 높은 외국인환자 유치 실적결과를 보였다.

① 아이디병원은 [그림 4-3]과 같이 "의원급 의료기관이 대부분인 성형외과 분야에서 본원은 병원급 시설과 규모를 갖추고 있다"며 "쁘띠성형부터 양악수술까지 외국인 환자들이 믿고 찾을 수 있는 의료진의 실력과 시스템이 준비되어 있다"고 하였다.

② 아이디병원은 턱관절센터, 안면윤곽센터, 눈·코 성형센터, 치아교정센터, 마취통증센터 등 국내에는 없는 전문화된 8대 전문센터를 운영하고 있으며, 30병상 이상의 입원실, 자가발전시설, 만약의 출혈에 대비한 혈액은행, 구급차 등 의료법상의 기준과 규격을 완벽히 갖추고 있다.

③ 임상경험이 풍부한 대학병원 교수출신 전문의들이 모여 환자에게 질높은 의료서비스를 제공하고 있다.

④ 외국인환자를 위한 다양한 서비스와 활동을 한다.

⑤ 아이디병원은 영어, 중국어로 된 병원홈페이지 구축은 물론 다양한 외국어를 구사하는 코디네이터와 간호사가 상주해 외국인환자의 문의에 신속한 답변을 제공하고 불편함 없이 상담과 치료를 받을 수 있도록 돕고 있다.

⑥ 베트남 안면기형 아동들에게 바른 얼굴을 찾아주기 위한 무료수술 자원봉사, 한국 성형에 관심이 많은 중국 환자와 의료진을 위한 중국 상하이 심포지엄 개최 등 해외에서도 활발한 활동을 하고 있다.

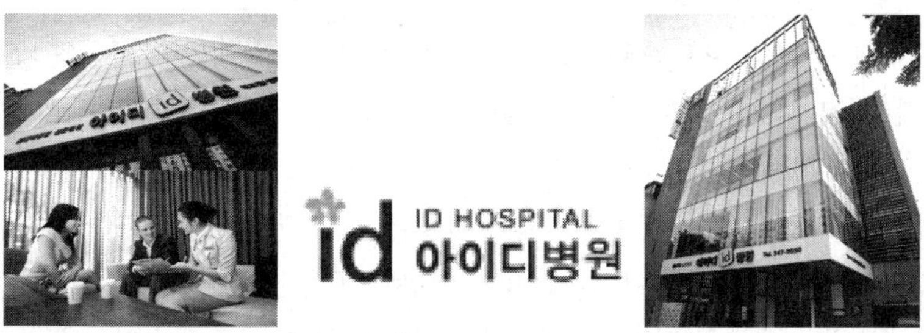

[그림 4-3] 아이디병원

03 관광 관련 법규

1. 관광진흥법

[법률 제13127호 일부개정 2015. 05. 18.]

제1장 총 칙

제1조(목적) 이 법은 관광 여건을 조성하고 관광자원을 개발하며 관광사업을 육성하여 관광 진흥에 이바지하는 것을 목적으로 한다.

제2조(정의) 이 법에서 사용하는 용어의 뜻은 다음과 같다.

1. “관광사업”이란 관광객을 위하여 운송 · 숙박 · 음식 · 운동 · 오락 · 휴양 또는 용역을 제공하거나 그 밖에 관광에 딸린 시설을 갖추어 이를 이용하게 하는 업(業)을 말한다.
2. “관광사업자”란 관광사업을 경영하기 위하여 등록 · 허가 또는 지정(이하 “등록 등”이라 한다)을 받거나 신고를 한 자를 말한다.
3. “기획여행”이란 여행업을 경영하는 자가 국외여행을 하려는 여행자를 위하여 여행의 목적지 · 일정, 여행자가 제공받을 운송 또는 숙박 등의 서비스 내용과 그 요금 등에 관한 사항을 미리 정하고 이에 참가하는 여행자를 모집하여 실시하는 여행을 말한다.
4. “회원”이란 관광사업의 시설을 일반 이용자보다 우선적으로 이용하거나 유리한 조건으로 이용하기로 해당 관광사업자(제15조제1항 및 제2항에 따른 사업계획의 승인을 받은 자를 포함한다)와 약정한 자를 말한다.
5. “공유자”란 단독 소유나 공유(共有)의 형식으로 관광사업의 일부 시설을 관광사업자(제15조제1항 및 제2항에 따른 사업계획의 승인을 받은 자를 포함한다)로부터 분양받은 자를 말한다.
6. “관광지”란 자연적 또는 문화적 관광자원을 갖추고 관광객을 위한 기본적인 편의시설을 설치하는 지역으로서 이 법에 따라 지정된 곳을 말한다.
7. “관광단지”란 관광객의 다양한 관광 및 휴양을 위하여 각종 관광시설을 종합적으로 개발하는 관광 거점 지역으로서 이 법에 따라 지정된 곳을 말한다.
8. “민간개발자”란 관광단지를 개발하려는 개인이나 「상법」 또는 「민법」에 따라 설립된 법인을 말한다.
9. “조성계획”이란 관광지나 관광단지의 보호 및 이용을 증진하기 위하여 필요한 관광시설의 조성과 관리에 관한 계획을 말한다.

10. "지원시설"이란 관광지나 관광단지의 관리 · 운영 및 기능 활성화에 필요한 관광지 및 관광단지 안팎의 시설을 말한다.
11. "관광특구"란 외국인 관광객의 유치 촉진 등을 위하여 관광활동과 관련된 관계 법령의 적용이 배제되거나 완화되고, 관광활동과 관련된 서비스 · 안내체계 및 홍보 등 관광 여건을 집중적으로 조성할 필요가 있는 지역으로 이 법에 따라 지정된 곳을 말한다.
11의2. "여행이용권"이란 관광취약계층이 관광활동을 영위할 수 있도록 금액이나 수량이 기재(전자적 또는 자기적 방법에 의한 기록을 포함한다. 이하 같다)된 증표를 말한다.
12. "문화관광해설사"란 관광객의 이해와 감상, 체험기회를 제고하기 위하여 역사 · 문화 · 예술 · 자연 등 관광자원 전반에 대한 전문적인 해설을 제공하는 자를 말한다.

제2장 관광사업

제1절 통 칙

제3조(관광사업의 종류) ① 관광사업의 종류는 다음 각 호와 같다.

1. 여행업 : 여행자 또는 운송시설 · 숙박시설, 그 밖에 여행에 딸리는 시설의 경영자 등을 위하여 그 시설이용 알선이나 계약체결의 대리, 여행에 관한 안내, 그 밖의 여행 편의를 제공하는 업
2. 관광숙박업 : 다음 각 목에서 규정하는 업
   가. 호텔업 : 관광객의 숙박에 적합한 시설을 갖추어 이를 관광객에게 제공하거나 숙박에 딸리는 음식 · 운동 · 오락 · 휴양 · 공연 또는 연수에 적합한 시설 등을 함께 갖추어 이를 이용하게 하는 업
   나. 휴양 콘도미니엄업 : 관광객의 숙박과 취사에 적합한 시설을 갖추어 이를 그 시설의 회원이나 공유자, 그 밖의 관광객에게 제공하거나 숙박에 딸리는 음식 · 운동 · 오락 · 휴양 · 공연 또는 연수에 적합한 시설 등을 함께 갖추어 이를 이용하게 하는 업
3. 관광객 이용시설업 : 다음 각 목에서 규정하는 업
   가. 관광객을 위하여 음식 · 운동 · 오락 · 휴양 · 문화 · 예술 또는 레저 등에 적합한 시설을 갖추어 이를 관광객에게 이용하게 하는 업
   나. 대통령령으로 정하는 2종 이상의 시설과 관광숙박업의 시설(이하 "관광숙박시설"이라 한다) 등을 함께 갖추어 이를 회원이나 그 밖의 관광객에게 이용하게 하는 업
   다. 야영장업 : 야영에 적합한 시설 및 설비 등을 갖추고 야영편의를 제공하는 시설(「청소년활동 진흥법」 제10조제1호마목에 따른 청소년야영장은 제외한다)을 관광객에게 이용하게 하는 업
4. 국제회의업 : 대규모 관광 수요를 유발하는 국제회의(세미나 · 토론회 · 전시회 등을 포

함한다. 이하 같다)를 개최할 수 있는 시설을 설치 · 운영하거나 국제회의의 계획 · 준비 · 진행 등의 업무를 위탁받아 대행하는 업

5. 카지노업 : 전문 영업장을 갖추고 주사위 · 트럼프 · 슬롯머신 등 특정한 기구 등을 이용하여 우연의 결과에 따라 특정인에게 재산상의 이익을 주고 다른 참가자에게 손실을 주는 행위 등을 하는 업
6. 유원시설업(遊園施設業) : 유기시설(遊技施設)이나 유기기구(遊技機具)를 갖추어 이를 관광객에게 이용하게 하는 업(다른 영업을 경영하면서 관광객의 유치 또는 광고 등을 목적으로 유기시설이나 유기기구를 설치하여 이를 이용하게 하는 경우를 포함한다)
7. 관광 편의시설업 : 제1호부터 제6호까지의 규정에 따른 관광사업 외에 관광진흥에 이바지할 수 있다고 인정되는 사업이나 시설 등을 운영하는 업

② 제1항제1호부터 제4호까지, 제6호 및 제7호에 따른 관광사업은 대통령령으로 정하는 바에 따라 세분할 수 있다.

제4조(등록) ① 제3조제1항제1호부터 제4호까지의 규정에 따른 여행업, 관광숙박업, 관광객 이용시설업 및 국제회의업을 경영하려는 자는 특별자치도지사 · 시장 · 군수 · 구청장(자치구의 구청장을 말한다. 이하 같다)에게 등록하여야 한다.

② 제1항에 따른 등록을 하려는 자는 대통령령으로 정하는 자본금 · 시설 및 설비 등을 갖추어야 한다.

③ 제1항에 따라 등록한 사항 중 대통령령으로 정하는 중요 사항을 변경하려면 변경등록을 하여야 한다.

④ 제1항 및 제4항에 따른 등록 또는 변경등록의 절차 등에 필요한 사항은 문화체육관광부령으로 정한다.

제5조(허가와 신고) ① 제3조제1항제5호에 따른 카지노업을 경영하려는 자는 전용영업장 등 문화체육관광부령으로 정하는 시설과 기구를 갖추어 문화체육관광부장관의 허가를 받아야 한다.

② 제3조제1항제6호에 따른 유원시설업 중 대통령령으로 정하는 유원시설업을 경영하려는 자는 문화체육관광부령으로 정하는 시설과 설비를 갖추어 특별자치도지사 · 시장 · 군수 · 구청장의 허가를 받아야 한다.

③ 제1항과 제2항에 따라 허가받은 사항 중 문화체육관광부령으로 정하는 중요 사항을 변경하려면 변경허가를 받아야 한다. 다만, 경미한 사항을 변경하려면 변경신고를 하여야 한다.

④ 제2항에 따라 대통령령으로 정하는 유원시설업 외의 유원시설업을 경영하려는 자는 문화체육관광부령으로 정하는 시설과 설비를 갖추어 특별자치도지사 · 시장 · 군수 · 구청장에게 신고하여야 한다. 신고한 사항 중 문화체육관광부령으로 정하는 중요 사항을 변

경하려는 경우에도 또한 같다.

⑤ 제1항부터 제4항까지의 규정에 따른 허가 및 신고의 절차 등에 필요한 사항은 문화체육관광부령으로 정한다.

제6조(지정) 제3조제1항제7호에 따른 관광 편의시설업을 경영하려는 자는 문화체육관광부령으로 정하는 바에 따라 특별시장 · 광역시장 · 도지사 · 특별자치도지사(이하 "시 · 도지사"라 한다) 또는 시장 · 군수 · 구청장의 지정을 받을 수 있다.

제7조(결격사유) ① 다음 각 호의 어느 하나에 해당하는 자는 관광사업의 등록등을 받거나 신고를 할 수 없고, 제15조제1항 및 제2항에 따른 사업계획의 승인을 받을 수 없다. 법인의 경우 그 임원 중에 다음 각 호의 어느 하나에 해당하는 자가 있는 경우에도 또한 같다.

1. 금치산자 · 한정치산자
2. 파산선고를 받고 복권되지 아니한 자
3. 이 법에 따라 등록 등 또는 사업계획의 승인이 취소되거나 제36조제1항에 따라 영업소가 폐쇄된 후 2년이 지나지 아니한 자
4. 이 법을 위반하여 징역 이상의 실형을 선고받고 그 집행이 끝나거나 집행을 받지 아니하기로 확정된 후 2년이 지나지 아니한 자 또는 형의 집행유예 기간 중에 있는 자

② 관광사업의 등록 등을 받거나 신고를 한 자 또는 사업계획의 승인을 받은 자가 제1항 각 호의 어느 하나에 해당하면 문화체육관광부장관, 시 · 도지사 또는 시장 · 군수 · 구청장(이하 "등록기관 등의 장"이라 한다)은 3개월 이내에 그 등록 등 또는 사업계획의 승인을 취소하거나 영업소를 폐쇄하여야 한다. 다만, 법인의 임원 중 그 사유에 해당하는 자가 있는 경우 3개월 이내에 그 임원을 바꾸어 임명한 때에는 그러하지 아니하다.

제8조(관광사업의 양수 등) ① 관광사업을 양수(讓受)한 자 또는 관광사업을 경영하는 법인이 합병한 때에는 합병 후 존속하거나 설립되는 법인은 그 관광사업의 등록 등 또는 신고에 따른 관광사업자의 권리 · 의무(제20조제1항에 따라 분양이나 회원모집을 한 경우에는 그 관광사업자와 공유자 또는 회원 간에 약정한 사항을 포함한다)를 승계한다.

② 다음 각 호의 어느 하나에 해당하는 절차에 따라 문화체육관광부령으로 정하는 주요한 관광사업 시설의 전부를 인수한 자는 그 관광사업자의 지위(제20조제1항에 따라 분양이나 회원모집을 한 경우에는 그 관광사업자와 공유자 또는 회원 간에 약정한 권리 및 의무 사항을 포함한다)를 승계한다.

1. 「민사집행법」에 따른 경매
2. 「채무자 회생 및 파산에 관한 법률」에 따른 환가(換價)
3. 「국세징수법」, 「관세법」 또는 「지방세기본법」에 따른 압류재산의 매각
4. 그 밖에 제1호부터 제3호까지의 규정에 준하는 절차

③ 관광사업자가 제35조제1항 및 제2항에 따른 취소 · 정지처분 또는 개선명령을 받은 경

우 그 처분 또는 명령의 효과는 제1항에 따라 관광사업자의 지위를 승계한 자에게 승계되며, 그 절차가 진행 중인 때에는 새로운 관광사업자에게 그 절차를 계속 진행할 수 있다. 다만, 그 승계한 관광사업자가 양수나 합병 당시 그 처분·명령이나 위반 사실을 알지 못하였음을 증명하면 그러하지 아니하다.

④ 제1항과 제2항에 따라 관광사업자의 지위를 승계한 자는 승계한 날부터 1개월 이내에 관할 등록기관 등의 장에게 신고하여야 한다.

⑤ 제15조제1항 및 제2항에 따른 사업계획의 승인을 받은 자의 지위승계에 관하여는 제1항부터 제4항까지의 규정을 준용한다.

⑥ 제1항과 제2항에 따른 관광사업자의 지위를 승계하는 자에 관하여는 제7조를 준용하되, 카지노사업자의 경우에는 제7조 및 제22조를 준용한다.

⑦ 관광사업자가 그 사업의 전부 또는 일부를 휴업하거나 폐업한 때에는 관할 등록기관 등의 장에게 알려야 한다.

제9조(보험가입 등) 관광사업자는 해당 사업과 관련하여 사고가 발생하거나 관광객에게 손해가 발생하면 문화체육관광부령으로 정하는 바에 따라 피해자에게 보험금을 지급할 것을 내용으로 하는 보험 또는 공제에 가입하거나 영업보증금을 예치하여야 한다.

제10조(관광표지의 부착 등) ① 관광사업자는 사업장에 문화체육관광부령으로 정하는 관광표지를 붙일 수 있다.

② 관광사업자는 사실과 다르게 제1항에 따른 관광표지(이하 "관광표지"라 한다)를 붙이거나 관광표지에 기재되는 내용을 사실과 다르게 표시 또는 광고하는 행위를 하여서는 아니된다.

③ 관광사업자가 아닌 자는 제1항에 따른 관광표지를 사업장에 붙이지 못하며, 관광사업자로 잘못 알아볼 우려가 있는 경우에는 제3조에 따른 관광사업의 명칭 중 전부 또는 일부가 포함되는 상호를 사용할 수 없다.

④ 제3항에 따라 관광사업자가 아닌 자가 사용할 수 없는 상호에 포함되는 관광사업의 명칭 중 전부 또는 일부의 구체적인 범위에 관하여는 대통령령으로 정한다.

제11조(관광시설의 타인 경영 및 처분과 위탁 경영) ① 관광사업자는 관광사업의 시설 중 다음 각 호의 시설 및 기구 외의 부대시설을 타인에게 경영하도록 하거나, 그 용도로 계속하여 사용하는 것을 조건으로 타인에게 처분할 수 있다.

1. 제4조제3항에 따른 관광숙박업의 등록에 필요한 객실
2. 제4조제3항에 따른 관광객 이용시설업의 등록에 필요한 시설 중 문화체육관광부령으로 정하는 시설
3. 제23조에 따른 카지노업의 허가를 받는 데 필요한 시설과 기구
4. 제33조제1항에 따라 안전성검사를 받아야 하는 유기시설 및 유기기구

② 관광사업자는 관광사업의 효율적 경영을 위하여 제1항에도 불구하고 제1항제1호에 따른 관광숙박업의 객실을 타인에게 위탁하여 경영하게 할 수 있다. 이 경우 해당 시설의 경영은 관광사업자의 명의로 하여야 하고, 이용자 또는 제3자와의 거래행위에 따른 대외적 책임은 관광사업자가 부담하여야 한다.

제2절 여행업

제12조(기획여행의 실시) 제4조제1항에 따라 여행업의 등록을 한 자(이하 "여행업자"라 한다)는 문화체육관광부령으로 정하는 요건을 갖추어 문화체육관광부령으로 정하는 바에 따라 기획여행을 실시할 수 있다.

제12조의2(의료관광 활성화) ① 문화체육관광부장관은 외국인 의료관광(의료관광이란 국내 의료기관의 진료, 치료, 수술 등 의료서비스를 받는 환자와 그 동반자가 의료서비스와 병행하여 관광하는 것을 말한다. 이하 같다)의 활성화를 위하여 대통령령으로 정하는 기준을 충족하는 외국인 의료관광 유치 · 지원 관련 기관에 「관광진흥개발기금법」에 따른 관광진흥개발기금을 대여하거나 보조할 수 있다.

② 제1항에 규정된 사항 외에 외국인 의료관광 지원에 필요한 사항에 대하여 대통령령으로 정할 수 있다.

제13조(국외여행 인솔자) ① 여행업자가 내국인의 국외여행을 실시할 경우 여행자의 안전 및 편의 제공을 위하여 그 여행을 인솔하는 자를 둘 때에는 문화체육관광부령으로 정하는 자격요건에 맞는 자를 두어야 한다.

② 제1항에 따른 국외여행 인솔자의 자격요건을 갖춘 자가 내국인의 국외여행을 인솔하려면 문화체육관광부장관에게 등록하여야 한다.

③ 문화체육관광부장관은 제2항에 따라 등록한 자에게 국외여행 인솔자 자격증을 발급하여야 한다.

④ 제2항 및 제3항에 따른 등록의 절차 및 방법, 자격증의 발급 등에 필요한 사항은 문화체육관광부령으로 정한다.

제14조(여행계약 등) ① 여행업자는 여행자와 계약을 체결할 때에는 여행자를 보호하기 위하여 문화체육관광부령으로 정하는 바에 따라 해당 여행지에 대한 안전정보를 제공하여야 한다. 해당 여행지에 대한 안전정보가 변경된 경우에도 또한 같다.

② 여행업자는 여행자와 여행계약을 체결하였을 때에는 그 서비스에 관한 내용을 적은 여행계약서(여행일정표 및 약관을 포함한다. 이하 같다)를 여행자에게 내주어야 한다.

③ 여행업자는 여행일정(선택관광 일정을 포함한다)을 변경하려면 문화체육관광부령으로 정하는 바에 따라 여행자의 사전 동의를 받아야 한다.

제3절 관광숙박업 및 관광객 이용시설업 등

제15조(사업계획의 승인) ① 관광숙박업을 경영하려는 자는 제4조제1항에 따른 등록을 하기 전에 그 사업에 대한 사업계획을 작성하여 특별자치도지사 · 시장 · 군수 · 구청장의 승인을 받아야 한다. 승인을 받은 사업계획 중 부지, 대지 면적, 건축 연면적의 일정 규모 이상의 변경 등 대통령령으로 정하는 사항을 변경하려는 경우에도 또한 같다.

② 대통령령으로 정하는 관광객 이용시설업이나 국제회의업을 경영하려는 자는 제4조제1항에 따른 등록을 하기 전에 그 사업에 대한 사업계획을 작성하여 특별자치도지사 · 시장 · 군수 · 구청장의 승인을 받을 수 있다. 승인을 받은 사업계획 중 부지, 대지면적, 건축 연면적의 일정 규모 이상의 변경 등 대통령령으로 정하는 사항을 변경하려는 경우에도 또한 같다.

③ 제1항과 제2항에 따른 사업계획의 승인 또는 변경승인의 기준 · 절차 등에 필요한 사항은 대통령령으로 정한다.

제16조(사업계획 승인 시의 인가 · 허가 의제 등) ① 제15조제1항 및 제2항에 따라 사업계획의 승인을 받은 때에는 다음 각 호의 허가 또는 해제를 받거나 신고를 한 것으로 본다.

1. 「농지법」 제34조제1항에 따른 농지전용의 허가
2. 「산지관리법」 제14조 · 제15조에 따른 산지전용허가 및 산지전용신고, 같은 법 제15조의2에 따른 산지일시사용허가 · 신고, 「산림자원의 조성 및 관리에 관한 법률」 제36조제1항 · 제4항 및 제45조제1항 · 제2항에 따른 입목벌채 등의 허가 · 신고
3. 「사방사업법」 제20조에 따른 사방지(砂防地) 지정의 해제
4. 「초지법」 제23조에 따른 초지전용(草地轉用)의 허가
5. 「하천법」 제30조에 따른 하천공사 등의 허가 및 실시계획의 인가, 같은 법 제33조에 따른 점용허가(占用許可) 및 실시계획의 인가
6. 「공유수면 관리 및 매립에 관한 법률」 제8조에 따른 공유수면의 점용 · 사용허가 및 같은 법 제17조에 따른 점용 · 사용 실시계획의 승인 또는 신고
7. 「사도법」 제4조에 따른 사도개설(私道開設)의 허가
8. 「국토의 계획 및 이용에 관한 법률」 제56조에 따른 개발행위의 허가
9. 「장사 등에 관한 법률」 제8조제3항에 따른 분묘의 개장신고(改葬申告) 및 같은 법 제27조에 따른 분묘의 개장허가(改葬許可)

② 특별자치도지사 · 시장 · 군수 · 구청장은 제1항 각 호의 어느 하나에 해당하는 사항이 포함되어 있는 사업계획을 승인하려면 미리 소관 행정기관의 장과 협의하여야 하고, 그 사업계획을 승인한 때에는 지체 없이 소관 행정기관의 장에게 그 내용을 통보하여야 한다.

③ 특별자치도지사 · 시장 · 군수 · 구청장은 제15조제1항 및 제2항에 따른 사업계획의 변경승인을 하려는 경우 건축물의 용도변경이 포함되어 있으면 미리 소관 행정기관의 장과

협의하여야 한다.

④ 관광사업자(관광숙박업만 해당한다)가 제15조제1항 후단에 따라 사업계획의 변경승인을 받은 경우에는 「건축법」에 따른 용도변경의 허가를 받거나 신고를 한 것으로 본다.

⑤ 제15조제1항에 따른 사업계획의 승인 또는 변경승인을 받은 경우 그 사업계획에 따른 관광숙박시설 및 그 시설 안의 위락시설로서 「국토의 계획 및 이용에 관한 법률」에 따라 지정된 다음 각 호의 용도지역의 시설에 대하여는 같은 법 제76조제1항을 적용하지 아니한다. 다만, 주거지역에서는 주거환경의 보호를 위하여 대통령령으로 정하는 사업계획승인기준에 맞는 경우에 한한다.

1. 상업지역
2. 주거지역 · 공업지역 및 녹지지역 중 대통령령으로 정하는 지역

제17조(관광숙박업 등의 등록심의위원회) ① 제4조제1항에 따른 관광숙박업 및 대통령령으로 정하는 관광객 이용시설업이나 국제회의업의 등록(등록사항의 변경을 포함한다. 이하 이 조에서 같다)에 관한 사항을 심의하기 위하여 특별자치도지사 · 시장 · 군수 · 구청장(권한이 위임된 경우에는 그 위임을 받은 기관을 말한다. 이하 이 조 및 제18조에서 같다) 소속으로 관광숙박업 및 관광객 이용시설업 등록심의위원회(이하 "위원회"라 한다)를 둔다.

② 위원회는 위원장과 부위원장 각 1명을 포함한 위원 10명 이내로 구성하되, 위원장은 특별자치도 · 시 · 군 · 구(자치구만 해당한다. 이하 같다)의 부지사 · 부시장 · 부군수 · 부구청장이 되고, 부위원장은 위원 중에서 위원장이 지정하는 자가 되며, 위원은 제18조제1항 각 호에 따른 신고 또는 인 · 허가 등의 소관 기관의 직원이 된다.

③ 위원회는 다음 각 호의 사항을 심의한다.

1. 관광숙박업 및 대통령령으로 정하는 관광객 이용시설업이나 국제회의업의 등록기준 등에 관한 사항
2. 제18조제1항 각 호에서 정한 사업이 관계 법령상 신고 또는 인 · 허가 등의 요건에 해당하는지에 관한 사항

④ 특별자치도지사 · 시장 · 군수 · 구청장은 제1항에 따른 관광숙박업, 관광객 이용시설업, 국제회의업의 등록을 하려면 미리 위원회의 심의를 거쳐야 한다. 다만, 대통령령으로 정하는 경미한 사항의 변경에 관하여는 위원회의 심의를 거치지 아니할 수 있다.

⑤ 위원회의 구성 · 운영이나 그 밖에 위원회에 필요한 사항은 대통령령으로 정한다.

제18조(등록 시의 신고 · 허가 의제 등) ① 특별자치도지사 · 시장 · 군수 · 구청장이 위원회의 심의를 거쳐 등록을 하면 그 관광사업자는 다음 각 호의 신고를 하였거나 인 · 허가 등을 받은 것으로 본다.

1. 「공중위생관리법」 제3조에 따른 숙박업 · 목욕장업 · 이용업 · 미용업 또는 세탁업의 신고

2. 「식품위생법」 제36조에 따른 식품접객업으로서 대통령령으로 정하는 영업의 허가 또는 신고
3. 「주세법」 제8조에 따른 주류판매업의 면허 또는 신고
4. 「외국환거래법」 제8조제3항에 따른 환전업무의 등록
5. 「담배사업법」 제16조에 따른 담배소매인의 지정
6. 「학교보건법」 제6조에 따른 유흥시설 설치의 인정(학교환경위생정화구역에서 관광숙박업 및 관광객 이용시설업을 경영하려는 경우만 해당한다)
7. 「체육시설의 설치 · 이용에 관한 법률」 제10조에 따른 신고 체육시설업으로서 같은 법 제20조에 따른 체육시설업의 신고
8. 「해상교통안전법」 제63조제3항에 따른 해상 레저 활동의 허가
9. 「의료법」 제35조에 따른 부속의료기관의 개설신고 또는 개설허가

② 특별자치도지사 · 시장 · 군수 · 구청장은 제1항에 따라 관광숙박업, 관광객 이용시설업 및 국제회의업의 등록을 한 때에는 지체 없이 제1항 각 호의 신고 또는 인 · 허가 등의 소관 행정기관의 장에게 그 내용을 통보하여야 한다.

제19조(관광숙박업의 등급) ① 문화체육관광부장관은 관광숙박시설 이용자의 편의를 돕고, 관광숙박시설 및 서비스의 수준을 효율적으로 유지 · 관리하기 위하여 관광숙박업자의 신청을 받아 관광숙박업에 대한 등급을 정할 수 있다. 다만, 제4조제1항에 따라 호텔업 등록을 한 자 중 대통령령으로 정하는 자는 등급결정을 신청하여야 한다.

② 문화체육관광부장관은 제1항에 따라 관광숙박업에 대한 등급결정을 하는 경우 유효기간을 정하여 등급을 정할 수 있다.

③ 문화체육관광부장관은 제1항에 따른 등급결정을 위하여 필요한 경우에는 관계 전문가에게 관광숙박업의 시설 및 운영실태에 관한 조사를 의뢰할 수 있다.

④ 문화체육관광부장관은 제1항에 따른 등급결정 결과에 관한 사항을 공표할 수 있다.

⑤ 관광숙박업 등급의 구분에 관한 사항은 대통령령으로 정하고, 등급결정의 유효기간 · 신청시기 · 절차 및 등급결정 결과 공표 등에 관한 사항은 문화체육관광부령으로 정한다.

제19조의2(우수숙박시설의 지정) ① 문화체육관광부장관이나 지방자치단체의 장은 관광객이 숙박시설을 편리하게 이용하고, 우수한 숙박시설이 늘어나도록 하기 위하여 「공중위생관리법」에 따른 숙박업의 시설(제3조제1항제2호에 따른 관광숙박업의 시설을 제외한다. 이하 "숙박시설"이라 한다) 중 대통령령 또는 조례로 정하는 기준에 맞는 숙박시설을 우수숙박시설로 지정할 수 있다.

② 우수숙박시설로 지정된 숙박시설에 대하여 문화체육관광부장관은 대통령령으로 정하는 바에 따라 지방자치단체의 장은 조례로 정하는 바에 따라 다음 각 호의 지원을 할 수 있다.

1. 「관광진흥개발기금법」에 따른 관광진흥개발기금의 대여
2. 국내 또는 국외에서의 홍보
3. 그 밖에 숙박시설의 운영 및 개선을 위하여 필요한 사항

③ 우수숙박시설 지정의 절차 및 지정의 취소 등에 필요한 사항은 대통령령 또는 조례로 정한다.

제20조(분양 및 회원모집) ① 관광숙박업이나 관광객 이용시설업으로서 대통령령으로 정하는 종류의 관광사업을 등록한 자 또는 그 사업계획의 승인을 받은 자가 아니면 그 관광사업의 시설에 대하여 분양(휴양 콘도미니엄만 해당한다. 이하 같다) 또는 회원모집을 하여서는 아니된다.

② 누구든지 다음 각 호의 어느 하나에 해당하는 행위를 하여서는 아니된다.

1. 제1항에 따른 분양 또는 회원모집을 할 수 없는 자가 관광숙박업이나 관광객 이용시설업으로서 대통령령으로 정하는 종류의 관광사업 또는 이와 유사한 명칭을 사용하여 분양 또는 회원모집을 하는 행위
2. 관광숙박시설과 관광숙박시설이 아닌 시설을 혼합 또는 연계하여 이를 분양하거나 회원을 모집하는 행위. 다만, 대통령령으로 정하는 종류의 관광숙박업의 등록을 받은 자 또는 그 사업계획의 승인을 얻은 자가 「체육시설의 설치·이용에 관한 법률」 제12조에 따라 골프장의 사업계획을 승인받은 경우에는 관광숙박시설과 해당 골프장을 연계하여 분양하거나 회원을 모집할 수 있다.
3. 공유자 또는 회원으로부터 제1항에 따른 관광사업의 시설에 관한 이용권리를 양도받아 이를 이용할 수 있는 회원을 모집하는 행위

③ 제1항에 따라 분양 또는 회원모집을 하려는 자가 사용하는 약관에는 제5항 각 호의 사항이 포함되어야 한다.

④ 제1항에 따라 분양 또는 회원모집을 하려는 자는 대통령령으로 정하는 분양 또는 회원모집의 기준 및 절차에 따라 분양 또는 회원모집을 하여야 한다.

⑤ 분양 또는 회원모집을 한 자는 공유자·회원의 권익을 보호하기 위하여 다음 각 호의 사항에 관하여 대통령령으로 정하는 사항을 지켜야 한다.

1. 공유지분(共有持分) 또는 회원자격의 양도·양수
2. 시설의 이용
3. 시설의 유지·관리에 필요한 비용의 징수
4. 회원 입회금의 반환
5. 회원증의 발급과 확인
6. 공유자·회원의 대표기구 구성
7. 그 밖에 공유자·회원의 권익 보호를 위하여 대통령령으로 정하는 사항

제20조의2(야영장업자의 준수사항) 제4조제1항에 따라 야영장업의 등록을 한 자는 문화체육관광부령으로 정하는 안전 · 위생기준을 지켜야 한다.

제4절 카지노업

제21조(허가요건 등) ① 문화체육관광부장관은 제5조제1항에 따른 카지노업(이하 "카지노업"이라 한다)의 허가신청을 받으면 다음 각 호의 어느 하나에 해당하는 경우에만 허가할 수 있다.

1. 국제공항이나 국제여객선터미널이 있는 특별시 · 광역시 · 도 · 특별자치도(이하 "시 · 도"라 한다)에 있거나 관광특구에 있는 관광숙박업 중 호텔업 시설(관광숙박업의 등급 중 최상 등급을 받은 시설만 해당하며, 시 · 도에 최상 등급의 시설이 없는 경우에는 그 다음 등급의 시설만 해당한다) 또는 대통령령으로 정하는 국제회의업 시설의 부대시설에서 카지노업을 하려는 경우로서 대통령령으로 정하는 요건에 맞는 경우
2. 우리나라와 외국을 왕래하는 여객선에서 카지노업을 하려는 경우로서 대통령령으로 정하는 요건에 맞는 경우

② 문화체육관광부장관이 공공의 안녕, 질서유지 또는 카지노업의 건전한 발전을 위하여 필요하다고 인정하면 대통령령으로 정하는 바에 따라 제1항에 따른 허가를 제한할 수 있다.

제22조(결격사유) ① 다음 각 호의 어느 하나에 해당하는 자는 카지노업의 허가를 받을 수 없다.

1. 19세 미만인 자
2. 「폭력행위 등 처벌에 관한 법률」 제4조에 따른 단체 또는 집단을 구성하거나 그 단체 또는 집단에 자금을 제공하여 금고 이상의 형을 선고받고 형이 확정된 자
3. 조세를 포탈(逋脫)하거나 「외국환거래법」을 위반하여 금고 이상의 형을 선고받고 형이 확정된 자
4. 금고 이상의 실형을 선고받고 그 집행이 끝나거나 집행을 받지 아니하기로 확정된 후 2년이 지나지 아니한 자
5. 금고 이상의 형의 집행유예를 선고받고 그 유예기간 중에 있는 자
6. 금고 이상의 형의 선고유예를 받고 그 유예기간 중에 있는 자
7. 임원 중에 제1호부터 제6호까지의 규정 중 어느 하나에 해당하는 자가 있는 법인

② 문화체육관광부장관은 카지노업의 허가를 받은 자(이하 "카지노사업자"라 한다)가 제1항 각 호의 어느 하나에 해당하면 그 허가를 취소하여야 한다. 다만, 법인의 임원 중 그 사유에 해당하는 자가 있는 경우 3개월 이내에 그 임원을 바꾸어 임명한 때에는 그러하지 아니하다.

제23조(카지노업의 시설기준 등) ① 카지노업의 허가를 받으려는 자는 문화체육관광부령으

로 정하는 시설 및 기구를 갖추어야 한다.

② 카지노사업자에 대하여는 문화체육관광부령으로 정하는 바에 따라 제1항에 따른 시설 중 일정 시설에 대하여 문화체육관광부장관이 지정 · 고시하는 검사기관의 검사를 받게 할 수 있다.

③ 카지노사업자는 제1항에 따른 시설 및 기구를 유지 · 관리하여야 한다.

제24조(조건부 영업허가) ① 문화체육관광부장관은 카지노업을 허가할 때 1년의 범위에서 대통령령으로 정하는 기간에 제23조제1항에 따른 시설 및 기구를 갖출 것을 조건으로 허가할 수 있다. 다만, 천재지변이나 그 밖의 부득이한 사유가 있다고 인정하는 경우에는 해당 사업자의 신청에 따라 한 차례에 한하여 6개월을 넘지 아니하는 범위에서 그 기간을 연장할 수 있다.

② 문화체육관광부장관은 제1항에 따른 허가를 받은 자가 정당한 사유 없이 제1항에 따른 기간에 허가 조건을 이행하지 아니하면 그 허가를 즉시 취소하여야 한다.

③ 제1항에 따른 허가를 받은 자는 제1항에 따른 기간 내에 허가 조건에 해당하는 필요한 시설 및 기구를 갖춘 경우 그 내용을 문화체육관광부장관에게 신고하여야 한다.

제25조(카지노기구의 규격 및 기준 등) ① 문화체육관광부장관은 카지노업에 이용되는 기구(이하 "카지노기구"라 한다)의 형상 · 구조 · 재질 및 성능 등에 관한 규격 및 기준(이하 "공인기준 등"이라 한다)을 정하여야 한다.

② 문화체육관광부장관은 문화체육관광부령으로 정하는 바에 따라 문화체육관광부장관이 지정하는 검사기관의 검정을 받은 카지노기구의 규격 및 기준을 공인기준 등으로 인정할 수 있다.

③ 카지노사업자가 카지노기구를 영업장소(그 부대시설 등을 포함한다)에 반입 · 사용하는 경우에는 문화체육관광부령으로 정하는 바에 따라 그 카지노기구가 공인기준 등에 맞는지에 관하여 문화체육관광부장관의 검사를 받아야 한다.

④ 제3항에 따른 검사에 합격된 카지노기구에는 문화체육관광부령으로 정하는 바에 따라 검사에 합격하였음을 증명하는 증명서(이하 "검사합격증명서"이라 한다)를 붙이거나 표시하여야 한다.

제26조(카지노업의 영업종류와 영업방법 등) ① 카지노업의 영업종류는 문화체육관광부령으로 정한다.

② 카지노사업자는 문화체육관광부령으로 정하는 바에 따라 제1항에 따른 카지노업의 영업종류별 영업방법 및 배당금 등에 관하여 문화체육관광부장관에게 미리 신고하여야 한다. 신고한 사항을 변경하려는 경우에도 또한 같다.

제27조(지도와 명령) 문화체육관광부장관은 지나친 사행심 유발을 방지하는 등 그 밖에 공익을 위하여 필요하다고 인정하면 카지노사업자에게 필요한 지도와 명령을 할 수 있다.

제28조(카지노사업자 등의 준수사항) ① 카지노사업자(대통령령으로 정하는 종사원을 포함한다. 이하 이 조에서 같다)는 다음 각 호의 어느 하나에 해당하는 행위를 하여서는 아니 된다.

1. 법령에 위반되는 카지노기구를 설치하거나 사용하는 행위
2. 법령을 위반하여 카지노기구 또는 시설을 변조하거나 변조된 카지노기구 또는 시설을 사용하는 행위
3. 허가받은 전용영업장 외에서 영업을 하는 행위
4. 내국인(「해외이주법」 제2조에 따른 해외이주자는 제외한다)을 입장하게 하는 행위
5. 지나친 사행심을 유발하는 등 선량한 풍속을 해칠 우려가 있는 광고나 선전을 하는 행위
6. 제26조제1항에 따른 영업종류에 해당하지 아니하는 영업을 하거나 영업방법 및 배당금 등에 관한 신고를 하지 아니하고 영업하는 행위
7. 총매출액을 누락시켜 제30조제1항에 따른 관광진흥개발기금 납부금액을 감소시키는 행위
8. 19세 미만인 자를 입장시키는 행위
9. 정당한 사유 없이 그 연도 안에 60일 이상 휴업하는 행위

② 카지노사업자는 카지노업의 건전한 육성·발전을 위하여 필요하다고 인정하여 문화체육관광부령으로 정하는 영업준칙을 지켜야 한다. 이 경우 그 영업준칙에는 다음 각 호의 사항이 포함되어야 한다.

1. 1일 최소 영업시간
2. 게임 테이블의 집전함(集錢函) 부착 및 내기금액 한도액의 표시 의무
3. 슬롯머신 및 비디오게임의 최소배당률
4. 전산시설·환전소·계산실·폐쇄회로의 관리기록 및 회계와 관련된 기록의 유지 의무
5. 카지노 종사원의 게임참여 불가 등 행위금지사항

제29조(카지노영업소 이용자의 준수사항) 카지노영업소에 입장하는 자는 카지노사업자가 외국인(「해외이주법」 제2조에 따른 해외이주자를 포함한다)임을 확인하기 위하여 신분확인에 필요한 사항을 묻는 때에는 이에 응하여야 한다.

제30조(기금 납부) ① 카지노사업자는 총매출액의 100분의 10의 범위에서 일정 비율에 해당하는 금액을 「관광진흥개발기금법」에 따른 관광진흥개발기금에 내야 한다.

② 카지노사업자가 제1항에 따른 납부금을 납부기한까지 내지 아니하면 문화체육관광부장관은 10일 이상의 기간을 정하여 이를 독촉하여야 한다. 이 경우 체납된 납부금에 대하여는 100분의 3에 해당하는 가산금을 부과하여야 한다.

③ 제2항에 따른 독촉을 받은 자가 그 기간에 납부금을 내지 아니하면 국세 체납처분의 예에 따라 징수한다.

④ 제1항에 따른 총매출액, 징수비율 및 부과·징수절차 등에 필요한 사항은 대통령령으로 정한다.
⑤ 제1항에 따른 납부금 또는 제2항 후단에 따른 가산금을 부과받은 자가 부과된 납부금 또는 가산금에 대하여 이의가 있는 경우에는 부과받은 날부터 30일 이내에 문화체육관광부장관에게 이의를 신청할 수 있다.
⑥ 문화체육관광부장관은 제5항에 따라 이의신청을 받았을 때에는 그 신청을 받은 날부터 15일 이내에 이를 심의하여 그 결과를 신청인에게 서면으로 알려야 한다.

제5절 유원시설업

제31조(조건부 영업허가) ① 특별자치도지사·시장·군수·구청장은 유원시설업 허가를 할 때 5년의 범위에서 대통령령으로 정하는 기간에 제5조제2항에 따른 시설 및 설비를 갖출 것을 조건으로 허가할 수 있다. 다만, 천재지변이나 그 밖의 부득이한 사유가 있다고 인정하는 경우에는 해당 사업자의 신청에 따라 한 차례에 한하여 1년을 넘지 아니하는 범위에서 그 기간을 연장할 수 있다.
② 특별자치도지사·시장·군수·구청장은 제1항에 따른 허가를 받은 자가 정당한 사유 없이 제1항에 따른 기간에 허가 조건을 이행하지 아니하면 그 허가를 즉시 취소하여야 한다.
③ 제1항에 따른 허가를 받은 자는 제1항에 따른 기간 내에 허가조건에 해당하는 필요한 시설 및 기구를 갖춘 경우 그 내용을 특별자치도지사·시장·군수·구청장에게 신고하여야 한다.

제32조(물놀이형 유원시설업자의 준수사항) 제5조제2항 또는 제4항에 따라 유원시설업의 허가를 받거나 신고를 한 자(이하 "유원시설업자"라 한다) 중 물놀이형 유기시설 또는 유기기구를 설치한 자는 문화체육관광부령으로 정하는 안전·위생기준을 지켜야 한다.

제33조(안전성검사 등) ① 유원시설업자 및 유원시설업의 허가 또는 변경허가를 받으려는 자(조건부 영업허가를 받은 자로서 그 조건을 이행한 후 영업을 시작하려는 경우를 포함한다)는 문화체육관광부령으로 정하는 안전성검사 대상 유기시설 또는 유기기구에 대하여 문화체육관광부령에서 정하는 바에 따라 특별자치도지사·시장·군수·구청장이 실시하는 안전성검사를 받아야 하고, 안전성검사 대상이 아닌 유기시설 또는 유기기구에 대하여는 안전성검사 대상에 해당되지 아니함을 확인하는 검사를 받아야 한다. 이 경우 특별자치도지사·시장·군수·구청장은 성수기 등을 고려하여 검사시기를 지정할 수 있다.
② 제1항에 따라 안전성검사를 받아야 하는 유원시설업자는 유기시설 및 유기기구에 대한 안전관리를 위하여 사업장에 안전관리자를 항상 배치하여야 한다.
③ 제2항에 따른 안전관리자는 문화체육관광부장관이 실시하는 유기시설 및 유기기구의 안전관리에 관한 교육(이하 "안전교육"이라 한다)을 정기적으로 받아야 한다.

④ 제2항에 따른 유원시설업자는 제2항에 따른 안전관리자가 안전교육을 받도록 하여야 한다.

⑤ 제2항에 따른 안전관리자의 자격 · 배치기준 및 임무, 안전교육의 내용 · 기간 및 방법 등에 필요한 사항은 문화체육관광부령으로 정한다.

제34조(영업질서 유지 등) ① 유원시설업자는 영업질서 유지를 위하여 문화체육관광부령으로 정하는 사항을 지켜야 한다.

② 유원시설업자는 법령을 위반하여 제조한 유기시설 · 유기기구 또는 유기기구의 부분품(部分品)을 설치하거나 사용하여서는 아니된다.

제6절 영업에 대한 지도와 감독

제35조(등록취소 등) ① 관할 등록기관 등의 장은 관광사업의 등록 등을 받거나 신고를 한 자 또는 사업계획의 승인을 받은 자가 다음 각 호의 어느 하나에 해당하면 그 등록 등 또는 사업계획의 승인을 취소하거나 6개월 이내의 기간을 정하여 그 사업의 전부 또는 일부의 정지를 명하거나 시설 · 운영의 개선을 명할 수 있다.

1. 제4조에 따른 변경등록기간 내에 변경등록을 하지 아니하거나 등록한 영업범위를 벗어난 경우

1의2. 제5조제2항 및 제4항에 따라 문화체육관광부령으로 정하는 시설과 설비를 갖추지 아니하게 되는 경우

2. 제5조제3항 및 제4항 후단에 따른 변경허가를 받지 아니하거나 변경신고를 하지 아니한 경우

3. 제8조제4항(같은 조 제5항에 따라 준용하는 경우를 포함한다)에 따른 기한 내에 신고를 하지 아니한 경우

3의2. 제8조제7항을 위반하여 휴업 또는 폐업을 하고 알리지 아니하는 경우

4. 제9조에 따른 보험 또는 공제에 가입하지 아니하거나 영업보증금을 예치하지 아니한 경우

4의2. 제10조제2항을 위반하여 사실과 다르게 관광표지를 붙이거나 관광표지에 기재되는 내용을 사실과 다르게 표시 또는 광고하는 행위를 한 경우

5. 제11조를 위반하여 관광사업의 시설을 타인에게 처분하거나 타인에게 경영하도록 한 경우

6. 제12조에 따른 기획여행의 실시요건 또는 실시방법을 위반하여 기획여행을 실시한 경우

7. 제14조를 위반하여 안전정보 또는 변경된 안전정보를 제공하지 아니하거나, 여행계약서를 여행자에게 내주지 아니한 경우 또는 여행자의 사전 동의 없이 여행일정(선택관광 일정을 포함한다)을 변경하는 경우

8. 제15조에 따라 사업계획의 승인을 얻은 자가 정당한 사유 없이 대통령령으로 정하는 기간 내에 착공 또는 준공을 하지 아니하거나 같은 조를 위반하여 변경승인을 얻지 아니하고 사업계획을 임의로 변경한 경우
8의2. 제19조제1항 단서를 위반하여 등급결정을 신청하지 아니한 경우
9. 제20조제1항 및 제4항을 위반하여 분양 또는 회원모집을 하거나 같은 조 제5항에 따른 공유자 · 회원의 권익을 보호하기 위한 사항을 준수하지 아니한 경우
9의2. 제20조의2에 따른 준수사항을 위반한 경우
10. 제21조에 따른 카지노업의 허가요건에 적합하지 아니하게 된 경우
11. 제23조제3항을 위반하여 카지노 시설 및 기구에 관한 유지 · 관리를 소홀히 한 경우
12. 제28조제1항 및 제2항에 따른 준수사항을 위반한 경우
13. 제30조를 위반하여 관광진흥개발기금을 납부하지 아니한 경우
14. 제32조에 따른 물놀이형 유원시설 등의 안전 · 위생기준을 지키지 아니한 경우
15. 제33조제1항에 따른 유기시설 또는 유기기구에 대한 안전성검사 및 안전성검사 대상에 해당되지 아니함을 확인하는 검사를 받지 아니하거나 같은 조 제2항에 따른 안전관리자를 배치하지 아니한 경우
16. 제34조제1항에 따른 영업질서 유지를 위한 준수사항을 지키지 아니하거나 같은 조 제2항을 위반하여 불법으로 제조한 부분품을 설치하거나 사용한 경우
16의2. 제38조제1항 단서를 위반하여 해당 자격이 없는 자를 종사하게 한 경우
18. 제78조에 따른 보고 또는 서류제출명령을 이행하지 아니하거나 관계 공무원의 검사를 방해한 경우
19. 관광사업의 경영 또는 사업계획을 추진함에 있어서 뇌물을 주고받은 경우
20. 고의로 여행계약을 위반한 경우(여행업자만 해당한다)

② 관할 등록기관 등의 장은 관광사업의 등록 등을 받은 자가 다음 각 호의 어느 하나에 해당하면 6개월 이내의 기간을 정하여 그 사업의 전부 또는 일부의 정지를 명할 수 있다.
1. 제13조제2항에 따른 등록을 하지 아니한 자에게 국외여행을 인솔하게 한 경우
2. 제27조에 따른 문화체육관광부장관의 지도와 명령을 이행하지 아니한 경우

③ 제1항 및 제2항에 따른 취소 · 정지처분 및 시설 · 운영개선명령의 세부적인 기준은 그 사유와 위반 정도를 고려하여 대통령령으로 정한다.

④ 관할 등록기관 등의 장은 관광사업에 사용할 것을 조건으로 「관세법」 등에 따라 관세의 감면을 받은 물품을 보유하고 있는 관광사업자로부터 그 물품의 수입면허를 받은 날부터 5년 이내에 그 사업의 양도 · 폐업의 신고 또는 통보를 받거나 그 관광사업자의 등록 등의 취소를 한 경우에는 관할 세관장에게 그 사실을 즉시 통보하여야 한다.

⑤ 관할 등록기관 등의 장은 관광사업자에 대하여 제1항 및 제2항에 따라 등록 등을 취

소하거나 사업의 전부 또는 일부의 정지를 명한 경우에는 제18조제2항에 따라 소관 행정기관의 장(외국인투자기업인 경우에는 기획재정부장관을 포함한다)에게 그 사실을 통보할 수 있다.

⑥ 관할 등록기관 등의 장 외의 소관 행정기관의 장이 관광사업자에 대하여 그 사업의 정지나 취소 또는 시설의 이용을 금지하거나 제한하려면 미리 관할 등록기관 등의 장과 협의하여야 한다.

⑦ 제1항 각 호의 어느 하나에 해당하는 관광숙박업자의 위반행위가 「공중위생관리법」 제11조제1항에 따른 위반행위에 해당하면 「공중위생관리법」의 규정에도 불구하고 이 법을 적용한다.

제36조(폐쇄조치 등) ① 관할 등록기관 등의 장은 제5조제1항 · 제2항 또는 제4항에 따른 허가 또는 신고 없이 영업을 하거나 제24조제2항 · 제31조제2항 또는 제35조에 따른 허가의 취소 또는 사업의 정지명령을 받고 계속하여 영업을 하는 자에 대하여는 그 영업소를 폐쇄하기 위하여 관계 공무원에게 다음 각 호의 조치를 하게 할 수 있다.

1. 해당 영업소의 간판이나 그 밖의 영업표지물의 제거 또는 삭제
2. 해당 영업소가 적법한 영업소가 아니라는 것을 알리는 게시물 등의 부착
3. 영업을 위하여 꼭 필요한 시설물 또는 기구 등을 사용할 수 없게 하는 봉인(封印)

② 관할 등록기관 등의 장은 제35조제1항제4호의2에 따라 행정처분을 한 경우에는 관계 공무원으로 하여금 이를 인터넷 홈페이지 등에 공개하게 하거나 사실과 다른 관광표지를 제거 또는 삭제하는 조치를 하게 할 수 있다.

③ 관할 등록기관 등의 장은 제1항제3호에 따른 봉인을 한 후 다음 각 호의 어느 하나에 해당하는 사유가 생기면 봉인을 해제할 수 있다. 제1항제2호에 따라 게시를 한 경우에도 또한 같다.

1. 봉인을 계속할 필요가 없다고 인정되는 경우
2. 해당 영업을 하는 자 또는 그 대리인이 정당한 사유를 들어 봉인의 해제를 요청하는 경우

④ 관할 등록기관 등의 장은 제1항 및 제2항에 따른 조치를 하려는 경우에는 미리 그 사실을 그 사업자 또는 그 대리인에게 서면으로 알려주어야 한다. 다만, 급박한 사유가 있으면 그러하지 아니하다.

⑤ 제1항에 따른 조치는 영업을 할 수 없게 하는 데에 필요한 최소한의 범위에 그쳐야 한다.

⑥ 제1항 및 제2항에 따라 영업소를 폐쇄하거나 관광표지를 제거 · 삭제하는 관계 공무원은 그 권한을 표시하는 증표를 지니고 이를 관계인에게 내보여야 한다.

제37조(과징금의 부과) ① 관할 등록기관 등의 장은 관광사업자가 제35조제1항 각 호 또는

제2항 각 호의 어느 하나에 해당되어 사업정지를 명하여야 하는 경우로서 그 사업의 정지가 그 이용자 등에게 심한 불편을 주거나 그 밖에 공익을 해칠 우려가 있으면 사업정지 처분을 갈음하여 2천만원 이하의 과징금(過徵金)을 부과할 수 있다.

② 제1항에 따라 과징금을 부과하는 위반 행위의 종류 · 정도 등에 따른 과징금의 금액과 그 밖에 필요한 사항은 대통령령으로 정한다.

③ 관할 등록기관 등의 장은 제1항에 따른 과징금을 내야 하는 자가 납부기한까지 내지 아니하면 국세 체납처분의 예 또는 「지방세외수입금의 징수 등에 관한 법률」에 따라 징수한다.

제7절 관광종사원

제38조(관광종사원의 자격 등) ① 관할 등록기관 등의 장은 대통령령으로 정하는 관광업무에는 관광종사원의 자격을 가진 자가 종사하도록 해당 관광사업자에게 권고할 수 있다. 다만, 외국인 관광객을 대상으로 하는 여행업자는 관광통역안내의 자격을 가진 사람을 관광안내에 종사하게 하여야 한다.

② 제1항에 따른 관광종사원의 자격을 취득하려는 자는 문화체육관광부령으로 정하는 바에 따라 문화체육관광부장관이 실시하는 시험에 합격한 후 문화체육관광부장관에게 등록하여야 한다. 다만, 문화체육관광부령으로 따로 정하는 자는 시험의 전부 또는 일부를 면제할 수 있다.

③ 문화체육관광부장관은 제2항에 따라 등록을 한 자에게 관광종사원 자격증을 내주어야 한다.

④ 관광종사원 자격증을 가진 자는 그 자격증을 잃어버리거나 못쓰게 되면 문화체육관광부장관에게 그 자격증의 재교부를 신청할 수 있다.

⑤ 제7조제1항 각 호(제3호는 제외한다)의 어느 하나에 해당하는 자는 제1항에 따른 관광종사원의 자격을 취득하지 못한다.

제39조(교육) 문화체육관광부장관 또는 시 · 도지사는 관광종사원과 그 밖에 관광업무에 종사하는 자의 업무능력 향상을 위한 교육에 필요한 지원을 할 수 있다.

제40조(자격취소 등) 문화체육관광부장관(관광종사원 중 대통령령으로 정하는 관광종사원에 대하여는 시 · 도지사)은 제38조제1항에 따라 자격을 가진 관광종사원이 다음 각 호의 어느 하나에 해당하면 문화체육관광부령으로 정하는 바에 따라 그 자격을 취소하거나 6개월 이내의 기간을 정하여 자격의 정지를 명할 수 있다. 다만, 제1호에 해당하면 그 자격을 취소하여야 한다.

1. 거짓이나 그 밖의 부정한 방법으로 자격을 취득한 경우
2. 제7조제1항 각 호(제3호는 제외한다)의 어느 하나에 해당하게 된 경우

3. 관광종사원으로서 직무를 수행하는 데에 부정 또는 비위(非違)사실이 있는 경우

제3장 관광사업자 단체

제41조(한국관광협회중앙회 설립) ① 제45조에 따른 지역별 관광협회 및 업종별 관광협회는 관광사업의 건전한 발전을 위하여 관광업계를 대표하는 한국관광협회중앙회(이하 "협회"라 한다)를 설립할 수 있다.

② 협회를 설립하려는 자는 대통령령으로 정하는 바에 따라 문화체육관광부장관의 허가를 받아야 한다.

③ 협회는 법인으로 한다.

④ 협회는 설립등기를 함으로써 성립한다.

제42조(정관) 협회의 정관에는 다음 각 호의 사항을 적어야 한다.

1. 목적
2. 명칭
3. 사무소의 소재지
4. 회원 및 총회에 관한 사항
5. 임원에 관한 사항
6. 업무에 관한 사항
7. 회계에 관한 사항
8. 해산(解散)에 관한 사항
9. 그 밖에 운영에 관한 중요 사항

제43조(업무) ① 협회는 다음 각 호의 업무를 수행한다.

1. 관광사업의 발전을 위한 업무
2. 관광사업 진흥에 필요한 조사·연구 및 홍보
3. 관광 통계
4. 관광종사원의 교육과 사후관리
5. 회원의 공제사업
6. 국가나 지방자치단체로부터 위탁받은 업무
7. 관광안내소의 운영
8. 제1호부터 제7호까지의 규정에 의한 업무에 따르는 수익사업

② 제1항제5호에 따른 공제사업은 문화체육관광부장관의 허가를 받아야 한다.

③ 제2항에 따른 공제사업의 내용 및 운영에 필요한 사항은 대통령령으로 정한다.

제44조(민법의 준용) 협회에 관하여 이 법에 규정된 것 외에는 「민법」 중 사단법인(社團法人)에 관한 규정을 준용한다.

제45조(지역별 · 업종별 관광협회) ① 관광사업자는 지역별 또는 업종별로 그 분야의 관광사업의 건전한 발전을 위하여 대통령령으로 정하는 바에 따라 지역별 또는 업종별 관광협회를 설립할 수 있다.

② 제1항에 따른 업종별 관광협회는 문화체육관광부장관의 설립허가를, 지역별 관광협회

는 시 · 도지사의 설립허가를 받아야 한다.

제46조(협회에 관한 규정의 준용) 지역별 관광협회 및 업종별 관광협회의 설립 · 운영 등에 관하여는 제41조부터 제44조까지의 규정을 준용한다.

제4장 관광의 진흥과 홍보

제47조(관광정보 활용 등) ① 문화체육관광부장관은 관광에 관한 정보의 활용과 관광을 통한 국제 친선을 도모하기 위하여 관광과 관련된 국제기구와의 협력 관계를 증진하여야 한다.

② 문화체육관광부장관은 제1항에 따른 업무를 원활히 수행하기 위하여 관광사업자 · 관광사업자 단체 또는 한국관광공사(이하 "관광사업자 등"이라 한다)에게 필요한 사항을 권고 · 조정할 수 있다.

③ 관광사업자 등은 특별한 사유가 없으면 제2항에 따른 문화체육관광부장관의 권고나 조정에 협조하여야 한다.

제47조의2(관광통계) ① 문화체육관광부장관과 지방자치단체의 장은 제49조제1항 및 제2항에 따른 관광개발기본계획 및 권역별 관광개발계획을 효과적으로 수립 · 시행하고 관광산업에 활용하도록 하기 위하여 국내외의 관광통계를 작성할 수 있다.

② 문화체육관광부장관과 지방자치단체의 장은 관광통계를 작성하기 위하여 필요하면 실태조사를 하거나, 공공기관 · 연구소 · 법인 · 단체 · 민간기업 · 개인 등에게 협조를 요청할 수 있다.

③ 제1항 및 제2항에서 규정한 사항 외에 관광통계의 작성 · 관리 및 활용에 필요한 사항은 대통령령으로 정한다.

제47조의3(장애인 관광활동의 지원) ① 국가 및 지방자치단체는 장애인의 여행기회를 확대하고 장애인의 관광활동을 장려 · 지원하기 위하여 관련 시설을 설치하는 등 필요한 시책을 강구하여야 한다.

② 국가 및 지방자치단체는 장애인의 여행 및 관광활동 권리를 증진하기 위하여 장애인의 관광지원 사업과 장애인 관광지원 단체에 대하여 경비를 보조하는 등 필요한 지원을 할 수 있다.

제47조의4(관광취약계층의 관광복지증진 시책 강구) 국가 및 지방자치단체는 경제적 · 사회적 여건 등으로 관광활동에 제약을 받고 있는 관광취약계층의 여행기회를 확대하고 관광활동을 장려하기 위하여 필요한 시책을 강구하여야 한다.

제47조의5(여행이용권의 지급 및 관리) ① 국가 및 지방자치단체는 「국민기초생활 보장법」에 따른 수급권자, 그 밖에 소득수준이 낮은 저소득층 등 대통령령으로 정하는 관광취약계층에게 여행이용권을 지급할 수 있다.

② 국가 및 지방자치단체는 여행이용권의 수급자격 및 자격유지의 적정성을 확인하기 위하여 필요한 가족관계증명 · 국세 · 지방세 · 토지 · 건물 · 건강보험 및 국민연금에 관한 자료 등 대통령령으로 정하는 자료를 관계 기관의 장에게 요청할 수 있고, 해당 기관의 장은 특별한 사유가 없으면 요청에 따라야 한다. 다만, 「전자정부법」 제36조제1항에 따른 행정정보 공동이용을 통하여 확인할 수 있는 사항은 예외로 한다.

③ 국가 및 지방자치단체는 제2항에 따른 자료의 확인을 위하여 「사회복지사업법」 제6조의2제2항에 따른 정보시스템을 연계하여 사용할 수 있다.

④ 국가 및 지방자치단체는 여행이용권의 발급, 정보시스템의 구축 · 운영 등 여행이용권 업무의 효율적 수행을 위하여 대통령령으로 정하는 바에 따라 전담기관을 지정할 수 있다.

⑤ 제1항부터 제4항까지에서 규정한 사항 외에 여행이용권의 지급 · 이용 등에 필요한 사항은 대통령령으로 정한다.

⑥ 문화체육관광부장관은 여행이용권의 이용기회 확대 및 지원업무의 효율성을 제고하기 위하여 여행이용권을 「문화예술진흥법」 제15조의4에 따른 문화이용권 등 문화체육관광부령으로 정하는 이용권과 통합하여 운영할 수 있다.

제48조(관광홍보 및 관광자원 개발) ① 문화체육관광부장관 또는 시 · 도지사는 국제 관광의 촉진과 국민관광의 건전한 발전을 위하여 국내외 관광홍보 활동을 조정하거나 관광 선전물을 심사하거나 그 밖에 필요한 사항을 지원할 수 있다.

② 문화체육관광부장관 또는 시 · 도지사는 제1항에 따라 관광홍보를 원활히 추진하기 위하여 필요하면 문화체육관광부령으로 정하는 바에 따라 관광사업자 등에게 해외관광시장에 대한 정기적인 조사, 관광홍보물의 제작, 관광안내소의 운영 등에 필요한 사항을 권고하거나 지도할 수 있다.

③ 지방자치단체의 장, 관광사업자 또는 제54조제1항에 따라 관광지 · 관광단지의 조성계획승인을 받은 자는 관광지 · 관광단지 · 관광특구 · 관광시설 등 관광자원을 안내하거나 홍보하는 내용의 옥외광고물(屋外廣告物)을 「옥외광고물 등 관리법」의 규정에도 불구하고 대통령령으로 정하는 바에 따라 설치할 수 있다.

④ 문화체육관광부장관과 지방자치단체의 장은 관광객의 유치, 관광복지의 증진 및 관광진흥을 위하여 대통령령으로 정하는 바에 따라 다음 각 호의 사업을 추진할 수 있다.

1. 문화, 체육, 레저 및 산업시설 등의 관광자원화사업
2. 해양관광의 개발사업 및 자연생태의 관광자원화사업
3. 관광상품의 개발에 관한 사업
4. 국민의 관광복지 증진에 관한 사업

제48조의2(지역축제 등) ① 문화체육관광부장관은 지역축제의 체계적 육성 및 활성화를 위하여 지역축제에 대한 실태조사와 평가를 할 수 있다.

② 문화체육관광부장관은 지역축제의 통폐합 등을 포함한 그 발전방향에 대하여 지방자치단체의 장에게 의견을 제시하거나 권고할 수 있다.

③ 문화체육관광부장관은 다양한 지역관광자원을 개발 · 육성하기 위하여 우수한 지역축제를 문화관광축제로 지정하고 지원할 수 있다.

④ 제3항에 따른 문화관광축제의 지정기준 및 지원방법 등에 필요한 사항은 대통령령으로 정한다.

제48조의3(지속가능한 관광활성화) 문화체육관광부장관은 에너지 · 자원의 사용을 최소화하고 기후변화에 대응하며 환경훼손을 줄이는 지속가능한 관광자원의 개발을 장려하기 위하여 정보제공 및 재정지원 등 필요한 조치를 강구할 수 있다.

제48조의4(문화관광해설사의 양성 및 활용계획 등) ① 문화체육관광부장관은 문화관광해설사를 효과적이고 체계적으로 양성 · 활용하기 위하여 해마다 문화관광해설사의 양성 및 활용계획을 수립하고, 이를 지방자치단체의 장에게 알려야 한다.

② 지방자치단체의 장은 제1항에 따른 문화관광해설사 양성 및 활용계획에 따라 관광객의 규모, 관광자원의 보유현황, 문화관광해설사에 대한 수요 등을 고려하여 해마다 문화관광해설사 운영계획을 수립 · 시행하여야 한다. 이 경우 문화관광해설사의 양성 · 배치 · 활용 등에 관한 사항을 포함하여야 한다.

제48조의5(관광체험교육 프로그램 개발) 문화체육관광부장관 또는 지방자치단체의 장은 관광객에게 역사 · 문화 · 예술 · 자연 등의 관광자원과 연계한 체험기회를 제공하고, 관광을 활성화하기 위하여 관광체험교육 프로그램을 개발 · 보급할 수 있다. 이 경우 장애인을 위한 관광체험교육 프로그램을 개발하여야 한다.

제48조의6(문화관광해설사 양성교육과정 등의 인증) ① 문화관광해설사 양성을 위한 교육프로그램을 개발 · 보급하거나 교육과정을 개설(開設) · 운영하려는 자는 교육프로그램과 교육과정의 인증(認證)을 신청할 수 있다.

② 문화체육관광부장관은 제1항에 따라 인증을 신청한 교육프로그램 또는 교육과정이 교육시간 · 교육과목 · 교육시설 등 문화체육관광부령으로 정하는 인증기준에 적합한 경우에는 이를 인증하여야 한다.

③ 제2항에 따른 인증을 받은 자는 해당 교육프로그램 또는 교육과정에 대하여 문화체육관광부령으로 정하는 바에 따라 인증표시를 할 수 있다.

④ 제2항에 따른 인증을 받지 아니한 교육프로그램 또는 교육과정에 대하여 제3항의 인증표시를 하거나 이와 유사한 표시를 하여서는 아니된다.

⑤ 제2항에 따른 인증의 유효기간은 인증을 받은 날부터 3년으로 한다.

⑥ 제1항부터 제5항까지의 규정에 따른 인증의 절차 및 방법, 인증의 표시 등에 필요한 사항은 문화체육관광부령으로 정한다.

제48조의7(인증의 취소) 문화체육관광부장관은 제48조의6제2항에 따라 인증한 교육프로그램 또는 교육과정이 다음 각 호의 어느 하나에 해당하는 경우에는 그 인증을 취소할 수 있다. 다만, 제1호에 해당하는 경우에는 취소하여야 한다.

1. 거짓, 그 밖의 부정한 방법으로 인증받은 경우
2. 제48조의6제2항에 따른 인증기준에 적합하지 아니하게 된 경우

제48조의8(문화관광해설사의 선발 및 활용) ① 문화체육관광부장관 또는 지방자치단체의 장은 국민을 대상으로 역사·문화·예술·자연 등 관광자원에 대한 지식을 체계적으로 전달하고 지역문화에 대한 올바른 이해를 돕기 위하여 제48조의6제2항에 따른 인증을 받은 문화관광해설사 교육과정을 이수한 자를 문화관광해설사로 선발하여 활용할 수 있다.

② 문화체육관광부장관 또는 지방자치단체의 장은 제1항에 따라 문화관광해설사를 선발하는 경우 문화체육관광부령으로 정하는 바에 따라 이론 및 실습을 평가하고, 3개월 이상의 실무수습을 마친 자에게 자격을 부여할 수 있다.

③ 문화체육관광부장관 또는 지방자치단체의 장은 예산의 범위에서 문화관광해설사의 활동에 필요한 비용 등을 지원할 수 있다.

④ 그 밖에 문화관광해설사의 선발, 배치 및 활용 등에 필요한 사항은 문화체육관광부령으로 정한다.

제5장 관광지 등의 개발

제1절 관광지 및 관광단지의 개발

제49조(관광개발기본계획 등) ① 문화체육관광부장관은 관광자원을 효율적으로 개발하고 관리하기 위하여 전국을 대상으로 다음과 같은 사항을 포함하는 관광개발기본계획(이하 "기본계획"이라 한다)을 수립하여야 한다.

1. 전국의 관광 여건과 관광 동향(動向)에 관한 사항
2. 전국의 관광 수요와 공급에 관한 사항
3. 관광자원 보호·개발·이용·관리 등에 관한 기본적인 사항
4. 관광권역(觀光圈域)의 설정에 관한 사항
5. 관광권역별 관광개발의 기본방향에 관한 사항
6. 그 밖에 관광개발에 관한 사항

② 시·도지사(특별자치도지사는 제외한다)는 기본계획에 따라 구분된 권역을 대상으로 다음 각 호의 사항을 포함하는 권역별 관광개발계획(이하 "권역계획"이라 한다)을 수립하여야 한다.

1. 권역의 관광여건과 관광동향에 관한 사항
2. 권역의 관광수요와 공급에 관한 사항

3. 관광자원의 보호 · 개발 · 이용 · 관리 등에 관한 사항
4. 관광지 및 관광단지의 조성 · 정비 · 보완 등에 관한 사항
4의2. 관광지 및 관광단지의 실적 평가에 관한 사항
5. 관광지 연계에 관한 사항
6. 관광사업의 추진에 관한 사항
7. 환경보전에 관한 사항
8. 그 밖에 그 권역의 관광자원의 개발, 관리 및 평가를 위하여 필요한 사항

제50조(기본계획) ① 시 · 도지사는 기본계획의 수립에 필요한 관광 개발사업에 관한 요구서를 문화체육관광부장관에게 제출하여야 하고, 문화체육관광부장관은 이를 종합 · 조정하여 기본계획을 수립하고 공고하여야 한다.

② 문화체육관광부장관은 수립된 기본계획을 확정하여 공고하려면 관계 부처의 장과 협의하여야 한다.

③ 확정된 기본계획을 변경하는 경우에는 제1항과 제2항을 준용한다.

④ 문화체육관광부장관은 관계 기관의 장에게 기본계획의 수립에 필요한 자료를 요구하거나 협조를 요청할 수 있고, 그 요구 또는 협조요청을 받은 관계 기관의 장은 정당한 사유가 없으면 요청에 따라야 한다.

제51조(권역계획) ① 권역계획(圈域計劃)은 그 지역을 관할하는 시 · 도지사(특별자치도지사는 제외한다. 이하 이 조에서 같다)가 수립하여야 한다. 다만, 둘 이상의 시 · 도에 걸치는 지역이 하나의 권역계획에 포함되는 경우에는 관계되는 시 · 도지사와의 협의에 따라 수립하되, 협의가 성립되지 아니한 경우에는 문화체육관광부장관이 지정하는 시 · 도지사가 수립하여야 한다.

② 시 · 도지사는 제1항에 따라 수립한 권역계획을 문화체육관광부장관의 조정과 관계 행정기관의 장과의 협의를 거쳐 확정하여야 한다. 이 경우 협의요청을 받은 관계 행정기관의 장은 특별한 사유가 없는 한 그 요청을 받은 날부터 30일 이내에 의견을 제시하여야 한다.

③ 시 · 도지사는 권역계획이 확정되면 그 요지를 공고하여야 한다.

④ 확정된 권역계획을 변경하는 경우에는 제1항부터 제3항까지의 규정을 준용한다. 다만, 대통령령으로 정하는 경미한 사항의 변경에 대하여는 관계 부처의 장과의 협의를 갈음하여 문화체육관광부장관의 승인을 받아야 한다.

제52조(관광지의 지정 등) ① 관광지 및 관광단지(이하 "관광지 등"이라 한다)는 문화체육관광부령으로 정하는 바에 따라 시장 · 군수 · 구청장의 신청에 의하여 시 · 도지사가 지정한다. 다만, 특별자치도의 경우에는 특별자치도지사가 지정한다.

② 시 · 도지사는 제1항에 따른 관광지 등을 지정하려면 사전에 문화체육관광부장관 및

관계 행정기관의 장과 협의하여야 한다. 다만, 「국토의 계획 및 이용에 관한 법률」 제30조에 따라 같은 법 제36조제1항제2호다목에 따른 계획관리지역(같은 법의 규정에 따라 도시·군관리계획으로 결정되지 아니한 지역인 경우에는 종전의 「국토이용관리법」 제8조에 따라 준도시지역으로 결정·고시된 지역을 말한다)으로 결정·고시된 지역을 관광지 등으로 지정하려는 경우에는 그러하지 아니하다.

③ 제2항 본문에 따라 협의요청을 받은 문화체육관광부장관 및 관계 행정기관의 장은 특별한 사유가 없는 한 그 요청을 받은 날부터 30일 이내에 의견을 제시하여야 한다.

④ 관광지 등의 지정취소 또는 그 면적의 변경은 관광지 등의 지정에 관한 절차에 따라야 한다. 이 경우 대통령령으로 정하는 경미한 면적의 변경은 제2항 본문에 따른 협의를 하지 아니할 수 있다.

⑤ 시·도지사는 제1항 또는 제4항에 따라 지정, 지정취소 또는 그 면적변경을 한 경우에는 이를 고시하여야 한다.

제53조(조사·측량 실시) ① 시·도지사는 기본계획 및 권역계획을 수립하거나 관광지 등의 지정을 위하여 필요하면 해당 지역에 대한 조사와 측량을 실시할 수 있다.

② 제1항에 따른 조사와 측량을 위하여 필요하면 타인이 점유하는 토지에 출입할 수 있다.

③ 제2항에 따른 타인이 점유하는 토지에의 출입에 관하여는 「국토의 계획 및 이용에 관한 법률」 제130조와 제131조를 준용한다.

제54조(조성계획의 수립 등) ① 관광지 등을 관할하는 시장·군수·구청장은 조성계획을 작성하여 시·도지사의 승인을 받아야 한다. 이를 변경(대통령령으로 정하는 경미한 사항의 변경은 제외한다)하려는 경우에도 또한 같다. 다만, 관광단지를 개발하려는 공공기관 등 문화체육관광부령으로 정하는 공공법인 또는 민간개발자(이하 "관광단지개발자"라 한다)는 조성계획을 작성하여 대통령령으로 정하는 바에 따라 시·도지사의 승인을 받을 수 있다.

② 시·도지사는 제1항에 따른 조성계획을 승인하거나 변경승인을 하고자 하는 때에는 관계 행정기관의 장과 협의하여야 한다. 이 경우 협의요청을 받은 관계 행정기관의 장은 특별한 사유가 없는 한 그 요청을 받은 날부터 30일 이내에 의견을 제시하여야 한다.

③ 시·도지사가 제1항에 따라 조성계획을 승인 또는 변경승인한 때에는 지체 없이 이를 고시하여야 한다.

④ 민간개발자가 관광단지를 개발하는 경우에는 제58조제13호 및 제61조를 적용하지 아니한다. 다만, 조성계획상의 조성 대상 토지면적 중 사유지의 3분의 2 이상을 취득한 경우 남은 사유지에 대하여는 그러하지 아니하다.

⑤ 관광지 등을 관할하는 특별자치도지사는 관계 행정기관의 장과 협의하여 조성계획을 수립하고, 조성계획을 수립한 때에는 지체 없이 이를 고시하여야 한다.

제55조(조성계획의 시행) ① 조성계획을 시행하기 위한 사업(이하 "조성사업"이라 한다)은 이 법 또는 다른 법령에 특별한 규정이 있는 경우 외에는 조성계획의 승인을 받은 자(제54조제5항에 따라 특별자치도지사가 조성계획을 수립한 경우를 포함한다. 이하 "사업시행자"라 한다)가 행한다.

② 사업시행자가 관광지 등의 개발촉진을 위하여 조성계획의 승인 전에 시·도지사의 승인을 받아 그 조성사업에 필요한 토지를 매입한 경우에는 사업시행자로서 토지를 매입한 것으로 본다.

③ 사업시행자가 아닌 자로서 조성사업을 하려는 자는 대통령령으로 정하는 기준과 절차에 따라 사업시행자가 특별자치도지사·시장·군수·구청장인 경우에는 특별자치도지사·시장·군수·구청장의 허가를 받아서 조성사업을 할 수 있고, 사업시행자가 관광단지개발자인 경우에는 관광단지개발자와 협의하여 조성사업을 할 수 있다.

④ 사업시행자가 아닌 자로서 조성사업(특별자치도지사·시장·군수·구청장이 조성계획의 승인을 받은 사업만 해당한다. 이하 이 항에서 같다)을 시행하려는 자가 제15조제1항 및 제2항에 따라 사업계획의 승인을 받은 경우에는 제3항에도 불구하고 특별자치도지사·시장·군수·구청장의 허가를 받지 아니하고 그 조성사업을 시행할 수 있다.

⑤ 관광단지를 개발하려는 공공기관 등 문화체육관광부령으로 정하는 관광단지개발자는 필요하면 용지의 매수 업무와 손실보상 업무(민간개발자인 경우에는 제54조제4항 단서에 따라 남은 사유지를 수용하거나 사용하는 경우만 해당한다)를 대통령령으로 정하는 바에 따라 관할 지방자치단체의 장에게 위탁할 수 있다.

제56조(관광지 등 지정 등의 실효 및 취소 등) ① 제52조에 따라 관광지 등으로 지정·고시된 관광지 등에 대하여 그 고시일부터 2년 이내에 제54조제1항에 따른 조성계획의 승인신청이 없으면 그 고시일부터 2년이 지난 다음 날에 그 관광지 등 지정은 효력을 상실한다. 제2항에 따라 조성계획의 효력이 상실된 관광지 등에 대하여 그 조성계획의 효력이 상실된 날부터 2년 이내에 새로운 조성계획의 승인신청이 없는 경우에도 또한 같다.

② 제54조제1항에 따라 조성계획의 승인을 받은 관광지 등 사업시행자(제55조제3항에 따른 조성사업을 하는 자를 포함한다)가 같은 조 제3항에 따라 조성계획의 승인고시일부터 2년 이내에 사업을 착수하지 아니하면 조성계획 승인고시일부터 2년이 지난 다음 날에 그 조성계획의 승인은 효력을 상실한다.

③ 시·도지사는 제54조제1항에 따라 조성계획 승인을 받은 민간개발자가 사업중단 등으로 환경·미관을 크게 해칠 경우에는 조성계획의 승인을 취소하거나 이의 개선을 명할 수 있다.

④ 시·도지사는 제1항과 제2항에도 불구하고 행정절차의 이행 등 부득이한 사유로 조성계획 승인신청 또는 사업 착수기한의 연장이 불가피하다고 인정되면 1년 이내의 범위에

서 한 번만 그 기한을 연장할 수 있다.

⑤ 시·도지사는 제1항이나 제2항에 따라 지정 또는 승인의 효력이 상실된 경우 및 제3항에 따라 승인이 취소된 경우에는 지체 없이 그 사실을 고시하여야 한다.

제57조(공공시설의 우선 설치) 국가·지방자치단체 또는 사업시행자는 관광지 등의 조성사업과 그 운영에 관련되는 도로, 전기, 상·하수도 등 공공시설을 우선하여 설치하도록 노력하여야 한다.

제57조의2(관광단지의 전기시설 설치) ① 관광단지에 전기를 공급하는 자는 관광단지 조성사업의 시행자가 요청하는 경우 관광단지에 전기를 공급하기 위한 전기간선시설(電氣幹線施設) 및 배전시설(配電施設)을 관광단지 조성계획에서 도시·군계획시설로 결정된 도로까지 설치하되, 구체적인 설치범위는 대통령령으로 정한다.

② 제1항에 따라 관광단지에 전기를 공급하는 전기간선시설 및 배전시설의 설치비용은 전기를 공급하는 자가 부담한다. 다만, 관광단지 조성사업의 시행자·입주기업·지방자치단체 등의 요청에 의하여 전기간선시설 및 배전시설을 땅속에 설치하는 경우에는 전기를 공급하는 자와 땅속에 설치할 것을 요청하는 자가 각각 100분의 50의 비율로 설치비용을 부담한다.

제58조(인가·허가 등의 의제) ① 제54조제1항에 따라 조성계획의 승인 또는 변경승인을 받거나 같은 조 제5항에 따라 특별자치도지사가 관계 행정기관의 장과 협의하여 조성계획을 수립한 때에는 다음 각 호의 인·허가 등을 받거나 신고를 한 것으로 본다.

1. 「국토의 계획 및 이용에 관한 법률」 제30조에 따른 도시·군관리계획(같은 법 제2조제4호다목의 계획 중 대통령령으로 정하는 시설 및 같은 호 마목의 계획 중 같은 법 제51조에 따른 지구단위계획구역의 지정계획 및 지구단위계획만 해당한다)의 결정, 같은 법 제32조제2항에 따른 지형도면의 승인, 같은 법 제36조에 따른 용도지역 중 도시지역이 아닌 지역의 계획관리지역 지정, 같은 법 제37조에 따른 용도지구 중 개발진흥지구의 지정, 같은 법 제56조에 따른 개발행위의 허가, 같은 법 제86조에 따른 도시·군계획시설사업 시행자의 지정 및 같은 법 제88조에 따른 실시계획의 인가
2. 「수도법」 제17조에 따른 일반수도사업의 인가 및 같은 법 제52조에 따른 전용 상수도 설치시설의 인가
3. 「하수도법」 제16조에 따른 공공하수도 공사시행 등의 허가
4. 「공유수면 관리 및 매립에 관한 법률」 제8조에 따른 공유수면 점용·사용허가, 같은 법 제17조에 따른 점용·사용 실시계획의 승인 또는 신고, 같은 법 제28조에 따른 공유수면의 매립면허, 같은 법 제35조에 따른 국가 등이 시행하는 매립의 협의 또는 승인 및 같은 법 제38조에 따른 공유수면 매립실시계획의 승인
6. 「하천법」 제30조에 따른 하천공사 등의 허가 및 실시계획의 인가, 같은 법 제33조에

따른 점용허가 및 실시계획의 인가

7. 「도로법」 제36조에 따른 도로관리청이 아닌 자에 대한 도로공사 시행의 허가 및 같은 법 제61조에 따른 도로의 점용 허가
8. 「항만법」 제9조제2항에 따른 항만공사 시행의 허가 및 같은 법 제10조제2항에 따른 항만공사 실시계획의 승인
9. 「사도법」 제4조에 따른 사도개설의 허가
10. 「산지관리법」 제14조 · 제15조에 따른 산지전용허가 및 산지전용신고, 같은 법 제15조의2에 따른 산지일시사용허가 · 신고, 「산림자원의 조성 및 관리에 관한 법률」 제36조제1항 · 제4항 및 제45조제1항 · 제2항에 따른 입목벌채 등의 허가와 신고
11. 「농지법」 제34조제1항에 따른 농지 전용허가
12. 「자연공원법」 제20조에 따른 공원사업시행 및 공원시설관리의 허가와 같은 법 제23조에 따른 행위 허가
13. 「공익사업을 위한 토지 등의 취득 및 보상에 관한 법률」 제20조제1항에 따른 사업인정
14. 「초지법」 제23조에 따른 초지전용의 허가
15. 「사방사업법」 제20조에 따른 사방지 지정의 해제
16. 「장사 등에 관한 법률」 제8조제3항에 따른 분묘의 개장신고 및 같은 법 제27조에 따른 분묘의 개장허가
17. 「폐기물관리법」 제29조에 따른 폐기물 처리시설의 설치승인 또는 신고
18. 「온천법」 제10조에 따른 온천개발계획의 승인
19. 「건축법」 제11조에 따른 건축허가, 같은 법 제14조에 따른 건축신고, 같은 법 제20조에 따른 가설건축물 건축의 허가 또는 신고
20. 제15조제1항에 따른 관광숙박업 및 제15조제2항에 따른 관광객 이용시설업 · 국제회의업의 사업계획 승인. 다만, 제15조에 따른 사업계획의 작성자와 제55조제1항에 따른 조성사업의 사업시행자가 동일한 경우에 한한다.
21. 「체육시설의 설치 · 이용에 관한 법률」 제12조에 따른 등록 체육시설업의 사업계획 승인. 다만, 제15조에 따른 사업계획의 작성자와 제55조제1항에 따른 조성사업의 사업시행자가 동일한 경우에 한한다.
22. 「유통산업발전법」 제8조에 따른 대규모점포의 개설등록

② 제1항에 따른 인 · 허가 등의 의제를 받고자 하는 자는 조성계획의 승인 또는 변경승인 신청을 하는 때에 해당 법률에서 정하는 관련 서류를 제출하여야 한다.

③ 시 · 도지사는 제1항 각 호의 어느 하나의 사항이 포함되어 있는 조성계획을 승인 또는 변경승인하고자 하는 때에는 미리 관계 행정기관의 장과 협의하여야 하며, 그 조성계획을 승인 또는 변경승인한 때에는 지체 없이 관계 행정기관의 장에게 그 내용을 통보하

여야 한다.

제58조의2(준공검사) ① 사업시행자가 관광지 등 조성사업의 전부 또는 일부를 완료한 때에는 대통령령으로 정하는 바에 따라 지체 없이 시·도지사에게 준공검사를 받아야 한다. 이 경우 시·도지사는 해당 준공검사 시행에 관하여 관계 행정기관의 장과 미리 협의하여야 한다.

② 사업시행자가 제1항에 따라 준공검사를 받은 경우에는 제58조제1항 각 호에 규정된 인·허가 등에 따른 해당 사업의 준공검사 또는 준공인가 등을 받은 것으로 본다.

제58조의3(공공시설 등의 귀속) ① 사업시행자가 조성사업의 시행으로 「국토의 계획 및 이용에 관한 법률」 제2조제13호에 따른 공공시설을 새로 설치하거나 기존의 공공시설에 대체되는 시설을 설치한 경우 그 귀속에 관하여는 같은 법 제65조를 준용한다. 이 경우 "행정청이 아닌 경우"는 "사업시행자인 경우"로 본다.

② 제1항에 따른 공공시설 등을 등기하는 경우에는 조성계획승인서와 준공검사증명서로써 「부동산등기법」의 등기원인을 증명하는 서면을 갈음할 수 있다.

③ 제1항에 따라 「국토의 계획 및 이용에 관한 법률」을 준용할 때 관리청이 불분명한 재산 중 도로·하천·도랑 등에 대하여는 국토교통부장관을, 그 밖의 재산에 대하여는 기획재정부장관을 관리청으로 본다.

제59조(관광지 등의 처분) ① 사업시행자는 조성한 토지, 개발된 관광시설 및 지원시설의 전부 또는 일부를 매각하거나 임대하거나 타인에게 위탁하여 경영하게 할 수 있다.

② 제1항에 따라 토지·관광시설 또는 지원시설을 매수·임차하거나 그 경영을 수탁한 자는 그 토지나 관광시설 또는 지원시설에 관한 권리·의무를 승계한다.

제60조(「국토의 계획 및 이용에 관한 법률」의 준용) 조성계획의 수립, 조성사업의 시행 및 관광지 등의 처분에 관하여는 이 법에 규정되어 있는 것 외에는 「국토의 계획 및 이용에 관한 법률」 제90조·제100조·제130조 및 제131조를 준용한다. 이 경우 "국토교통부장관 또는 시·도지사"는 "시·도지사"로, "실시계획"은 "조성계획"으로, "인가"는 "승인"으로, "도시·군계획시설사업의 시행지구"는 "관광지 등"으로, "도시·군계획시설사업의 시행자"는 "사업시행자"로, "도시·군계획시설사업"은 "조성사업"으로, "국토교통부장관"은 "문화체육관광부장관"으로, "광역도시계획 또는 도시·군계획"은 "조성계획"으로 본다.

제61조(수용 및 사용) ① 사업시행자는 제55조에 따른 조성사업의 시행에 필요한 토지와 다음 각 호의 물건 또는 권리를 수용하거나 사용할 수 있다. 다만, 농업 용수권(用水權)이나 그 밖의 농지개량 시설을 수용 또는 사용하려는 경우에는 미리 농림축산식품부장관의 승인을 받아야 한다.

1. 토지에 관한 소유권 외의 권리
2. 토지에 정착한 입목이나 건물, 그 밖의 물건과 이에 관한 소유권 외의 권리

3. 물의 사용에 관한 권리
4. 토지에 속한 토석 또는 모래와 조약돌

② 제1항에 따른 수용 또는 사용에 관한 협의가 성립되지 아니하거나 협의를 할 수 없는 경우에는 사업시행자는 「공익사업을 위한 토지 등의 취득 및 보상에 관한 법률」 제28조 제1항에도 불구하고 조성사업 시행 기간에 재결(裁決)을 신청할 수 있다.

③ 제1항에 따른 수용 또는 사용의 절차, 그 보상 및 재결 신청에 관하여는 이 법에 규정되어 있는 것 외에는 「공익사업을 위한 토지 등의 취득 및 보상에 관한 법률」을 적용한다.

제63조(선수금) 사업시행자는 그가 개발하는 토지 또는 시설을 분양받거나 시설물을 이용하려는 자로부터 그 대금의 전부 또는 일부를 대통령령으로 정하는 바에 따라 미리 받을 수 있다.

제64조(이용자 분담금 및 원인자 부담금) ① 사업시행자는 지원시설 건설비용의 전부 또는 일부를 대통령령으로 정하는 바에 따라 그 이용자에게 분담하게 할 수 있다.

② 지원시설 건설의 원인이 되는 공사 또는 행위가 있으면 사업시행자는 대통령령으로 정하는 바에 따라 그 공사 또는 행위의 비용을 부담하여야 할 자에게 그 비용의 전부 또는 일부를 부담하게 할 수 있다.

③ 사업시행자는 관광지 등의 안에 있는 공동시설의 유지·관리 및 보수에 드는 비용의 전부 또는 일부를 대통령령으로 정하는 바에 따라 관광지 등에서 사업을 경영하는 자에게 분담하게 할 수 있다.

④ 제1항에 따른 분담금 또는 제2항에 따른 부담금을 부과받은 자가 부과된 분담금 또는 부담금에 대하여 이의가 있는 경우에는 부과받은 날부터 30일 이내에 사업시행자에게 이의를 신청할 수 있다.

⑤ 사업시행자는 제4항에 따른 이의신청을 받았을 때에는 그 신청을 받은 날부터 15일 이내에 이를 심의하여 그 결과를 신청인에게 서면으로 알려야 한다.

제65조(강제징수) ① 제64조에 따라 이용자 분담금·원인자 부담금 또는 유지·관리 및 보수에 드는 비용을 내야 할 의무가 있는 자가 이를 이행하지 아니하면 사업시행자는 대통령령으로 정하는 바에 따라 그 지역을 관할하는 특별자치도지사·시장·군수·구청장에게 그 징수를 위탁할 수 있다.

② 제1항에 따라 징수를 위탁받은 특별자치도지사·시장·군수·구청장은 지방세 체납처분의 예에 따라 이를 징수할 수 있다. 이 경우 특별자치도지사·시장·군수·구청장에게 징수를 위탁한 자는 특별자치도지사·시장·군수·구청장이 징수한 금액의 100분의 10에 해당하는 금액을 특별자치도·시·군·구에 내야 한다.

제66조(이주대책) ① 사업시행자는 조성사업의 시행에 따른 토지·물건 또는 권리를 제공함으로써 생활의 근거를 잃게 되는 자를 위하여 대통령령으로 정하는 내용이 포함된 이주

대책을 수립 · 실시하여야 한다.

② 제1항에 따른 이주대책의 수립에 관하여는 「공익사업을 위한 토지 등의 취득 및 보상에 관한 법률」 제78조제2항 · 제3항과 제81조를 준용한다.

제67조(입장료 등의 징수와 사용) ① 관광지 등에서 조성사업을 하거나 건축, 그 밖의 시설을 한 자는 관광지 등에 입장하는 자로부터 입장료를 징수할 수 있고, 관광시설을 관람하거나 이용하는 자로부터 관람료나 이용료를 징수할 수 있다.

② 제1항에 따른 입장료 · 관람료 또는 이용료의 징수 대상의 범위와 그 금액은 특별자치도지사 · 시장 · 군수 · 구청장이 정한다.

③ 지방자치단체는 제1항에 따라 입장료 · 관람료 또는 이용료를 징수하면 이를 관광지 등의 보존 · 관리와 그 개발에 필요한 비용에 충당하여야 한다.

제69조(관광지 등의 관리) ① 사업시행자는 관광지 등의 관리 · 운영에 필요한 조치를 하여야 한다.

② 사업시행자는 필요하면 관광사업자 단체 등에 관광지 등의 관리 · 운영을 위탁할 수 있다.

제2절 관광특구

제70조(관광특구의 지정) ① 관광특구는 다음 각 호의 요건을 모두 갖춘 지역 중에서 시장 · 군수 · 구청장의 신청(특별자치도의 경우는 제외한다)에 따라 시 · 도지사가 지정한다.

1. 외국인 관광객 수가 대통령령으로 정하는 기준 이상일 것
2. 문화체육관광부령으로 정하는 바에 따라 관광안내시설, 공공편익시설 및 숙박시설 등이 갖추어져 외국인 관광객의 관광수요를 충족시킬 수 있는 지역일 것
3. 임야 · 농지 · 공업용지 또는 택지 등 관광활동과 직접적인 관련성이 없는 토지의 비율이 대통령령으로 정하는 기준을 초과하지 아니할 것
4. 제1호부터 제3호까지의 요건을 갖춘 지역이 서로 분리되어 있지 아니할 것

② 관광특구의 지정 · 취소 · 면적변경 및 고시에 관하여는 제52조제2항부터 제4항까지의 규정을 준용한다.

제71조(관광특구의 진흥계획) ① 특별자치도지사 · 시장 · 군수 · 구청장은 관할 구역 내 관광특구를 방문하는 외국인 관광객의 유치촉진 등을 위하여 관광특구진흥계획을 수립하고 시행하여야 한다.

② 제1항에 따른 관광특구진흥계획에 포함될 사항 등 관광특구진흥계획의 수립 · 시행에 필요한 사항은 대통령령으로 정한다.

제72조(관광특구에 대한 지원) ① 국가나 지방자치단체는 관광특구를 방문하는 외국인 관광객의 관광활동을 위한 편의증진 등 관광특구 진흥을 위하여 필요한 지원을 할 수 있다.

② 문화체육관광부장관은 관광특구를 방문하는 관광객의 편리한 관광활동을 위하여 관광

특구 안의 문화 · 체육 · 숙박 · 상가시설로서 관광객 유치를 위하여 특히 필요하다고 인정되는 시설에 대하여 「관광진흥개발기금법」에 따라 관광진흥개발기금을 대여하거나 보조할 수 있다.

제73조(관광특구에 대한 평가 등) ① 문화체육관광부장관 및 시 · 도지사는 대통령령으로 정하는 바에 따라 제71조에 따른 관광특구진흥계획의 집행상황을 평가하고, 우수한 관광특구에 대하여는 필요한 지원을 할 수 있다.

② 시 · 도지사는 제1항에 따른 평가결과 제70조에 따른 관광특구 지정요건에 맞지 아니하거나 추진 실적이 미흡한 관광특구에 대하여는 대통령령으로 정하는 바에 따라 관광특구의 지정취소 · 면적조정 · 개선권고 등 필요한 조치를 할 수 있다.

제74조(다른 법률에 대한 특례) ① 관광특구 안에서는 「식품위생법」 제43조에 따른 영업제한에 관한 규정을 적용하지 아니한다.

② 관광특구 안에서 대통령령으로 정하는 호텔업을 경영하는 자는 「건축법」 제43조에도 불구하고 연간 60일 이내의 기간 동안 해당 지방자치단체의 조례로 정하는 바에 따라 공개 공지(공지 : 공터)를 사용하여 외국인 관광객을 위한 공연 및 음식을 제공할 수 있다. 다만, 울타리를 설치하는 등 공중(公衆)이 해당 공개 공지를 사용하는 데에 지장을 주는 행위를 하여서는 아니된다.

③ 관광특구 관할 지방자치단체의 장은 관광특구의 진흥을 위하여 필요한 경우에는 지방경찰청장 또는 경찰서장에게 「도로교통법」 제2조에 따른 차마(車馬)의 도로통행 금지 또는 제한 등의 조치를 하여줄 것을 요청할 수 있다. 이 경우 요청받은 지방경찰청장 또는 경찰서장은 「도로교통법」 제6조에도 불구하고 특별한 사유가 없으면 지체 없이 필요한 조치를 하여야 한다.

제6장 보 칙

제76조(재정지원) ① 문화체육관광부장관은 관광에 관한 사업을 하는 지방자치단체, 관광사업자 단체 또는 관광사업자에게 대통령령으로 정하는 바에 따라 보조금을 지급할 수 있다.

② 지방자치단체는 그 관할 구역 안에서 관광에 관한 사업을 하는 관광사업자 단체 또는 관광사업자에게 조례로 정하는 바에 따라 보조금을 지급할 수 있다.

③ 국가 및 지방자치단체는 「국유재산법」, 「공유재산 및 물품 관리법」, 그 밖의 다른 법령에도 불구하고 관광지 등의 사업시행자에 대하여 국유 · 공유 재산의 임대료를 대통령령으로 정하는 바에 따라 감면할 수 있다.

제77조(청문) 관할 등록기관 등의 장은 다음 각 호의 어느 하나에 해당하는 처분을 하려면 청문을 하여야 한다.

1. 제24조제2항 · 제31조제2항 또는 제35조제1항에 따른 관광사업의 등록 등이나 사업계

획승인의 취소

2. 제40조에 따른 관광종사원 자격의 취소

2의2. 제48조의7에 따른 문화관광해설사 양성을 위한 교육프로그램 또는 교육과정 인증의 취소

3. 제56조 제3항에 따른 조성계획 승인의 취소

제78조(보고 · 검사) ① 지방자치단체의 장은 문화체육관광부령으로 정하는 바에 따라 관광진흥정책의 수립 · 집행에 필요한 사항과 그 밖에 이 법의 시행에 필요한 사항을 문화체육관광부장관에게 보고하여야 한다.

② 관할 등록기관 등의 장은 관광진흥시책의 수립 · 집행 및 이 법의 시행을 위하여 필요하면 관광사업자 단체 또는 관광사업자에게 그 사업에 관한 보고를 하게 하거나 서류를 제출하도록 명할 수 있다.

③ 관할 등록기관 등의 장은 관광진흥시책의 수립 · 집행 및 이 법의 시행을 위하여 필요하다고 인정하면 소속 공무원에게 관광사업자 단체 또는 관광사업자의 사무소 · 사업장 또는 영업소 등에 출입하여 장부 · 서류나 그 밖의 물건을 검사하게 할 수 있다.

④ 제3항의 경우 해당 공무원은 그 권한을 표시하는 증표를 지니고 이를 관계인에게 내보여야 한다.

제79조(수수료) 다음 각 호의 어느 하나에 해당하는 자는 문화체육관광부령으로 정하는 바에 따라 수수료를 내야 한다.

1. 제4조제1항 및 제4항에 따라 여행업, 관광숙박업, 관광객 이용시설업 및 국제회의업의 등록 또는 변경등록을 신청하는 자
2. 제5조제1항 및 제3항에 따라 카지노업의 허가 또는 변경허가를 신청하는 자
3. 제5조제2항부터 제4항까지의 규정에 따라 유원시설업의 허가 또는 변경허가를 신청하거나 유원시설업의 신고 또는 변경신고를 하는 자
4. 제6조에 따라 관광 편의시설업 지정을 신청하는 자
5. 제8조제4항 및 제5항에 따라 지위승계를 신고하는 자
6. 제15조제1항 및 제2항에 따라 관광숙박업, 관광객 이용시설업 및 국제회의업에 대한 사업계획의 승인 또는 변경승인을 신청하는 자
7. 제19조에 따라 관광숙박업의 등급 결정을 신청하는 자
8. 제23조제2항에 따라 카지노시설의 검사를 받으려는 자
9. 제25조제2항에 따라 카지노기구의 검정을 받으려는 자
10. 제25조제3항에 따라 카지노기구의 검사를 받으려는 자
11. 제33조제1항에 따라 안전성검사 또는 안전성검사 대상에 해당되지 아니함을 확인하는 검사를 받으려는 자

12. 제38조제2항에 따라 관광종사원 자격시험에 응시하려는 자
13. 제38조제2항에 따라 관광종사원의 등록을 신청하는 자
14. 제38조제4항에 따라 관광종사원 자격증의 재교부를 신청하는 자
15. 제48조의6제1항에 따라 문화관광해설사 양성을 위한 교육프로그램 또는 교육과정의 인증을 신청하는 자

제80조(권한의 위임 · 위탁 등) ① 이 법에 따른 문화체육관광부장관의 권한은 대통령령으로 정하는 바에 따라 그 일부를 시 · 도지사에게 위임할 수 있다.

② 시 · 도지사는 제1항에 따라 문화체육관광부장관으로부터 위임받은 권한의 일부를 문화체육관광부장관의 승인을 받아 시장 · 군수 · 구청장에게 재위임할 수 있다.

③ 문화체육관광부장관 또는 시 · 도지사 및 시장 · 군수 · 구청장은 다음 각 호의 권한의 전부 또는 일부를 대통령령으로 정하는 바에 따라 한국관광공사, 협회, 지역별 · 업종별 관광협회 및 대통령령으로 정하는 전문 연구 · 검사기관이나 자격검정기관에 위탁할 수 있다.

1. 제6조에 따른 관광 편의시설업의 지정 및 제35조에 따른 지정취소

1의2. 제13조제2항 및 제3항에 따른 국외여행 인솔자의 등록 및 자격증 발급

2. 제19조제1항에 따른 관광숙박업의 등급결정

2의2. 제19조의2에 따른 우수숙박시설의 지정 및 그 취소

3. 제25조제3항에 따른 카지노기구의 검사
4. 제33조제1항에 따른 안전성검사 또는 안전성검사 대상에 해당되지 아니함을 확인하는 검사
5. 제38조제2항에 따른 관광종사원 자격시험 및 등록
7. 제48조의6 및 제48조의7에 따른 문화관광해설사 양성을 위한 교육프로그램 및 교육과정의 인증 및 그 취소

④ 제3항에 따라 위탁받은 업무를 수행하는 한국관광공사, 협회, 지역별 · 업종별 관광협회 및 전문 연구 · 검사기관이나 자격검정기관의 임원 및 직원과 제23조제2항 · 제25조제2항에 따라 검사기관의 검사 · 검정 업무를 수행하는 임원 및 직원은 「형법」 제129조부터 제132조까지의 규정을 적용하는 경우 공무원으로 본다.

제7장 벌 칙

제81조(벌칙) 다음 각 호의 어느 하나에 해당하는 자는 5년 이하의 징역 또는 5천만원 이하의 벌금에 처한다. 이 경우 징역과 벌금은 병과(倂科)할 수 있다.

1. 제5조제1항에 따른 카지노업의 허가를 받지 아니하고 카지노업을 경영한 자
2. 제28조제1항제1호 또는 제2호를 위반한 자

제82조(벌칙) 다음 각 호의 어느 하나에 해당하는 자는 3년 이하의 징역 또는 3천만원 이하의 벌금에 처한다. 이 경우 징역과 벌금은 병과할 수 있다.

1. 제4조제1항에 따른 등록을 하지 아니하고 여행업 · 관광숙박업(제15조제1항에 따라 사업계획의 승인을 받은 관광숙박업만 해당한다) · 국제회의업 및 제3조제1항제3호나목의 관광객 이용시설업을 경영한 자
2. 제5조제2항에 따른 허가를 받지 아니하고 유원시설업을 경영한 자
3. 제20조제1항 및 제2항을 위반하여 시설을 분양하거나 회원을 모집한 자

제83조(벌칙) 다음 각 호의 어느 하나에 해당하는 카지노사업자(제28조제1항 본문에 따른 종사원을 포함한다)는 2년 이하의 징역 또는 2천만원 이하의 벌금에 처한다. 이 경우 징역과 벌금은 병과할 수 있다.

1. 제5조제3항에 따른 변경허가를 받지 아니하거나 변경신고를 하지 아니하고 영업을 한 자
2. 제8조제4항을 위반하여 지위승계신고를 하지 아니하고 영업을 한 자
3. 제11조제1항을 위반하여 관광사업의 시설 중 부대시설 외의 시설을 타인에게 경영하게 한 자
4. 제23조제2항에 따른 검사를 받아야 하는 시설을 검사를 받지 아니하고 이를 이용하여 영업을 한 자
5. 제25조제3항에 따른 검사를 받지 아니하거나 검사결과 공인기준 등에 맞지 아니한 카지노기구를 이용하여 영업을 한 자
6. 제25조제4항에 따른 검사합격증명서를 훼손하거나 제거한 자
7. 제28조제1항제3호부터 제8호까지의 규정을 위반한 자
8. 제35조제1항 본문에 따른 사업정지처분을 위반하여 사업정지 기간에 영업을 한 자
9. 제35조제1항 본문에 따른 개선명령을 위반한 자
10. 제35조제1항제19호를 위반한 자
11. 제78조제2항에 따른 보고 또는 서류의 제출을 하지 아니하거나 거짓으로 보고를 한 자나 같은 조 제3항에 따른 관계 공무원의 출입 · 검사를 거부 · 방해하거나 기피한 자

② 제4조제1항에 따른 등록을 하지 아니하고 야영장업을 경영한 자는 2년 이하의 징역 또는 2천만원 이하의 벌금에 처한다. 이 경우 징역과 벌금은 병과할 수 있다.

제84조(벌칙) 다음 각 호의 어느 하나에 해당하는 자는 1년 이하의 징역 또는 1천만원 이하의 벌금에 처한다.

1. 제5조제3항에 따른 유원시설업의 변경허가를 받지 아니하거나 변경신고를 하지 아니하고 영업을 한 자
2. 제5조제4항 전단에 따른 유원시설업의 신고를 하지 아니하고 영업을 한 자

3. 제33조를 위반하여 안전성검사를 받지 아니하고 유기시설 또는 유기기구를 설치한 자
4. 제34조제2항을 위반하여 유기시설 · 유기기구 또는 유기기구의 부분품(部分品)을 설치하거나 사용한 자

4의2. 제35조제1항제14호에 해당되어 관할 등록기관 등의 장이 발한 명령을 위반한 자

5. 제35조제1항제20호에 해당되어 관할 등록기관 등의 장이 발한 개선명령을 위반한 자
6. 제55조제3항을 위반하여 조성사업을 한 자

제85조(양벌규정) 법인의 대표자나 법인 또는 개인의 대리인, 사용인, 그 밖의 종업원이 그 법인 또는 개인의 업무에 관하여 제81조부터 제84조까지의 어느 하나에 해당하는 위반행위를 하면 그 행위자를 벌하는 외에 그 법인 또는 개인에게도 해당 조문의 벌금형을 과(科)한다. 다만, 법인 또는 개인이 그 위반행위를 방지하기 위하여 해당 업무에 관하여 상당한 주의와 감독을 게을리하지 아니한 경우에는 그러하지 아니하다.

제86조(과태료) ① 다음 각 호의 어느 하나에 해당하는 자에게는 100만원 이하의 과태료를 부과한다.

2. 제10조제3항을 위반한 자
4. 제28조제2항 전단을 위반하여 영업준칙을 지키지 아니한 자

4의2. 제33조제3항을 위반하여 안전교육을 받지 아니한 자

4의3. 제33조제4항을 위반하여 안전관리자에게 안전교육을 받도록 하지 아니한 자

5. 제48조의6제4항을 위반하여 인증을 받지 아니한 교육프로그램 또는 교육과정에 인증표시를 하거나 이와 유사한 표시를 한 자

② 제1항에 따른 과태료는 대통령령으로 정하는 바에 따라 관할 등록기관 등의 장이 부과 · 징수한다.

2. 출입국관리법(출입국 절차 및 비자발급 등)

(1) 출입국관리법

[시행 2014. 01. 07.] [법률 제12195호, 2014. 01. 07. 일부개정]

제1장 총 칙

제1조(목적) 이 법은 대한민국에 입국하거나 대한민국에서 출국하는 모든 국민 및 외국인의 출입국관리를 통한 안전한 국경관리와 대한민국에 체류하는 외국인의 체류관리 및 난민(難民)의 인정절차 등에 관한 사항을 규정함을 목적으로 한다.

제2조(정의) 이 법에서 사용하는 용어의 뜻은 다음과 같다.

1. "국민"이란 대한민국의 국민을 말한다.
2. "외국인"이란 대한민국의 국적을 가지지 아니한 사람을 말한다.
3. "난민"이란 「난민법」 제2조제1호에 따른 난민을 말한다.
4. "여권"이란 대한민국정부 · 외국정부 또는 권한 있는 국제기구에서 발급한 여권 또는 난민여행증명서나 그 밖에 여권을 갈음하는 증명서로서 대한민국정부가 유효하다고 인정하는 것을 말한다.
5. "선원신분증명서"란 대한민국정부나 외국정부가 발급한 문서로서 선원임을 증명하는 것을 말한다.
6. "출입국항"이란 출국하거나 입국할 수 있는 대한민국의 항구 · 공항과 그 밖의 장소로서 대통령령으로 정하는 곳을 말한다.
7. "재외공관의 장"이란 외국에 주재하는 대한민국의 대사(大使), 공사(公使), 총영사(總領事), 영사(領事) 또는 영사업무를 수행하는 기관의 장을 말한다.
8. "선박 등"이란 대한민국과 대한민국 밖의 지역 사이에서 사람이나 물건을 수송하는 선박, 항공기, 기차, 자동차, 그 밖의 교통기관을 말한다.
9. "승무원"이란 선박 등에서 그 업무를 수행하는 사람을 말한다.
10. "운수업자"란 선박 등을 이용하여 사업을 운영하는 자와 그를 위하여 통상 그 사업에 속하는 거래를 대리하는 자를 말한다.
11. "보호"란 출입국관리공무원이 제46조제1항 각 호에 따른 강제퇴거 대상에 해당된다고 의심할 만한 상당한 이유가 있는 사람을 출국시키기 위하여 외국인보호실, 외국인보호소 또는 그 밖에 법무부장관이 지정하는 장소에 인치(引致)하고 수용하는 집행활동을 말한다.
12. "외국인보호실"이란 이 법에 따라 외국인을 보호할 목적으로 지방출입국 · 외국인관서에 설치한 장소를 말한다.
13. "외국인보호소"란 지방출입국 · 외국인관서 중 이 법에 따라 외국인을 보호할 목적으로 설치한 시설로서 대통령령으로 정하는 곳을 말한다.
14. "출입국사범"이란 제93조의2, 제93조의3, 제94조부터 제99조까지, 제99조의2, 제99조의3 및 제100조에 규정된 죄를 범하였다고 인정되는 자를 말한다.

제7조(외국인의 입국) ① 외국인이 입국할 때에는 유효한 여권과 법무부장관이 발급한 사증(査證)을 가지고 있어야 한다.

② 다음 각 호의 어느 하나에 해당하는 외국인은 제1항에도 불구하고 사증 없이 입국할 수 있다.

1. 재입국허가를 받은 사람 또는 재입국허가가 면제된 사람으로서 그 허가 또는 면제받은 기간이 끝나기 전에 입국하는 사람

2. 대한민국과 사증면제협정을 체결한 국가의 국민으로서 그 협정에 따라 면제대상이 되는 사람
3. 국제친선, 관광 또는 대한민국의 이익 등을 위하여 입국하는 사람으로서 대통령령으로 정하는 바에 따라 따로 입국허가를 받은 사람
4. 난민여행증명서를 발급받고 출국한 후 그 유효기간이 끝나기 전에 입국하는 사람

③ 법무부장관은 공공질서의 유지나 국가이익에 필요하다고 인정하면 제2항제2호에 해당하는 사람에 대하여 사증면제협정의 적용을 일시 정지할 수 있다.

④ 대한민국과 수교(修交)하지 아니한 국가나 법무부장관이 외교부장관과 협의하여 지정한 국가의 국민은 제1항에도 불구하고 대통령령으로 정하는 바에 따라 재외공관의 장이나 지방출입국·외국인관서의 장이 발급한 외국인입국허가서를 가지고 입국할 수 있다.

제7조의2(허위초청 등의 금지) 누구든지 외국인을 입국시키기 위한 다음 각 호의 어느 하나의 행위를 하여서는 아니된다.

1. 거짓된 사실의 기재나 거짓된 신원보증 등 부정한 방법으로 외국인을 초청하거나 그러한 초청을 알선하는 행위
2. 거짓으로 사증 또는 사증발급인정서를 신청하거나 그러한 신청을 알선하는 행위

제8조(사증) ① 제7조에 따른 사증은 1회만 입국할 수 있는 단수사증(單數査證)과 2회 이상 입국할 수 있는 복수사증(複數査證)으로 구분한다.

② 법무부장관은 사증발급에 관한 권한을 대통령령으로 정하는 바에 따라 재외공관의 장에게 위임할 수 있다.

③ 사증발급에 관한 기준과 절차는 법무부령으로 정한다.

제9조(사증발급인정서) ① 법무부장관은 제7조제1항에 따른 사증을 발급하기 전에 특히 필요하다고 인정할 때에는 입국하려는 외국인의 신청을 받아 사증발급인정서를 발급할 수 있다.

② 제1항에 따른 사증발급인정서 발급신청은 그 외국인을 초청하려는 자가 대리할 수 있다.

③ 제1항에 따른 사증발급인정서의 발급대상·발급기준 및 발급절차는 법무부령으로 정한다.

제10조(체류자격) ① 입국하려는 외국인은 대통령령으로 정하는 체류자격을 가져야 한다.

② 1회에 부여할 수 있는 체류자격별 체류기간의 상한은 법무부령으로 정한다.

제11조(입국의 금지 등) ① 법무부장관은 다음 각 호의 어느 하나에 해당하는 외국인에 대하여는 입국을 금지할 수 있다.

1. 감염병환자, 마약류중독자, 그 밖에 공중위생상 위해를 끼칠 염려가 있다고 인정되는 사람
2. 「총포·도검·화약류 등의 안전관리에 관한 법률」에서 정하는 총포·도검·화약류 등

을 위법하게 가지고 입국하려는 사람
3. 대한민국의 이익이나 공공의 안전을 해치는 행동을 할 염려가 있다고 인정할 만한 상당한 이유가 있는 사람
4. 경제질서 또는 사회질서를 해치거나 선량한 풍속을 해치는 행동을 할 염려가 있다고 인정할 만한 상당한 이유가 있는 사람
5. 사리분별력이 없고 국내에서 체류활동을 보조할 사람이 없는 정신장애인, 국내체류비용을 부담할 능력이 없는 사람, 그 밖에 구호(救護)가 필요한 사람
6. 강제퇴거명령을 받고 출국한 후 5년이 지나지 아니한 사람
7. 1910년 8월 29일부터 1945년 8월 15일까지 사이에 다음 각 목의 어느 하나에 해당하는 정부의 지시를 받거나 그 정부와 연계하여 인종, 민족, 종교, 국적, 정치적 견해 등을 이유로 사람을 학살·학대하는 일에 관여한 사람
가. 일본 정부
나. 일본 정부와 동맹 관계에 있던 정부
다. 일본 정부의 우월한 힘이 미치던 정부
8. 제1호부터 제7호까지의 규정에 준하는 사람으로서 법무부장관이 그 입국이 적당하지 아니하다고 인정하는 사람

② 법무부장관은 입국하려는 외국인의 본국(本國)이 제1항 각 호 외의 사유로 국민의 입국을 거부할 때에는 그와 동일한 사유로 그 외국인의 입국을 거부할 수 있다.

제12조(입국심사) ① 외국인이 입국하려는 경우에는 입국하는 출입국항에서 출입국관리공무원의 입국심사를 받아야 한다.

② 제1항에 관하여는 제6조제1항 단서 및 같은 조 제3항을 준용한다.

③ 출입국관리공무원은 입국심사를 할 때에 다음 각 호의 요건을 갖추었는지를 심사하여 입국을 허가한다.
1. 여권과 사증이 유효할 것. 다만, 사증은 이 법에서 요구하는 경우만을 말한다.
2. 입국목적이 체류자격에 맞을 것
3. 체류기간이 법무부령으로 정하는 바에 따라 정하여졌을 것
4. 제11조에 따른 입국의 금지 또는 거부의 대상이 아닐 것

④ 출입국관리공무원은 외국인이 제3항 각 호의 요건을 갖추었음을 증명하지 못하면 입국을 허가하지 아니할 수 있다.

⑤ 출입국관리공무원은 제7조제2항제2호 또는 제3호에 해당하는 사람에게 입국을 허가할 때에는 대통령령으로 정하는 바에 따라 체류자격을 부여하고 체류기간을 정하여야 한다.

⑥ 출입국관리공무원은 제1항이나 제2항에 따른 심사를 하기 위하여 선박 등에 출입할 수 있다.

제17조(외국인의 체류 및 활동범위) ① 외국인은 그 체류자격과 체류기간의 범위에서 대한민국에 체류할 수 있다.

② 대한민국에 체류하는 외국인은 이 법 또는 다른 법률에서 정하는 경우를 제외하고는 정치활동을 하여서는 아니된다.

③ 법무부장관은 대한민국에 체류하는 외국인이 정치활동을 하였을 때에는 그 외국인에게 서면으로 그 활동의 중지명령이나 그 밖에 필요한 명령을 할 수 있다.

제23조(체류자격 부여) 대한민국에서 출생하여 제10조에 따른 체류자격을 가지지 못하고 체류하게 되는 외국인은 그가 출생한 날부터 90일 이내에, 대한민국에서 체류 중 대한민국의 국적을 상실하거나 이탈하는 등 그 밖의 사유로 제10조에 따른 체류자격을 가지지 못하고 체류하게 되는 외국인은 그 사유가 발생한 날부터 30일 이내에 대통령령으로 정하는 바에 따라 체류자격을 받아야 한다.

제24조(체류자격 변경허가) ① 대한민국에 체류하는 외국인이 그 체류자격과 다른 체류자격에 해당하는 활동을 하려면 미리 법무부장관의 체류자격 변경허가를 받아야 한다.

② 제31조제1항 각 호의 어느 하나에 해당하는 사람으로서 그 신분이 변경되어 체류자격을 변경하려는 사람은 신분이 변경된 날부터 30일 이내에 법무부장관의 체류자격 변경허가를 받아야 한다.

제25조(체류기간 연장허가) 외국인이 체류기간을 초과하여 계속 체류하려면 대통령령으로 정하는 바에 따라 체류기간이 끝나기 전에 법무부장관의 체류기간 연장허가를 받아야 한다.

제28조(출국심사) ① 외국인이 출국할 때에는 유효한 여권을 가지고 출국하는 출입국항에서 출입국관리공무원의 출국심사를 받아야 한다.

② 제1항의 경우에 출입국항이 아닌 장소에서의 출국심사에 관하여는 제3조제1항 단서를 준용한다.

③ 제1항과 제2항의 경우에 위조되거나 변조된 외국인의 여권·선원신분증명서에 관하여는 제5조를 준용한다.

④ 제1항과 제2항의 경우에 선박 등의 출입에 관하여는 제12조제6항을 준용한다.

⑤ 외국인의 출국심사에 관하여는 제3조제2항을 준용한다.

제29조(외국인 출국의 정지) ① 법무부장관은 제4조제1항 또는 제2항 각 호의 어느 하나에 해당하는 외국인에 대하여는 출국을 정지할 수 있다.

② 제1항의 경우에 제4조제3항부터 제5항까지와 제4조의2부터 제4조의5까지의 규정을 준용한다.

제30조(재입국허가) ① 법무부장관은 제31조에 따라 외국인등록을 하거나 그 등록이 면제된 외국인이 체류기간 내에 출국하였다가 재입국하려는 경우 그의 신청을 받아 재입국을 허가할 수 있다. 다만, 제10조제1항에 따른 외국인의 체류자격 중 대한민국에 영주(永住)할

수 있는 체류자격을 가진 사람과 재입국허가를 면제하여야 할 상당한 이유가 있는 사람으로서 법무부령으로 정하는 사람에 대하여는 재입국허가를 면제할 수 있다.

② 제1항에 따른 재입국허가는 한 차례만 재입국할 수 있는 단수재입국허가와 2회 이상 재입국할 수 있는 복수재입국허가로 구분한다.

③ 외국인이 질병이나 그 밖의 부득이한 사유로 제1항에 따라 허가받은 기간 내에 재입국할 수 없는 경우에는 그 기간이 끝나기 전에 법무부장관의 재입국허가기간 연장허가를 받아야 한다.

④ 법무부장관은 재입국허가기간 연장허가에 관한 권한을 대통령령으로 정하는 바에 따라 재외공관의 장에게 위임할 수 있다.

⑤ 재입국허가 및 그 기간의 연장허가와 재입국허가의 면제에 관한 기준과 절차는 법무부령으로 정한다.

(2) 출입국관리법 시행령

[대통령령 제25954호 일부개정 2014. 12. 31.]

제7조(사증발급) ① 법 제7조제1항에 따라 사증(査證)을 발급받으려는 외국인은 사증발급 신청서에 법무부령으로 정하는 서류를 첨부하여 재외공관의 장에게 제출하여야 한다.

② 재외공관의 장은 외국인이 제1항에 따라 사증발급 신청을 하면 법무부령으로 정하는 바에 따라 사증을 발급한다. 이 경우 그 사증에는 제12조에 따른 체류자격과 체류기간 등 필요한 사항을 적어야 한다.

③ 법무부장관은 사증발급에 필요하다고 인정하는 때에는 사증을 발급받으려는 외국인에게 관계 중앙행정기관의 장으로부터 추천서를 발급받아 제출하게 하거나 관계 중앙행정기관의 장에게 의견을 물을 수 있다.

④ 제3항에 따른 추천서 발급기준은 관계 중앙행정기관의 장이 법무부장관과 협의하여 따로 정한다.

⑤ 법무부장관은 취업활동을 할 수 있는 체류자격에 해당하는 사증을 발급하는 경우에는 국내 고용사정을 고려하여야 한다.

제7조의2(온라인에 의한 사증발급 신청 등) ① 법무부장관은 법 제7조제1항에 따른 사증 또는 법 제9조제1항에 따른 사증발급인정서(이하 "사증 등"이라 한다)의 온라인 발급 신청 등을 위하여 정보통신망을 설치·운영할 수 있다.

② 제1항에 따른 정보통신망을 통하여 사증 등의 발급을 신청하려는 사람은 신청서와 법무부령으로 정하는 서류를 온라인으로 제출할 수 있다.

③ 제2항에 따라 정보통신망을 통하여 사증 등의 발급을 신청하려는 사람은 미리 사용자

등록을 하여야 한다.

④ 법무부장관은 법무부령으로 정하는 외국인이 제2항에 따라 온라인으로 법 제7조제1항에 따른 사증의 발급을 신청한 경우에는 그 외국인에게 온라인으로 사증을 발급할 수 있다.

⑤ 제4항에 따라 온라인으로 발급하는 사증(이하 "전자사증"이라 한다)의 발급 신청과 수수료의 납부는 그 외국인을 초청하려는 자가 대리할 수 있다.

⑥ 제1항의 정보통신망 설치 · 운영, 제2항의 온라인에 의한 사증 등 발급 신청서의 서식 및 제4항의 전자사증발급 등에 필요한 세부사항은 법무부장관이 정한다.

제8조(국제친선 등을 위한 입국허가) ① 법 제7조제2항제3호에 따라 사증 없이 입국할 수 있는 외국인은 다음 각 호의 어느 하나에 해당하는 사람으로 한다.

1. 외국정부 또는 국제기구의 업무를 수행하는 사람으로서 부득이한 사유로 사증을 가지지 아니하고 입국하려는 사람
2. 법무부령으로 정하는 기간 내에 대한민국을 관광하거나 통과할 목적으로 입국하려는 사람
3. 그 밖에 법무부장관이 대한민국의 이익 등을 위하여 입국이 필요하다고 인정하는 사람

② 법 제7조제2항제3호에 따라 사증 없이 입국할 수 있는 외국인의 입국허가 절차는 법무부령으로 정한다.

③ 법 제7조제2항제3호에 따라 사증 없이 입국할 수 있는 외국인의 구체적인 범위는 법무부장관이 국가와 사회의 안전 또는 외국인의 체류질서를 고려하여 따로 정한다.

제9조(사증면제협정 적용의 일시 정지) ① 법무부장관은 법 제7조제3항에 따라 사증면제협정의 적용을 일시 정지하려면 외교부장관과 미리 협의하여야 한다.

② 법무부장관은 제1항에 따라 사증면제협정의 적용을 일시 정지하기로 결정한 때에는 지체 없이 그 사실을 외교부장관을 거쳐 당사국에 통고하여야 한다.

제10조(외국인입국허가서의 발급 등) ① 법무부장관은 법 제7조제4항에 따라 외교부장관과 협의하여 국가를 지정하면 지체 없이 그 사실을 재외공관의 장, 사무소장 및 출장소장에게 통보하여야 한다.

② 법 제7조제4항에 따라 외국인입국허가서를 발급받으려는 사람은 사증발급 신청서에 법무부령으로 정하는 서류를 첨부하여 재외공관의 장, 사무소장 또는 출장소장에게 제출하여야 한다.

③ 재외공관의 장, 사무소장 또는 출장소장은 제2항에 따른 외국인 입국허가 신청을 한 사람에게 법무부령으로 정하는 바에 따라 외국인입국허가서를 발급하여야 한다. 이 경우 그 외국인입국허가서에는 체류자격, 체류기간 및 근무처 등을 적어야 한다.

④ 외국인입국허가서의 유효기간은 3개월로 하며, 1회 입국에만 효력을 가진다. 다만, 별표 1 중 1. 외교(A-1)부터 3. 협정(A-3)까지의 체류자격에 해당하는 사람으로서 대한민국

에 주재하기 위하여 입국하려는 사람에 대한 외국인입국허가서의 유효기간은 3년으로 하며, 2회 이상 입국할 수 있는 효력을 가진다.

⑤ 출입국관리공무원은 제3항에 따라 외국인입국허가서를 발급받아 입국한 외국인이 출국할 때에는 외국인입국허가서를 회수하여야 한다. 다만, 제4항 단서에 해당하는 외국인입국허가서를 발급받아 입국한 외국인에 대해서는 최종적으로 출국할 때에 회수하여야 한다.

제11조(사증발급 권한의 위임) ① 법무부장관은 법 제8조제2항에 따라 별표 1 중 1. 외교(A-1)부터 3. 협정(A-3)까지의 체류자격에 해당하는 사람에 대한 사증발급 권한을 재외공관의 장에게 위임한다.

② 법무부장관은 법 제8조제2항에 따라 별표 1 중 6. 일시취재(C-1)부터 31. 방문취업(H-2)까지의 체류자격에 해당하는 사람에 대한 사증발급 권한(전자사증 발급권한은 제외한다)을 법무부령으로 그 범위를 정하여 재외공관의 장에게 위임한다.

제15조(입국심사) ① 법 제12조제1항에 따른 외국인의 입국심사에 관하여는 제1조제1항부터 제3항까지 및 제10항을 준용한다. 이 경우 여권의 입국심사인영에는 허가된 체류자격과 체류기간을 적어야 한다.

② 다음 각 호의 요건을 모두 갖춘 외국인은 법 제12조제2항에 따라 정보화기기에 의한 입국심사를 받을 수 있다.

1. 17세 이상으로서 다음 각 목의 어느 하나에 해당하는 사람일 것
   가. 법 제31조에 따라 외국인등록을 한 외국인
   나. 대한민국과 상호 간에 정보화기기를 이용한 출입국심사를 할 수 있도록 양해각서·협정 등을 체결하거나 그 밖의 방법으로 합의한 국가의 국민으로서 법무무장관이 정하는 사람
   다. 그 밖에 법무부장관이 정보화기기에 의한 입국심사를 받을 필요가 있다고 인정하는 사람
2. 법무부령으로 정하는 바에 따라 스스로 지문과 얼굴에 관한 정보를 등록하였을 것
3. 그 밖에 법무부장관이 정하여 고시하는 요건을 갖추고 있을 것

③ 제2항에 따라 입국심사를 마친 외국인에 대해서는 제5항에 따른 입국심사인의 날인을 생략한다.

④ 출입국관리공무원은 법 제12조제4항 및 제12조의2제2항에 따라 외국인의 입국을 허가하지 아니하기로 결정한 경우 그 사안이 중요하다고 인정되면 지체 없이 법무부장관에게 보고하여야 한다.

⑤ 출입국관리공무원은 법 제7조제2항제2호에 해당하는 외국인의 입국을 허가할 때에는 여권에 제1항에 따른 입국심사인을 찍고 별표 1 중 4. 사증면제(B-1) 체류자격과 체류기

간을 적어야 한다. 다만, 외교 · 관용 사증면제협정 적용대상으로서 대한민국에 주재하려는 외국인의 입국을 허가할 때에는 별표 1 중 1. 외교(A-1) 또는 2. 공무(A-2) 체류자격과 체류기간을 적어야 한다.

⑥ 출입국관리공무원은 입국심사를 받는 외국인이 다음 각 호의 어느 하나에 해당하는 경우에는 법무부령으로 정하는 바에 따라 그가 가지고 있는 사증의 내용을 정정하여 입국을 허가할 수 있다.

1. 재외공관의 장이 발급한 사증의 구분, 체류자격 및 체류기간 등이 잘못된 것이 명백한 경우
2. 별표 1 중 31. 방문취업(H-2) 체류자격의 복수사증에 기재된 체류기간의 만료일이 그 사증의 유효기간 만료일을 초과하게 되는 경우

⑦ 법 제12조의4제1항에 따른 위조 또는 변조된 여권의 보관과 그 통지절차에 관하여는 제6조제3항 및 제4항을 준용한다. 다만, 제6조제3항을 준용하는 경우 발급기관의 장에게 통지하는 사항은 그러하지 아니하다.

⑧ 대한민국의 선박 등에 고용된 외국인승무원의 입국절차에 관하여는 제1조제4항을 준용한다.

제31조(체류기간 연장허가) ① 법 제25조에 따른 체류기간 연장허가를 받으려는 사람은 체류기간이 끝나기 전에 체류기간 연장허가 신청서에 법무부령으로 정하는 서류를 첨부하여 사무소장 또는 출장소장에게 제출하여야 한다.

② 사무소장 또는 출장소장은 제1항에 따른 신청서를 제출받은 때에는 의견을 붙여 지체 없이 법무부장관에게 보내야 한다.

③ 사무소장 또는 출장소장은 법무부장관이 제1항에 따른 신청에 대하여 허가한 때에는 여권에 체류기간 연장허가인을 찍고 체류기간을 적거나 체류기간 연장허가 스티커를 붙여야 한다. 다만, 외국인등록을 마친 사람에 대하여 체류기간 연장을 허가한 때에는 외국인등록증에 허가기간을 적음으로써 이를 갈음한다.

제35조(출국심사) ① 법 제28조제1항에 따른 외국인 출국심사에 관하여는 제1조제1항부터 제3항까지 및 제10항에 따른 국민의 출국심사 절차를 준용한다.

② 대한민국의 선박 등에 고용된 외국인승무원이 출국하는 경우 그 출국절차에 관하여는 제1조제4항 및 제5항을 준용한다.

③ 법 제28조제3항에 따른 위조 또는 변조된 여권의 보관과 그 통지절차에 관하여는 제15조제7항을 준용한다.

④ 정보화기기를 이용한 외국인의 출국심사에 관하여는 제15조제2항 및 제3항을 준용한다. 이 경우 "입국심사"는 "출국심사"로 본다.

(3) 출입국관리법 시행규칙

[법무부령 제835호 일부개정 2015. 01. 15.]

제8조(사증 등 발급의 승인) ① 재외공관의 장은 법 제7조제4항의 규정에 의하여 대한민국과 수교하지 아니한 국가(이하 "미수교국가"라 한다)나 법무부장관이 외교부장관과 협의하여 지정한 국가(이하 "특정국가"라 한다)의 국민 및 미수교국가 또는 특정국가에 거주하는 무국적자에 대하여 외국인입국허가서를 발급하거나, 제9조의 규정에 의하여 그 발급권한이 위임되지 아니한 사증을 발급하고자 하는 때에는 법무부장관의 승인을 얻어야 한다. 다만, 국제연합기구 또는 각국 정부 간의 국제기구가 주관하는 행사에 참석하는 자와 법무부장관이 따로 정하는 자에 대하여 체류기간 90일 이하의 외국인입국허가서 또는 사증을 발급하는 경우에는 그러하지 아니하다.

② 재외공관의 장은 제1항의 규정에 의한 승인을 얻고자 하는 때에는 사증발급승인신청서에 입국의 적부에 관한 의견을 붙여 외교부장관을 거쳐 법무부장관에게 승인요청을 하여야 한다. 다만, 긴급을 요하는 때에는 사증발급승인요청서에 의하여 전문으로 승인을 요청할 수 있으며, 이 경우 재외공관의 장은 그 신청인으로부터 실비상당의 전신료를 징수할 수 있다.

③ 법무부장관은 사증발급에 관하여 제2항의 규정에 의한 승인요청이 있는 때에는 입국의 적부를 심사한 후에 그 승인여부와 승인하는 경우 그 사증의 단수 또는 복수의 구분, 체류자격 및 체류기간을 각각 명시하여 이를 외교부장관을 거쳐 해당 재외공관의 장에게 통지한다. 이 경우 체류자격은 문자와 기호를 병기하고, 근무처, 연수장소, 학교명 등이 있는 때에는 이를 명시하여야 한다.

④ 재외공관의 장은 제2항의 규정에 의하여 법무부장관에게 사증발급승인을 요청한 때에는 그 승인통지를 받기 전에 제9조의 규정에 의한 사증을 발급하여서는 아니된다.

제16조(사무소장 등의 외국인입국허가서 발급) ① 미수교국가 또는 특정국가의 국민은 법 제7조제4항의 규정에 의하여 긴급한 사유 기타 부득이한 사유로 인하여 재외공관의 장으로부터 외국인입국허가서를 발급받지 아니하고 입국하고자 하는 때에는 사무소장 또는 출장소장에게 외국인입국허가서 발급신청을 하여야 한다.

② 제1항의 규정에 의하여 외국인입국허가서 발급신청을 하고자 하는 자는 사증발급신청서에 제76조의 규정에 의한 서류를 첨부하여 이를 사무소장 또는 출장소장에게 제출하여야 한다.

③ 사무소장 또는 출장소장은 제1항 및 제2항의 규정에 의한 신청에 대하여 이를 허가하거나 거부하고자 하는 때에는 법무부장관의 승인을 얻어야 한다. 이 경우 필요하다고 인정하는 때에는 당해 출입국항에 주재하는 관계기관의 공무원에게 의견을 물을 수 있다.

④ 사무소장 또는 출장소장은 제3항의 규정에 의한 허가의 승인이 있는 때에는 외국인입

국허가서에 허가된 체류자격과 체류기간을 기재한 후 발급기관란에 출입국관리사무소장인 또는 출입국관리사무소출장소장인을 찍고 서명하여야 한다. 이 경우 체류자격 및 근무처의 기재방법에 관하여는 제8조제3항 후단의 규정을 준용한다.

제39조의6(재입국허가) ① 법 제30조제1항의 규정에 의한 재입국허가를 받고자 하는 자는 재입국허가신청서에 그 사유를 소명하는 서류를 첨부하여 사무소장 또는 출장소장에게 제출하여야 한다.

② 사무소장 또는 출장소장은 제1항의 규정에 의한 재입국허가신청서를 받은 때에는 의견을 붙여 지체없이 이를 법무부장관에게 송부하여야 한다.

③ 재입국허가기간은 허가받은 체류기간을 초과하지 아니하는 범위 내에서 이를 정한다.

④ 사무소장 또는 출장소장은 제1항의 규정에 의한 재입국허가신청에 대하여 법무부장관의 허가가 있는 때에는 여권에 재입국허가인을 찍고 재입국허가기간을 기재하거나 재입국허가 스티커를 부착하되, 무국적자 또는 법 제7조제4항의 규정에 의한 국가의 국민에 대하여는 재입국허가서를 발급한다.

(4) 대한민국 사증

사증은 원래 의미로는 일종의 배서 또는 확인으로서 국가정책에 따라 그 의미가 다르다. 외국인이 그 나라에 입국할 수 있음을 인정하는 '입국허가서 확인'의 의미와 외국인의 입국허가신청에 대한 영사의 '입국추천행위'의 의미로 구분한다. 우리나라에서는 후자의 "외국인의 입국허가신청에 대한 영사의 입국추천행위"로 정의하고 있다. 따라서, 외국인이 사증을 소지한 경우에도 공항만 출입국관리사무소 심사관의 입국심사결과 입국허가요건에 맞지 아니한 경우 입국을 허가하지 않을 수 있다.

1) 대한민국 사증(VISA) 견본

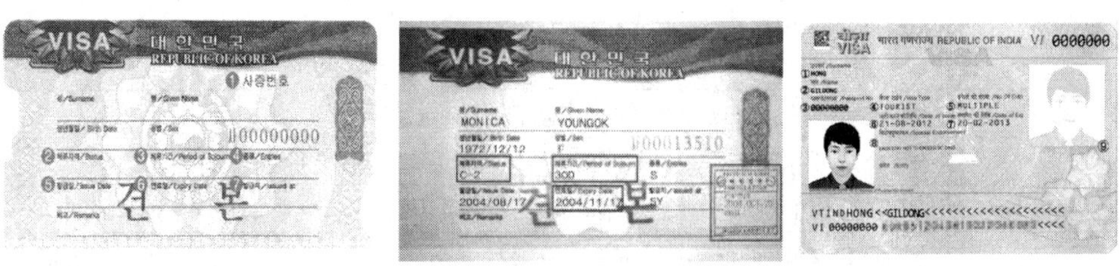

[그림 4-4] 대한민국 사증 견본

① 사증번호 : 사증발급 일련번호

② 체류자격 : 외국인이 국내에 체류하면서 행할 수 있는 사회적인 활동이나 신분의

종류이다.

③ 체류기간 : 대한민국 입국일로부터 기산하여 체류할 수 있는 기간이다.

④ 종류 : 사증의 종류, 즉 단수사증인지 복수사증인지 여부 표시(S : 단수사증, M : 복수사증)한다.

⑤ 발급일 : 사증의 발급일이다.

⑥ 만료일 : 사증의 만료일 즉, 사증 유효기간을 의미, 만료일 이전에 한국에 입국하여야 한다. 만료일이 지난 사증은 무효이다.

⑦ 발급지 : 사증발급지에 대한 정보이다.

2) 대한민국 사증(VISA)종류

〈표 4-5〉 대한민국 사증종류와 활동범위 및 해당자

사증종류	활동범위 및 해당자
외교(A-1)	외국정부의 외교사절단이나 영사기관의 구성원, 조약 또는 국제관행에 따라 외교사절과 동등한 특권과 면제를 받은 자와 그 가족
공무(A-2)	외국정부 또는 국제기구의 공무를 수행하는 자와 그 가족
협정(A-3)	협정에 의하여 외국인 등록이 면제 또는 면제할 필요가 있다고 인정되는 자와 그 가족
사증면제(B-1)	대한민국과 사증면제협정을 체결한 국가의 국민으로서 그 협정에 의한 활동을 하려는 자
관광통과(B-2)	관광, 통과 등의 목적으로 대한민국에 사증 없이 입국하려는 자
일시취재(C-1)	외국의 신문, 방송, 잡지, 기타 보도기관으로부터 파견되어 단기간 취재·보도활동을 하려는 자, 외국의 보도기관과의 계약에 의하여 단기간 취재·보도활동을 하려는 자, 외국 언론사의 지사 설치준비를 위해 단기간 활동을 하는 자
단기방문(C-3)	시장조사, 업무연락, 상담, 계약 등의 상용활동, 관광, 통과, 요양, 친지방문, 친선경기, 각종 행사나 회의 참가 또는 참관, 문화예술, 일반연수, 강습, 종교의식참석, 학술자료수집, 그 밖에 이와 유사한 목적으로 90일을 넘지 않는 기간 동안 체류하려는 사람
의료관광(C-3-3)	외국인환자 유치기관*의 초청을 받지 않고, 국내 의료기관에서 진료 또는 요양할 목적으로 입국하고자 하는 외국인환자 및 간병 등을 위해 동반입국이 필요한 배우자 등 동반가족
단기취업(C-4)	일시 흥행활동, 광고·패션활동, 강의·강연, 연구·기술지도, 공·사기관과의 계약에 의한 직업활동, 용역제공, 정보기술 등 첨단 기술분야 ※ 단순노무 직종은 단기취업(C-4) 자격에 해당되지 않는다.
문화예술(D-1)	수익을 목적으로 하지 아니하는 학술 또는 예술상의 활동
유학(D-2)	전문대학 이상의 교육·학술연구 기관에서의 유학 또는 연구활동
기술연수(D-3)	법무부장관이 정하는 연수조건을 갖춘 자로서 국내 산업체에서의 연수활동
일반연수(D-4)	유학(D-2) 자격에 해당하는 교육기관 또는 학술연구기관 외에 교육기관이나 기업체·단체 등에서 교육 또는 연수를 받거나 연구하는 활동
취재(D-5)	취재·보도활동

* 외국인환자 유치기관 : 의료법에 따라 보건복지부장관에게 외국인환자 유치 의료기관 또는 외국인환자 유치업자로 등록을 마친 자

사증종류	활동범위 및 해당자
종교(D-6)	종교활동, 사회복지활동
주재(D-7)	외국기업 국내지사 등에서 주재활동, 해외진출 기업근무 외국인력 국내 본사 주재활동
기업투자(D-8)	외국인 투자기업에서의 주재활동, 벤처기업 육성에 관한 특별조치법에 따라 벤처기업을 설립한 자, 대한민국 국민이 경영하는 기업에 투자한 자, 학사 이상의 학위를 가진 사람으로서 지식동산권을 보유하거나 이에 준하는 기술력 등을 가진 법인 창업자
무역경영(D-9)	회사경영, 무역, 영리사업, 수출설비(기계)의 설치·운영·보수, 선박건조, 설비제작 감독, 영리사업
구직(D-10)	전문직종 취업에 필요한 연수 또는 구직활동
교수(E-1)	고등교육법에 의한 자격요건을 갖춘 외국인으로서 전문대 이상의 교육기관이나 이에 준하는 기관에서 교육 또는 연구지도, 고급 과학기술인력
회화지도(E-2)	법무부장관이 정하는 자격요건을 갖춘 외국인으로서 외국어 전문학원, 초등학교 이상의 교육기관 및 부설어학연구소, 방송사 및 기업체 부설어학연수원 기타 이에 준하는 기관 또는 단체에서 외국어 회화지도
연구(E-3)	자연과학분야의 연구 또는 산업 고도기술의 연구개발 종사, 고급 과학기술인력
기술지도(E-4)	공·사기관에서 자연과학분야의 전문지식 또는 산업상의 특수분야에 속하는 기술제공
전문직업(E-5)	대한민국의 법률에 의하여 행할 수 있도록 되어 있는 전문업무 종사
예술흥행(E-6)	수익이 따르는 음악, 미술, 문학 등의 예술활동
특정활동(E-7)	대한민국 내의 공·사기관 등과의 계약에 의하여 법무부장관이 특히 지정하는 활동에 종사하고자 하는 전문외국인력 및 그를 초청하고자 하는 자
비전문취업(E-9)	외국인근로자의 고용 등에 관한 법률에 의거, 사업주에게 외국인근로자 고용을 허가하고, 외국인 근로자에게는 당해 사업주에게 고용되는 조건으로 최장 4년 10개월간 취업을 허용하는 인력제도에 적용되는 자
선원취업(E-10)	내항선원(E-10-1), 어선원(E-10-2), 순항여객선원(E-10-3)
방문동거(F-1)	친척방문, 가족동거, 피부양, 가사정리, 기타 이와 유사한 목적의 체류
거주(F-2)	영주자격을 부여받기 위하여 국내 장기체류하려는 자
동반(F-3)	문화예술(D-1)부터 특정활동(E-7)까지의 체류자격에 해당하는 자의 동반가족(단 기술연수(D-3)는 제외)
재외동포(F-4)	재외동포
영주(F-5)	영주권
결혼이민(F-6)	국민의 배우자, 국민과 혼인관계(사실상의 혼인관계를 포함한다)에서 출생한 자녀를 양육하고 있는 부 또는 모로서 법무부장관이 인정하는 사람, 국민의 배우자와 혼인한 상태로 국내에 체류하던 중 그 배우자의 사망이나, 실종, 그 밖에 자신에게 책임이 없는 사유로 정상적인 혼인관계를 유지할 수 없는 사람으로서 법무부장관이 인정하는 사람
기타(G-1)	외고(A-1)부터 결혼이민(F-6)까지, 관광취업(H-1) 또는 방문취업(H-2) 체류자격에 해당하지 않는 사람으로서 법무부장관이 인정하는 사람
의료관광(G-1-10)	외국인환자 유치기관의 초청을 받지 않고, 국내 의료기관에서 진료 또는 요양할 목적으로 입국하고자 하는 외국인환자, 외국인환자의 간병 등을 위해 동반입국이 필요한 배우자 등 동반가족 및 간병인
관광취업(H-1)	대한민국과 관광취업에 관한 협정이나 양해각서를 체결한 국가의 국민으로서 관광을 주된 목적으로 하면서 이에 수반되는 관광경비 충당을 위해 단기간 취업활동을 하려는 자

3) 대한민국 사증발급절차

① 신청장소 : 대한민국 대사관 또는 영사관

사증은 재외공관(대한민국대사관 또는 총영사관)에서 재외공관의 장이 법무부장관의 위임을 받아 발급한다(「출입국관리법」 제8조제2항, 「출입국관리법 시행규칙」 제9조, 제11조).

② 사증발급신청 시 제출서류

㉠ 여권

㉡ 사증발급신청서

㉢ 각 체류자격별 첨부서류

③ 참고사항

재외공관장은 사증발급이 위임된 사증에 대해서만 재량으로 사증을 발급할 수 있다. 사증발급권한이 위임되지 아니한 사증에 대해서는 법무부장관에게 승인을 요청해야 한다(「출입국관리법 시행규칙」 제8조제1항).

사증발급인정서 발급대상자가 사증발급인정서를 제출하지 아니하고 사증발급을 신청하는 경우 공관장은 사증발급승인 요청절차에 의거 법무부장관의 승인을 받아 사증을 발급할 수 있다(그림 4-5).

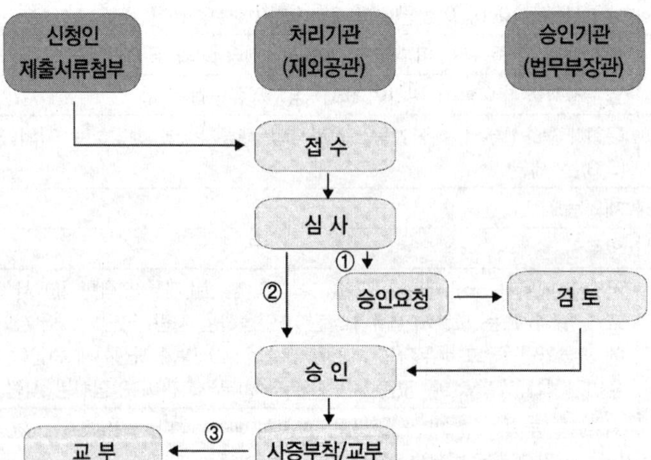

① 사증발급권한이 재외공관장에게 위임되지 아니한 사증에 대해서는 법무부장관에게 승인요청
② 사증발급권한이 재외공관장에게 위임된 경우 재외공관장 재량으로 사증발급
③ 체류자격, 유효기간 등이 기재된 대한민국사증을 여권에 부착하여 신청인에게 교부

[그림 4-5] 대한민국 사증발급절차

④ 주의사항

사증발급 승인을 요청한 자가 그 승인여부가 결정되기 전에 국내에 입국하게 되면 그 신청을 포기한 것으로 간주하여 불허 처리된다. 사증발급 신청일 또는 사증발급에 관한 법무부장관의 승인통보를 받은 날로부터 3개월이 경과한 후 사증을 발급받고자 하는 때에는 새로이 사증발급 신청을 하여야 한다. 사증발급 신청 시에 외국인은 입국목적에 맞는 체류자격을 확인하여 그에 따른 첨부서류를 재외공관에 제출하여야 한다.

4) 의료관광비자

① 의료관광비자

의료관광비자 발급현황은 〈표 4-6〉과 같이 의료관광객이 국내 병원에서 치료받기로 결정이 되면 그 다음 절차로 입국 비자신청을 해야 한다. 현재 우리나라는 의료관광객의 합법적인 장기체류를 위하여 의료관광비자를 발급하고 있다.

〈표 4-6〉 2011년 의료비자 국가별 발급현황

국 가	발급건수	국 가	발급건수
러시아	3,999	캄보디아	98
중국	1,757	우즈베키스탄	57
몽골	1,653	인도네시아	42
카자흐스탄	349	방글라데시	23
베트남	193	기타	88
합계	8,259		

㉠ 의료관광비자는 미국, 일본 등 선진국보다는 중국, 러시아, 몽골 등에서 더 선호되고 있다. 미국, 일본은 일반 비자가 잘 나오는 반면 중국, 러시아, 몽골 등에서는 일반비자를 받기 어렵기 때문이다. 물론 비자면제협정 또는 무비자 입국허가 대상국가의 의료관광객은 병원의 예약상황과 비행기일정, 숙박시설예약 등 간소한 절차에 의해 입국이 가능하다. 〈표 4-7〉과 같이 우리나라의 비자면제협정 체결국은 2012년 7월 기준 96개 국가이며 이중 외교나 관용목적이 아닌 일반 목적에 대해서도 적용되는 국가는 65개국이다.

〈표 4-7〉 비자면제협정국(2012년 7월 31일 기준)

비자면제기간	해당 국가
30일 면제(1)	튀니지
60일 면제(2)	포르투갈, 레소토

비자면제기간		해당 국가
90일 면제	아주지역(4)	말레이시아, 싱가포르, 태국, 파키스탄
	미주지역(25)	그레나다, 니카라과, 도미니카공화국, 도미니카연방, 멕시코, 바베이도스, 바하마, 베네수엘라, 벨리즈, 볼리비아, 브라질, 세인트루이즈, 세인트빈센트 그레나딘, 세인트키츠네비스, 수리남, 아이티, 엔티가 바부다, 엘살바도르, 자메이카, 칠레, 코스타리카, 콜롬비아, 트리니다드토바고, 파나마, 페루
	유럽지역(28)	그리스, 네델란드, 노르웨이, 덴마크, 독일, 라트비아, 루마니아, 룩셈부르크, 리투아니아, 리히텐슈타인, 몰타, 벨기에, 불가리아, 스웨덴, 스위스, 스페인, 슬로바키아, 아이슬란드, 아일랜드, 에스토니아, 영국, 오스트리아, 이탈리아, 체코, 폴란드, 프랑스, 핀란드, 헝가리
	중동, 아프리카, 기타 지역(5)	이스라엘, 터키, 라이베리아, 모로코, 뉴질랜드

㉡ 무비자 입국허가 대상 국가는 〈표 4-8〉과 같이 51개이며 이중 관광 및 통과목적으로 입국이 허가되는 국가 또는 지역은 49개국이다.

〈표 4-8〉 무비자 입국 허가대상(2012년 7월 기준)

허가기간		대상 국가 및 지역
30일	아시아(8)	바레인, 브루나이, 사우디아라비아, 아랍에미리트, 예멘, 오만, 카타르, 쿠웨이트
	남미(6)	가이아나, 아르헨티나, 에콰도르, 온두라스, 우루과이, 파라과이
	유럽(10)	모나코, 몬테네그로, 바티칸, 보스니아 헤르체고비나, 사이프러스, 산미라노, 세르비아, 안도라, 알바니아, 크로아티아
	대양주(12)	괌, 나우루, 뉴칼레도니아, 마셜제도, 미크로네시아, 사모아, 솔로몬군도, 키리바시, 통가, 투발루, 팔라우, 피지
	아프리카(5)	남아프리카공화국, 모리셔스, 세이셸, 스와질란드, 이집트
90일(7)		레바논, 일본, 타이완, 홍콩, 미국, 슬로베니아, 호주
6개월(1)		캐나다

② 의료관광비자 발급절차

법무부는 2009년 5월 이후 출입국관리법 시행규칙을 개정하여 〈표 4-9〉와 같이 기존의 단기종합(C-3 · 90일), 일반(G-1 · 1년) 비자에 치료목적 입국을 의미하는 메디컬 코드 M 표기를 더해 C-3-M, G-1-M 두 종류의 의료관광비자를 발급하고 있다. 미용치료 등 90일 이하의 간단한 진료에는 단기, 90일 이상의 장기치료와 재활이 필요한 경우엔 1년짜리 비자를 발급받으면 된다.

㉠ 의료관광비자의 경우 불법체류자의 장기체류 방편으로 쓰이는 것을 방지하기 위하여 비자발급심사 시 병원예약확인서, 재정입증서류, 초청 의료기관의 등록증 사본 등 진위여부 확인을 위한 별도의 서류제출도 필요하다. 외국인 유치 의료기관이나 유치

업체를 통해 입국한 사람 중 3명 이상이 불법체류를 하면 해당 업체의 초청 권한이 취소되므로 주의가 필요하다.

그러나 이 같은 서류는 일반인인 의료관광객 입장에서 개별적으로 준비하기에는 다소 부담스러워 비자와 관련해서 입국준비기간만 2~3개월이 걸린다는 불편사항이 제기됨에 따라 의료법상 외국인환자 유치 의료기관 또는 유치업자로 등록한 자의 초청으로 **사증발급인정서**를 활용한 초청비자 발급이 가능해졌다.

㉡ **의료관광 비자발급**을 위해서 초청인측은 **사증발급인정신청서, 초청사유서, 사업자등록증 사본, 외국인환자 유치 의료기관 또는 유치업자의 등록증 사본, 의료기관에서 발급한 의료목적 입증서류** 등을 준비해야 한다. 제휴공관에 준비된 서류를 보내면 해당 외국인에 대한 공관 개별 심사가 아닌 유치업체의 신뢰도가 심사되는 비자절차가 이뤄진다.

〈표 4-9〉 의료관광비자(C-3-M, G-1-M)를 받기 위한 준비서류

서 류	비 고	
1. 사증발급신청서	필수	사진부착
2. 여권 및 신분증	필수	원본 및 사진면 사본
3. 의료기관에서 발급한 의료목적 입증서류	필수	① 현지 진료확인서 및 진단자료 (원본과 번역본) ② 의사소견서 (원본과 번역본) ③ 예약확인서 혹은 의료기관 입금확인서 ④ 입국목적 사실확인서 ⑤ 향후 치료비 추정서
4. 사업자등록증	필수	의료기관 및 유치업체 사업자등록증
5. 치료 및 체류비용 조달능력을 입증할 수 있는 서류	필수	① 통장사본 ② 재직증명서 번역본 ③ 소득증명서 번역본 ④ 의료보험가입증명서
6. 초청장	선택	① 초청사유서 ② 유치기관 초청장 ③ 체류일정표 (혹은 관광일정표)
7. 동반자 서류	선택	환자 본인과의 가족관계증명서류

㉢ 최근에는 늘어나는 의료관광객들의 편의 도모를 위하여 법무부에서는 [그림 4-6]과 같이 전자사증발급 시스템인 **휴넷코리아**(HuNet KOREA)를 이용하여 출입국관리사무소 방문 없이 온라인으로 사증발급인정서를 신청하고 처리과정 및 처리결과를 확인할 수 있도록 운영하고 있다(www.visa.go.kr).

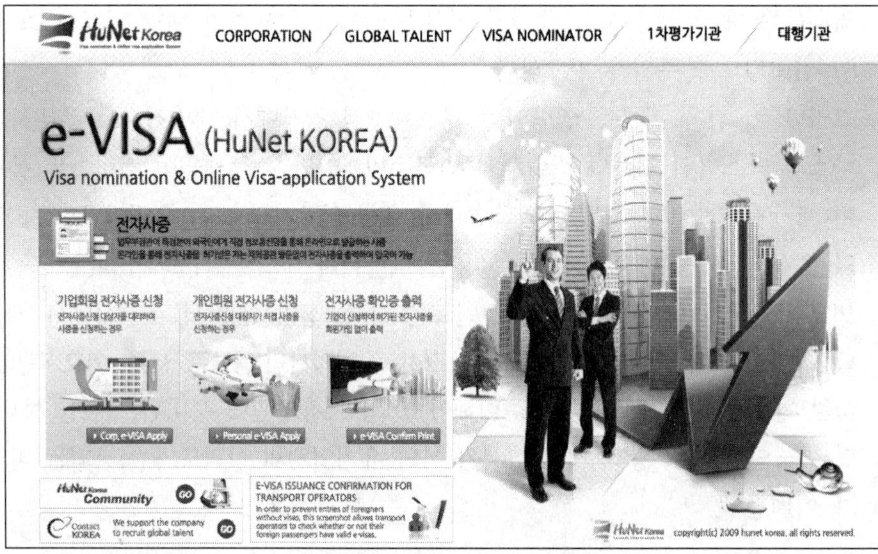

[그림 4-6] 전자사증발급 시스템 휴넷

이를 이용하여 [그림 4-7]과 같이 의료비자발급을 위한 사증발급인정서를 신청할 경우 3일 이내에 발급가능하며, 발급받은 사증발급인정서 번호만 해당 재외공관에 제출하면 3일 이내에 의료관광 사증을 발급받을 수 있다.

㉣ 국내 의료기관이 피초청인인 의료관광객의 신원을 보증하면 재정입증 서류제출을 생략할 수 있으며, 의료기관이나 유치업체가 휴넷에 유치기관으로 등록하면 사증발급 시 필요한 외국인환자 유치 의료기관 또는 유치업자 등록증을 별도로 제출하지 않아도 된다. 의료관광객 알선 우량업체에게는 최장 3년간 유효한 복수사증 발급이 가능해지는 등 지속적인 개선방안이 추진되고 있다.

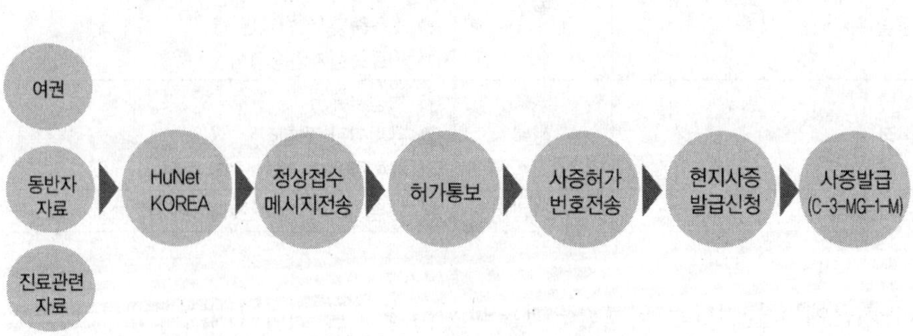

[그림 4-7] 휴넷을 통한 의료관광비자 발급절차

㉤ 의료관광객 혹은 동반자가 개별적으로 의료관광비자를 발급받기 위해서는 관련 서류를 직접 준비하여 재외공관에 제출해야 하는데 제출서류를 구비한 경우 통상 러

시아 3일, 중국(선양) 5일, 몽골 14일이 소요되고 있다.*

중국 의료관광객이 급격히 늘어남에 따라 중국 의료관광객들 중 의료기관 또는 유치업체가 보증하거나 의료관광비자로 방문한 적이 있는 경우에는 3년간 유효한 복수비자가 발급가능하며, 우수 유치업체의 의료관광객을 대상으로 도착지 비자제도 도입을 추진하고 있다.

㉥ **도착비자**는 여행사가 입국예정자의 명단을 사전에 관할 출입국관리사무소에 전송하면 해당 사무소장이 도착비자 신청확인서를 발급하고 이 확인서를 소지한 여행객은 비자 없이 도착하여 공항에서 입국을 허가하는 제도이다. 또한 과거 의료관광비자와 복수비자를 발급받았던 사람으로서 불법체류 등 범죄경력이 없는 중국인이 다시 비자를 신청할 때에는 신청서 이외 모든 추가 서류를 면제해 비자발급절차를 간소화하고 있다.

(5) 외국인 입국심사

출입국관리행정의 특징인 외국인 입국허가 여부에 대한 국가의 고유한 주권이다. 외국인 입국심사 시 국가 이익보호에 최우선을 두고 있으며, 위조 · 변조 여권소지자 등 불법입국 기도사와 입국금지자의 입국을 저지한다. 여권 위조 · 변조, 입국목적 불분명, 초청자 불분명 등 불법적인 방법으로 한국으로 입국을 시도하는 외국인에 대해 입국을 거부할 수 있다.

1) 외국인 입국요건

① 유효한 여권 등(선원의 경우에는 여권 및 선원신분증명서) : 유효기간이 만료된 여권일 경우 입국할 수 없다.

② 유효한 사증 : 사증발급 유효기간 내에 입국하여야 하며, 발급받은 사증과 방문목적이 일치하지 않을 경우 입국이 거부될 수 있다.

③ 입국금지 사유에 해당되지 않아야 한다. 국제테러분자, 과거 한국 불법체류자 등의 사유로 입국금지 되어 있는 경우 입국할 수 없다.

2) 사증없이 대한민국 입국

사증없이 대한민국 입국이 〈표 4-10〉에 해당하는 자는 가능하다.

---

* 2012.2.7. '의료비자 얻는데 2~3개월' 보도에 대한 법무부 해명자료(http : //www.moj.go.kr/HP/COM/bbs_03/ListShowData.do?strAnsNo=A&strNbodCd=noti0006&str OrgGbnCd=100000&strRtnURL= MOJ_30300000&strWrtNo=262)

〈표 4-10〉 무사증 입국 대상자

사증면제 협정체결국가	환승관광외국인 무사증 입국
지정에 의한 무사증 입국	제주지역 무사증 입국
빈번 출입국자	재입국허가 소지자
제3국 여행 통과객	국제기구 발급여권 소지자
일본인 관광/방문	APEC 기업인 여행카드 소지자
유럽여행 중국인 관광통과	

① 사증면제 협정체결국가 : 사증면제 협정체결국가 국민이 관광 또는 방문목적 등으로 입국하고자 하는 경우에 한하여 사증 없이 입국이 가능하다. 단, 영리행위나 취업행위 등 하고자 할 때에는 그에 합당한 사증을 발급받고 입국하여야 한다.

② 지정에 의한 무(無)사증 입국 : 국제관례, 상호주의, 국가이익 등을 종합적으로 고려하여 〈표 4-11〉과 같이 무사증입국 허가대상국가를 따로 지정하고 있다(2009년 10월 1일 현재 51개국). 관광 또는 방문목적에 한하여 무사증 입국이 가능하며 일반적으로 30일동안 체류할 수 있다. 단, 캐나다는 6개월, 마카오 · 미국 · 호주 · 홍콩 · 슬로베니아 · 타이완 · 일본은 90일 동안 체류할 수 있다.

〈표 4-11〉 외교, 관용, 일반여권 소지자 무사증 입국허가 대상국가 · 지역

대 륙	국가명 및 지역	합계
아시아	일본(90일), 홍콩(90일), 마카오(90일), 타이완(90일), 브루나이, 카타르, 사우디아라비아, 쿠웨이트, 오만, 예멘공화국, 아랍에미리트, 바레인(90일)	12개국
북아메리카	미국(90일), 캐나다(6개월)	2개국
남아메리카	아르헨티나, 온두라스, 파라과이, 우루과이, 에콰도르, 가이아나	6개국
유럽	안도라, 모나코, 산마리노, 사이프러스, 알바니아, 크로아티아, 슬로베니아(90일), 바티칸, 보스니아, 헤르체고비나, 세르비아, 몬테네그로	11개국
오세아니아	호주(90일), 괌, 피지, 나우루, 팔라우, 키리바시, 마샬군도, 솔로몬군도, 미크로네시아, 뉴칼레도니아, 사모아, 투발루, 통가	13개국
아프리카	남아프리카공화국, 모리셔스, 세이쉘, 스와질랜드, 이집트	5개국

③ 빈번 출입국자

㉠ 대상국가 : 무사증입국이 허가되지 않은 국가 중 중국, 쿠바, 마케도니아를 제외한 모든 국가 국민이다.

㉡ 자격요건 : 최근 2년 이내에 4회 이상 입국하였거나, 통산 10회 이상 입국한 사실이 있는 외국인, 위 해당자 중에서 국내 체류기간 중 불법체류나 기타 범법사실이 없었던 외국인

㉥ 중국인은 최근 2년 이내 4회 이상 입국자나 통산 10회 이상 입국한 사실이 있는 자로 국내 체류기간 중 불법체류나 기타 범법사실이 없었던 자에 한하여 현지 공관장 재량으로 사증을 발급한다.

④ 제3국 여행 통과객

㉠ 대상국가 : 무사증입국이 허가되지 않은 국가 중 쿠바, 마케도니아, 시리아, 수단, 이란을 제외한 모든 국가 국민

㉡ 자격요건

ⓐ 미국, 일본, 캐나다, 호주, 뉴질랜드의 입국사증(재입국허가서 포함, 일본단체사증 제외)을 소지하고 한국을 경유하여 미국, 일본, 캐나다, 호주, 뉴질랜드로 가는 자

ⓑ ⓐ항의 입국사증를 소지한 자로서 미국, 일본, 캐나다, 호주, 뉴질랜드에 체류 후 동 국가에서 출발한 한국행 직항 항공편을 이용, 한국을 경유하여 국적국 또는 제3국으로 가는 자(단, ⓐ번 해당자 중 미국령 괌, 사이판 방문자는 제외)

㉢ 허가조건 : 30일 기간 내에 출국항공편이 예약된 항공권을 소지하고 미국, 일본, 캐나다, 호주, 뉴질랜드에 입국 후 불법체류 등 위법사실이 없는 자

⑤ 유럽여행 중국인 관광통과

㉠ 대상자 : 유럽 30개국 중 1개국의 입국사증(영주권포함)을 소지하고 최종목적지 연결항공권을 소지한 중국인

㉥ 중국 → 한국 → 유럽, 유럽 → 한국 → 중국

㉡ 유럽 30개국 : 그리스, 네덜란드, 노르웨이, 덴마크, 독일, 라트비아, 루마니아, 룩셈부르크, 리투아니아, 리히텐슈타인, 몰타, 벨기에, 스웨덴, 스위스, 스페인, 슬로바키아, 슬로베니아, 아이슬랜드, 아일랜드, 에스토니아, 영국, 오스트리아, 이탈리아, 체코, 키프러스, 포르투칼, 폴란드, 프랑스, 핀란드, 헝가리

㉢ 다음 해당자는 제외 : 유럽에서 중국으로 강제퇴거되는 자, 단체관광 협약에 의거 유럽을 여행하는 자

⑥ 환승관광외국인 무사증 입국허가(2014년 4월 6일)

㉠ 대상자 : 기존 제3국 여행 통과여객 무사증 입국대상자 이외에 본국 또는 제3국을 가기 위하여 인천공항에서 환승하는 외국인으로 환승관광 프로그램에 참가하는 사람(이하 "일반 환승객"이라 함)

ⓐ 제주도 무사증입국 불허국가 11개국(가나, 나이지리아, 마케도니아, 수단, 시리아, 아프가니스탄, 이라크, 이란, 코소보, 쿠바, 팔레스타인) 국민 제외

ⓑ 기존 제3국 여행 통과여객 무사증 입국 대상자 중 일본단체사증 소지 외국인으로서 환승관광 프로그램에 참가하는 사람(이하 "일반 환승객"이라 함)

ⓒ 인천 · 김해 · 양양 · 청주 · 무안공항으로 입국한 중국인 단체관광객으로서 제주 입도 조건으로 72시간 이내의 기간 동안 일정 관광가능지역에서 체류하려는 사람(이하 "제주 단체 환승객"이라 함)

㉡ 허가조건

ⓐ 일반 환승객의 경우 72시간 이내의 환승 항공권 소지하고 수도권에서 72시간 동안 체류

ⓑ 제주 단체 환승객의 경우 문화체육관광부에서 지정한 중국 단체관광객 유치 전담여행사 및 중국측 전담여행사(주중공관 단체사증신청 대행사)가 주관하고 72시간 이내의 제주행 국내선 항공권, 승선권 소지

㉢ 체류자격 및 기간

ⓐ 일반 환승객 : 관광통과(B-2), 72시간 이내

ⓑ 제주 환승객 : 관광통과(B-2), 15일

㉣ 조 건

ⓐ 제주 입도를 조건으로 관광가능지역 체류기간은 72시간 범위 내 허용

ⓑ 환승안내 도우미 운영에 동의

ⓒ 제주 입도 시 무사증입국 허가

ⓓ 출국가능공항 : 인천국제공항 입국자는 인천 · 김포 · 제주국제공항, 김해국제공항 입국자는 김해 · 인천 · 김포 · 제주국제공항, 양양공항입국자는 양양 · 인천 · 김포 · 제주국제공항, 청주공항입국자는 청주 · 인천 · 김포 · 제주국제공항, 무안공항입국자는 무안 · 인천 · 김포 · 제주국제공항

ⓔ 관광가능지역 : 인천공항입국(수도권), 김해공항입국(김해권, 수도권), 양양공항입국(양양권, 수도권), 청주공항입국(청주권, 수도권), 무안공항입국(무안권, 수도권)

※ ㉮ 수도권 - 서울 · 인천 · 경기, ㉯ 김해권 - 부산 · 울산 · 대구 · 경상도, ㉰ 양양권 - 강원도, ㉱ 청주권 - 대전광역시 · 충청도, ㉲ 무안권 - 광주광역시 · 전라도

⑦ 일본인 관광 · 방문 : 한국 · 일본 양국 정부가 단기간 자국을 방문하는 상대국 국민에게 항구적으로 사증면제를 시행하기로 함에 따라, 한국 · 일본 인적교류 활성화 및 상호주의에 입각하여 우리나라를 방문하는 일본인에 대하여 다음과 같이 무사증 입국을 허가한다.

㉠ 체류기간 : 90일

㉡ 체류활동 허용범위 : 관광통과, 상용, 회의참석, 친지방문 등. 단, 취업 또는 영

리활동은 제외

㉢ 제주지역 무사증 입국

㉣ 대상국가 : 무사증 입국이 허가되지 않는 국가 중 다음 국가 국민을 제외한 외국인으로서 관광 · 통과 등의 목적으로 제주도의 공항만으로 사증을 가지지 아니하고 입국하는 외국인

⑧ 제주지역 무사증 입국 불허국가(11개국) : 가나, 나이지리아, 리비아, 마케도니아, 수단, 시리아, 아프카니스탄, 이란, 이라크, 쿠바, 팔레스타인

㉠ 체류기간 : 30일

㉡ 허가지역 및 행동범위 : 제주도

㉢ 허가조건 : 허가대상자가 제주지역으로 직접 도착하는 항공기 또는 선박 등을 이용하여야 한다.

⑨ 재입국허가 소지자 : 재입국허가를 받은 사람 또는 재입국허가가 면제된 사람으로서 그 허가 또는 면제받은 기간이 끝나기 전에 입국하는 사람, 재입국허가면제협정이 체결되어 있는 13개 국가 국민으로서 외국인등록을 필한 자는 체류기간 내에 입국하는 경우 사증 없이 입국이 가능하다.

㉾ 프랑스, 수리남공화국, 벨기에, 네덜란드, 룩셈부르크, 스위스, 스웨덴, 덴마크, 노르웨이, 핀란드, 리히텐슈타인, 독일, 칠레(C-2, D-7, D-8, D 9)

⑩ 국제기구 발급 여권소지자 : 국제연합사무국이 국제연합 또는 그 전문기구의 직원에 대하여 발급하는 여행문서인 국제연합통행증(LAISSEZ-PASSER : 라세파세) 소지자가 공무로 입국하는 경우 사증 없이 입국이 가능하며, 체류기간은 30일을 부여한다.

㉠ APEC 기업인여행카드(APEC Business Travel Card : ABTC) : 경제인들의 원활한 경제활동을 지원하기 위하여 다음과 같이 사증 없이 입국할 수 있도록 편의를 제공하고 있다.

㉡ 대상국가(2012년 9월 현재 19개국) : 한국, 호주, 뉴질랜드, 일본, 중국, 홍콩, 대만, 베트남, 싱가포르, 태국, 말레이시아, 인도네시아, 브루나이, 파푸아뉴기니, 필리핀, 페루, 칠레, 멕시코, 러시아

㉢ 체류자격 : APEC 기업인여행카드(ABTC, APEC Business Travel Card) 소지자가 대한민국에 입국 시 체류자격 단기상용(C-3-4)과 체류기간 90일을 부여

(6) 외국인 출국심사

외국인의 출국은 자유이며, 원칙적으로 이를 제한할 수 없으나 범법행위 등 체류 중의 귀책성 있는 사유가 있는 경우에는 제한할 수 있으며, 특정한 경우에는 본인 의사와는

관계 없이 강제퇴거(추방)조치를 한다.

외국인 출국 시 유의사항은 체류기간을 넘겨(overstay) 출국하고자 하는 외국인은 출입국관리사무소에서 소정의 절차를 거친 후 출국이 가능하다. 등록외국인이 완전히 출국하고자 하는 경우 출국심사 시 외국인등록증을 반납하여야 한다.

① 외국인등록증 미반납 시 출입국관리법 제37조 위반으로 과태료가 부과된다.

② 등록외국인이 체류기간 내에 다시 입국하고자 하는 경우 재입국허가를 받아야 한다. 단, 재입국허가 면제국가는 제외한다(프랑스, 수리남, 벨기에, 네덜란드, 룩셈부르크, 스위스, 리히텐슈타인, 스웨덴, 덴마크, 노르웨이, 핀란드, 독일).

(7) 체류기간연장

이전에 허가받은 체류기간을 초과하여 계속 대한민국에 체류하고자 하는 외국인은 체류기간연장허가를 받아야 한다.

1) 체류기간연장허가 신청기간

체류기간연장을 신청하려고 하는 외국인은 현재의 체류기간이 만료하기 전 2개월부터 만료 당일까지 신청하여야 한다. 체류기간만료일이 지난 후 체류기간연장허가를 신청하게 되면 범칙금이 부과된다(「출입국관리법」 제25조).

2) 체류기간연장허가 신청방법

본인 또는 대리인(재외동포 F-4의 경우 대리인이 불가)이 [그림 4-8]과 같이 주소지 관할 출입국관리사무소에 필요한 제출서류(체류자격별 제출서류 참조)를 준비해서 신청하면 된다. 단, 신청당일 본인이 국내에 체류하고 있는 경우 신청이 가능하다(해외에서 민원신청 및 대리는 불가).

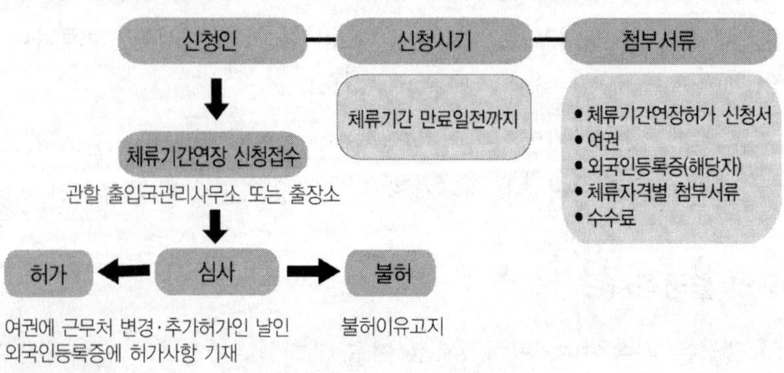

[그림 4-8] 체류기간연장허가 절차도

3. 재외동포의 출입국과 법적 지위에 관한 법률

(약칭 : 재외동포법) [법률 제12593호, 시행 2015. 01. 22.]

제1조(목적) 이 법은 재외동포(在外同胞)의 대한민국에의 출입국과 대한민국 안에서의 법적 지위를 보장함을 목적으로 한다.

제2조(정의) 이 법에서 "재외동포"란 다음 각 호의 어느 하나에 해당하는 자를 말한다.

1. 대한민국의 국민으로서 외국의 영주권(永住權)을 취득한 자 또는 영주할 목적으로 외국에 거주하고 있는 자(이하 "재외국민"이라 한다)
2. 대한민국의 국적을 보유하였던 자(대한민국정부 수립 전에 국외로 이주한 동포를 포함한다) 또는 그 직계비속(直系卑屬)으로서 외국국적을 취득한 자 중 대통령령으로 정하는 자(이하 "외국국적동포"라 한다)

제3조(적용 범위) 이 법은 재외국민과 「출입국관리법」 제10조에 따른 체류자격 중 재외동포 체류자격(이하 "재외동포체류자격"이라 한다)을 가진 외국국적동포의 대한민국에의 출입국과 대한민국 안에서의 법적 지위에 관하여 적용한다.

제4조(정부의 책무) 정부는 재외동포가 대한민국 안에서 부당한 규제와 대우를 받지 아니하도록 필요한 지원을 하여야 한다.

제5조(재외동포체류자격의 부여) ① 법무부장관은 대한민국 안에서 활동하려는 외국국적동포에게 신청에 의하여 재외동포체류자격을 부여할 수 있다.

② 법무부장관은 외국국적동포에게 다음 각 호의 어느 하나에 해당하는 사유가 있으면 제1항에 따른 재외동포체류자격을 부여하지 아니한다. 다만, 제1호나 제2호에 해당하는 외국국적동포가 38세가 된 때에는 그러하지 아니하다.

1. 직계존속(直系尊屬)이 외국에 영주할 목적 없이 체류한 상태에서 출생하여 외국국적을 취득함으로써 복수국적자(複數國籍者)가 된 남자가 병역을 기피할 목적으로 법률 제7499호 국적법 중 개정법률 시행 전 종전 제12조의 이중국적자의 국적선택의무에 따라 18세가 되는 해의 1월 1일 전에 대한민국 국적을 이탈하여 외국인이 된 경우
2. 대한민국 남자가 병역을 기피할 목적으로 외국국적을 취득하고 대한민국 국적을 상실하여 외국인이 된 경우
3. 대한민국의 안전보장, 질서유지, 공공복리, 외교관계 등 대한민국의 이익을 해칠 우려가 있는 경우

③ 법무부장관은 제1항과 제2항에 따라 재외동포체류자격을 부여할 때에는 대통령령으로 정하는 바에 따라 외교부장관과 협의하여야 한다.

④ 재외동포체류자격의 취득요건과 재외동포체류자격을 취득한 자의 활동범위는 대통령령으로 정한다.

제6조(국내거소신고) ① 재외국민과 재외동포체류자격으로 입국한 외국국적동포는 이 법을 적용받기 위하여 필요하면 대한민국 안에 거소(居所)를 정하여 그 거소를 관할하는 지방출입국·외국인관서의 장에게 국내거소신고를 할 수 있다.

② 제1항에 따라 신고한 국내거소를 이전한 때에는 14일 이내에 그 사실을 신거소(新居所)가 소재한 시·군·구의 장이나 신거소를 관할하는 지방출입국·외국인관서의 장에게 신고하여야 한다.

③ 제2항에 따라 거소이전 신고를 받은 지방출입국·외국인관서의 장은 신거소가 소재한 시·군·구의 장에게, 시·군·구의 장은 신거소를 관할하는 지방출입국·외국인관서의 장에게 각각 이를 통보하여야 한다.

④ 국내거소신고서의 기재사항, 첨부서류, 그 밖에 신고의 절차에 관하여 필요한 사항은 대통령령으로 정한다.

제7조(국내거소신고증의 발급 등) ① 지방출입국·외국인관서의 장은 제6조에 따라 국내거소신고를 한 재외국민이나 외국국적동포에게 국내거소신고번호를 부여하고, 다음 각 호의 구분에 따라 국내거소신고증을 발급한다.

1. 재외국민 : 재외국민 국내거소신고증
2. 외국국적동포 : 외국국적동포 국내거소신고증

② 제1항의 국내거소신고증에는 다음 각 호의 사항을 적는다.

1. 국내거소신고번호 2. 성명 3. 성별 4. 생년월일
5. 국적 6. 거주국 7. 대한민국 안의 거소 등

③ 지방출입국·외국인관서의 장은 대통령령으로 정하는 바에 따라 국내거소신고대장과 그 밖의 관계 서류를 작성하여 보존하여야 한다.

④ 제1항에 따라 국내거소신고증을 발급받은 후 분실·훼손(毁損)하거나 그 밖에 대통령령으로 정하는 사유로 재발급을 받으려는 자는 지방출입국·외국인관서의 장에게 재발급 신청을 하여야 한다.

⑤ 지방출입국·외국인관서의 장 또는 시·군·구의 장은 제6조에 따라 국내거소신고를 한 사실이 있는 자에게는 법무부령으로 정하는 바에 따라 국내거소신고 사실증명을 발급할 수 있다.

⑥ 제1항과 제4항에 따른 국내거소신고증의 발급·재발급 및 제5항에 따른 국내거소신고 사실증명의 발급을 신청하는 자는 법무부령으로 정하는 수수료를 내야 한다.

제8조(국내거소신고증의 반납) 외국국적 동포가 국내거소신고증을 지닐 필요가 없게 된 때에는 대통령령으로 정하는 바에 따라 그 사유가 발생한 날부터 14일 이내에 지방출입국·외국인관서의 장에게 국내거소신고증을 반납하여야 한다.

제9조(주민등록 등과의 관계) 법령에 규정된 각종 절차와 거래관계 등에서 주민등록증, 주민

등록표 등본 · 초본, 외국인등록증 또는 외국인등록 사실증명이 필요한 경우에는 국내거소신고증이나 국내거소신고 사실증명으로 그에 갈음할 수 있다.

제10조(출입국과 체류) ① 재외동포체류자격에 따른 체류기간은 최장 3년까지로 한다.

② 법무부장관은 제1항에 따른 체류기간을 초과하여 국내에 계속 체류하려는 외국국적동포에게는 대통령령으로 정하는 바에 따라 체류기간 연장허가를 할 수 있다. 다만, 제5조제2항 각 호의 어느 하나에 해당하는 사유가 있는 경우에는 그러하지 아니하다.

③ 국내거소신고를 한 외국국적동포가 체류기간 내에 출국하였다가 재입국하는 경우에는 「출입국관리법」 제30조에 따른 재입국허가가 필요하지 아니하다.

④ 대한민국 안의 거소를 신고하거나 그 이전신고(移轉申告)를 한 외국국적동포에 대하여는 「출입국관리법」 제31조에 따른 외국인등록과 같은 법 제36조에 따른 체류지변경신고를 한 것으로 본다.

⑤ 재외동포체류자격을 부여받은 외국국적동포의 취업이나 그 밖의 경제활동은 사회질서 또는 경제안정을 해치지 아니하는 범위에서 자유롭게 허용된다.

제11조(부동산거래 등) ① 국내거소신고를 한 외국국적동포는 「외국인토지법」 제4조제2항 제1호에 따른 경우 외에는 대한민국 안에서 부동산을 취득 · 보유 · 이용 및 처분할 때에 대한민국의 국민과 동등한 권리를 갖는다. 다만, 「외국인토지법」 제4조제1항, 제5조 및 제6조에 따른 신고를 하여야 한다.

② 국내거소신고를 한 외국국적동포가 「부동산 실권리자명의 등기에 관한 법률」의 시행 전에 명의신탁(名義信託) 약정(約定)에 따라 명의수탁자(名義受託者) 명의(名義)로 등기하거나 등기하도록 한 부동산에 관한 물권(物權)을 이 법 시행 후 1년 이내에 「부동산 실권리자명의 등기에 관한 법률」 제11조제1항 및 제2항에 따라 실명(實名)으로 등기하거나 매각처분 등을 한 경우에는 같은 법 제12조제1항 및 제2항을 적용하지 아니한다.

제12조(금융거래) 주민등록을 한 재외국민과 국내거소신고를 한 외국국적동포는 예금 · 적금의 가입, 이율의 적용, 입금과 출금 등 국내 금융기관을 이용할 때 「외국환거래법」상의 거주자인 대한민국 국민과 동등한 권리를 갖는다. 다만, 자본거래의 신고 등에 관한 「외국환거래법」 제18조의 경우에는 그러하지 아니하다.

제13조(외국환거래) 재외국민이 다음 각 호의 어느 하나에 해당하는 지급수단을 수출하거나 외국에 지급하는 경우 「외국환거래법」 제15조와 제17조를 적용할 때 재외국민은 외국국적동포와 동등한 대우를 받는다.

1. 외국에 거주하기 전부터 소유하고 있던 국내 부동산을 매각하거나 수용으로 처분하였을 경우 그 매각 또는 처분대금
2. 외국에서 국내로 수입(輸入)하거나 국내에 지급한 지급수단

제14조(건강보험) 주민등록을 한 재외국민과 국내거소신고를 한 외국국적동포가 90일 이상

대한민국 안에 체류하는 경우에는 건강보험 관계 법령으로 정하는 바에 따라 건강보험을 적용받을 수 있다.

제16조(국가유공자 · 독립유공자와 그 유족의 보훈급여금) 외국국적동포는 국가유공자 등 예우 및 지원에 관한 법률 또는 독립유공자예우에 관한 법률에 따른 보훈급여금을 받을 수 있다.

제17조(과태료) ① 제6조제2항을 위반하여 국내거소의 이전 사실을 신고하지 아니한 자에게는 200만원 이하의 과태료를 부과한다.

② 제8조를 위반하여 국내거소신고증을 반납하지 아니한 자에게는 100만원 이하의 과태료를 부과한다.

③ 제1항이나 제2항에 따른 과태료는 대통령령으로 정하는 바에 따라 지방출입국 · 외국인관서의 장이 부과하고 징수한다.

4. 재외동포의 출입국과 법적 지위에 관한 법률해설

우리나라에 입국하거나 우리나라에서 출국하는 자의 출입국관리와 우리나라에 체류하는 외국인의 등록 등에 관한 사항을 규정하기 위하여 제정된 법률이다. 우리나라 국민의 출입국, 외국인의 입국과 상륙, 외국인의 체류와 출국, 외국인의 등록 등 강제퇴거, 선박 및 승무원, 보칙, 벌칙, 고발과 통고처분에 관하여 규정하고 있다.

대한민국에 입국하거나 대한민국으로부터 출국하는 모든 국민 및 외국인의 출입국관리와 대한민국에 체류하는 외국인의 체류관리 및 난민의 인정절차 등에 관한 사항을 규정함을 목적으로 한다.

① 대한민국에 출국 또는 입국하고자 하는 자는 출입국항에서 출입국관리 공무원의 출입국심사를 받아야 한다. 법무부 장관은 일정한 자에 대하여는 출입국을 금지할 수 있다. 누구든지 외국인을 불법으로 출입국시킬 목적으로 선박 등이나 여권 또는 사증 · 탑승권 등을 제공하여서는 안된다. 출입국관리 공무원은 일정기간 동안 외국인 승무원의 상륙허가를 할 수 있다. 외국인은 그 체류자격과 체류기간의 범위 내에서 대한민국에 체류할 수 있다.

② 외국인이 90일을 초과하여 대한민국에 체류하게 되는 경우에는 체류지를 관할하는 출입국관리 사무소장 또는 출장소장에게 외국인등록을 하여야 한다. 사무소장 · 출장소장 또는 외국인보호소장은 일정한 외국인을 대한민국 밖으로 강제 퇴거시킬 수 있다. 강제 퇴거명령을 받은 자는 국적 또는 시민권을 가진 국가로 송환한다. 사무소장 또는 출장소장은 대한민국에 체류하는 외국인이 일정한 사유에 해당하는

경우에는 출국권고나 출국명령을 할 수 있다. 법무부 장관은 대한민국 안에 있는 외국인에 대하여 난민임을 인정할 수 있다.

③ 선박 등이 출입국항에 출입항할 때에는 출입국관리 공무원의 검색을 받아야 한다. 선박 등의 장 또는 운수업자는 입국 또는 상륙을 허가받지 않은 자의 입국·상륙 방지 등 일정한 사항을 준수하여야 한다. 출입국관리 공무원은 직무집행상 무기를 사용할 수 있으며 필요한 조사를 할 수 있다. 법무부 장관은 사증발급, 입국허가 등과 관련하여 초청자 기타 관계인에게 그 외국인의 신원을 보증하게 할 수 있다. 대한민국 국민이 북한을 거쳐 출입국하는 경우에는 북한으로 가기 전 또는 남한으로 온 뒤에 출입국심사를 한다. 외국인의 남한·북한 왕래절차에 관하여는 특별한 사정이 있는 경우를 제외하고는 출입국절차의 규정을 준용한다. 출입국사범에 관한 사건은 사무소장·출장소장 또는 외국인보호소장의 고발이 없는 한 공소를 제기할 수 없으며, 사무소장 등은 통고처분을 할 수 있다.

④ 법제정의 취지는 법무부는 재외동포에게 출입국과 체류 및 모국에서의 경제활동에 대한 규제를 완화함으로써 그간 재외동포들의 애로사항을 해결하고, 이중국적의 요구에 담긴 애로사항을 선별 수용하며, 거주국에의 정착을 돕기 위하여 「재외동포의 출입국과 법적 지위에 관한 법률」(이하 재외동포법으로 약칭)을 제정, 시행하고 있다. 적용대상으로는 재외동포법은 재외동포를 재외국민과 외국국적동포로 구분하고 있는바 동 법은 이들에게 적용된다.

⑤ 재외국민이란 "대한민국의 국민으로서 외국의 영주권을 취득한 자 또는 영주할 목적으로 외국에 거주하고 있는 자" 즉, 거주국으로부터 영주권이나 이에 준하는 거주목적의 장기체류자격을 취득한 자 또는 해외이주법 제2조의 규정에 의한 해외이주자(취업·혼인 등으로 인한 이주자)로서 아직 영주권 등을 취득하지 못한 자를 말한다.

⑥ 외국국적동포란 "대한민국의 국적을 보유하였던 자 또는 그 직계비속으로서 외국국적을 취득한 자 중 대통령이 정하는 자" 즉, 대한민국의 국적을 보유하였던 자로서 외국국적을 취득한 자와 부모 또는 조부모의 일방이 대한민국의 국적을 보유하였던 자로서 외국국적을 취득한 자를 말한다. 이와 같은 외국국적동포의 범위는 헌법재판소가 위 법 제2조제2호 및 동법시행령 제3조에 대하여 1948년 정부수립 시점을 기준으로 외국국적동포를 차별하였다는 이유로 헌법 불합치 결정을 하였으므로, 위 시행령 제3조를 개정하여 해외이주시점에 따른 외국국적동포간 차별규정을 삭제하여 모든 외국국적동포를 포괄하도록 한 것이다.

⑦ 현행법에 재외동포체류자격(F-4) 취득자는 단순노무 등에 종사할 수 없도록 규정되

어 있으므로, 법무부장관이 고시하는 불법체류가 많은 국가의 외국국적동포들에 대하여는 일정한 소명자료를 추가 제출하는 경우에만 위 자격을 취득하도록 하였다.

5. 재외동포 거소신고 대상

재외국민은 대한민국의 국민으로서 외국의 영주권을 취득한 자 또는 영주할 목적으로 외국에 거주하고 있는 자이다. 그리고 **외국의 영주권을 취득한 자**는 거주국으로부터 영주권 또는 이에 준하는 거주목적의 장기체류자격을 취득한 자이다.

영주할 목적으로 외국에 거주한 자는 해외 이주법의 규정에 의한 해외이주자로서 거주국으로부터 영주권을 취득하지 아니한 자이고, **외국국적 동포**는 대한민국의 국적을 보유하였던 자 또는 그 직계비속으로서 외국국적을 취득한 자를 말한다. 재외동포 거소신고 시기로는 국내거소신고는 의무사항이 아니므로 원칙적으로 신고기간의 제한은 없다.

다만, 외국국적 동포가 국내거소신고를 하지 않는 경우에는 입국한 날부터 90일이내에 출입국관리법 제31조의 규정에 따라 외국인 등록을 하여야 한다.

출입국관리법에 따라 **재외동포체류자격**(F-4)의 부여 또는 변경허가를 받은 자는 그 허가를 받은 때 거소신고를 하여야 한다.

04 관광 관련 법규해설

현대사회에서 관광은 인간의 일상생활에서 매우 중요한 몫을 차지하고 있다. 관광은 삶의 질을 향상시키는 인간의 기본권으로 인식되고 있으며, 경제 · 사회 · 문화 등에 미치는 영향이 크다. 이를 국가전략사업으로 발전시켜 나가는 것이 세계 각국의 추세이다. 우리나라도 이와 같은 추세에 발맞추어 1975년에 관광산업을 국가전략산업으로 지정하고, 이를 진흥시키고자 관광행정기능의 강화, 제도의 개선 및 적극적인 관광정책을 추진하고 있다.

① 관광법규는 크게 보면 다양한 정책적 목적을 실현하기 위해 만들어진 일종의 특별법이다.

㉠ 관광관련법은 관광의 매체인 관광사업에 관한 전반적인 사항, 관광의 객체인 관광자원에 관한 보전 및 개발에 관한 사항 그리고 관광주체인 관광객의 관광활동을 보장하기 위한 국가의 공권력 발동과 관련된 사항을 주요 내용으로 다루고 있다.

㉡ 관광사업적 측면에서 관광법규는 관광기업들이 정상적인 투자와 합리적인 경영을 통한 이익을 보장하고 무분별한 중복투자나 과대광고, 허위광고, 서비스 질저하 등을 방지하기 위한 규제를 담당한다.

㉢ 관광질서를 유지하여 관광객 상호 간의 안전을 보장하고, 사업자로부터 관광객의 권리를 보호하여 관광사업의 장기적 발전을 도모하기 위한 역할도 담당한다.

② 관광법규는 행정법으로서의 성격과 관광법규 고유의 성격을 지닌다. 관광법규가 지니는 행정법으로서의 성격은 우선 자유재량성을 가지고 행정주체가 우위를 가지며 기술성, 명령성, 계도성을 띤다는 점에서 드러난다. 또한, 관광법규만의 고유한 성격은 임무법적, 질서법적, 영리보장법적, 공시주의적, 신뢰보장법적 성격을 지닌다.

③ **관광법규의 범위**는 실행 의미상 협의의 관광법규와 광의의 관광법규로 나눌 수 있다.

㉠ **협의의 관광법**은 관광기본법, 관광진흥법, 관광진흥개발기금법, 한국관광공사법, 관광숙박시설 등에 관한 특별법이다.

㉡ **광의의 관광법**은 크게 행위제한에 관한 법규, 교통·운수에 관한 법규, 자원의 보존과 관리에 관한 법규로 나눠어진다.

ⓐ **행위제한에 관한 법규**에는 출입국관리법, 여권법, 관세법, 외화관리법, 공중위생법이 있다.

ⓑ 교통·운수에 관한 법규는 항공법, 자동차 운수사업법, 도로법, 삭도궤도사업법이 해당한다.

ⓒ 자원의 보존과 관리에 관한 법규에는 도시공원법, 문화재보호법, 환경보전법, 산림개발법 공유수면관리법, 자연공원법이 해당한다.

1. 관광진흥법

관광여건을 조성하고 관광자원을 개발하며 관광사업을 육성함과 동시에 관광진흥에 이바지함을 목적으로 하는 법률이다.

① **관광사업의 종류**는 여행업, 관광숙박업, 관광객 이용시설업, 국제회의업, 카지노업, 유원시설업, 관광 편의시설업으로 하며, 업종에 따라 시·도지사 또는 문화체육관광부장관의 허가·지정·신고·등록이 필요하다. 관광사업자는 사업과 관련하여 보험 또는 공제에 가입하거나 영업보증금을 예치하여야 한다.

㉠ **관광사업자**는 사업장에 관광표지를 붙일 수 있다.

㉡ **여행업자**는 내국인의 국외여행에는 적합한 인솔자를 두어야 한다.

㉢ **관광숙박업**은 문화체육관광부장관이 등급을 정할 수 있다. 카지노업은 일정한 시설 및 기구를 갖추어야 하며, 일정 매출액을 관광진흥개발기금에 납부하여야 한다.

㉣ **유원시설업자**는 안전성검사를 받아야 한다.

㉤ **관광종사원**은 문화관광부장관이 실시하는 시험에 합격한 후 등록하고 교육을 받아야 한다. 관할 등록기관 등의 장은 관광사업자에게 관광종사원의 자격을 가진 자가 종사하도록 권고할 수 있다.

㉥ 지역별 관광협회 및 업종별 관광협회는 관광사업의 건전한 발전을 위하여 관광 업계를 대표하는 **한국관광협회중앙회**를 설립할 수 있다.

② 문화체육관광부장관은 관광과 관련된 국제기구와의 협력을 증진하며, 시 · 도지사와 함께 국내외 관광 홍보활동을 조정하거나 기타 필요한 사항을 지원할 수 있다.

③ 문화체육관광부장관은 관광정책 심의위원회의 의결을 거쳐 전국의 관광개발기본계획을 수립하여야 하고, 시 · 도지사는 권역별 관광개발계획을 수립하여야 한다. 관광지 및 관광단지는 〈표 4-12〉와 같이 관광특구는 시 · 도지사가 지정한다. 관광지 등의 조성사업 시행자는 이용자 분담금 및 원인자 부담금을 부과할 수 있으며, 입장료 · 관람료 또는 이용료를 징수할 수 있다.

〈표 4-12〉 관광지 및 관광단지 조성계획 및 지원시설

구분	내용
관광사업	관광객을 위해 운송, 숙박, 음식, 운동, 오락, 휴양 또는 용역을 제공, 그 밖에 관광시설을 갖추어 이용하게 하는 업
관광사업자	관광사업을 위하여 등록, 허가 또는 지정을 받거나 신고한 자
기획여행	국외여행자를 위해 목적지, 일정, 제공받을 운송 · 숙박 등 서비스 내용과 요금 등을 미리 정하고 여행자를 모집하여 실시하는 여행
회 원	일반 이용자보다 우선적 이용 또는 유리한 조건으로 이용하는 관광사업자(사업승인 받은 자 포함)와 약정한 자
공유자	단독소유나 공유의 형식으로 관광시설을 관광사업자(사업승인 받은 자 포함)와 약정한 자
관광지	자연적 · 문화적 관광자원을 갖추고 기본 편의시설을 설치한 지역으로 법에 따라 지정된 곳
관광단지	각종 관광시설을 종합적으로 개발하는 관광거점지역으로 법에 따라 지정된 곳
민간개발자	관광단지를 개발하려는 개인 / 법인(상법 · 민법상)
조성계획	보호 및 이용증진을 위한 관광시설의 조성과 관리에 관한 계획
지원시설	관리, 운영 및 기능 활성화에 필요한 안팎의 시설
관광특구	외국인 유치촉진 등을 위해 관계법령의 적용이 배제되거나 완화되고, 관광여건을 집중적으로 조성할 필요가 있는 지역으로 법에 따라 지정된 곳
문화해설사	관광객을 위하여 전문해설을 제공하는 자

(1) 관광진흥법 개정추진

관광법규는 관광진흥법 제1조에 의거하면 관광에 관한 사회질서를 유지하기 위하여 관광활동에 관계되는 제반현상을 규제하거나 조성하는 법이다. 관광활동이 원활하게 이루어지도록 관광여건을 조성하고 관광자원을 개발하여 관광사업의 지도·육성을 도모함으로써 관광진흥에 기여함을 목적으로 제정된 행정법이다.

① 1986년 12월 31일 제정 공포된 관광진흥법은 폐지된 관광사업법의 내용을 대부분 답습하고 있으나, 법률 명칭을 관광진흥법으로 변경하고 관광단지개발촉진법을 폐지하여 그 내용을 관광진흥법에 흡수 통합하는 한편 현실에 맞지 않는 미비점을 보완하였다. 새로 제정된 관광진흥법의 주요내용은 법률의 명칭을 관광진흥법으로 변경하였고, 관광사업의 종류를 확대하였다.

② 1980년대 들어와 한국에서 개최되는 각종 국제회의가 증가됨에 따라 대규모 국제회의의 원활한 수행을 유도하기 위해 국제회의 용역업을 관광사업으로 추가하였다. 그리고 관광진흥에 이바지할 수 있다고 인정되는 관광편의시설업을 관광사업으로 포함시켰다.

③ 관광지와 관광단지의 개발업무를 통합하였고, 대규모 국제회의나 외국인 관광객의 유치계획을 조정 권고할 수 있게 하였다. 그러나 대규모 국제회의나 외국인 관광객을 유치함에 있어 항공교통, 숙박 기타 수용시설의 확보가 충분히 되어 있어서 관광진흥법 개정에서 삭제하였다.

④ 관광종사원의 자격증을 5년마다 갱신하도록 하여 관광종사원의 수습관리를 원활하게 하고 자질향상을 도모하도록 하였다. 그러나 현재 관광종사원의 수급관리에 차질이 없다고 판단하여 종사원 자격의 유효기간제도를 폐지하였다. 또한 갱신등록에 따른 행정력의 낭비를 없게 하여 관광사업자 또는 관광종사원의 부담을 경감시키기 위해 관광진흥법을 개정하여 이 조항을 삭제하였다.

⑤ 관광사업의 사업정지에 대하여 과징금을 부과할 수 있는 근거를 마련하였고 청문제도를 도입하였다. 교통부장관이 관광사업의 등록, 지정, 사업계획의 승인을 취소, 사업정지, 관광종사원의 자격 또는 정지, 과징금 부과 등의 조치를 취할 경우 등록 또는 지정을 받거나 사업계획의 승인을 받은 자 또는 관광종사원의 의견을 듣도록 하였다.

⑥ 정부조직법을 개정되기 전까지 국토교통부장관이 최고책임자로 집행되어 왔고, 이후 관광사무를 문화체육부장관이 승계하였다. 이후 실정에 맞는 내용으로 일부 개정되고 규제완화와 철폐가 이루어지고 있다.

㉠ 의료관광 관련 기관에 대한 지원과 수용태세 개선에 대한 법적 근거 마련을 위한 관광진흥법 개정을 발의(의원 입법)한다.
㉡ 의료관광활성화를 위한 관련 유치기관 관광기금을 지원한다.
㉢ 의료관광 전문교육기관을 지정 및 지원한다.
㉣ 의료관광안내소 설치근거를 마련한다.
㉤ 외국인 관광안내에 대한 지원이 필요한 사항에 대해서는 대통령으로 정하도록 한다.

(2) 일본의 JLPT 시험

일본의 JLPT(Japanese Language Proficiency Test)시험은 1년에 2회만 치러지는 시험이기에 한 번의 기회를 놓치면 약 5~6개월 후에 시험을 볼 수 있고, 시험이 레벨별로 나누어져 있지만 결코 쉽지만은 않다(그림 4-9).

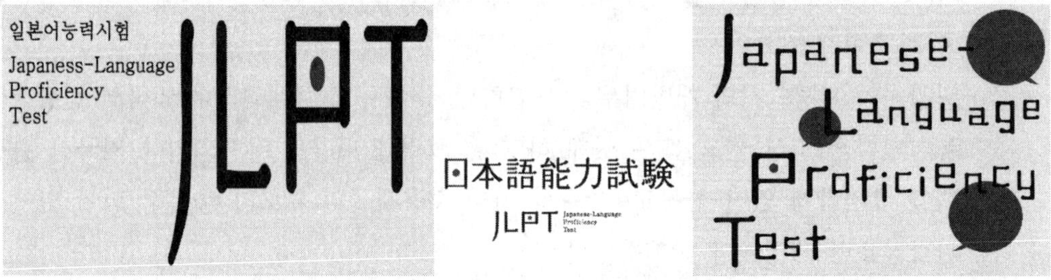

[그림 4-9] JLPT

2. 출입국관리법(출입국 절차 및 비자발급 등)

한국의 출입국관리법에 의하면 외국인의 체류자격은 32개이다. 체류종류는 90일 이하의 단기체류와 91일 이상의 장기체류, 그리고 체류기간의 제한이 없는 영주로 구분된다. 비자 혹은 사증은 의료관광객의 자국에 있는 외국영사가 입국추천을 한 서류를 의미한다. 2009년에 개정된 의료법 시행으로 외국인환자의 입국절차 간소화를 통해 유치를 지원하고자 외국인환자 비자발급 지침이 마련되어 시행되고 있다.

① 의료관광 비자는 90일 이하의 단기체류환자와 91일 이상의 장기체류환자용으로 2가지가 만들어졌다. 단기체류환자에게는 단기체류 비자 C-3에 숫자 3을 추가해서 만든 C-3-3 비자가 발급된다. 한편 91일 이상의 장기체류환자에게는 G-1-10 비자가 발급된다. 의료관광비자의 발급대상은 질병치료 또는 요양의 목적으로 국내 의료기관 또는 요양시설에서 치료받고자 하는 자이거나 보호자의 간병을 위하여 입국

하는 환자의 배우자, 자녀 또는 직계 가족이다.

② 의료관광 비자를 신청하는 방법은 2가지이다.

㉠ 외국인환자 본인이 재외공관에 사증발급인정서 없이 비자를 신청하는 방법이다.

㉡ 외국인환자 유치기관으로 등록된 의료기관이나 유치업자가 관할 출입국관리사무소에 사증발급인정서 발급을 요청하고, 사증발급인정서 발급 후 외국인환자가 재외공관에 비자를 신청하는 방법이다. 여기서 유치기관이 사증발급인정서 신청을 할 수 있는 것은 「출입국관리법」 제9조에 준한다. 2012년부터는 유치기관(의료기관이나 유치업자)이 온라인에 의한 사증발급인정서 신청을 할 수 있도록 휴넷이란 온라인 시스템(www.visa.go.kr)이 개발되었다.

③ 한국보건산업진흥원에 등록된 유치기관은 휴넷에 유치기관 회원가입을 해야 하는데 필요한 서류는 다음과 같다.

㉠ 사업자등록증 사본과 유치기관 등록증 사본

㉡ 대표자 신분증 사본

㉢ 휴넷 이용 담당직원이 대표자가 아닌 경우, 담당직원의 재직증명서 및 전담직원 지정신청서는 휴넷 회원가입 신청 후 관할 출입국관리사무소에서 회원가입 승인에 보통 3~4일이 소요된다.

④ 사증발급인정서 신청을 할 수 있는 유치기관으로 지정되기 위한 요건은 다음과 같다.

㉠ 「의료법」 제27조2에 의해 유효하게 등록된 의료기관 또는 유치업자일 것

㉡ 월별 유치실적 보고

㉢ 소재불명 발생 시 신고의무이행 동의각서 제출

㉣ 소속 직원 중 출입국 관련 법령 등에 대한 교육을 이수한 자를 1명 이상 두어야 한다.

⑤ 외국인환자 유치기관이 온라인(HuNet)을 통해 출입국관리사무소에 사증발급인정서 발급을 신청할 경우 필요한 서류는 다음과 같다.

㉠ 여권

㉡ 사증발급신청서 및 사진

㉢ 신분증 사본

㉣ 한국 의료기관에서 발급한 예약 입증서류

㉤ 자국에서의 병원진단서 혹은 의사소견서

㉥ 치료 및 체류비용 조달능력을 입증할 수 있는 서류 : 유치기관이 피초청인에 대하여 신원보증을 하는 경우는 이 서류의 제출은 생략된다. 외국인환자 유치 의료기관 또는 유치업자 등록증 사본 및 사업자등록증 사본(단, 온라인 사증신청

시스템 www.visa.go.kr에 유치기관으로 회원가입 시 유치기관 등록증 및 사업자등록증 생략가능)

ⓢ 가족동반자의 경우, 가족관계 입증서류(결혼증명서, 기록관계기록사항에 관한 증명서 또는 출생증명서 등)을 보면 이해하기 쉬울 것이다. 〈표 4-13〉은 외국인의 입국 법조항이다.

〈표 4-13〉 외국인의 입국 법조항

제7조(외국인의 입국) ① 외국인이 입국할 때에는 유효한 여권과 법무부장관이 발급한 사증을 가지고 있어야 한다.

② 다음 각 호의 어느 하나에 해당하는 외국인은 제1항에도 불구하고 사증 없이 입국할 수 있다.

1. 재입국허가를 받은 사람 또는 재입국허가가 면제된 사람으로서 그 허가 또는 면제받은 기간이 끝나기 전에 입국하는 사람
2. 대한민국과 사증면제협정을 체결한 국가의 국민으로서 그 협정에 따라 면제 대상이 되는 사람
3. 국제친선, 관광 또는 대한민국의 이익 등을 위하여 입국하는 사람으로서 대통령령으로 정하는 바에 따라 따로 입국허가를 받은 사람
4. 난민여행증명서를 발급받고 출국한 후 그 유효기간이 끝나기 전에 입국하는 사람

③ 법무부장관은 공공질서의 유지나 국가이익에 필요하다고 인정하면 제2항제2호에 해당하는 사람에 대하여 사증면제협정의 적용을 일시 정지할 수 있다.

④ 대한민국과 수교하지 아니한 국가나 법무부장관이 외교통상부장관과 협의하여 지정한 국가의 국민은 제1항에도 불구하고 대통령령으로 정하는 바에 따라 재외공관의 장이나 사무소장 또는 출장소장이 발급한 외국인입국허가서를 가지고 입국할 수 있다.

제9조(사증발급인정서) ① 법무부장관은 제7조제1항에 따른 사증을 발급하기 전에 특히 필요하다고 인정할 때에는 입국하려는 외국인의 신청을 받아 사증발급인정서를 발급할 수 있다.

② 제1항에 따른 사증발급인정서 발급신청은 그 외국인을 초청하려는 자가 대리할 수 있다.

③ 제1항에 따른 사증발급인정서의 발급대상·발급기준 및 발급절차는 법무부령으로 정한다.

(1) 공항출국절차

해외여행이 처음이거나 1년에 한두 차례 여행을 떠나는 사람들은 공항의 출입국절차를 어렵다고 한다. 출입국에 관한 중요한 사항들을 정리하였다.

① 세계 모든 공항의 출입국절차는 비슷하다. 출입국할 때 가장 주의해야 할 사항은 타인의 수하물을 대신 옮겨주거나 맡아주거나 같이 들고 나가서는 안된다.

② 마약이나 관세위반 물건의 운반책으로 처벌받아 외국 감옥에 장기간 수감될 수 있다.

③ 출입국 시 안면식이 없거나 낯선 사람의 부탁은 절대 거절하여야 한다. 가방뿐만 아니라 생각지도 못한 인형, 옷가지, 책 등에도 마약을 숨기기도 한다.

④ 지인이나 주변사람으로부터 물건운반을 부탁받을 경우에도 매우 각별히 유의해야 하며 되도록이면 거절하는 것이 좋다. 선의의 마음으로 베푼 친절에 엄청난 후회를 하게 된다.

(2) 탑승수속 전

공항으로 출발 전 여권과 항공권 소지 여부를 확인한다.

① 국제선 탑승을 위해서는 충분한 시간을 갖고 공항에 도착해서 여유롭게 탑승수속을 하도록 한다.

② 국제선의 경우 항공기 출발 2시간 30분 전에 도착하도록 한다. 늦어도 출발 2시간 전에는 도착해야 한다. 익숙하지 않은 외국의 큰 공항은 3시간 전에 도착하기를 권장한다.

③ 주말이나 성수기에는 탑승수속 시간이 더 많이 걸린다. 공항 내 면세점 쇼핑을 이용할려면 더욱 일찍 공항에 도착해야 한다.

④ 환전, 여행자 보험, 휴대전화 로밍은 출국장에 들어가기 전에 한다. 출국장을 지나서 탑승구에서도 서비스를 하는 공항도 있지만 기본적으로 출국 전에 한다.

(3) 탑승수속, 수하물 탁송

출국심사와 같이 어느 공항이든 일반적으로 [그림 4-10]과 같다.

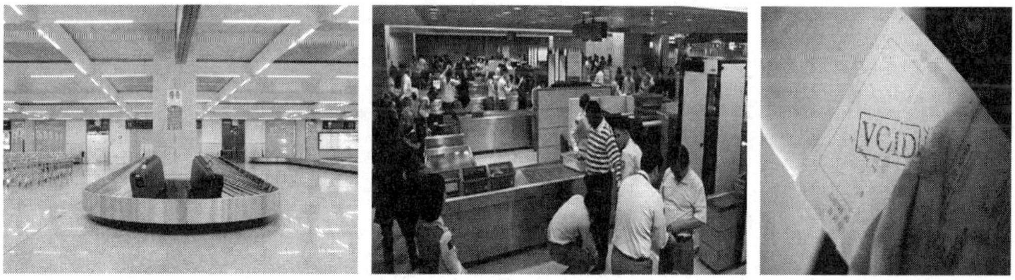

(a) 수하물 탁송 (b) 보안검색 (c) 여권 확인

[그림 4-10] 공항의 일반적인 출국심사

① 탑승수속 및 수하물 탁송 → 출국장 → 세관신고 → 보안검색 → 출국심사 → 탑승구 이동 → 탑승순이다.

㉠ 공항에 도착하면 출국층으로 먼저 간다.

㉡ 전광판에서 탑승할 항공사의 체크인 카운터를 확인한다.

㉢ 항공권에 적힌 항공편명과 출발시각, 목적지를 참고해 체크인 카운터(check in counter) 번호를 확인한다.

㉣ 모니터에 체크인 표시가 깜박이면 체크인 수속을 할 수 있다는 표시이다.

② 공항의 카트는 무료로 이용이 가능하다.

㉠ 공항버스 도착지 등 곳곳에 있다.

㉡ 자신의 탑승수속 카운터로 이동하여 탑승수속을 받는다.

㉢ 큰 항공사는 좌석등급별, 무인출국 시스템용 등으로 구분해서 체크인 카운터를 운영하고 있다.

㉣ 자신의 좌석등급에 해당하는 체크인 카운터에 줄 서 있다가 순서가 되면 카운터에 여권과 항공권(또는 E-ticket)을 제시한다.

㉤ 원하는 좌석을 선택한다.

㉥ 마일리지 적립을 한다.

③ 항공기 출발시간 기준으로 탑승수속(check-in)에 마감시간이 있다.

㉠ 보통 국제선은 40~60분 정도이나 항공사, 공항별로 차이가 있다.

㉡ 출국심사와 탑승구까지 이동시간, 항공기 탑승 마감시간까지 고려하면 항공사 카운터의 탑승수속을 더 일찍 마치는 것이 좋다.

④ 탑승수속 카운터에서 수하물 탁송도 같이 한다.

㉠ 이코노미석 승객이 화물칸에 실을 수 있는 짐의 무게는 20[kg], 비즈니스석 승객은 30[kg]까지이며, 기내 반입은 10[kg]까지 허용되는 것이 일반적이다.

㉡ 해당 항공사마다 기내 반입할 수 있는 규격이 조금씩 다른데 가로 · 세로 · 높이의 합이 115[cm] 이하가 일반적이다. 기내 반입할 수 없는 물건들은 모두 탁송 수하물로 부쳐야 한다.

㉢ 수하물 분실을 대비해서 자신의 짐을 미리 스마트폰 등으로 사진을 찍어 놓거나 특별한 표식을 해놓으면 좋다.

㉣ 최근에는 항공사에 따라 모바일 앱, 인터넷 웹 체크인, 셀프 체크인 기기를 이용해서 빠르고 편리하게 탑승수속을 할 수 있도록 서비스를 확대하고 있다. 좌석도 미리 배정받을 수 있고, 전용 수하물 탁송 카운터를 운영하는 항공사도 많다.

⑤ 공항에 따라서는 셀프 체크인 기기로만 출국수속을 하는 공항도 있으므로 미리 각 항공사 홈페이지를 참조해서 방법을 익혀두는 것이 좋다.

㉠ 사용법은 간단하며 공항마다 항공사마다 조금씩 다르지만 초기화면에서 항공사 선택 → 여정선택 → 수속할 인원선택 → 여권 정보입력(여권인식) → 좌석선택 → 마일리지 번호입력 → 탑승권 발급 순으로 진행된다.

㉡ 도시에 따라서는 도심 내에 얼리 체크인(early check-in) 서비스를 하고 있는 곳이 있다.

㉢ 수하물을 부치고 나면 탑승권(boarding pass)에 수하물 보관표(baggage tag)를 붙여서 여권과 함께 되돌려 준다.

㉣ 수하물에 관한 자세한 설명은 [수하물 관련 팁] 페이지를 참조하도록 한다.

㉤ 현지 화폐로 출국세를 받는 나라들이 있다. 이 경우 만약 현지 화폐 잔돈을 없애기 위해 다 써버리면 출국할 때 크게 곤란할 때가 있어 미리 확인해야 한다.

(4) 병무, 검역

여행 전 신고해야 할 내용이 있으면 병무청이나 검역대에 신고한다(그림 4-11).

① 25세 이상자인 병역의무자는 출국장에 들어가기 전에 인천공항 병무민원센터에서 국외여행허가를 받아야 한다.

② 사전에 인터넷으로 신청해도 된다.

③ 검역소에서는 외국여행자, 동물, 식물에 대한 검역 · 증명서를 발급하고 있다.

④ 도착지 국가에 따라 검역증명서를 확인하는 경우가 있으므로 반드시 확인해야 한다.

⑤ 검역 관련 절차는 탑승수속을 받기 전에 해야 신속하게 탑승할 수 있다.

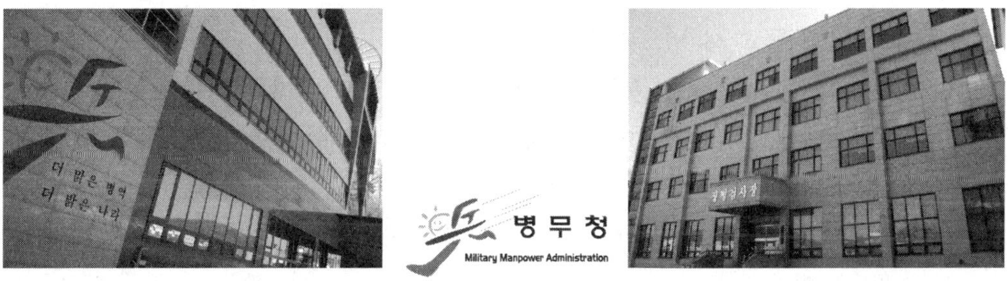

(a) 충북지방병무청 본관

(b) 충북지방병무청 징병검사장

[그림 4-11] 병무청

(5) 출국장, 세관신고

인천공항 3층에 항공사 카운터와 4개의 출국장이 있다. 어느 출국장으로 나가도 된다.

① 출국장으로 들어가면서 보안요원에게 여권과 탑승권을 보여준다.

㉠ 고가품 및 반입 · 출입 금지품목이 있는 경우에는 세관에 신고를 한다.

㉡ 사용하고 있는 고가품을 미리 세관에 신고해야 입국 시 불이익을 당하지 않는다.

㉢ 미화 1만$을 초과하는 일반해외 여행경비 휴대 반출 시에는 세관신고대에 신고해야 한다.

② 여행 시 사용하고 다시 가져올 귀중품 또는 고가품은 출국하기 전 세관에 신고한 후 휴대물품반출신고(확인)서를 받아야 입국 시에 면세를 받을 수 있다.

(6) 보안검색

탑승객의 위험한 물건소지 여부 및 휴대물품의 위험성 여부를 검사하는 과정이다.

① 보안검색대를 통과하는 절차는 나눠주는 바구니에 코트, 신발, 벨트, 가방, 카메라, 핸드폰, 허리띠, 주머니 속에 들어 있는 동전, 열쇠 같은 금속물질을 모두 담아서 검사대 컨베이어 위에 올려놓는다.

㉠ 노트북은 가방에서 꺼내서 따로 통과시켜야 한다. 가끔 노트북만 따로 가지고 가서 검색하기도 한다.

㉡ 액체 휴대품은 각 용기 100[mm] 이하에 총 용량이 1[l]가 넘지 않아야 하며, 비닐팩에 넣어서 따로 놓아두어야 한다.

㉢ 비닐팩을 미리 준비하지 못한 경우 공항 편의점에서 판매하고 있다.

② 여권과 탑승권만 소지한 채 X-레이 검색대를 통과한다.

㉠ 미처 바구니에 담지 못한 금속물질이 있으면 경고음이 울리는데 검색담당 직원이 검색봉으로 다시 한번 체크한다.

㉡ 양팔을 들고 서 있으면 된다.

㉢ 기내반입 불가능 물품은 압수당할 수 있으므로 미리 수하물로 부친다.

㉣ 맥가이버 칼, 카메라 여분 배터리, 카메라 삼각대, 손톱깍이도 해당 국가와 공항에 따라서 기내반입 물품으로 반입금지 당할 수 있으므로 주의한다.

③ 국토교통부는 카메라 삼각대를 기내반입을 허용하고 있으나 출발지 공항에 따라서 다를 수 있다.

(7) 출국검사

법무부에서 출입국 자격을 심사하는 과정이다. 출국심사대에서 출국심사를 받는 방법은 먼저 출국심사대 앞 대기선에서 순서를 기다린다.

① 모자(선글라스 등)는 벗고, 대기 중에는 휴대폰 통화는 자제한다.

② 여권과 탑승권을 심사관에게 제시하고, 간단한 질문에 답변을 하면 출국도장을 찍어서 돌려준다.

③ 외국 공항에서 출국하는 경우에는 입국 시에 썼던 출국신고서를 제출하면 된다.

④ 대한민국 국민은 우리나라 공항에서 출입국 심사를 받을 때 출입국 신고서를 작성하지 않아도 된다. 출국심사대를 통과한다.

(8) 출 국

탑승권(boarding pass)에 탑승구(gate) 번호와 좌석번호가 적혀 있다.

① 출국심사대에서 탑승구까지 거리가 먼 공항들이 있다.
 ㉠ 인천공항은 여객터미널 동편과 서편에 탑승구가 있었는데, 신탑승동을 추가하였다. 101～132번의 탑승구가 이곳에 있다.
 ㉡ 신탑승동으로 가기 위해서는 입국심사를 마친 후 표지판을 따라 지하로 가서 여객터미널과 탑승동 사이를 오가는 무인 셔틀 트레인을 타고 탑승구로 이동해야 한다. 주로 외국 공항사들의 탑승구가 이곳에 있다.
 ㉢ 셔틀 트레인은 5분 간격으로 자주 오고 이동시간도 2분 이내이다.
 ㉣ 출국심사대에서 탑승동까지 이동시간은 약 20분 정도가 소요된다.
 ㉤ 성수기에는 셔틀 트레인을 이용하는 사람이 많아 시간이 더 걸리기도 한다.
 ㉥ 미리 자신의 탑승구로 이동한다.
② 탑승시간을 고려해서 면세 쇼핑을 한다.
 ㉠ 늦어도 40분 전까지 탑승구에 도착하도록 한다.
 ㉡ 가끔 탑승구를 변경하기도 하므로 주의한다.
 ㉢ 국제선의 경우는 보통 출발 20분 전까지 탑승하지 않으면 비행기는 그냥 출발하므로 늦지 않도록 한다.
③ 탑승시간이 가까워지면 공항 내 모니터에 탑승표시가 깜빡이기 시작한다. 이때 해당 탑승구로 가면 탑승이 시작된다.
④ 여권과 탑승권을 보여주고 승무원들의 지시에 따라 비행기 안으로 들어간다.
⑤ 탑승순서는 보통 퍼스트 클래스, 비즈니스 클래스, 어린이와 임산부 노약자, 이코노미 클래스 순으로 들어간다. 기내반입 수하물은 10[kg] 정도이다.
⑥ 대한민국 국민은 입국신고서와 출국신고서 작성이 폐지되었으므로 작성할 필요가 없다. 현재 인천공항은 입국 시 공항 면세점을 이용할 수 없다. 출국 시에 면세 쇼핑을 한다(그림 4-12).

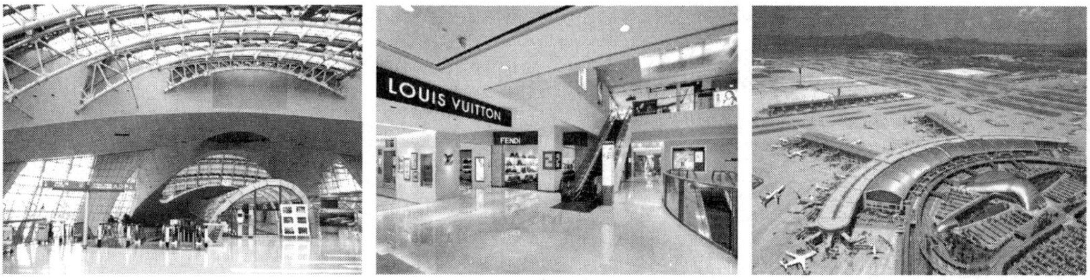

(a) 인천공항 (b) 인천공항 면세점 (c) 인천공항 전경

[그림 4-12] 인천공항

(9) 무인출국 시스템

국제선의 경우 늦어도 2시간 전에는 공항에 도착해야 하는데, 성수기, 주말에는 탑승수속, 출국심사, 탑승구까지의 이동시간만 해도 빠듯하다. 인천공항에는 자동 출입국심사 시스템이 있고, 각 항공사의 모바일 앱, 웹 체크인, 키오스크(kiosk) 등을 이용하면 전용 카운터에서의 수속 등으로 출국절차의 시간을 상당히 단축시킬 수 있다.

1) 자동 출입국심사 시스템(SES)

출입국 심사관에게 여권을 보이고, 심사를 받는 대신에 기기에 여권을 갖다대면 자동 심사되는 시스템이다.

① 인천공항 출국장 3층 F발권 카운터 앞에 자동 출입국 등록센터가 있다. 먼저 등록센터에서 양손 지문과 얼굴 사진을 등록해야 한다.

② 김포공항은 국제선 여객청사 2층 출입국 민원실에서 등록을 하고 있다.

㉠ 등록센터 근무시간 : 07 : 00~19 : 00. 출입국심사에 1분 이내의 시간이 걸린다.

㉡ 심사관을 통한 경우 15분 정도 걸린다.

③ 인천국제공항, 김포국제공항, 김해국제공항, 제주국제공항, 인천항 국제선 제1여객터미널의 출국장, 입국장에서 이용할 수 있다.

2) 무인 탑승수속 기기(Kiosk)

공항에서 카운터를 거치지 않고, 예약이 확약된 E-티켓 소지 승객이 자동 발권기에서 직접 탑승권을 발급받고, 좌석도 선택할 수 있는 자동 발권 서비스이다. 수하물은 수하물 전용 카운터에서 탁송할 수 있다.

① 출국자가 많이 몰리는 시간대에 이용하면 카운터 대기시간과 수하물 탁송시간을 절약할 수 있다.

② 주의사항으로 전자항공권의 여정과 실제 탑승할 여정이 일치해야 하며, 목적지가 비자 없이 입국할 수 있어야 하며, 출발 시각 1시간 전까지만 이용할 수 있다.

③ 인천공항 여객터미널에 38대가 설치되어 있다. 3분 정도면 탑승수속을 마칠 수 있다.

3) 웹 체크인

컴퓨터에서 인쇄한 탑승권은 공항 카운터에서 받은 실물 탑승권과 동일한 효력이 있다.

① 수하물이 없는 경우 출국장으로 바로 갈 수 있다.

② 항공사에 따라 실물 탑승권을 요하는 곳도 있으므로 홈페이지를 참조하면 편하다.

4) 모바일 앱 체크인

국제선의 경우에는 공항 내 전용 카운터를 방문하여 모바일 탑승권과 여권확인 후 실물 탑승권으로 교환해야 한다. 국내선의 경우에는 모바일 탑승권에 표출된 바코드로 자동 출입게이트(ONEPASS)와 탑승구 통과가 가능하다.

5) 한국 · 미국 자동 출입국심사 서비스(SES-GE)

최근 한국 · 미국 자동 출입국심사 서비스에 가입한 사람은 양국 공항에서 출입국심사를 받기 위해 줄을 서서 기다릴 필요 없이 자동 출입국심사대를 이용하여 신속하고 편리하게 출입국심사를 마칠 수 있도록 제도가 마련되었다.

(10) 비자발급받는 방법

해외여행을 출발하기 전 비자발급을 받아야 하는 나라가 있다.

① 나라별 비자발급받는 방법을 알아보면 비자는 방문하고자 하는 상대국의 정부에서 입국을 허가해주는 일종의 허가증으로 이를 비자라고 한다.

② 여행계획을 세우고 방문하고자 하는 국가가 결정되면 방문하고자 하는 나라에서 비자를 필요로 하는지를 확인해야 한다.

③ 비자가 필요한 국가들 중에는 방문목적에 따라 체류기간이 다를 수도 있고, 요구하는 구비서류도 다른 경우가 있다.

④ 최근 우리나라는 많은 나라들과 비자면제협정을 맺고 있으며, 이들 국가들은 단기간의 여행 시에는 비자가 필요치 않으나, 허용하는 기간을 초과하여 체류할 때에는 반드시 체류목적에 맞는 비자를 받아야 한다.

⑤ 비자에는 입국의 종류와 목적, 체류기간 등이 명시되어 있으며, 여권의 사증란에 스탬프나 스티커를 붙여 발급하게 된다.

⑥ 비자의 종류로는 〈표 4-14〉와 같이 관광비자, 학생비자, 방문비자, 주재원비자, 경유비자, 이민비자, ARRIVAL 비자, 문화공연 비자 등이 있다.

〈표 4-14〉 비자의 종류와 여행목적

비자종류	여 행 목 적
A-1	중앙정부 고위직 또는 미국 주재공관 파견 외교관과 그의 배우자 또는 자녀
A-2	대한민국 정부를 위해 공무로 가는 정부 공무원과 그의 배우자 또는 자녀

비자종류	여 행 목 적
A-3	A-1과 A-2 비자소지자를 위한 근로자와 그의 배우자 또는 자녀
B-1	단기 상용 방문
B-2	단기 관광
B-1/B-2	단기 상용 방문 또는 관광
C-1	미국 경유
C-2	미국 내 위치한 UN 지역에 가기 위해 미국 경유
C-3	미국을 경유하는 중앙정부 공무원과 그의 배우자 또는 자녀 및 근로자
C-1/D	선원, 승무원과 선원명단
E-1	상사주재원과 그의 배우자 또는 자녀
E-2	투자자와 그의 배우자 또는 자녀
E-3	호주인 전문직 직원
F-1	정규교육 혹은 언어연수를 위한 유학(SEVIS I-20 필요)
F-2	F-1 소지자의 배우자 또는 자녀(동반자 SEVIS I-20 필요)
G-1	미국 내 위치한 국제기구에서 장기 파견 근무할 정부대표와 그의 배우자 또는 자녀
G-2	미국 내 위치한 국제기구로 단기 파견 출장가는 정부대표와 그의 배우자 또는 자녀
G-3	미국 내 위치한 국제기구에 파견 근무할 미국과 비수교국가의 정부대표와 그의 배우자 또는 자녀
G-4	국제기구 직원과 그의 배우자 또는 자녀
G-5	G-1, G-2, G-3, G-4 소지자를 위한 근로자와 그의 배우자 또는 자녀
H-1-B(청원서 필요)	간호사
H-2-A(청원서 필요)	미국 내에서 구인하기 불가능한 임시직 농업 근로자
H-2-B(청원서 필요)	미국 내에서 구인하기 불가능한 임시적 비농업 근로자
H-3(청원서 필요)	산업 연수생
H-4(청원서 필요)	H-1, H-2, H-3 소지자의 배우자 또는 자녀
I	언론·보도활동을 하려는 언론인, 언론기관 특파원과 그의 배우자 또는 자녀
J-1	문화 교류방문자(SEVIS DS-2019 필요)
J-2	J-1 소지자의 배우자 또는 자녀(동반자 SEVIS DS-2019 필요)
L-1(청원서 필요)	동일 회사 내 미국 지사 전근자(국제적 기업에서 경영직, 임원직, 전문분야의 지위에 있는 직원)
L-2(청원서 필요)	L-1 소지자의 배우자 또는 자녀
M-1	직업교육 유학(SEVIS I-20M 필요)
M-2	M-1 소지자의 직계가족(동반자 SEVIS I-20M 필요)
O-1(청원서 필요)	과학, 예술, 운동, 사업, 교육분야에 특수한 재능소유자
O-2(청원서 필요)	O-1 소지자를 직업적인 분야에서 동반 혹은 보조하는 자
O-3(청원서 필요)	O-1, O-2 소지자의 배우자 또는 자녀
P-1(청원서 필요)	경기에 참여하는 운동선수와 공연을 하려는 연예인
P-2(청원서 필요)	상호 교환 프로그램에 참가하는 운동선수나 연예인
P-3(청원서 필요)	독특한 문화행사에서 공연을 할 예술인 혹은 연예인
P-4(청원서 필요)	P-1, P-2, P-3 소지자의 배우자 또는 자녀

비자종류	여 행 목 적
Q-1(청원서 필요)	국제 문화교류 행사참가자
R-1(청원서 필요)	미국 내 종교활동 종사자
R-2(청원서 필요)	R-1 소지자의 직계가족
TN	NAFTA에 따라 자격있는 캐나다인과 멕시코인 무역업무종사자
TD	TN 소지자의 배우자 또는 자녀

1) 체류기간별의 비자

체류기간별의 비자로는 영주비자, 임시비자가 있다. 일본의 비자로는 2006년 3월 1일 이후 일반여권을 소지한 한국인은 단기체재 목적으로 일본에 입국하는 경우 비자가 면제 또한, 외교여권 또는 관용여권을 소지한 한국인에 대해서는 다음의 경우 사증이 면제된다(그림 4-13).

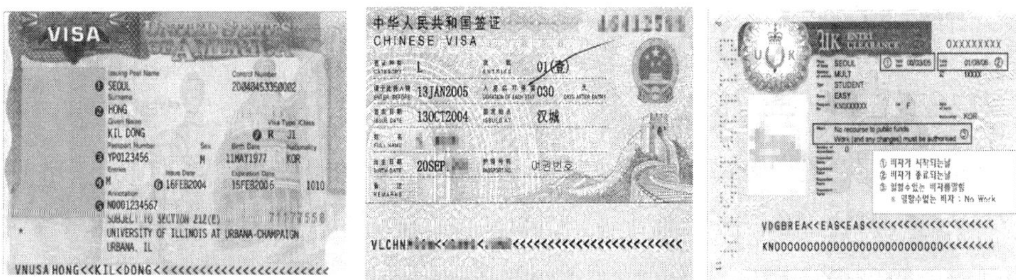

(a) 미국의 비자　　(b) 중국의 비자　　(c) 학생 비자

[그림 4-13] 발급된 비자 사진

① 외교 또는 공무 목적으로 일본에 입국하려고 하는 경우
② 단기체재(90일 이내)의 목적으로 일본에 입국하려고 하는 경우

2) 일본 비자면제 대상

① 통과, 관광, 오락, 보양을 목적으로 하는 자이다.
② 협의회, 콘테스트 등에 아마추어로서 참가하려고 하는 자이다(아마추어 : 참가자가 아마추어로 보수를 받지 않는 경우, 주최자가 부담하는 도항비, 체재비 및 입상자에 대한 상품 등은 보수로 간주하지 아니한다).
③ 지인, 친구, 친족 등을 방문하려고 하는 자이다(병문안, 관혼상제 등의 출석을 포함).
④ 견학, 시찰 등의 목적을 가진 자이다(예 공장 등의 견학, 모범 시 등의 시찰을 행하는 자).
⑤ 민간단체 주최의 강습, 회의 등에 민간인으로서 참가하는 자이다.
⑥ 일본에 기반을 갖지 않은 상태로 상담, 계약조인, 업무연락, 에프터서비스, 선전,

시장조사, 기타 모든 단기상용의 목적을 가진 자이다.

⑦ 단기 사내 강습을 받으려고 하는 자이다.

⑧ 참배, 종교회의참가, 교회설립에 관한 업무연락 등을 행하려는 목적으로 단기간 체재하려고 하는 자이다.

⑨ 보도, 취재 등의 일시적 용무(일본에 방문하는 국빈 · 공빈 또는 스포츠 선수 등과 동행해서 행하는 취재활동 등)를 목적으로 하는 자이다.

⑩ 자매도시 또는 학교의 친선 방문자(친선사절이 행하는 홍보, 선전을 포함)이다.

⑪ 단기간의 어학연수(어학연수를 90일 이내에 수료하고 또한 해당 연수수료 후 계속해서 상급 코스 등을 수강할 예정이 없는 경우에만 가능하다(상급 코스 수강 시 취학의 재류자격을 취득하기 위한 수속 필요).

⑫ 기타 단기체재를 하려고 하는 자이다.

㉥ 회사의 설립준비를 목적으로 하는 자, 단기간 병치료를 목적으로 하는 자, 대학수험자, 외국법 사무변호사가 되기 위한 승인을 받는 등의 수속을 위해 체재하는 자이다.

3) 비자가 불필요한 국가

이들 국가들은 〈표 4-15〉와 같이 단기간 여행 시 비자 없이 방문할 수 있는 국가이다. 그러나, 허용하는 기간을 초과하여 체류할 때는 체류목적에 맞는 비자를 받아야 한다.

〈표 4-15〉 비자가 불필요한 국가

기 간	국 가
3개월(90일)	• 아시아 : 태국, 파키스탄, 뉴질랜드, 말레이시아 • 미주 : 멕시코, 엘살바도르, 안티구아바뷰다, 니콰라과, 트리니다드토바고, 수리남공화국, 세인트빈센트그나딘, 세인트킷츠네비스, 세인투루시아, 도미니카연방, 자메이카, 그레나다, 콜롬비아, 아이티, 페루, 코스타리카, 바하마, 바메이도스, 브라질, 아르헨티나 • 유럽 : 그리스, 오스트리아, 스위스, 프랑스, 네덜란드, 리히텐슈타인, 영국, 벨기에, 독일, 터키, 룩셈부르크, 스페인, 핀란드, 스웨덴, 덴마크, 노르웨이, 아일랜드, 아이슬랜드, 몰타, 체코, 폴란드, 헝가리, 불가리아, 슬로바키아, 루마니아 • 특수지역 : 라이베리아, 이스라엘, 모로코
30일	튀니지, 사이판, 남아프리카공화국, 스리랑카, 칠레, 대만, 싱가포르
60일	포르투칼, 레소토, 이탈리아, 인도네시아(입국비자)
6개월	영국, 캐나다
기타	싱가포르(14일~30일), 괌(14일), 마카오(20일), 필리핀(21일), 대만(30일), 베트남(15일)

한국의 ESTA 시행에 따라 미국시민권자의 한국방문(관광목적) 시 체류기간과 같이 기존에 무비자 30일~90일 체류까지 확대 적용된다(표 4-16).

〈표 4-16〉 비자면제 최대 체류기간

최대 체류기간		국 가
아시아 국가	15일	베트남, 라오스
	21일	필리핀
	30일	스리랑카, 대만, 사이판, 마이크로네시아, 브루나이, 키리바시, 통가, 투발루
	60일	사모아
	90일	태국, 말레이시아, 싱가포르, 마카오, 일본, 홍콩, 솔로몬군도, 뉴질랜드
	120일	비누아투, 피지
유럽 국가	09일	산마리노
	60일	포르투갈, 키르키즈스탄[2012년 7월 26일 체결]
	90일	그루지아, 그리스 , 네덜란드 , 노르웨이, 덴마크, 독일 , 터키, 라트비아, 루마니아, 룩셈부르크, 리투아니아, 리히텐슈타인, 마케도니아, 몰타, 벨기에, 보스니아, 불가리아, 사이프러스, 스웨덴, 스위스, 스페인, 슬로바키아, 슬로베니아, 아이슬란드, 아일랜드, 알바니아, 영국[최대 6개월], 에스토니아, 오스트리아, 우크라이나, 이탈리아, 체코, 크로아티아, 폴란드, 프랑스, 핀란드, 헝가리
중동 아프리카 국가	16일	모리셔스
	30일	오만, 튀니지, 남아프리카공화국, 세이셸
	60일	레소토
	90일	모로코, 이스라엘, 라이베리아, 보츠와나
미주 국가	15일	괌
	30일	우루과이
	90일	가이아나, 니카라과, 도미니카, 멕시코, 베네수엘라, 브라질, 세이트 킷츠네비스, 수리남, 아르헨티나, 안티구아바부다, 에콰도르, 엘살바도르, 온두라스, 우루과이, 자메이카, 칠레, 과테말라, 코스타리카, 콜롬비아, 파나마, 파라과이, 페루
	6개월	캐나다

② 미국입국 시(관광/상용/친지방문) 사전 전자 승인자에 대한 입국 가능하게 한다. 미국을 경유해서 제3국을 들어갈 때 반드시 전자사전 승인 또는 미국비자를 받아야 한다. 비자(사증)면제 협정체결현황은 〈표 4-17〉과 같다.

〈표 4-17〉 비자(사증)면제 협정체결현황

총체결국	적용대상	국 가 명	
93개국	외교관(3개국)	우크라이나(90일), 우즈베키스탄(60일), 투르크메니스탄(30일)	
	외교관/관용 (27개국)	필리핀(무제한), 파라과이(90일), 이란(3개월), 몽골(30일), 베넹(90일), 베트남(90일), 에콰도르(외교 : 업무수행기간, 관용 : 3개월), 사이프러스(90일), 벨리즈(90일), 이집트(90일), 파키스탄(3개월), 일본(3개월), 크로아티아(90일), 우루과이(90일), 인도(90일), 아르헨티나(90일), 러시아(90일), 알제리(90일), 벨라루스(90일), 아제르바이잔(30일), 캄보디아(60일), 카자흐스탄(90일), 방글라데시(90일), 라오스(90일), 미얀마(90일), 볼리비아(90일), 키르기즈(30일)	
	외교관/관용/ 일반 (63개국)	30일(1개국)	튀니지
		60일(2개국)	포르투갈, 레소토

총체결국	적용대상	국 가 명	
93개국	외교관/관용/일반 (63개국)	90일(60개국)	아주지역(4개국) : 태국, 싱가포르, 뉴질랜드, 말레이시아
			• 미주지역(25개국) : 바베이도스, 바하마, 코스타리카, 콜롬비아, 파나마, 도미니카(공), 도미니카(연),그레나다, 자메이카, 페루, 아이티, 세인트루시아, 세인트키츠네비스, 브라질, 세인트빈센트그레나딘, 트리니다드토바고, 수리남공화국, 안티구아바부다, 니카라과, 엘살바도르, 멕시코, 칠레, 과테말라, 베네수엘라(외교, 관용 30일, 일반 90일)
			• 구주지역(29개국) : [쉥겐국(25개국 중 슬로베니아 제외)]그리스, 오스트리아(외교·관용 180일), 스위스, 프랑스, 네덜란드, 벨기에, 룩셈부르크, 독일, 스페인, 몰타, 폴란드, 헝가리, 체코, 슬로바키아, 이탈리아, 라트비아 리투아니아, (이하 180일 중 90일) 에스토니아, 핀란드, 스웨덴, 덴마크, 노르웨이, 아이슬랜드(포르투갈은 60일에 해당) • [비쉥겐국] 리히텐슈타인, 영국, 아일랜드, 불가리아, 루마니아, 터키, 중동·아프리카지역(3개국), 모로코, 라이베리아, 이스라엘

구 분	가능한 나라
아주(11)	동티모르(외교·관용, 30일), 마카오(90일), 라오스(15일), 홍콩(90일), 몽골(최근 2년 이내 4회, 통산 10회 이상 입국자, 30일), 베트남(15일), 브루나이(30일), 인도네시아(외교·관용/14일), 일본(90일), 대만(30일), 필리핀(21일)
미주(9)	미국(90일)*, 캐나다(6개월), 가이아나, 아르헨티나(90일), 에콰도르(90일), 온두라스(90일), 우루과이(30일), 파라과이(30일), 북마리아나연방(30일)
구주(15)	사이프러스(90일), 산마리노(9일), 세르비아(90일), 모나코(90일), 몬테네그(90일), 슬로베니아(90일, 쉥겐국), 크로아티아(90일), 안도라(90일), 보스니아·헤르체고비나(90일), 우크라이나(90일), 조지아(90일), 코소보(90일), 마케도니아(1년 중 누적 90일), 알바니아(90일), 영국(최대 6개월)
대양주(11)	괌(45일/VWP 90일), 바누아투(1년내 120일), 사모아(60일), 솔로몬군도(1년 내 90일), 통가(30일), 팔라우(30일), 피지(4개월), 마샬군도(30일), 키리바시(30일), 마이크로네시아(30일), 투발루(30일)
아프리카 중동(7)	남아프리카공화국(30일), 모리셔스(16일), 세이쉘(30일), 오만(30일), 스와질랜드(60일), 보츠와나(60일), 아랍에미리트(30일)

③ 이탈리아는 협정상의 체류기간은 60일이나 상호주의로 90일간 체류기간을 부여했다(그림 4-14).

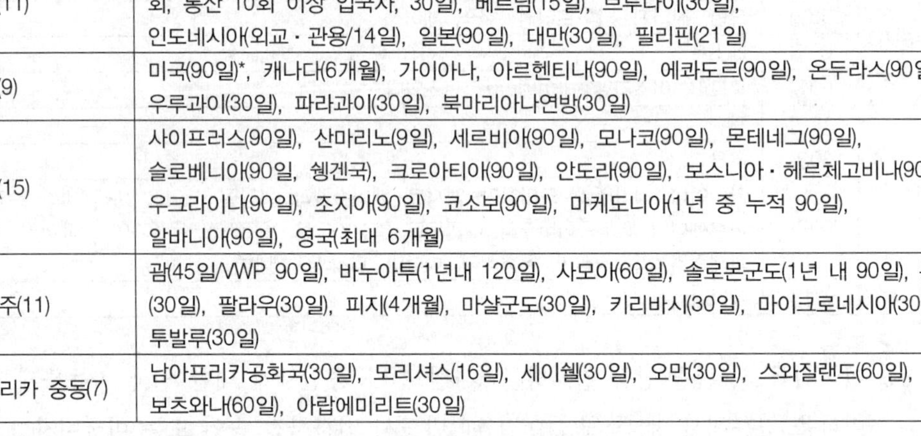

(a) 바티칸에 있는 성 베드로 대성당 (b) 이탈리아 피사의 사탑 (c) 이탈리아 콜로세움

[그림 4-14] 이탈리아

④ 미국은 사증 자체는 필요 없으나, 비자면제 프로그램에 의해 전자여권으로 https : //esta.cbp.dhs.gov에서 전자여행 허가를 미리 받아야 한다(그림 4-15).

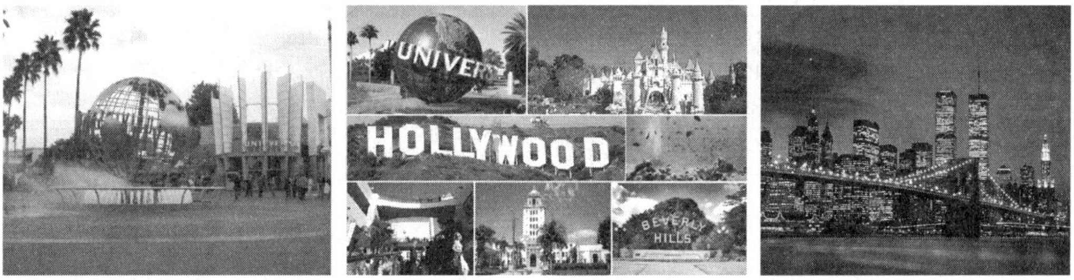

(a) LA 유니버셜 스튜디오 (b) LA 할리우드 (c) 뉴욕

[그림 4-15] 미 국

③ 영국은 무사증 입국 시 신분증명서, 재정증명서, 귀국항공권, 숙소정보, 여행계획 등의 제시가 필요(주영국대사관 홈페이지 참조, 그림 4-16)하다.

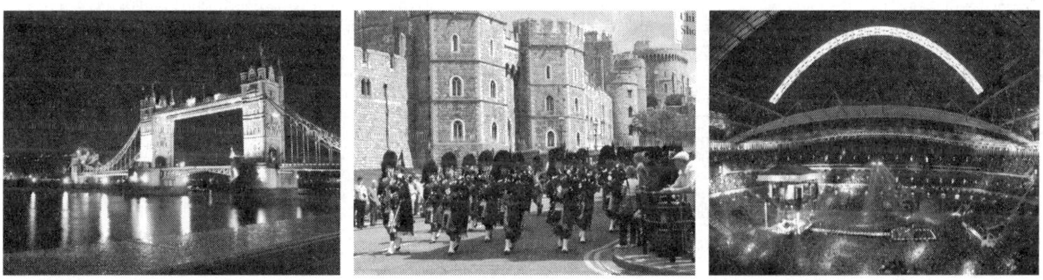

(a) 런던 타워 브릿지 (b) Windsor Castle(윈저성) (c) 웸블리 스타디움

[그림 4-16] 영 국

⑥ 우리나라에 무사증입국(30일)이 가능한 국가는 〈표 4-18〉과 같다.

〈표 4-18〉 51개 국가 또는 지역

구 분	가능한 나라
아주(6)	홍콩(90일), 일본(90일), 마카오(90일), 브루나이(30일), 대만(30일), 인도네시아(외교 · 관용, 30일)
미주(8)	미국(90일), 캐나다(6개월), 아르헨티나(30일), 온두라스(30일), 우루과이(30일), 파라과이(30일), 가이아나(30일), 에콰도르(30일)
구주(11)	모나코(30일), 교황청(30일), 슬로베니아(90일), 크로아티아(30일), 알바니아(30일), 사이프러스(30일), 산마리노(30일), 안도라(30일), 보스니아 · 헤르체고비나(30일), 세르비아(30일), 몬테네그로(30일)

구 분	가능한 나라
대양주(13)	괌(30일), 나우루(30일), 뉴칼레도니아(30일), 미크로네시아(30일), 솔로몬군도(30일), 키리바시(30일), 피지(30일), 마샬군도(30일), 팔라우(30일), 사모아(30일), 호주(90일), 투발루(30일), 통가(30일)
아프리카중동(13)	남아프리카공화국(30일), 스와질란드(30일), 이집트(30일), 모리셔스(30일), 세이셸(30일), 사우디아라비아(30일), 아랍에미리트(30일), 예멘(30일), 오만(30일), 카타르(30일), 쿠웨이트(30일), 레바논(외교·관용, 30일), 바레인(30일)

( )에 기재되지 않은 국가는 30일 무사증입국 허가

⑦ 외교·관용여권 소지자에 대해서만 무사증입국 허용된다. 우리나라의 기타 사증 관련 협정체결 현황이다. 적용대상으로는 복수사증(12개국)(협정 및 상호주의에 의거), 관광취업사증(11개국), 항공기승무원 양해각서로 나뉘는데 〈표 4-19〉와 같다.

〈표 4-19〉 기타 사증 관련 협정체결 현황

적용 대상	대상 국가
복수사증(12개국) (협정 및 상호주의에 의거)	인도(상용), 호주(상용), 아르헨티나(상용), 미국(단기 종합), 일본, 캐나다(상용), 브라질(상용, 투자, 취재), 러시아(단기 복수), 중국, 우즈베키스탄(상용 등), 우크라이나(상용·주재 등), 독일(주재, 투자 등)
관광취업사증(11개국)	호주, 캐나다, 일본, 뉴질랜드, 프랑스, 독일, 아일랜드, 스웨덴, 덴마크, 대만, 홍콩
항공기승무원 양해각서	중국

[별지 제17호서식] 〈개정 2010.11.16〉

(앞 쪽)

사증발급신청서 Application For Visa

※ 사증발급인정번호(CONFIRMATION OF VISA ISSUANCE No :)

사 진 PHOTO 3.5cm×4.5cm	1. 성 Surname	3. 漢字姓名	4. 성별 Gender [ ]M [ ]F
	2. 명 Given Names	5. 생년월일 Date of Birth	
	6. 국적 Nationality	7. 출생국가 Country of Birth	
	8. 현주소 Home Address		
	9. 전화번호 Phone No.	10. 휴대전화 Mobile Phone No.	
	11. 이메일 E-mail	12. 신분증번호 National Identity No.	

여권	13. 여권번호 Passport No.	14. 여권종류 Classification	外交, 公務, 公務普通, 因私, 其他 DP(外交), OF(官用), OR(一般), OTHERS(其他)
	15. 발급지 Place of Issue	16. 발급일자 Date of Issue	17. 기간만료일 Date Of Expiry

직업	18. 직업 Occupation	19. 직장전화번호 Business Phone No.
	20. 직장명 및 주소 Name and Address of Present Employer	

결혼여부 Marital status	21. [ ]기혼 married [ ]배우자사망 widowed [ ]미혼 Single [ ]이혼 divorced	
	22. 배우자 성명 Spouse's Name	23. 배우자 생년월일 Spouse's Date of Birth
	24. 배우자 국적 Spouse's Nationality	25. 배우자 연락처 Spouse's Phone No.

26. 입국 목적 Purpose of Entry	27. 체류예정기간 Potential Length of Stay
28. 입국예정일 Potential Date of Entry	29. 방한사실 Previous Visit (If Any)
30 국내체류지 Address in Korea	31. 국내전화번호 Phone No. in Korea
32. 국내 체류비용 지불자 Who Will Pay For The Expense For Your Stay?	
33. 과거 5년간 여행국가 Countries You Have Travelled During The Past 5 Years	

※ Please note that C-series visa holders are not able to change their residential status after entry into Republic of Korea pursuant to the first clause of article 9 of Immigration Regulation

34. 동반가족 Accompanying Family	관계 Relationship	국적 Nationality	성명 Name	생년월일 Date of bitrh	성별 Gender

35. 국내 보증인 Guarantor or Reference in Korea	관계Relationship	국적 Nationality	성명 Name	생년월일 Date of bitrh	성별 Gender

I declare that the statements made in this application are true and correct to the best of my knowledge and belief, that I will observe the provisions of the Immigration Law of the Republic of Korea and that I will not engage in any activities irrelevant to the purpose of entry stated herein. Besides, I am fully aware that any false or misleading statement may result in the refusal of a visa, and that possession of a visa does not entitle the bearer to enter the Republic of Korea upon arrival at the port of entry if he/she is found inadmissible.

신청일자 DATE OF APPLICATION　　　　신청인 서명 SIGNATURE OF APPLICANT

공용란 FOR OFFICIAL USE ONLY

기본사항	체류자격		체류기간		사증종류	단수 · 복수(2회, 3회 이상)
접수사항	접수일자		접수번호		처리과	
허가사항	허가일자		허가번호		고지사항	
결 재	담당자		가 · 부	〈심사의견〉		

수입인지 부착란

210mm×297mm(인쇄용지(2급) 60g/m²)

출입국관리법 시행규칙[별지 제21호서식] (앞쪽)

사증발급인정신청서
Application for Confirmation Of Visa Issuance

신청번호 (APPLICATION No.) : 제 호

☐ 피초청자(INVITEE)

성 명 Name In Full				한자성명 漢子姓名		여권용사진 PHOTO (35㎜×45㎜)
성 별 Gender	[ ] M [ ] F	생년월일 Date Of Birth		국 적 Nationality		
직장 및 직위 Place & Position Of Employment						
주 소 Address				전화번호 Telephone		

☐ 초청자(INVITER)

성 명 Name In Full				생년월일 Date Of Birth	
성 별 Gender	[ ]M [ ]F	국적 Nationality		주민등록(외국인등록)번호 Registration No.	
직장 및 직위 Place & Position Of Employment					
주 소 Address				전화번호 Telephone	
휴대전화 Cell Phone				이 메 일 E-Mail	
초청사유 Reason For Invitation					
초청기간 Desired Period Of Invitation					
예정근무처 Work At					

「출입국관리법 시행규칙」 제17조제2항에 따라 사증발급인정을 신청합니다.

I hereby apply for Confirmation of Visa Issuance, pursuant to Article 17(2) of the provisions for enforcement of the Immigration Law.

신청일 Date Of Application	20 . . .	신청인 Applicant Name	서명 또는 인 Signature/Seal

신청인 제출서류	「출입국관리법시행규칙」 별표 5(사증발급신청 등 첨부서류)의 체류자격별 첨부서류 참고
담당 공무원 확인사항	「출입국관리법시행규칙」 별표 5(사증발급신청 등 첨부서류)에 따라 사업자등록증 사본, 법인등기사항전부증명서, 건설업등록증 사본, 주민등록표 등·초본이 첨부서류로 되어 있는 경우

행정정보 공동이용 동의서 (Consent for sharing of administrative information)

본인은 이 건 업무처리와 관련하여 담당 공무원이 「전자정부법」 제36조에 따른 행정정보의 공동이용을 통하여 위의 담당 공무원 확인사항을 확인하는 것에 동의합니다. *동의하지 아니하는 경우에는 신청인이 직접 관련 서류를 제출하여야 합니다.

I, the undersigned, hereby consent to allow all documents and information required for the processing of this application to be viewed by the public servant in charge. As specified under E-government Law, article 36. *If you disagree, you will present all related documents yourself.

신청인 Applicant Name 서명 또는 인 Signature/Seal

공용란 (For Official Use Only)

인정 사항	
인정 번호	
사증 종류	단수, 복수, 더블
체류 자격	
체류 기간	
접 수 일	
접수 번호	
담 당 자	

결 재		의 견	
		가 / 부	

범법 사실

입국 규제

출입국사실

파 일

210mm×297mm[백상지 80g/m²(재활용품)]

(뒤쪽)

처 리 절 차 (Procedure)

이 신청서는 아래와 같이 처리됩니다.

신청인(초청자)	처리기관
	출입국관리사무소(출장소)

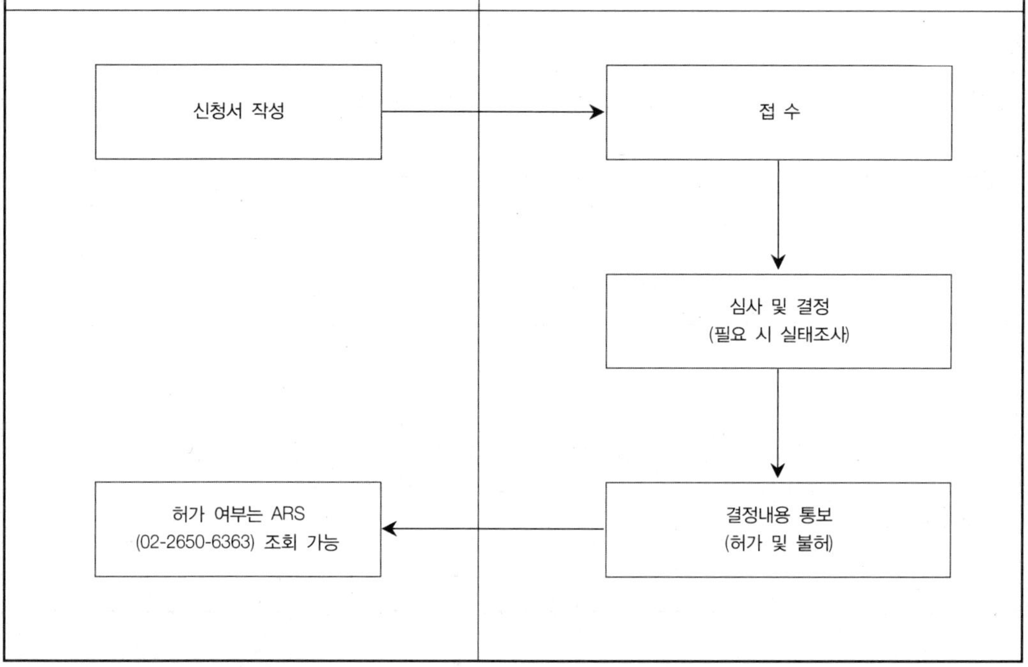

입국허가신청서
(Application For Entry Permit)

<table>
<tr><td colspan="4">성 Surname</td><td>한자성명</td></tr>
<tr><td colspan="5">명 Given Names</td></tr>
<tr><td colspan="2">생년월일 Date of Birth</td><td>성별 Sex</td><td>국적 Nationality</td><td>출생지 Place of Birth</td></tr>
<tr><td>여권사항 Passport</td><td>번호 No.</td><td>발급일 Issued date</td><td>만료일 Expiration date</td><td>발급지 Place of issue</td></tr>
<tr><td colspan="3">주소 Address</td><td colspan="2">전화 Tel.</td></tr>
<tr><td colspan="3">국내체류지 Address in Korea</td><td colspan="2">전화 Tel.</td></tr>
<tr><td colspan="3">직장 직위 Occupation & Title</td><td colspan="2">전화 Tel.</td></tr>
<tr><td colspan="3">입국목적 Purpose of Entry</td><td colspan="2">체류예정기간 Desired lengh of stay</td></tr>
<tr><td colspan="5">사증없이 도착한 이유 Reason for arriving without a visa</td></tr>
<tr><td colspan="2">신청일 Date of application</td><td colspan="2">신청인 Applicant</td><td>서명 Signature</td></tr>
</table>

붙임 : 입증서류

허가사항(For Official Use Only)

<table>
<tr><td colspan="2" rowspan="2">허가번호</td><td colspan="2">결 재</td><td rowspan="5">수입인지 붙이는 곳</td></tr>
<tr><td>소 장</td><td></td></tr>
<tr><td>허가일자</td><td></td><td>과 장</td><td>전 결</td></tr>
<tr><td>체류자격</td><td></td><td>계 장</td><td></td></tr>
<tr><td>체류기간</td><td></td><td>담당자</td><td></td></tr>
</table>

출입국관리법 시행규칙 [별지 제61호서식]

재입국허가기간 연장허가 신청서
Application For Permission For Extending Of Reentry Permit

[ ]에 해당되는 곳에 √표를 합니다.

접수번호 Receipt No	접수일자 Receipt Date	처리기간 Processing Period

종 류 Type	[ ] 단 수 Single [ ] 복 수 Mutiple

신 청 인 Applicant						
	성 명 Name In Full				한자성명 漢子姓名	
	성 별 Gender	[ ] M [ ] F	생년월일 Date Of Birth		국 적 Nationality	
	직장 및 직위 Place & Position Of Employment					
	한국 내 주소 Address In Korea				전화번호 Telephone	
	본국 주소 Address In Home Country					
	여권 번호 Passport No.			여권 유효기간 Passport Validity		
	재입국 허가번호 Reentry Permit No.		허가일 Date Of Permit		유효 기간 Date Of Expiration	
	연장신청 기간 Intended Period Of Extension		연장신청 사유 Reason For Application			

동 반 자 Dependent	연 번 No.	성 명 Name In Full	생년월일 Date Of Birth	성 별 Gender	관 계 Relation	비 고 Remarks
				[ ] M [ ] F		
				[ ] M [ ] F		

「출입국관리법 시행규칙」 제39조의7에 따라 위와 같이 신청합니다.
I hereby apply for Postponement Of The Termination Of Departure, pursuant to Article 39-7 of the provisions for enforcement of the Immigration Law.

신청 일자 : / / 신청인 서명 또는 인 :
Date Of Application : (Year) (Month) (Day) Signature/Seal :

공 용 란 (For Official Use Only)

체류사항		허가사항		결 재	
체류 자격		번 호			
체류 기간		일 자			
외국인등록번호		구 분			
참고사항		기 간		담 당 자	

210mm×297mm[백상지 80g/㎡(재활용품)]

부 록

1. 관광 관련 약어와 해설
2. 관광 · 여행 관련 용어와 해설
3. 항공 · 운송 관련 용어와 해설
4. 호텔 · 숙박 관련 용어와 해설
5. 식음료 관련 용어와 해설
6. 호텔 · 카지노 관련 용어와 해설

1. 관광 관련 약어와 해설

약어(용어)		해 설
A	ABC(World Airways Guide)	정기항공시간표를 알려주는 정기 간행물이다.
	ABC(Asiana Bonus Card)	아시아나항공 상용고객 우대제도이다.
	AFT(Actual Flying Time)	실제 비행시간
	AD(Agent Discounted Fare)	대리점 할인운임 : 여행대리점의 사원이 연수를 목적으로 항공여행을 할 때 각 항공사가 IATA인가 대리점의 한 점포에 대하여 연간 2회에 걸쳐서 통상운임의 75[%]를 할인한 항공권을 발행해 주고 있으며, 발행된 항공권의 유효기간은 3개월이다.
	Add-on	다른 상품의 구매로 여행이나 크루즈, 항공요금 등에 부과되는 비용이다.
	ADT Fare(Adult Fare)	성인. 만 12세 이상일 경우 전 부문에 걸쳐 성인 요금적용(만 12세 이상 관광자에게 적용되는 항공요금)한다.
	Agency Commision	대리점이 판매한 관광자의 항공권이나 화물의 판매에 대하여 지불되는 IATA 소정의 수수료이다.
	AUTH(Authorization)	티켓 발행 시 항공사에서 조건을 승인한 것이다.
	Agent	여행업계에서는 일반적으로 여행업자(Travel Agent) 또는 IATA 공인대리점(Approval Agent) 의미로 사용되고 있으며, 한편 이러한 대리점들이 항공권을 판매한 대가로 항공사로부터 지불받은 수수료가 Agent Commission이다.
	Airline Code	IATA에서 지정된 각 항공사별 Two Letter Alphabet Code 항공회사를 나타내는 문자이다.
	Airline Sticker	항공예약을 변경할 경우에 항공권에 변경내용의 새로운 사항을 기재하여 첨부하는 딱지표이다.
	Airport Code	전 세계 공항명을 알파벳 세 글자로 약호화한 것이다.
	Air Tax(Airport Tax)	국가에 따라서는 Airport Embarkation Tax, Airport Service Charge라고도 한다.
	American Breakfast	미국식 아침식사(유럽식 식사+계란 추가)이다.
	AP(American Plan)	호텔숙박요금 형식의 일종인데, 숙박료에 매일 2식이 포함되는 경우이다. 식사는 통상적으로 Tableof hotel 또는 Full pension이다.
	APEX Fare (Advanced Purchased Fare)	사전구입 회유운임이다. 이 운임은 해외에서 체제일수가 보통 25일에서 45일까지(항공사 차이가 있음) 사이에 이르는 비교적 장기간 해외여행을 하는 개인 여객에게 판매되는 할인운임으로서 보통 운임보다 약 35[%] 정도 저렴한 수준의 항공운임이다.
	ATM(Automated Ticket Machine)	자동 발권기
	ATR(Air Ticket Request)	대리점 : 여객 대리점 중 담보능력의 부족으로 항공권을 자체적으로 보유하지 못하고, 승객으로부터 요청받은 항공권을 해당 항공사 발권 Counter에서 구입하는 대리점이다.
	Attendant	동반자
	Auth	여행사 카운터나 영업부 직원이 항공사 직원에게 항공요금 승인을 받는 경우이다.

	약어(용어)	해 설
B	B&B(Bed and Breakfast)	객실료와 영국식 또는 콘티넨탈 아침식사(English or Continental Breakfast)를 제공하여 호텔숙박료를 계산하는 제도. 이는 영국과 유럽 전역에서 통용되고 있다.
	Baggage Check	항공권의 일부로서 여객이 예탁수하물의 운송을 약속하고, 그 여객의 수하물에 대하여 항공회사가 발행하는 수하물증이다.
	Bsiness Class	퍼스트 바로 뒤에 위치한 우등석이다.
	Belt	짐을 찾는 곳을 표시한다.
	Baggage Claim Tag	짐에 부치는 항공경로가 표시된 표, 짐분실 시 신고하는 표, 짐을 부친 영수증 수탁수하물의 식별은 용이하게 하기 위해 항공회사가 발행하는 증표로 수하물에 붙어 있는 물표와 교환하도록 만든 꼬리표이다.
	Block	여행사가 자리를 미리 항공사로부터 받아놓은 것, 호텔의 객실과 항공기의 좌석 등을 한꺼번에 예약하여 확보해 두는 것이다.
	Boarding Pass	탑승권, 비행기 좌석이 표시된다. 탑승권. 공항에서 탑승수속 시 항공권과 교환하여 관광자에게 주는 탑승표로써 비행기편명, 관광자성명, 좌석번호, 목적지, 탑승시간, 탑승게이트 등이 적혀 있다.
	Boarding Time	비행기 탑승하는 시간, 출발시간이 아니다. 항공기 출발시간 전 승객이 기내에 탑승할 수 있는 시간. 항공편 예약승객은 이 시간 이전까지 각 항공사 카운터에서 항공권을 탑승권과 교체 후 CIQ를 통과하여야 한다.
	Brochure	인쇄홍보물
	BSP(Bank Settlement Plan)	항공사와 여객 대리점 간의 업무 간편화를 위해 도입된 제도로 다수의 항공사와 다수의 대리점 사이에 은행이 개입하여 중립적인 항공권 양식 배포, 판매대금 및 판매수수료의 결제 등의 업무를 담당하는 제도이다.
C	Cabotage	한 국가영토(연안) 내의 상업적인 운송규제이며, 원칙적으로 타국 항공사는 타국가 내에서의 국내구간에서만의 운송이 금지되고 있다.
	Cancellation Charge	취소료는 항공사에 예약된 좌석을 이용하지 않거나 또는 호텔의 예약된 객실을 예정대로 고객이 사용하지 않는 것에 대하여 부과는 요금이다.
	Carrier	항공회사
	Charter Tour	전세여행
	CHD Fare(Child Fare)	소아운임. 만 2세 이상 12세 미만의 여행자에게 적용되는 항공요금으로서 성인요금(Adult Fare)의 50[%] 수준이다.
	Child	만 2세~만 12세 미만이다.
	City Code	전세계 각국 도시를 알파벳 3자로 약호화한 것이다.
	C.I.Q(Customs Immigration Quarantine)	세관, 출입국 심사, 이민국, 검역 : 출국 또는 입국 시에 공항에서 관할 관서가 행하는 제반 수속절차이다.
	CNCL(Cancel)	이미 예약된 항공좌석과 호텔객실 등을 취소할 때 사용된다.
	Coach	항공기의 여행자 클래스(할인된 요금)를 의미하고 전세버스를 지칭한다.
	Cabin Crew	승무원
	Code-Sharing Agreement	특별한 항공기에 동일한 이름과 carrier code를 사용하도록 한 두 항공사 사이의 협약이다.

	약어(용어)	해 설
C	Combination Fare	합성운임 : 항공운임이 항상 단일구간에 대한 운임으로 표시되어 있지 않으므로 해서 복수이상의 운임을 결합하여 작성하는 운임이다.
	COMM(Commission)	여행상품을 타 여행사가 판매한 판매액에 대해 일정률의 금액을 지불하는 것이며, 이 금액은 판매대상에 따라 상이할 뿐만 아니라 적용률도 변동적이다.
	COMP(Complimentary)	무료로 제공되는 호텔객실 등이다.
	Complaint	판매한 여행상품에 대해 불편하거나 일정상에 차질이 생겨 손님이 회사에 항의하는 행위이다.
	Conducted Tour (Escorted Tour)	단체여행으로 출발부터 도착까지 Tour Leader가 함께 숙박하며 안내하는 여행이다.
	Confirmation Slip	호텔이나 지상수배에 대한 예약확인서이다.
	Connection Traffic	한 항공기편으로부터 여정이나 노선상의 중간지점에서 내려 동일 항공사나 타 항공사의 다른 항공기편으로 갈아타고 계속 여행하는 여객이나 운송되는 화물이다.
	Connection Time	어떠한 지점에 도착한 항공기에서 연결 항공편으로 갈아타는 데 필요한 시간이다.
	Continental Breakfast	유럽식 아침식사(커피, 빵, 우유 등 간단한 식사)이다.
	Convetion Tour	국제회의 시작 전이나 회의가 끝난 후에 실시하는 각종 회의참석자들에 의한 여행이다.
	CPN(Coupon)	① Agent Coupon : 여행사 보관용 ② Flight Coupon : Boarding Pass와 바꾸는 TKT ③ Passenger Coupon : 승객의 영수증명
	CCCF(Credit Card Charge Form)	지불수단이 발권 항공회사가 인정하는 Credit Sales에 의하여 발권하는 경우에 사용된다.
	CRT(Cathode Ray Tube)	컴퓨터에 연결되어 있는 전산장비의 일종으로 TV와 같은 화면과 타자판으로 구성되어 있으며, Main Computer에 저장되어 있는 정보를 즉시 디스플레이해 보거나 필요시 In-put도 할 수 있다.
	Cruise	정기 노선을 가지고 있지 않은 선박회사나 여행업자가 포괄요금으로 여행자들을 모집하여 운항하는 호화스러운 여객선인데, 카리브해를 중심으로 매우 번창하고 있다.
	Charter	여객인원이 늘어남에 따라서 비행기를 추가로 늘리는 비정규 노선이다.
	Check In	탑승수속 일부 중에 하나로서 짐을 부치고, 탑승권을 받는 것이다.
	Check In Counter	Check In하는 장소이다.
D	DATO(Do All Possible)	항공좌석의 확보가 어려울 때 여행사가 항공사에 최선의 노력을 다해서 좌석을 확보해 달라고 요청할 때 사용된다.
	DEBIT	항공권 발권을 잘못하였을 경우 해당 항공사에서 여행사로 ADM(Agent Debit Memo)을 발송한다.
	Declare Custom	세관신고서
	Delation Of Indemnity (Letter Of Indemnity)	동반자 없는 소아 관광자, 환자, 기타 면책사항에 관한 항공회사에 만일의 경우에도 책임을 묻지 않는다는 요지를 기입한 보증서이다.

	약어(용어)	해 설
D	Deposit	공탁금, 예치금 : 항공사가 여행사에 항공권을 배포하는 경우에는 매상금지연 납입과 같은 문제에 미리 대비하기 위하여 일정금액을 보증금으로서 예치하도록 요청하고 있다.
	Destination	목적지 : 관광여행의 최종목적지가 되거나 또는 관광여행의 완료지점으로서 왕복 또는 순회 여행인 경우에는 목적지와 출발지는 동일한 지점이다.
	Deposit Reservation	호텔예약 시 객실사용일 수에 구분 없이 적어도 하루 객실요금을 미리 받아두는 예약제도로서 이 때는 고객이 늦게 도착하더라도 1일 사용분의 객실은 남겨 놓아야 한다.
	Domestic Travel	모두 국내, 외 2개 지점간에 걸쳐서 여행을 하는 것으로 출발지, 도착지 그리고 경유지가 모두 동일한 국내에 한하는 여행이며, 이는 여행의 국내구간은 국내여행의 부문이다(=Domestic Tour : 내국인에 의한 국내여행이다).
	Dom	Domestic의 약자
	Duty Free	해당 나라에서 생산되지 않는 물건에 세금을 부과하지 않는 것이다.
	Double Booking	이중예약 : 동일한 여객이 동일노선 1회의 여행에 대하여 두 번 이상 중복하여 예약을 하거나 또는 동일한 투숙객이 객실을 2회 이상 동일한 호텔에 대하여 예약을 하는 경우에 해당되는 용어이다.
	DSR(Daily Sales Report)	항공권 판매에 관한 일일 판매보고서이다.
	DUPE(Duplicated Booking)	동일한 여객이 특정한 항공편에 2중으로 예약되어 있거나 또는 상이한 항공편에 각각 동일한 여객의 이름이 예약되어 있을 때 사용된다.
E	E/D Card(Embarkation Disembarkation)	출입국 신고서, 해외여행자가 출입국 시에 자신의 신분에 대하여 자세히 기입한 후 이를 공항이나 항구에 소재한 출입국 관리사무소에 제출하는 출입국 신고서이다.
	Endorsement	항공회사간에 항공권의 권리를 양도하기 위한 것으로서 항공권의 지정된 탑승구간을 다른 항공사로 옮기는 것이다.
	Entry Visa	입국사증. 보통 비자라고 하는 이것은 나라에 따라서는 출국사증(exit visa)의 취득을 요청하는 경우도 있으므로 이를 구분하기 위하여 입국사증이라는 용어가 사용된다.
	Escort	Tour Guide 또는 Tour Conductor라고 한다. 관광 그룹에게 여행과 이용시설을 지원하기 위해 동행하는 사람이다.
	ETA(Estimated Time of Arrival)	도착예정시간
	ETD(Estimated Time of Departure)	출발예정시간. 운송기관이 발행하는 시간표(time table)에 표시되어 있는 출발시각은 모두 ETD로 표시되어 있으며, 도착시각도 ETA(Estimated Time of Arrival)에 의거하여 기록되어 있다. 실제 항공기의 출발시각을 ATD(Actual Time of Departure)라고 하며, 실제의 도착시각은 ATA(Actual Time of Arrival)라고 한다.
	Eurail Pass	지정된 기간동안 Eurail Trains으로 무제한의 철도여행을 할 수 있는 표이다.
	Economy Class	일반석 좌석
	EP(European Plan)	숙박요금제도의 하나로서 식사가 따르지 않는 객실료만 계산하는 제도이다.
	Excess Baggage	초과 수하물. 이는 무료 수하물 허용량(free baggage allowance)을 초과하는 수하물을 지칭할 때 사용되며, 초과된 수에 대해 여객이 운송기관에 지불하는 요금을 초과 수하물운임이다.

약어(용어)		해 설
E	Excursion Fare	보통의 항공운임보다 저렴한 조건에서 항공여행을 할 수 있는 방법으로 개발된 항공운임인데, 여기에는 항공권의 유효기간과 행선지 등이 한정되는 조건이 많이 따른다. 이 항공권은 항공권의 유효기간을 단기간으로 제한하고, 또 일정한 구간의 여정으로 한정하는 대신에 아주 저렴한 운임으로 고객에게 제시하는 판매촉진용 운임의 일종이다.
	Extra Section / Flight	정기적으로 운항되지 않고 필요 시마다 설정, 운항되는 부정기 항로편이다.
F	Fam Tour (Familiarization Tour)	여행전문가들이나 대리점의 관계자들에게 판매인의 상품과 서비스를 친숙하게 하고, 판매를 증진시키기 위해 제공하는 패키지 여행이다.
	Family Plan	어린이를 동반한 부부손님에 대하여 추가요금을 적용하지 않는 특별객실요금이다.
	Flight Ticket	비행기표
	First Class	비행기 좌석에서 가장 앞쪽에 위치한 특등석(퍼스트가 없는 비행기도 많이 있다)이다.
	Ferry Flight	항공기를 운용하기 위해서 또는 기체를 정비기지로부터 이동하기 위해 기지로 항공기를 회항시키기 위한 비행편이다.
	FIT(Foreign Independent Travel)	항공요금과 숙박시설과 같이 두 개 또는 그 이상의 요소들이 포함된 패키지 여행. 본래는 외국을 혼자 여행하는 것이다(9인 이하의 개별여행이다).
	FOC(Free Of Charge)	무료
	FTBS(Frequent Traveller Bonus System)	대한항공 상용고객 우대제도이다.
G	Gastronomia	식여행 : 각지의 포도수를 마셔가며 식사를 즐기는 식도락여행이다.
	GIT(Group Inclusive Tour)	단체 포괄여행 (10인 이상의 단체여행)
	Go Show	예약을 하지 않았거나 또는 예약이 확인되지 않은 여행자가 여행출발 당일에 직접 공항에 나가서 대기 중 예약이 확약된 고객이 여행예정을 변경해서 출발시까지 예약을 취소하거나 또는 출발시간이 되어도 탑승수속을 하지 않는 노쇼우 여행자가 발생하여 이때 남는 좌석을 배정받아 항공여행을 하는 것이며, 이때 공항에서 대기하는 여행자를 Go show passenger 또는 Standby passenger라고 한다.
	Grand Tour	16세기 중기부터 1670년경 사이에 영국의 귀족계급이나 왕족의 자녀들이 교육목적을 위해 유럽대륙으로 여행한 것. 후에 문인도 대거 참여하였으며 유럽의 해외여행의 출발지이며, 유럽의 귀족 - 시인 - 문호들이 지식과 견문을 넓히기 위하여 유럽의 여러 나라를 순방하는 것이다.
	GSA(General Sales Agent)	총판매대리점. 항공사가 해외의 항공시장에서 지점이나 영업소를 개설하여 판매활동을 적극적으로 전개하기 힘들다고 판단될 때, 다른 항공회사나 여행사 등과 같은 기업들을 총판매대리점으로 지정하여 해당 국가 또는 해당 지역 내에서 대리점을 감독하고 홍보 및 선전활동을 전개하는 한편, 당해국 정부와의 교섭창구로 활용하는 경우이다.
	GTO (Government Tourist Office)	정부관광기구
	GATE	항공기가 대기하고 있는 장소이다.
	GMT	영국 그리니치 표준시간, 영국이 세계표준시간이다.

약어(용어)		해 설
G	GTR(Government Transportation Request)	정부 및 산하단체가 항공사와 특별계약을 맺어 특별요금을 적용시키는 것으로 이때 여행사는 끼어들 수 없다.
	GV-GIT(Group Inclusive Tour)	운임을 적용하는 경우에 항공권면에 표시하는 코드인데, 만약 GV25라고 한다면 이는 25명을 최대 필요인원으로 하는 GIT 운임이다.
H	Hand Carry Baggage	출국수속 시 부치지 않고 기내에 여행객이 가지고 탑승할 수 있는 수하물 제한이 있으므로 반드시 탑승수속 시 카운터 직원에게 문의한다.
	Hat rack	선반
	Holding(HLDG)	현 상태를 진전 없이 그대로 유지할 때이다.
I	I.C.T(Inclusive Conducted Tour)	안내원이 인솔하는 포괄여행 또는 Escort가 여행의 전 여정에 따라 다니며 여객의 안내, 기타 필요한 서비스를 공유하는 포괄여행 형태이다.
	I.I.T(Inclusive Independent Tour)	개인 포괄여행이라 하며, 관광지에서 안내원이 서비스만을 행하고 그 외에는 관광객 단독으로 즐기는 관광. 일명 Local Guide System이라고도 한다.
	Immigration	법무부. 여행자의 출입국 관리를 총괄적으로 담당하는 정부기관이다.
	Iata	국제항공운송연합회
	Inbound	외국인의 국내여행을 알선하는 것을 의미한다. 반대로 한국인의 해외여행을 맡아보는 일을 Outbound라고 한다.
	Incentive Group Charter	챠터 계약자가 보상여행과 판매촉진을 위하여 챠터의 케이스로 이때에는 One Use Charter의 형태를 갖는다.
	Incentive Travel	회사가 성과에 대한 격려의 의미로 직원에게 제공하는 패키지 여행이다.
	Inclusive Tour	청부여행 : 여행 알선업자에게 필요한 총경비를 전액 지불하고 여행안내를 청부하는 것이다.
	Infant	유아 만 2세 이하, 자리배정을 받지 못한다.
	Int	International의 약자이다.
	Infant Fare	유아운임 : IATA 규정에는 2세 미만의 유아에게 적용되는 운임으로 성인요금의 10[%] 수준에서 결정한다.
	Inteline Tour	항공회사가 가맹 Agent를 초대하여 실시하는 여행이다.
	IT(Inclusive Tour)	포괄여행. 여행자가 항공여행수배, 지상수배를 일괄해서 행하고, 일반대중에게 팜플렛 등에 의해 선전, 모집, 판매하는 여행형태이다.
	ITN(Internet Travel Network)	인터넷 여행망
L	Land Arrangement	관광여행자들이 외국의 여행목적지에 도착하여 그 나라를 떠날 때까지 Tour operator에 의해서 제공된는 모든 서비스를 의미한다.
	Land Operator	일반적으로 현지 제반수배사항을 대행하는 여행사이며, Out-Bound 입장에서 현지 여행사를 바라본 입장이며, 일부는 국내인이 현지 법인여행사 설립 후 국내 연락사무실을 개설 국내시장을 공략하는 경우가 많다.
	Late Cancellation	호텔이나 항공회사가 규정해 놓은 시간보다 늦게 이루어진 예약취소이다.
	Local Time	표준시(GMT)에 대한 현지지방의 시간으로 모든 운송기관, 즉 관광여행자의 운송에 참여한 교통기관이 발간하는 시간표에 게재되어 있는 출발시각과 도착시각은 모두 현지시간으로 기록되어 있다.

약어(용어)		해 설
M	MCO(Miscellaneous Charges Order)	특별한 사람에게 교통편이나 여행서비스를 제공할 수 있도록 여행사 또는 유통업자에게 발행이 허용된 문서이다.
	MCT(Minimum Connecting Time)	연결 항공편 사이의 최소 허용시간이다.
	Meal Plan	하루에 한 번 또는 그 이상의 식사를 제공할 것인가에 대한 계획이다.
	Minimum Group Size	단체를 구성하는 최소한의 인원 수이다.
	Monitor Tour	개발기관 또는 개발 주최회사가 특정의 관광지를 소비자에게 관람토록 하여 관광지개발에 도움이 되는 의견을 구하기 위한 목적으로 만들어지는 여행계획이다.
N	NTBA(Name To Be Axised)	예약 시 명단을 주지 않았으나 추후에 명단을 통보하겠다는 의미이다.
	Non Endorsable	변경불가. 항공사가 항공권을 발행할 때 항공권편이나 타 항공회사 항공편으로 변경불가, 즉 타 항공사 항공기로 탑승할 수 없도록 조치한 것이다. 이러한 제한이 가해지는 항공권을 할인이 된 경우이며, 만약 이를 허용하는 경우에는 발행항공사가 운송항공사에 해당 운항구간에 해당하는 정상요금분을 전액 지급하므로 큰 손실이 일어난다.
	NON REF(Non Refundable)	발권용어로는 환불을 금지하거나 제약하는 취지의 표시로서 항공권면의 Form of Payment 란에 이를 기입한다. 이는 주로 할부방식 등과 같이 환불을 하는데, 제약이 있는 지불수단에 의해서 항공권이 발행되거나 운임 자체가 대폭 할인되어 있어 환불을 금지하고 있는 경우에 사용된다.
	Non Stop	무착륙 또는 도중 기항하지 않는 항공운항이다. 즉 목적지까지 중간 기항지 없이 비행하는 것이다. 이와 같은 운항 스케줄을 가진 특정한 항공편은 특히 비즈니스 여행자가 즐겨 이용하는 경향이 있는데, 이는 시간절약적인 면에서 장점이 있다.
	NOREC(No Record)	항공권상에는 예약 필이라고 기입되어 있으나 탑승지 운송지점에서는 그 여객에 관한 예약기록이 없는 상태이다.
	Normal Fare	보통운임 : 1년간 유효한 운임으로서 특별운임(special fare)에 부수되는 제반 제한적인 조건이 일체 적용되지 않는 운임이다.
	No-Show	손님이 공항에 나오지 않은 상태, 항공좌석을 사전에 예약했다가 예약취소 통보 없이 탑승하지 않은 상황이다.
	NSST(No-Smoking Seat)	금연석에 앉아 항공여행을 하려할 때 사용한다(반대는 Smoking Seat : SMST).
	NTO(National Tourist Office)	국가관광기관
O	OAG(Official Airline Guide)	모든 항공사의 리스트를 포함하고 있는 비행스케줄의 메인 가이드이다.
	Off Season Fare	비수기 운임 : 여행비수기에 관광사업체들이 여행자를 확보하기 위해 제공하는 할인운임이다.
	OP(Operator)	수배담당자
	Open	항공권 발권상의 용어로 탑승구간만 정해져 있을 뿐 탑승편과 일시에 관한 예약이 행하여져 있지 않은 상태이다.
	Open Ticket	예약이 되어 있지 않은 항공권이다.
	Operation	수배는 크게 항공수배와 지상수배로 나눌 수 있고, 일반적으로 지상수배를 의미. 지상수배에서 다루는 부분은 5가지가 있다. ① 현지 협력사 선정

약어(용어)		해 설
O	Operation	② 지상조건 확정(호텔, 식사, 가이드, 관광일정, 차량 등) ③ 행사요금 조정 ④ 행사진행 시 안내원을 통한 현지의 행사준비 사항점검 및 원활한 행사진행 유도 ⑤ 행사종료 후 고객의 고충사항 처리 등
	Option Tour	선택관광 : 임의관광으로서 미리 정하지 않고 필요에 따라 정하는 관광이다.
	ORG(Official Railway Exchange)	세계의 철도시각표
	Organizer	숙박과 지상교통기관을 수배하고 이들 여행부품에 대한 구입비를 사전에 지불함과 동시에 팜플렛 등을 통해서 여행을 선전해서 이를 보고 여행에 참가하려고 하는 고객을 모집하여 이 단체를 왕복 또는 주회 여행으로 기획하고 조직하는 개인(IATA 가맹회사 및 IATA 대리점을 포함)이다.
	Over Booking	호텔이나 항공회사가 예약상태가 이미 만원임에도 불구하고 다소 취소가 있을 것으로 예상하여 그 수용가능한 객실과 좌석수의 예약을 접수하거나 판매하는 것이다.
	Over Land Tour	통과 상륙여행 : 동일 국가 내의 어느 기항지로부터 타 기항지에 항해할 동안 통과 상륙의 허가를 얻어 행하는 15일 내에서의 여행이며, 동일 선박에 재승선할 때이다.
P	Package Tour	주체여행 : 교통편, 숙박시설 그리고 관광활동 등과 같은 요소들의 조합이 미리 결정된 여행이다.
	Passenger Coupon	국제선 항공권은 최종 백지페이지로서 여행종료 후 또는 교환발행의 경우에도 이것만은 항상 여객에게 남게 된다. 따라서 이것은 여행의 기록으로서도 사용될 수가 있으며, 또 여객의 운송계약의 증거서류로서도 이용될 수가 있다.
	Passport Control	여권검사대
	Pocket a Tour	모험여행
	Pata	아시아항공 운송연합회
	PNR(Passenger Name Record)	항공예약상태를 나타내는 것, 승객들의 예약 데이터가 저장된 기록이다.
	PTA(Prepaid Ticket Advice)	항공운임을 지불하는 사람과 실제로 탑승하는 여객이 지리적으로 떨어져 있는 경우에 지불인으로부터 항공요금을 영수한 항공회사가 탑승여객이 있는 지역의 항공회사에 다 항공권을 여객에게 넘겨주도록 의뢰하는 통지이다.
R	Reconfirmation	재확인 : 여행자가 항공여행 도중 어느 지점에서 72시간 이상 체류할 경우에는 늦어도 항공기 출발 72시간 전까지는 복편 또는 연속편에 대한 좌석예약을 재확인하여야 한다.
	Refund	환불 : 항공권 구입자에게 사용하지 않은 운송 또는 서비스에 대하여 전체나 부분의 운임, 요율 및 요금을 되돌려 주는 것이다.
	Reissue	재발행 : 적용운임상에 변경이 있을 경우 또는 여정변경, 항공사 변경, 좌석등급 변경 등의 사유로 차액을 징수하거나 차액을 지불하여 항공권을 재발행하여 주는 행위이다.
	REN(Refund Exchange Notice)	승객이 티켓을 반납하고 돈의 재지불 요구를 대비해서 준비해둔 문서이다.

약어(용어)		해 설
R	Retailer	여행소매업자 : 여행도매업자의 브랜드를 판매하기 위한 단순한 대리인 역할을 하는 업자이다.
	Reconfirm	다시 예약상황을 확인하는 것, 각 항공사 규정에 따라서 반드시 해야 하는 항공사가 있다.
	Retailer	여행소매업자 : 여행도매업자의 브랜드를 판매하기 위한 단순한 대리인 역할을 하는 업자이다.
	RQST(Request)	항공좌석이나 호텔객실 그리고 투어예약을 신청할 때 이렇게 표현한다.
	Rooming List	누가 누구와 객실을 공유할 것이라는 것을 나타내는 호텔 고객리스트이다.
	Round Trip	한 곳의 단기 체류지를 가지는 왕복여행이다.
	Routing	노선의 두 지점간 항공사에 의해 인가된 노선상의 비행로이다.
S	Safety Box	호텔 내에 비치된 귀중품 보관금고이다.
	Sending Service	출입국 절차를 대행해주는 서비스이다.
	Series Tour	동일한 형, 목적, 기간, 코스로서 정기적으로 실시되는 Tour이다.
	Shore Excursion	기항지 상륙여행 : 선박 또는 항공기가 그 항구나 도시에 도착한 후 출발할 때까지의 기간을 이용하여 일시상륙의 허가를 얻은 여행객이 그 부근 도시와 명승지 등을 관광하는 여행. 일명 일시 상륙여행이다.
	Str	지상교통기관이다.
	Stop Over	중간 경유지에 잠시 쉬었다 가는 것이다.
	Stand By	항공자리가 없어서 기다리고 있는 상태이다.
	Shuttle Service	예약을 접수하지 않고 근거리 지점간을 빈번하게 왕복하는 열차나 버스 서비스이다.
	S.I.T(Special Interest Tour)	특별 기획여행으로 단순한 관광여행이 아니라 손님의 관심을 끌기 위하여 특별한 테마를 갖고 기획, 운영되는 여행이다.
	Special Fare	항공운임 가운데 보통운임 이외의 것을 일반적으로 특별운임이라 하지만, 엄격한 의미에서 보면 보통운임과 할인운임 이외의 운임을 특별운임이라고 한다.
	Stopover	도중체류 : 여객이 항공사의 사전승인을 얻어 출발지와 도착지간의 한 지점에 상당기간(국내선 4시간, 국제선 24시간 이상)동안 의도적으로 여행을 중지하는 행위이다.
	STPC	당일 항공편 연결이 안될 때 주 노선 항공사가 승객의 숙식을 제공하는 것이다.
	Surface	항공일정 중에서 중간에 항공을 이용하지 않고 다른 교통수단을 이용하는 경우이다.
T	Tariff	공포된 항공요금 또는 항공요금이 포함된 책자이다.
	Transit Card	통과여객을 구분을 위한 카드이다.
	Through Check in	여행자가 항공기 운항 스케줄상으로 인해 한 항공편으로는 여정을 종료할 수 없이 여러 항공편을 이용하여야만 목적지에 도착할 수 있는 항공 스케줄에서는 공항에서 수하물 수속 시에 여객이 자신의 수하물을 최종 목적지에서 찾을 수 있도록 요청할 수 있다. 이때 여객이 수하물을 최종 여행목적지까지 부치는 것을 두루 체크인이라고 한다.

약어(용어)		해 설
T	Through boarding	중간 경유지 탑승권을 처음 출발지에서 미리 받는 것. 중간 경유지 체크인을 미리 마치는 것이다.
	TKTL(Ticketing Time Limit)	항공예약은 마쳤으나 항공권을 구입해야 할 시한을 설정할 때 사용한다.
	Transit Room	통과여객 대합실이다.
	Transfer	이동. 주로 공항이나 역에서 호텔까지 가는 이동이며, PATA의 정의는 이를 여행업자가 어느 도시에 도착 또는 출발하는 경우에 제공되는 서비스, 즉 여행자를 공항터미널, 부두 또는 철도의 역으로부터 호텔까지의 교통편을 제공하는 등의 서비스를 규정하고 있다.
	Tax free	그 나라에서 생산된 물건에 세금부과를 하지 않은 것이다.
	Transit	항공편에 있어 어느 출발지에서 특정 목적지로 이동 시 중간의 어느 지점을 경유하여 계속 여행 시 경유지에서 잠시 머물렀다 이동하는 상태이다.
	Transfer	비행기를 타고 가다 중간 경유지에서 다른 비행기로 바꿔서 타고 가는 것이다.
	Traveller's Check	여행자수표 : 해외여행 시에 많은 외화를 현금으로 소지하고 다니면 분실하거나 도난을 당할 우려가 많기 때문에 이러한 사고를 막기 위해 사용되는 일종의 수표이다.
	Transit	같은 비행기를 중간에 잠시 경유해서 가는데 그 곳에서의 업무절차이다.
	Turn Away	빈 객실이 없어 예약하지 않고 찾아온 손님을 거절하는 일. Over Booking을 한 호텔에서 다른 호텔로 예약을 해주는 것이다.
	TWOV(Transit Without Visa)	여행객이 경유지국의 비자를 소지하지 않고 경유하려 할 때 적용된다.
U	Up Gracling	낮은 등급의 좌석에서 높은 등급의 좌석이용으로 옮겨져 좋은 서비스를 받도록 조치하는 것을 의미하는데, 이의 반대 경우가 Down Grade이다.
V	VAT(Value Added Tax)	몇몇 나라에서 상품과 서비스 구매에 적용하는 외국인 세금이다.
	Void	항공권이나 여권을 무효화시키는 경우이다.
	Voucher	여행사나 투어오퍼레이터가 숙박시설, 식사, 관광 또는 다른 여행상품에 대해 미리 지불하기 위해 발행하는 문서이다.
W	Waiting	항공자리나 예약상태를 나타내고 자리가 없어서 대기하거나, 예약확정을 받지 못한 상태에서 대기하는 것이다.
	Waiting Close	항공권 예약 시 좌석상태가 이미 초과되어 더 이상의 예약이 불가한 상황이다.
	Whole-saler	여행도매업자 : 항공기, 버스, 선박, 호텔, 레스토랑, 가이드 등의 여행 구성요소를 효과적이고 생산적으로 수배, 기획을 행하여 완제품으로서 대량으로 Tour를 설정하여 타 여행업자 또는 소매업자에 판매하는 업자이다.

2. 관광 · 여행 관련 용어와 해설

용 어	영문용어	해 설
가이드 할인요금	Discount of Guide Rate	고객과 동행하는 안내자 및 직원에 대해 숙박요금을 할인하는 제도이다. 일반적으로 여행사가 모집한 관광여행자들을 여행사 직원이 동반하여 여행할 때 그 여행사 직원에게 적용하는 할인 숙박료이다.
가족할인요금	Family Plan	가족동반 할인요금
가족호텔	Family Hotel	자녀들과 함께 여행하려는 사람들의 요구에 응하여 공간과 서비스 그리고 가족적인 분위기를 갖춘 상업숙박시설이다.
간이식당	Diner	자동차나 기차여행을 하는 사람들을 위해서 고속도로변이나 기차 내 또는 역주위에 설치한 간단하고 값싼 음식을 파는 식당이다.
게이트	Gate	관문도시, 일정지역을 방문하는 방문객에게 중요 입국경로의 역할을 하는 도시이다.
겨울철 휴양지	Winter Resort	겨울철의 휴양지
결론의 비약	Jumping to Conclusion	소비자의 관광행동에 있어 개인이 지각을 왜곡시키도록 하는 요인 중 하나이며 소비자들은 관련 자료를 모두 알아보지도 않은 채 나름대로의 결론을 내리는 경우를 지칭한다.
경유	Transit	통과, 경유, 여행의 목적지까지 가는 동안에 교통기관이 도중 들어가는 지점이다.
경치	Scene	경치, 풍경
공동관광선전기관	EATA(East Asia Travel Association)	일본국제관광진흥회의 제창에 의해서 1966년 동경에 설립되었다. 지역 내의 회원 각국간에 상호 협력함으로써 선전활동의 촉진과 시설의 충실을 기하여 관광사업을 진흥시키자는 데 그 목적이 있다. 홍콩, 일본, 한국, 마카오, 필리핀, 대만, 태국 등 7개국의 공적 관광기관을 회원으로 하는 공동관광선전기관이며 사무국은 동경에 있다.
공장시찰 여행	Pant Tour	미국에서 사용하고 있는 Industrial Tourism. 산업관광 또는 공장견학이다.
관광	Sightseeing	일정지역 내의 가벼운 형태의 여행이다.
관광	Tourism	관광, 관광사업, 관광산업, 관광왕래, 관광객이다.
관광 루트	Off Beaten Track	관광객이 잘 이용하는 관광 루트(우리나라에서는 서울 / 경주와 같은 루트)에 대해 그다지 관광객이 잘 이용하지 않는 관광 루트이다. Unbeaten Track이라고 한다.
관광객 등급	Tourist Class	1st Class에 대해서 통상 아래 클래스의 싼 운임등급이며, Tourist Class의 호텔이라고 하며, 격이 낮은 싸구려집(숙박소)과 같은 느낌이 있어 사용상 주의를 요한다.
관광객 안내소	Tourist Bureau	여행업자를 알려주고 관광지를 설명한다.
관광객 종합	Tourist Complex	갖가지의 관광객용 시설을 종합적으로 묶어서 만들어 놓은 건물 또는 지역이다.
관광객 서비스	Tourist Service(s)	관광객의 대우. 관광기업이 관광객에 대해서 제공되는 각종 서비스(숙박시설, 레스토랑, 토산품점, 환전소, 가이드, 여행업자, 투어, 각종의 할인 혹은 면세제도, 특별한 기획(잔치프로그램), 극장, 유형 · 무형의 모든 서비스)이다.

용 어	영문용어	해 설
관광객수	Tourist Arrival	관광지에 있어서의 방문자수이다.
관광객용 시설	Visitor Plant	PATA의 정의에 의하면 모든 숙박시설, 열차, 버스, 공원 등 여행목적지에 있는 시설이다.
관광객용 전화 서비스	Tele-Tourist Service	관광객용 전화안내 서비스이다.
관광 메뉴	Tourist Menu	어느 관광지를 찾아오는 고객을 위하여 그 지역의 독특한 요리를 맛볼 수 있게 하기 위한 메뉴 또는 관광객용으로 비교적 싼 요금으로 서비스용으로 만들어진 메뉴이다.
관광배경요소	Background Tourism Elements	관광자원분류에 있어 Basket 컨셉을 적용하여 바구니는 관광배경요소를 바구니에 담긴 제품은 관광시설과 교통에 해당된다고 분류하고 있다.
관광 버스	Motor Coach	관광 버스
관광산업	Tourist Industry	관광사업, 관광산업, 관광업계
관광수입	Tourist Income	어느 나라가 타국의 관광객으로부터 얻는 외화수입. Tourist Receipts 쪽이 더 잘 사용된다.
관광수입	Tourist Receipts	관광수입
관광숙박소	Tourist Home	관광객에게 숙박시설을 제공하는 소형 개인소유 숙박소로서 호텔이나 모텔보다 요금이 저렴하며, 시설면에서 미비한 점이 많다. 가족적인 분위기를 즐길 수 있다. Guest House로서도 알려져 있다.
관광시장	Tourist Market	보통은 관광객을 송출하나 때로는 관광객 수입시장을 의미하는 수도 있다.
관광안내	Tourist Information	여행안내이다. Travel Information이라고도 한다.
관광안내원	Guide	관광안내원
관광왕래	Tourist Flow	관광객의 유동
관광용 선박	Cruise	① 관광용 선박 ② 비정기 노선의 선박을 이용한 유람형 여행이다.
관광지 선전업자	Destination Promoter	소비자가 해당 관광지를 선호하고 관광토록 유도하는 관련 업자를 지칭한다. 관광대리점, 여행사무소, 컨벤션 기관 등이 이것에 포함된다.
관광지출	Tourist Expenditures	관광지출. 관광객소비액. 국민이 해외여행에 소비하는 금액 또는 어느 나라를 방문하는 관광객이 그 나라에서 숙박, 식사, 선물(토산품)구입, 구경(관광), 국내교통비 등에 소비하는 금액을 그 나라에서 보면 관광수입이 된다.
관광호텔	Tourist Hotel	관광객의 숙박에 적합한 구조 및 설비를 갖추어 이를 이용하게 하고 음식을 제공하는 자동차, 여행자호텔, 청소년호텔, 해상관광호텔, 휴양콘도미니엄 등의 숙박시설 등이 있다.
관광호텔등급	Tourist Hotel Classification	유럽 여러 나라에서는 별로 호텔의 등급을 표시하는데, 별 5개의 호텔은 특급, 별개의 호텔은 일반용을 나타낸다. 우리나라에서는 관광사업법 제24조 및 령 제4조에 의거 관광호텔업의 등급을 특1급, 특2급 및 1급, 2급, 3급 등으로 나누고 문화체육관광부장관이 결정한다.
관광회사	Sightseeing Company	지방의 관광 또는 시내관광을 운영하고 있는 여행사이다.
광고모집여행	Advertised Tour	광고선전을 통한 모집여행. 기획여행 상품판매에 있어 특히 광고에 의한 마케팅을 활용하는데 이를 Advertised Tour이라 한다.

용 어	영문용어	해 설
국가관광기관	NTO(National Tourism Organization)	각국의 국가관광기관, 한 국가의 관광정책을 수행하는 국가기관으로서 국가들간에 폭넓게 관광정책들을 결정하고 실행하는 권한을 갖고 있다. 보통 대외관광선전이라든가 외국인 관광객의 유치사업을 하고 있는 국가관광기관이다.
국내로의	Inbound	외국인의 국내여행
국내여행업자	Domestic Agent	국내여행업자
국내외 여행	Business Tourism	사업을 목적으로 한 관광을 포함하는 국내외 여행이다.
국립공원	National Park	국립공원
국적	Nationality	국적
국제관광기구	WTO(World Tourism Organization)	제2차 세계대전 후 국제관광사업의 급진적인 발전에 따라 1947년 영국여행휴가협회의 제창에 의해 파리회의에서 정식으로 발족된 국제관광기구이며, 이것은 세계 최초의 국제관광기구이다.
국제관광연맹	ITA(International Touring Alliance)	1898년에 International League of Touristic Associations의 명칭으로 설립된 세계에서 가장 오래된 관광관계 단체의 하나로 1919년에 ITA(International Touring Alliance)로 개칭하였다. 국제관광의 진흥을 목적으로 하고, 각국의 touring club, automobile club, cycling club, 수상 club, 도보 club, 여행대 association을 회원으로 하고 있다.
국제관광연맹센터	IFTC(International Federation of Tourist Centers)	1948년 모나코에 설립한 유럽의 관광기관, 관광안내소장의 연결기관 주 목적은 정보교환, 연결협조를 도모하는 데 있다. 회원수는 9개국, 본부는 프랑스의 리옹에 두고 있다(Federation Internationale de Centres Touristiques : FICT).
국제여행업자	International Agent	해외관광과 관련한 제반 업무를 처리할 수 있는 여행업자이다.
국제여행 제한규정	Exit Restrictions	국외여행 억제를 위한 제한규정이다.
스테킹	Stacking	카지노게임 Roulette의 기본동작으로 흐트러진 Chips를 세우는 동작이다.
스페인국철	RENFE	스페인국철. Reseau National des Chemins de Fer Espagols이다.
슬롯머신	Slot Machine	슬롯머신은 투입구에 동전을 넣고 투기의 수단으로 관광호텔에서 오락을 하는 것이다. 세계 최초의 슬롯머신의 이름은 '리버티 벨'로 1805년 미국의 Chals Pay가 만들었다. 이것은 모방이 아니라 구술을 사용하는 구술치기의 일종이다.
승객	Passenger	여행, 승객, 운송기관의 승객이며, 여행업계에서는 고객(여행자)을 가지고도 Passenger라고 한다.
시내관광	City Excursion	시내관광
시차	Time Difference	시차
시찰여행	Fam Tour	여행 관련자를 초청하여 관광지, 관광시설, 관광코스 등을 시찰하게 하는 여행이다.
식당차	Dining Car	열차의 식당차이다.
신분증	ID Card	Identification Card의 약자이다.
싱글챠타	Single Charter	ITC라든가 TGC와 같이 백 투 백(back to back)으로 일정기간 계속적으로 운항하는 챠타에 대해서 단발적으로 운항하는 챠타이다.

용 어	영문용어	해 설
공인여행상담원	CTC	Certified Travel Counselor 약자이다.
안내브로셔	Confidential Tariff	일반적으로 매년 1회 발행되는 여행중개업자용 판매 안내브로셔이다.
안내소	Information	안내. 관광안내소이다.
알 씨 아이	RCI(Resort Condominium International)	미국 인디아나 폴리스에 본사를 둔 세계적인 휴양지 시설교환업무를 대행해 주는 전문적인 콘도미니엄 조직회사이다.
왕복여행	RT	Round Trip의 약자이다.
세계일주	RTW	Round The World의 약자이다.
어랜징	Arranging	카지노게임 Roulette의 기본동작으로 금액 및 Setting Stack의 Color별 정리 Pay Off이다.
에소닉관광	Ethnic Tourism	색다른 문화와 인종·생활방식 등을 관광하는 이국적 관광이다.
여행인솔자	Escort	관광안내를 하는 Guide와 구분된다.
에약수행부서	Reservation Department	고객의 예약상황을 신속하고 정확한 응답기능을 수행하는 부서로서 새로운 예약을 위한 정확한 데이터를 수집하고 보존하여 원활한 예약을 수행한다.
에어텔	Airtel	항공편과 호텔숙박만을 결합한 여행상품이다.
여행대리점할인	AD	Agent Discount의 약자이다.
에이프런	Apron	카지노게임 Roulette의 기본동작으로 딜러가 Chips를 Sweeping한 다음 Chpping하는 장소 또는 Helper가 있는 곳이다.
에프씨티	FCT	해외여행 인솔자가 포함된 해외여행. Foreign Conducted Tour의 약자이다.
개인여행자	FIT	Foreign Independent Tour의 약자이다.
엘르센트릭	Allocentric	모험적이고 진취적인 관광자의 성격유형이다.
엠아이피	MIP	Most Important Person의 약자로 VIPVery Important Person보다 한 단계 중요한 고객이다.
여정 플레이트	Routing Plate	여정을 미리 각인하여 발권할 때에 임프린터(imprinter)의 좌측에 설치시키고 인자하기 위해서의 플라스틱 플레이트. 단체여객의 경우와 같이 동일여정의 대량 발권에 편리하다.
여정안	Suggested Itinerary	여정안
여정의 변경	Rerouting	여정의 변경이다.
여행그룹 차타	TGC(Travel Group Charter)	1972년 미국에서 탄생한 차타로 불특정 다수 시장을 대상으로 한다.
여행기간	Duration	여행기간
여행담	Travelogue	최근에는 슬라이드나 영화 등을 사용하여 여행지의 소개나 경험담을 하여 집객을 도모하는 일이 잘 행해지고 있다.
여행도매업자	Educational Tour	항공사, 여행도매업자, 각국 관광청 등이 여행업자를 위해 실시하는 연수여행이다.
여행보험	Travel Insurance	여행 중에 일어날 수 있는 사고를 위해 안전장치이다.
여행비용	Travel(ing) Cost	여행 중에 필요에 의해서 쓰는 경비이다.

용 어	영문용어	해 설
여행사 경영자	Agent Manager	여행업자이며 여행의 운영자이다.
여행사 외상매출계정	Agent Account	여행사가 지불을 보증하는 외상매출계정이다.
여행사 원장	Agency Ledger Adjustment	여행사와의 거래를 별도로 취급하는 미수금 원장 중의 하나이다.
여행산업	Travel Trade	여행업계
여행성향	Travel Attitude	일반사람들의 여행에 대한 생각 및 일반적으로 여행을 하는 습관이 있는 사람들의 경향이다.
여행수입	Travel Expenditure	여행자가 여행에 지출한 금액. 일반적으로는 수지표상의 용어이다.
여행수지차	Travel Gap	여행수지의 언밸런스. 미국의 여행수지가 대폭적인 적자가 되고 있어 그것이 미국의 국제수지의 악화와 더불어 커다란 문제로서 취급되게 되었다.
여행시설	Travel Plant	Tourist Plant를 사용하는 수도 있는 관광시설이다.
여행시장	Travel Market	통상은 여행자를 대량으로 송출하는 시장이다. 북미와 유럽이 세계의 2대 여행시장이며, 우리나라로서는 일본도 가장 비중이 무거운 큰 시장으로서 주목되어 왔었다.
여행신분증명서	Travel Documents	여행상의 필요서류로 일반적으로는 여권 또는 신분증명서이다. Yellow Book(예방접종증명) 기타 물품 등의 수입증명서(또는 허가서) 등도 포함된다.
여행안내책자	Guide Book	여행안내책자
여행업자	Travel Agency	여행업자
여행일정표	Itinerary	여행일정표
여행자금대부	Traveloan	할부여행
여행자보호 시스템	Default Protection Plan	공급자의 채무불이행 시 여행객과 여행업자를 보호하기 위한 시스템이다.
여행자 송출국	Travel Plant Country	여행자를 해외로 내보냄
여행자 수입국	Travel-Receiving Country	여행자가 관광지에 들어가는 나라이다.
여행자수표	Traveler's Check(T/C)	여행자가 가지고 다니면서 쓰는 자기앞수표와 같은 것이다. 여행자가 직접 현금을 지참하여 심적 위협을 느끼지 않도록 현금과 같이 사용할 수 있도록 했으며, 이것은 하나의 수표로서 현금을 주고 매입할 때 서명을 해서 쓰기 때문에 제3자는 사용이나 위조를 할 수가 없게 되어 있다. 따라서 두 번 서명하지 않는 것은 분실이나 도난 시에 타인이 사용할 수가 없다. 즉 여행자수표는 회사 및 은행에 의하여 발행되며, 보험에 가입한 특수수표이다.
여행장애	Travel Barriers	일반적으로 전염병이라든가 음료수, 근대적이고도 쾌적한 교통수단의 결여, 자연적 · 신체적인 위험보다도 정치분쟁에 의한 여행제한이나 비싼 운임, 공항세, 출국세, 언어장벽, 사회적 · 경제적 불안 등의 인위적인 장애이다.
여행프로그램	Vacation Program	여행업자 등이 휴가여행자를 표적으로 삼고 조직하는 Tour Program 이다.

용 어	영문용어	해 설
염가여행	Budget Tour	일반적인 요금보다 저렴한 여행이다.
영국관광청	BTA(British Travel Authority)	1969년 정부명령에 의해 영국 여행휴가협회가 해산되고, 대신하여 BTA 및 English Tourist Board, Scottish Tourist Board, Wales Tourist Board 잉글랜드, 스코틀랜드, 웨일즈 관광위원회가 설립되었다. 같은 청의 주된 업무는 전 협회가 수행해 온 외객유치와 국내관광의 장려 및 국내의 숙박시설, 관광시설의 개선촉진에 있다.
영국여행업자협회	ABTA	Association of British Travel Agent의 약자이다.
예약업무	Arrangement	숙박 · 항공 · 교통 · 식사 · 관광 등에 관한 예약업무이다.
예정표	Schedule	표, 시간표, 예정표. 여행업계에서는 특히 일정표이다.
오그나이즈	Organizer	특별히 작성된 여정에 참가하는 단체여행자를 조직하는 자. 사전에 금액지불이 끝나고 팜플렛 등으로 선전되고 숙박 · 지상교통기관이 수배되어 IATA 가맹 항공회사의 편을 사용하며, 단체의 왕복 또는 Circle Tour를 기획 · 조직하는 게임(IATA 가맹회사 및 IATA 대리점을 포함)이다.
오더 포 크레딧	Order for Credit	Gaming, Chips, Coin, Plague 등을 Gaming Table로부터 Banker로 옮기기 위해 카지노 계장이 작성하는 Manual Credit System의 서식이다.
오리엔테이션	Orientation	여행출발 전이라든가 최초의 목적지에 있어서 여행업자가 여행자를 위해하는 설명출발도시와 목적도시. 항공권면상의 Origin, Destination난에 출발도시와 최종 목적도시명을 기입한다.
오버라이딩 커미션	Overriding Commission	특수한 판매노력을 필요로 하는 투어에 대해서 통상의 대리점수수료에 덧붙여서 지불되는 추가수수료이다.
오버랜드 패스	Overland Pass	그 나라의 출입국관리법에 기본을 두고서 배로 그 나라를 방문하는 외국인에 대해 그 배가 그 나라의 다른 항에서부터 출발할 때까지의 사이에 관광을 위하여 육로를 여행할 것을 희망하는 경우에, 신청에 의하여 발부되는 통과상륙허가증. 사증을 취득하고 있지 않더라도 일정기간의 체재가 허가된다. 단, 그 배는 입국관리당국으로부터 사전에 관광선의 지정을 받는 것이 통례이다. 기항지상륙 허가서하고는 다르다.
오버랜드 패신저	Overland Passenger	Overland Pass의 발부를 받고 입국한 외국인관광객이며 '통과관광객'이라 역하고 있다. 사증을 필요로 하는 '통과객'과 혼동하지 않도록 할 필요가 있다.
오토캠프	Autocamp	야외에서 숙박하는 일이나 또는 그 장소이다.
오픈죠 트립	Open-Jaw Trip	여객형태의 하나로 그냥 "오픈죠"라고 한다. 주유(周遊) 또는 왕복여행으로 출발지가 같고, 목적지에 있어서 항공기를 쓰지 않고서 2지점간을 이동하는 여행, 또는 출발지와 도착지가 다른 여행으로 각기 왕복운임을 쓸 수 있는 여행이다.
선택관광	Optional Tour	현지의 소여행. 미리(애당초부터) 여정에 짜여 넣어져 있지 않고, 여행자가 현지에서 자유로 선택할 수 있는 투어이다. 유료. 최근에는 자유여동형의 투어가 증가하여, 또 IT 챠터(ITC) 등의 운항에 따라 옵셔날 투어의 중요성이 재인식되고 있다. 임의 관광이다.
국외여행	Outbound	외국으로 나가는 경우의 해외여행 및 그에 관계하는 업무이다.
외국인관광객	Incoming Tourist	특히 해외에서 입국한 외국인관광객이다.

용 어	영문용어	해 설
외국인등록증	Alien Registration Card	외국인등록증
워터 클로젯	Water Closet	화장실
유료 화장실	Pay Toilet	유료 화장실
인센티브 여행	Incentive Tour	보상여행 또는 포상여행이다.
인포메이션 클럭	Information Clerk	호텔 방문객 및 투숙객에게 여행정보를 제공하는 직원이다.
일반여행업대리점	Sub Agent	일반여행업자의 대리점이다.
일본관광협회	JNTO	일본관광협회 Japan National Tourist Association의 약자이다.
일본여행자협회	JATA	일본여행자협회 JATA(Japan Association of Travel Agents)이다.
일시방문객	Temporary Visitor	관광객에 대해서는 각국이 모두 사 중의 면세 혹은 각종 세금의 면세 등 우대조치를 청구하고 있는 것이 보통이나, 정의를 정하는 혹은 국제적으로 통일하는 일이 몹시 곤란하므로 여행자를 그 체재일수로 장기체재자와 단기체재자(90일 정도로 하자는 안이 있다)로 나누어 단기체재자에 대해서는 갖가지의 편의를 주려고 하는 생각에서 Temporary Visitor 사용되게 되었다.
일시방문자	Excursionist	한 국가나 지방에 1일을 숙박하지 않고 24시간 미만의 여행을 하는 일시방문객이다.
일용품	Personal Effects	신 일용품. 여행자가 여행 중에 개인적으로 사용하는 옷(의류) · 화장품 등의 물건(물품)으로 각국이 모두 면세수입을 이전하는 것이 보통이나 국제적 통일기준을 만들 필요성에 따라 1954년에 Convention Concerning Customs Facilities for Touring이 작성되어 많은 나라가 이 조약에 가맹하고 있다.
입장료	Admission Fee	입장료
	Entrance Fee	공연, 경기를 구경하기 위하여 장내에 들어가기 위해 내는 돈
자연자원	Natural Re출처	관광자원의 하나로서, 그 보호에 대해서 각국의 관광기관 · 관계단체는 갖가지의 노력을 기울이고 있다.
장거리전화	Long Distance Call	장거리전화
재환전	Reconvert	재환전
재환전	Re-Exchange(Reconversion)	비거주자가 입국하여 외국환을 원화로 환전한 후 사용하고 남은 원화 잔액을 출국 시 다시 외화로 환전하는 것이다.
저관여전략	Low-Involvement Strategy	소비자의 제품에 대한 관광수준이 낮을 때 이를 높은 관여전략으로 전환시키는 전략이다.
전망대	Observation Platform(Tower)	전망대
전망차	Observation Car	전망차
전망차	Vista Car	2층식 전차, 버스 등의 전망차이다.
접근성	Accessibility	관광의 세분화된 시장에 접근하여 활동할 수 있는 정도이다.
정기관광	City Tour	한 도시의 시내관광을 위한 정기관광 프로그램이다.
정킷	Junket	여행경비를 여행자 본인이 부담치 않는 시찰 · 답사 등의 여행이다.
정회원	Active Member	단체의 정회원이다. 준회원은 Allied Member라 한다.

용 어	영문용어	해 설
제3차 산업	Territory	관광사업을 포함하는 제3차 산업이다.
제비용포함 여행	All Expense Tour	포괄여행의 일종으로 식사, 관광, 세금, 기타 비용 등이 모두 포함된 여행이다.
조운트	Jaunt	하이킹 등 비교적 기간이 짧고 가벼운 형태의 여행이다.
조직여행	Organized Tour	여행사가 아닌 제3자가 기획하여 조직한 여행으로 통상은 단체여행이다.
좀비	Zombie	칵테일 이름으로 남태평양제도에서 Don이라는 백인에 의해 만들어졌으며, 그 뜻은 마법으로 죽은 사람을 되살아나게 한다는 초자연의 힘이나 그렇게 되살아난 사람을 의미한다.
종일관광	Wholeday Tour	전일(終日)관광. 여행일정상 사용한다.
종일여행	Full Day Excursion	종일여행
주회여행	Circle Trip	1개 이상의 여행목적지를 포함한 출발지로 다시 돌아오는 여행형태이다.
준비품	Outfit	준비품, 여행용품, 여행단체, (여행)준비(비)이다.
지브이	GV	단체여행객에게 적용되는 요금산정 시 최소인원을 표기하는 코드이다.
지아이티	GIT	단체여행자
지상수배부분	Land	지상수배부분
지상수배업자	Ground Operator	여행지에서의 운송·관광·숙박 등의 수배를 담당하는 현지여행업자이다.
직책수당	Position Allowance	Post Convention Tour 회의 후 여행. 회의의 종료 후 회의 참가자를 위해서 계획되고 만들어진 Organized Tour. 회의의 주최자 등 미리 계획을 세워 놓고 실시하는 관광이다.
짧은 여행	Trip	짧은 기간의 회유형 여행이다.
최종 일정표	Final Itinerary	출발 전에 확정된 최종적인 여행일정표이다.
최혜약관	Best Available	관광고객에게 제공 가능한 최선의 숙박시설과 서비스를 제공한다는 업자의 사전약속이다.
카운팅	Counting	카지노게임 Roulette의 기본동작으로 각 Zone Bet의 배수, 수치읽기이다.
컬러 칩스	Color Chips	카지노게임 Roulette의 기본동작으로 Play할 수 있는 Chips이다.
타이디 벳	Tidy Bet	카지노게임 Roulette의 기본동작으로 어수선하다고 느껴져 딜러가 인위적으로 단정하게 만든 것이다.
타이사이	Tai-Sai	Tai-Sai는 주사위 3개를 이용하여 고대부터 유명한 중국의 게임으로서 유리용기에 있는 3개의 주사위를 딜러는 3회 또는 4회를 진동시킨 후 뚜껑을 벗겨 3개의 주사위가 표시한 각각의 숫자 또는 구성되어 있는 거는 장소에 여러 종류의 Chips를 올려놓고 맞히는 게임이다.
탐사여행	Expedition	탐사·조사 등 특정한 목적을 가지고 하는 여행이다.
태국정부관관청	TAT	Tourism Authority of Thailand의 약자이다.

용 어	영문용어	해 설
태평양 관광협회	PATA-Pacific Area Travel Association	태평양 지역 각국이 세계 최대의 여행시장인 미국에서의 관광객 유치 및 지역 내 각국의 관광왕래의 촉진을 목적으로 하는 공동선전실시를 위하여 1951년 태평양 잠정여행협회로서 호놀룰루(Honolulu)에 설립하였고, 1953년 현재의 명칭으로 바꾸어 오늘에 이르고 있다. 출판물로서 Pacific Travel News(월간), 태평양 호텔 · 여행가이드(연간) 등을 발간하고 있다. 본부는 샌프란시스코에 있으며 회원은 57개국의 정부 관광기관, 교통기관, 여행업자, 호텔 등이 가맹하고 있다.
태평양 지구관광협회	Pacific ASIA Travel Association	1951년에 설립된 태평양지역의 정부관광기관, 항공회사, 여행업자, 호텔 등이 가맹하고 있는 공동관광선전기관이다. 회원은 1,000을 넘는다. 보통 PATA라고 한다.
태평양 항공운임	Trans Pacific Fare	태평양 항공운임
테이블 게임 윈, 로스	Table Game Win or Loss	게임에서 고객에게 이겨서 얻은 Cash Plague, Gaming Chips 등의 총액에서 고객에게 Loss한 Cash, Gaming Chips Plague 등의 총액을 제한 것이다.
테이블 게임드롭	Table Game Drop	Drop Box에서 Collect한 통화의 총액이다.
테이블 고객양식	Table Inventory Slip	Gaming Table에서 Game Chip Coin, Plague 등의 재고를 기록하는 데 사용하는 양식이다.
테크니컬 방문	TV(Technical Visit)	① 관광 이외의 목적, 즉 시찰을 목적으로 하여 상대방을 방문하는 것이다. ② 시찰을 목적으로 한 투어이다.
테크니투어	Technitour	Technical Visit와 같다.
텔레투어리스트 서비스	Tele-Tourist Service	관광객용 전화안내 서비스로 Automatic Service라고도 한다.
토마스 쿡	Thomas Cook	세계에서 가장 오랜 여행업자이며, American Express와 함께 세계 최대의 여행업자의 하나이다.
토마스 쿡 철도시간표	Thomas Cook Continental Timetable	토마스 쿡사에서 발행하고 있는 유럽을 중심으로 한 철도시간표이다.
통역	Interpreter	통역
동행안내	TC(Tour Conductor)	동행안내 T/C라고도 한다. 여행에 동행해서 현지에 있어서의 투어운영에 필요한 일절의 업무를 행하는 자이다.
동행안내요금	Tour Conductor's Fare	Tour Guide Fare라고도 한다. 항공운임의 경우는 보통 10명 이상의 단체의 인솔자에 대해서 적용되는 할인운임. 10명 이상 14명 미만의 단체의 경우는 11명째의 사람의 운임이 50[%] 할인이 되며, 재차 15명 이상인 단체의 경우는 16명째의 운임이 100[%] 할인이 된다. 단, 단체가 특수운임으로 여행하는 경우, 그 적용이 없는 경우 혹은 필요 구성인원 수가 다른 경우가 있다.
투어 가이드	Tour Guide	일반적으로는 소위 가이드이며, Tour Conductor, Tour Escort를 의미하는 경우 또는 가이드가 일을 겸해서 동행하는 경우가 있다. 우리나라에서는 가이드를 전업적으로 일하고 있는 사람의 특징은 여행업자의 전속으로 되어 있는 경우가 많아 Tour Conductor 혹은 Tour Escort의 일을 하기도 한다.

용 어	영문용어	해 설
투어 리더	Tour Leader	Tour Conductor
투어 매니저	Tour Manager	Tour Conductor와 같으며, 여행업자나 항공업자에게 Tour의 기획·판매·운영을 관리자로서의 주의를 기울이고 또한 수익상의 견지에서 컨트롤하고 지시하는 책임자를 두는 일도 있다.
투어 오그나이즈	Tour Organizer	PATA에서는 "특별하게 작성된 여정에 참가할 단체여행자를 조직하는 자. 투어 오퍼레이터하고의 구별은 Tour Organizer가 반드시 운임동맹의 지정을 받을 필요는 없으며, 또한 여행업자에게 커미션은 지불할 필요도 없는 점이다" 라고 정의를 내리고 있다.
투어 오퍼레이트	Tour Operator	우리나라에서 제각기의 목적지에 대해서 관광 버스, 레스토랑, 방문기업 등을 전문적으로 수배하는 업자. 현지의 일정과 정확하고 새로운 여행정보를 가지고 있다.
투어 호스트	Tour Host	Tour Conductor
트렁크 룸	Trunk Room	큰 가방이나 짐을 넣는 장기체류자의 수하물을 보관하는 방이다.
국외여행인솔자	TC	① Tour Conductor ② Traffic Conference ③ Traveler's Check 등의 약자이다.
티아이엠	TIM	Travel Information Manual의 약자 각국의 출입국수속(CIQ)에 최신의 규칙을 모아 놓은 것이다.
티지	TG	Tour Guide이다.
티피아이	TPI	Travel Press International의 약자. 국제여행업계전문지협회. 미국·영국·프랑스·일본(Travel Journal) 등의 대표지가 가맹이다.
판매원조물품	Sales Aid	Tour나 Destination을 판매함에 있어서 소용되는 물건으로 팜플렛은 물론 슬라이드, 영화, 포스터, 기타 Give-away(경품, 무료제공품)까지도 포함한다.
패이아웃	Payout	게임 테이블이나 Slot Machine에서 고객이 Win한 금액을 지급하는 것이다.
패키지	Package	여행에 필요한 교통·숙박·식사·팁·관광 등 일체의 경비를 포함하는 요금으로 여행구매자의 숫자에 의거 할인요금으로 판매된다.
패키지 투어	Package Tour	항공운임에 호텔요금·관광요금·식사요금(일부만의 경우도 있다) 등의 비용을 포함한 투어이다.
패티션	Petition	청원서. 사증(visa)의 신청에 필요한 서류로서 요구받는 수가 있다.
포괄단독여행	Inclusive Independent Tour	포괄단독여행이다.
포괄여행	All Inclusive Tour	숙박, 식사, 관광, 교통 등 여행의 제반 경비가 모두 포함된 여행이다.
포괄여행	Inclusive Tour	항공·관광·숙박·식사 등을 일괄 포함한 여행이다.
포괄전세여행	Inclusive Tour Charter	전세항공편에 의한 수송이 포함된 관광이다.
푸싱	Pushing	카지노게임 Roulette의 기본동작으로 40, 50, 60, 70, 80, 100, 120, 141개 등의 숫자로 Chips를 Rack에서 꺼내서 Set하여 Player에게 밀어주는 동작이다.

용 어	영문용어	해 설
풀 서비스 트레블 에이전시	Full Service Travel Agency	해외·국내 등 여행과 관련한 종합적인 서비스를 제공하는 여행사이다.
풍경의	Scenic	풍경의, 경치가 좋은
프레쥬어 트레벌러	Pleasure Traveler	Business Traveler와 대비시키는 경우의 관광객이다.
프린시펄	Principal	여행업계에서 대리자로서의 여행업자에 대한 본인의 의미로 항공회사, 선박회사, 철도회사, 버스회사, 호텔 등이다.
플라이 드라이브 패키지	Fly Drive Package	항공과 렌트카를 포함한 패키지 유형이다.
플랜트	Plant	시설의 의미로 잘 사용된다. Tourist Plant 등이다.
피크	Peak	산꼭대기를 두고 하는 말이나 여행업계에서는 Peak season을 줄여 Peak라고 말하는 일이 많다.
핀쿠션	Pin Cushion	바늘겨레. 여행자의 편의를 위해서 바늘·실·단추 등을 준비하고 있다.
필리핀관광협회	PTTA	Philippine Travel and Tourism Association의 약자이다.
학생할인	SD(Student Discount)	학생할인. 적용조건은 특례를 제외한다. ① 연간 수업을 행하는 학교의 12세 이상 26세 미만의 학생일 것이다. ② TC 3내, 또 TC 2의 여행에 한할 것이다. ③ 도중 항기(降機)는 인정하지 않는다 등. 보통운임의 25[%]할인. 신청은 항공회사 소정의 신청서에 학교장의 직인을 요한다.
한국관광공사	KNTO-Korea National Tourism Organization	한국의 관광산업발전 및 외화획득, 관광 서비스 개선 등을 목적으로 1962년 4월 24일 국제관광공사법이 제정되고, 그 해 6월 26일에 국제관광공사가 창립하여 운영되어 오다가 1982년에 12월 27일 한국관광공사로 그 명칭을 바꾸어 오늘에 이르고 있다. 1960년대에는 산하에 호텔, 여행사, 운수업체 등을 가진 영업체제였으나, 1974년 진흥체제로 전환하여 업체를 불하하고 현재까지 진흥, 개발, 교육훈련 업무에 주력하고 있다.
해피코트	Happi-Coat	외국인에 대한 Reception 등에 선물로서 제공되는 부인의 사교용 웃옷이다.
헬스 관광	Health Tourism	온천 및 휴양지와 연계한 건강증진 목적의 관광이다.
현지시간	Local Time	현지시간
현지여행업자	Local Agent	현지여행업자
현지지상수배	Land Arrangement	해외여행에 따른 현지 지상수배로 Land Operator에 의해 제공된다.
현지지상수배업자	Land Operator	현지관광의 지상수배를 전문으로 하는 여행업자이다.
홈 스테이	Home Stay	여행 시 현지의 가정을 방문하여 체재하는 것. 체류지역에 대한 생활문화를 습득할 수 있어서 새로운 여행영역으로 자리잡고 있다. 최근 국내에서도 이러한 홈스테이 상품이 개발·판매되고 있다.
환경관광	Environmental Tourism	자연적 경관이나 자원을 관광하는 환경적 관광이다.
회의 전 여행	Pre Convention Tour	회의 전 여행. 회의의 개최 이전에 가까이에 있는 관광지 또는 제법 먼 곳에 있는 관광지를 몇 곳 구경하고 회의개최지에 도착하도록 계획되어 만들어진 Organized Tour이다.

용 어	영문용어	해 설
후광효과	Halo Effect	소비자 관광행동에 있어 일반적인 인상이 다른 자극의 해석에까지 영향을 미치는 경우이다.
휠	Wheel	카지노게임 Roulette의 기본동작으로 Layout과 똑같은 번호가 있는 Ball이 돌아갈 수 있게 한 기계이다.
휴가별장	Vacation Home	특별한 계절동안에 비교적 단기간 사용되는 2차적인 거주지이다.
휴가여행객	Holiday Maker	휴가여행객
휴가의 조정	Staggering of Holiday	휴가의 조정. 유럽에서는 여름철에 사람들이 휴가를 모두가 한꺼번(일시)에 받아서 여행을 떠나기 때문에 그 혼잡완화가 커다란 문제로 되고 있다. 이와 같이 휴가여행자가 일시기에 집중하는 것을 조금이라도 방지하기 위해서 학교·공장·회사 등의 휴가를 계획적으로 변경·조정해서 받아 가도록 하자는 것으로서 유럽의 각국 정부에 있어서는 중요한 선책(旋策) 하나로 되어 있다.
휴양/레크리에이션	R/R(Rest and Recreation)	휴식(양)과 레크리에이션. 주로 미국 군인들의 휴가여행이다.
휴양지	Resort	휴양·보양지. 주로 바닷가(해변)나 산 등 경치가 좋은 곳이다.

3. 항공·운송 관련 용어와 해설

용 어	영문용어	해 설
2등 항실	Second Cabin	2등 항실
간선	Trunk Line	교통량이 많은 주요 노선이다.
간소화	Simplification	출입국수속의 간소화이다.
경유하여	Via	~경유
계기	Instrument	항공기의 계기
공시운임	Public Fare	운임표에 공시되어 있는 운임이다.
공시운임의 우선	Precedence of Published Fare	발권상의 용어로 여행출발지와 목적지의 두 지점 간에 여객운임이 직행운임(through fare)으로서 공시되어 있는 경우에는 비록 도중의 구간운임의 합산액이 이 공시운임을 밑도는 경우라도 이 싼 합산요금(운임)을 적용할 수 없으며, 공시 직행운임을 사용하지 않으면 안된다. 즉 A→B→C라고 여행할 때 AB+BC의 운임은 적용할 수 없다.
공유지역	Public Area(Public Space)	공유지역, 공공장소
공항세	Airport Tax	공항출국 시 징수되는 세금. 공항의 유지·보수 또는 세수확보, 해외여행 억제 등 여러 목적을 가지고 징수되는 목적세의 성격을 가지고 있다.
공항 코드	Airport Code	세계 각 도시의 공항을 구분하기 위하여 사용되는 3자리 문자. 1개 도시에 2개의 공항이 있는 경우도 있어 항공예약 시에 주의한다.
구간거리	Sector Mileage	국제선의 항공운임을 계산함에 있어서 마일리지 계산상 이 구간거리를 합계하여 Maximum Permitted Mileage와 비교한다.

용 어	영문용어	해 설
구두신고	Oral Declaration	세관검사 시에 서면으로 휴대품 등에 대해서 신고하는 일이 없이 세관직원의 물음(질문)에 구두로 답하는 것만으로 끝내는 검사제도이다. 세관의 간단화 · 신속화를 의해 각국에서 채택하고 있다.
구명 보트	Life Boat	구명 보트
구명 조끼	Life Jacket	구명 조끼
국내운송항공사	Domestic Airline	국내운송항공사
국내의	Inland	국내의
국영항공사	Flag Carrier	국가를 대표하는 항공사, 국영항공사
국영항공회사	National(flag) Carrier	각국의 국제항공회사. 국영항공회사라고 택하는 경우도 있으나, 반드시 완전한 국영(만)은 아니고, 민간자본이 들어가 있는 경우도 있다. 한 국가를 대표하는 항공회사이다.
국제민간항공운송기구	ICAO	International Civil Aviation Organization의 약자이다.
국제민간항공운송기구 알파벳	ICAO Phonetic Alphabet	국제민간항공운송기구에서 유선통신 시 정확한 알파벳 문자를 전달하기 위해 발음상 확실히 구분되는 단어를 지정 · 사용하도록 한 유선통화용 알파벳. 항공예약 시 승객의 이름, 예약 관련 단어 등 다양한 분야에 쓰이고 있다.
국제철도연맹	UIC	Union of International des Chemins de Fer의 약자이다.
국제특급열차	TEE(Trans-Europe-Express)	구주제국이 공동운항하고 있는 국제특급열차이다.
국제항공운송협회	IATA	International Air Transport Association의 약자이다.
금연석	Non-Smoking Seat	항공기의 좌석 중 금연석이다.
금연차	Non-Smoking Car	구미에서는 끽(흡)연차와 구별되고 있다.
기내 방송	Cabin Announcement	기내 방송이다.
기내 서비스	Inflight Service	항공기 탑승객에게 제공되는 유 · 무형의 기내 서비스이다.
기내 서비스 프로그램	Inflight Entertainment	영화 · 음악 등의 오락용 기내 서비스 프로그램이다.
기내식	Inflight Meal	기내식
기내의	Inflight	기내의. 비행 중의
기내 잡지	Inflight Magazine	기내 잡지
기장	Pilot in Command	항공기의 기장. Captain
기항지	Shore Pass	기항지. 상륙허가서이다.
기항지 상륙	Shore Excursion	선박의 승객. 승무원이 그들이 타고 있는 배가 항구에 정박(碇泊)하고 있는 동안에 상륙해서 구경(관광)을 하는 것이며, 일반적으로는 사증 없이도 선박 등의 장이 일괄해서 교부. 신청하는 shore pass로 상륙할 수 있다. 일정기간 이내의 상륙이 인정되고 있으나 행동범위에 대해서는 제한이 있다.
나사	NASA	National Aeronautics and Space Administration의 약자. 1958년 10월 1일에 발족한 미국의 각종 우주개발계획의 주요 기관이다.

용 어	영문용어	해 설
난기류	Turbulence	대기의 난기류이다.
평양 경유운임	South Pacific Fare	IATA 제1지구와 남서태평양에서 태평양 경유의 모든 운임이다.
네덜란드국철	NS	화란국철
노르웨이국철	NSB	노르웨이국철
노선 간의	Interline	노선 간의
니어 미스	Near Miss	항공기끼리 공중충돌할 뻔하는 등 위험한 상태이다.
단일주체 특허장	Single Entity Charter	단일의 단체, 회사 또는 개인이 일절의 비용을 부담하고 행하는 특허장. 우수세일즈맨의 보상초대 여행이라든가 스포츠 선수수송, 선원의 일괄수송 등에 이용되고 있다. Own Use Charter와 같다.
대기여객	Stand By Passenger	공항에서 취소되는 빈 자리를 기다리고 있는 대기여객이다.
대합실	Transit Room	통과객. 대합실
더블부킹	Double Booking	이중예약. 동일고객이 동일노선에 대하여 중복예약을 한 경우이다.
델리버리	Delivery	배달
도로표식	Road Sigh	도로표식
도움 카	Dome Car	천장이 유리로 되어 있는 전망용 차량이다.
동양항공회사 협회	OAA	Orientn Airlines Association의 약자로 이 협회의 전신은 1967년에 설립된 OARB로서 1970년 10월에 OAA로 개칭되었다. 동양에서 본거지를 갖는 지역항공회사가 가맹하고 있는 역내 항공운송사의 제문제의 협의를 위한 기구이다.
동체착륙	Belly Landing	항공기의 동체착륙이다.

4. 호텔 · 숙박 관련 용어와 해설

용 어	영문용어	해 설
3교대 근무	Graveyard Shift	3교대 근무
4인용 객실	Quad(Quadruple, Twin Double)	호텔의 객실형태로 4인이 이용할 수 있는 객실이다.
가니	Garni	식당이 없는 호텔이다.
가든파티	Garden Party	호텔의 레스토랑에서 개최하는 각종 축하연회를 호텔 또는 가정의 정원에서 개최하는 연회형식이다. 입식형식의 파티로서 돌아다니면서 음식을 먹는 것으로 연회장 중앙이나 한 쪽에 테이블을 놓고 그 위에 요리를 준비해 자기 식성대로 선택하여 먹도록 한다.
가스트하우스	Gast Haus	독일이나 프랑스의 여관이다.
국가용 객실상황	Room Inventory	객실조사라고 하는 것은 현재의 상황 점검하여 재실, 숙박연장, 객실변동, 고장난 객실, 가용객실 등을 하우스키핑, 예약, 영선실과 상호 연결시켜서 프론트 오피스(front office)에서 객실을 판매하는 데 있어서 아무 지장이 없도록 도와 주는 것이다.
개런티	Guarantee	서비스를 받게 될 사람의 수를 나타내는 것으로, 적어도 연회의 24시간 전에 연회기획 담당자가 계산해 산출한 고객의 숫자이다.

용 어	영문용어	해 설
개인욕실	Private Bath	개개의 객실에 달려 있는 욕실이다.
룸 메이드	Room Maid	객실에서 여러 가지 서비스를 담당하는 자로 객실의 청소 · 정비 · 정돈 등이 주된 업무이다. Room Attendant라고도 한다.
룸 서비스	Room Service	호텔의 객실에 손님의 요망으로 음료나 식사 등을 갖다 주는 것은 담당하는 계원 또는 그렇게 해서 호텔의 방에서 하는 식사. 통상 메뉴의 요금보다 10[%] 내지 15[%] 정도 비싼 요금으로 되어 있다.
객실 지배인	Room Manager	객실부분 담당의 지배인이다.
객실관리	Housekeeping	고객이 사용할 호텔, 모텔 등 숙박업소의 객실을 관리하는 작업으로서 객실의 정리정돈 및 비품을 관리하여 객실을 상품의 가치가 있도록 만드는 작업 또는 관리한다.
객실료	Room Rate	객실료
객실배정	Blocking Room	당일 도착할 고객의 객실을 사전에 배정하는 것이다.
객실배정	Room Assignment	객실배정은 개개의 예약에 대해 객실을 할당하는 것이며, 당일 예약된 고객이 도착하기 사전에 객실을 준비하여 도착 시 객실배정에 따른 시간을 단축시킴으로써 효율적인 업무를 수행함에 있다. 또 일정한 방법과 순서에 의하여 실시해야 하며, 주의사항을 숙지하여 차질이 없도록 하여야 한다.
객실번호	Room Number	호텔의 객실번호
객실변경	Change Room	고객이나 호텔의 사정에 의하여 객실을 변경하는 것이다.
객실예약원	Reservation Clerk	호텔 투숙객의 객실사용에 관한 예약업무를 담당하는 객실담당직원으로 대형 호텔의 경우는 룸클럭에서 독립되어 있으나, 작은 호텔은 룸클럭이 예약업무를 맡고 있나.
객실의 칸 수	Number of Rooms Unit	① 객실의 칸 수, 즉 객실의 단위수에 의해 계산되는 객실 수를 말한다. 물론 여기에는 호텔의 임원, 숙소나 창고 등으로 사용되는 House Use Room까지도 포함되는 객실 수인 것이다. ② 호텔기업이 보유하고 있는 객실 수를 대외적으로 공표하는 경우, 즉 호텔을 정부기관에 등록하거나 호텔의 판매촉진을 위한 선전과 광고 등에 있어서 유니트 객실 수를 공표하게 된다. 호텔의 객실 수가 호텔의 규모를 평가하는 기준이 되기 때문이다.
객실이용	Occupancy	객실이용률. 숙박시설의 경영에 있어서 시설의 가동상태를 가르키는 객실이용률의 지표이다. 산출방법은 실제로 사용된 객실 수를 그 호텔의 총객실수로 나눈 값을 퍼센트로 나타낸다. 이것은 Room Occupancy이고, 베드를 단위로 나타내는 경우는 Bed Occupancy라고 한다.
객실이용인원	Number of Guests	객실이용인원 및 정원가동률을 계상한다.
객실점검자	Room Inspection Report	객실점검자(room inspector)에 의해 준비되는 객실상태의 점검기록장이다.
객실정비원	Room Inspection	객실정비원(room attendance, room maid)의 객실청소, 정리 · 정돈 후 고객에게 객실을 판매하기 전에 최후로 객실을 점검하는 것이다. 객실을 점검하는 직원을 Room Inspector이라 한다.
객실종류	Room Type	호텔 객실의 종류는 침대의 수와 크기에 따라 기본적인 4가지로 분류된다. ① Single Bed Room : 1인용 객실 또는 싱글 침대가 있는 1인실이다. 침대의 표준규격은 길이 195[cm] × 너비 90[cm] 이상이고, 담요규격은 길이

용 어	영문용어	해 설
		230[cm] × 너비 170[cm] 이상이어야 한다. 또한 기준면적이 13[cm^2] 이상이다. ② Double Bed Room : 더블 침대가 있는 객실로 두 사람이 사용할 수 있는 넓은 형태의 객실이다. 이 침대의 폭은 보통 싱글 침대의 1.5배이다.
객실청소담당	Maid	객실 청소 및 정리담당자이다.
갤러리	Gallery	화랑
게스트 레저	Guest Ledger	숙박고객에 대한 인적 사항을 기록한 숙박부이다.
경비	Security	절도와 파괴행위로부터 종사원이 고객을 안전하게 보호하는 업무이다.
고객수	Guest Count	투숙고객수, 즉 등록된 고객의 수이다.
고객숙력 카드	Guest History Card	고객이 과거에 여러 번 방문한 숙력기록을 보존하는 카드로 고객의 방문회수, 사용객실, 사용기간, 특별한 선호 등을 기록하여 기존 고객을 보다 효과적으로 관리하기 위해 사용된다.
고객일일숙박	Guest Night	고객이 한 호텔이나 모텔 기타 숙박업소에 당일 숙박을 한 후 익일당 숙박업소에서 정한 일일숙박 기준에 의하여 체크아웃된 고객이다.
고우 쇼우	Go Show	빈 객실을 기다리는 손님이다.
공표요금	Tariff	① 공표요금을 일반적으로 호텔이나 여관에서 공표한 정규 요금을 지정하고 있으며, 호텔 브로셔에 있는 요금표를 태리프(tariff)라 한다. ② 각종 운임 · 요금표, 관세표, 세율표 등을 두고 말한다. 통상 태리프라고 하면 항공회사의 그것을 말할 때가 가장 많다. 여행비용을 계산하기 위하여 가장 중요한 자료이다.
공항호텔	Airport Hotel	공항 근처에 건설되는 호텔이며, 이 종류의 호텔은 현재 세계 각국의 유행처럼 되어 항공사업의 발전과 함께 세계적인 경쟁사업의 하나로 확대 일로에 있다.
관광객 숙박소	Tourist Cabin	초기의 자동차여행자를 위한 숙박소이다.
균일요금	Flat Rate	단체가 호텔에 숙박하는 경우 실료가 다른 객실을 사용하는 일도 있지만 그것을 균일화하게 한 요금이다.
그랜드 마스터 키	Grand Master Key	호텔의 전 객실을 다 열 수 있는 공통의 열쇠로 보통 당직 지배인이 보관하고 있으며 안에서 잠그어 두는 것(double lock)은 예외이다.
금연지역	Non-Smoking Area	호텔의 로비, 레스토랑, 기타 부대시설에서 담배를 피우지 말 것을 위해 지정해 놓은 장소이다.
금일예약	Today's Reservation	(Daily Pick-Up Reservation) 당일에 예약을 통하여 호텔에 투숙을 원하는 고객은 일반적으로 예약부서에 통제하는 것이 아니라 프론트에서 가능한 한 객실에 한하여 예약을 받는 것이다.
기본요금	Rack Rate	호텔경영진에 의해 책정된 호텔객실당 기본요금이다.
나이트 까운	Night Clothes	잠옷(Night Dress, Night Wear, Night Gown), 즉 잠을 잘 때 입는 옷이다.
나이트 스프레드	Night Spread	담요를 보호하고 각 고객에게 청결한 커버를 제공하기 위해 밤에 침대에 사용하는 가벼운 덮개이다.
나이트 캡	Nihgt Cap	여자들이 머리에 쓰고 잘 수 있도록 제공되는 위생적인 모자이다.
나이트 테이블	Night Table	객실의 침대 머리쪽에 있는 작은 테이블로 전화나 전기스탠드, 재떨이 등이 놓여 있고, 취침 시에 침대에 누워서 손이 닿는 범위에 라디오, 전기스위치, 보이(boy)나 메이드(maid)를 부르는 버튼 등이 설치되어 있다.

용 어	영문용어	해 설
난방시스템	Heating System	호텔의 난방은 에너지를 사용하며, 이것은 건물 전체를 통하여 각 객실에 더운 열을 공급하는 하나의 난방시스템이 된다. 이러한 시스템은 공기를 덥게 하는 데 사용되며, 찬 공기를 더운 공기로 바꿀 수 있는 온도조절장치로 되어 있다.
노 쇼우	No-Show	고객이 예약을 해놓고도 예약날짜에 아무 연락도 없이 나타나지 않는 무단 취소 고객이다.
노벨티	Novelty	노벨티는 호텔이용객에게 제공하는 호텔측의 선물인 동시에 호텔광고를 목적으로 한 판촉물. 호텔이용객에게 제공하는 노벨티의 종류로는 볼펜·메모지·재떨이·달력·수첩·전화번호부·우편엽서·편지봉투를 이용한 것이 있다.
뉴메틱 튜브	Pneumatic Tube	① 호텔 내의 각 영업장에서 발행하는 모든 전표 또는 청구서를 Front cashier에다 신속히 보내주는 기계로서 운송기이다. ② 영업현장부문과 Front cashier 사이의 업무연락수단으로 고객이 서명한 계산서를 원통에 넣으면 공기압축에 의해 신속히 전달되는 장치이다.
뉴스레터	News Letter	호텔에서 주별·월별·계절별 등으로 발간하는 호텔의 사업홍보와 광고, 사내 뉴스를 내용으로 하는 책자이다. 호텔사업에 있어서 뉴스 레터는 전문성을 지니고 있으며, 그 내용이 정보제공의 역할을 하여야 하며, 기존고객과 잠재고객을 끌여들일 수 있는 마케팅 도구로서 널리 이용되고 있다. 특히 호텔의 부대시설과 새로운 모델상품 소개에 널리 이용된다.
다이렉트 빌	Direct Bill	영업장에서 손님이 계산할 때 후불로 처리한 계산서이다.

5. 식음료 관련 용어와 해설

용 어	영문용어	해 설
가루얼음	Shaved Ice	가루얼음, 깍아낸 얼음, 간 얼음, 즉 빙수용으로 쓰는 얼음과 같이 눈처럼 곱게 빻은 가루얼음이다.
가르반죠	Garbanzo	병아리콩. 건조시켰거나 통조림으로 가공한 것을 구입할 수 있다.
가리비	Scallop	조개의 일종으로 껍질은 넓으며, 뚜껑이 되는 부분은 붉고 평평하나 반대쪽은 움푹하다.
가부르	Garbure	스프의 일종으로 스튜를 오븐에 넣어 조리하든가 걸쭉한 양배추나 잔 돼지고기를 넣은 것이다.
가블리트	Goblet	글라스의 일종으로 Stem이 달린 Tumbler라고 생각하면 된다. 물, 맥주, Soft Drinks나 Curshed Ice를 듬뿍 사용하는 Cocktail 등에 사용된다.
가우다 치즈	Gouda Cheese	네덜란드 남부에 위치한 가우다 근교에서 200여년 전부터 만들어진 것으로 Edam Cheese와 유사하나 지방함량이 높으며, 외피는 적색으로 염색한다. 이 치즈는 살균시키지 않은 우유를 가지고 만든 Sweet Curd Cheese로서 Semi-Soft에서 Hard Cheese까지 있다.
가토	G teau	케이크 과자이다.
가프롱	Gaperon	프랑스산 연질치즈로 압착하여 만든다. 지방함량은 30[%]이고, 소형의 돔형이며 원료는 버터밀크나 탈지유, 마늘향이 있다.

용 어	영문용어	해 설
간식	Callation	간식
갈릭 브레드	Garlic Bread	프렌치 브레드를 두께 1cm 정도로 얇게 자른 다음, 버터에다 마늘을 찧어 넣고, 실파 등을 썰어 만든 것을 발라서 오븐에 파삭파삭하게 구운 빵이다.
갈비등심 스테이크	Prime Rib of Beef	갈비등심 스테이크이다.
거르긴	Gherkin	달콤하거나 시큼한 작은 오이피클이다.
건강식 아침식사	Healthy Breakfast	비만증과 각종 성인병을 염려하는 고객을 위해 각종 미네랄과 비타민이 풍부하고 고단백, 저지방인 식품으로 구성한 것으로 생과일 쥬스, 플레인 요구르트와 과일, 빵, 커피로 구성된다.
검 페이스트	Gum Paste	슈거 파우다와 코스타치에 물을 붓고 반죽한 후 아라빅 검, 즉 건조 고무를 녹여 반죽한 것. 검이 없을 때는 젤라틴을 녹여 넣는다.
검보	Gumbo	닭고기 국물, 양파, 샐러리, 녹색고추, 오크라, 토마토 그리고 쌀로 이루어진 쿠레올 형태의 걸쭉한 수프이다.
게이트웨이 시티	Gateway City	조식용 과자. Waffle이다.
게임	Game	사냥하여 잡은 짐승이나 야생조류 혹은 그 고기이다.
게토스트	Gjetost	노르웨이산 경질치즈, 웨이를 부드러운 덩어리가 될 때까지 바짝 졸여서 만든다. 그동안에 유당이 카라멜화하므로 색깔은 갈색이 되고 맛이 달라진다. 원료유는 우유에 크림과 우유의 10[%] 이상의 염소젖을 섞은 것이다. 지방함량은 38[%] 정도이다.
게펄러 피시	Gefullter Fisch	인기있는 유태인의 앙트레. 생선 필렛살에 같은 생선혼합물을 채우고 데친 것이다.
경식	Collation	간단한 식사나 간식이다.
계피	Cinnamon	중국, 인도네시아, 인도차이나가 원산지로 상록수 잡목과 비슷하며 높이는 9[m] 정도이다. 가장 얇은 외피를 가진 것이 우수품종이며, 두께가 굵어질수록 상품가치가 떨어진다. 이 껍질의 향은 아카시아 나무보다 순하며 붉은 색을 띠고 있다.
고르곤졸라 치즈	Gorgonzola Cheese	Roquefort Type의 Blue Cheese에 대한 이탈리아 명칭이다. 세계에서 가장 오랜 이름으로 알려진 이 치즈는 이탈리아의 알프스 산맥기슭에 위치한 Gorgonzola 마을 이름에서 유래되었다. 푸른곰팡이 치즈로 중이형의 원주형이다. 지방함량은 50% 정도이고 속은 부드럽고 크림모양이다.
고프레	Gaufr	조식용 얇은 과자로 Waffle이라고도 한다.
과일 케익	Fruit Cake	과일을 사용하여 만든 케익이나 파이 종류이다.
굴	Huitre	굴
굴라시	Gourlash	Hungarian Goulash라고도 하는 파프리카 고추로 진하게 양념하여 매콤한 맛이 특징인 헝가리식 쇠고기와 야채의 스튜(stew)이다.
그레이프 후루츠	Grape Fruit	자몽이라 하며, 아열대 지방에서 자라는 밀감과의 과일이다.
그린 빈스	Green Beans	일명 줄콩으로, Hot Vegetables에 사용된다.
그린 치즈	Green Cheese	가염처리된 생치즈이다.
그린 캐비지	Green Cabbage	양배추의 한 종류로, 잎들은 초록색이고 매우 꼬불꼬불하고 엉켜 있다.
그린 피스	Green Peas	둥글고 작은 초록색의 완두콩의 일종으로 Soup, Hot vegetables에 사용된다.

용 어	영문용어	해 설
그릿츠	Grits	거칠게 갈아서 구운 옥수수이다.
극피동물	Sea Cucumber	해삼류에 속하는 극피동물. 몸길이는 40[cm] 가량, 몸은 보통 밤색과 갈색이 서로 엇갈리어 얼룩얼룩한 무늬를 이룬다. 입둘레에는 많은 촉수가 있고, 무르고 연한 외피 속에는 자디잔 골편이 있음. 살은 식용하는 데 맛이 좋고 영양가도 좋다.
글라세	Glac	아주 진한 스톡(stock)이다.
글라세 드 비이얀드	Glac De Viande	고기스톡을 졸인 진한 고기 육즙이다.
글라스	Glace	설탕을 졸여 글라스 형태로 투명하게 보일 수 있도록 하는 것이다.
글라스러 치즈	Glassler Cheese	치즈공 대신에 치즈 덩어리에 틈새가 생긴 경우와 조직이 유연하지 못하여 틈새가 생긴 치즈이다.
글라시 치즈	Glassy Cheese	Glassler Cheese
글루타메이트	Glutamate	단백질에서 추출한 글루탄산의 나트륨염으로 음식의 맛을 향상시키는 조미료이다.
까망베르 치즈	Camembert Cheese	Soft Cheese의 일종으로 프랑스의 Normandy 지방의 Vimoutiers 근교의 Camembert 마을에서 처음 만들어졌으며, 먹을 때 외피를 벗겨 먹는 것이 보통인데, 이것은 자극적인 냄새가 너무 강하고, 과숙한 경우에는 Ammonia 냄새도 나기 때문이다.
깻잎	Sesame Leaf	참깨과에 속하는 1년생 식물로 밭에 심어 가꾸는 농작물이다. 인도 또는 아프리카가 원산이라 하는데, 우리나라, 중국, 북미, 미얀마, 터키, 일본 등지에서 자란다. 씨는 참깨라 하여 볶아서 깨소금을 만들어 양념에 쓰이며, 기름으로도 짜서 요리에 쓰고, 어린 잎은 식용으로 쓴다.
꼬냑	Cognac	프랑스의 꼬냑 지방의 포도주가 맛이 빨리 변하기 때문에 오래 저장할 수가 없어서 증류했던 것이 오늘의 우수한 브랜디로 평가받는 꼬냑이 된 것이다. 프랑스에서는 국법으로 꼬냑 지방에서 만든 브랜디만을 꼬냑이라고 부르게 하고 다른 지방 것은 그냥 브랜디라고 한다.
꼬뜨 뒤 론느	C tes du Rhone	Vinne에서 Avignon까지 Rhne 강을 따라 이어지는 포도밭으로 약 200km의 길이로 길게 북에서 남으로 포도밭이 있어 기후와 토질이 남부와 북부가 조금 달라 재배되는 포도품종도 12~13가지 종류나 된다. Red, Rose, White Wine을 다 생산하는데 주로 Red Wine을 생산한다.
꽃상추	Endive Witloof	꽃상추로서 샐러드 등에 쓰인다.
나바린	Navarin	당근과 순무를 곁들인 갈색 양고기 스튜이다.
나폴레옹	Napoleons	퍼프페이스트의 층을 크림퐁당으로 분리하고 퐁당아이싱을 씌운 프랑스의 패스트리이다.
나폴레옹 꼬냑	Napoleon Cognac	꼬냑 브랜디는 나폴레옹 1세가 가장 즐겨 마신 술로서 100년 이상 저장・숙성시킨 코냑제품에 대한 별칭으로서 나폴레옹이란 이름이 붙여지고 있다. 그러나 나폴레옹이란 명칭이 붙은 것은 전부 100년 이상된 것인지는 확실하지 않다. Napoleon이라고 표시되어 있는 것은 그 제조회사에서 생산되는 제품 중 최상품이다.
날계란	Plain Eggs	생계란(raw eggs), 날계란이다.
냉각음료수	Chilled Water	냉각된 음료수이다.

용 어	영문용어	해 설
너트메그	Nutmeg	인도네시아 몰루카스섬이 원산지이고, 서인도제도 반다섬과 파푸아에서 재배된다. 평균 높이가 9~10[cm], 열매는 복숭아와 비슷하며 속살이 많고 껍질과 핵 사이에 불그스레한 황색으로 덮여 있다. 육두구는 그 열매의 핵이나 씨를 말한다. 또한 Aspic 파이, 스프, 야채, Chicken fricassee, 송아지이다.

6. 호텔 · 카지노 관련 용어와 해설

용 어	영문용어	해 설
메이킹	Marking	카지노게임 Roulette의 기본동작으로 플라스틱 또는 금속으로 된 Marker로 표시하는 동작이다.
모빌 홈	Mobile Home	일반 가정의 모든 시설, 장비가 갖추어져 있어 여행에 편리하며 또한 일상 거주형태로 비교적 쉽게 이동할 수 있는 이동식 주거형태이다.
모빌리지	Movillage	자동차(Mobile)와 마을(Village)을 하나로 묶은 신조어로 자동차 이용 여행자를 위해 계획된 캠프장이며, 그의 목적을 위해 특별히 설치된 시설을 오토캠핑장(Autocamping)이라고 한다.
목적지	Destination	목적지
몬틸라	Montilla	Montilla는 Jerez에서 내륙으로 약 100마일쯤 들어가 Cordoba 근처에 위치한다. Sherry Wine에 눌려 빛을 못보던 지역이지만 좋은 와인이 나오는 알코올 도수 16도까지 천연적으로 되며 강화시키지 않고 출고시킨다.
무사증통과	TWOV(Transit Without Visa)	무사증통과. 나라에 따라서 다르나, 일정한 기간 내로 관광 등의 목적이면 사증 불요(不要)로 하고 있다.
무사증통과	TRWOV	Transit Without Visa의 약자이다.
무형 관광자원	Invisible Tourism Re출처s	무형 관광자원
미국 상무성 관광국	USTS	United States Travel Service의 약자이다.
미국 소매여행업자협회	ARTA	Association of Retail Travel Agents의 약자이다.
미국 여행기관협회	NATO	National Association of Travel Organizations의 약자이다. 국내관광사업의 진흥, 외국에서 미국으로의 관광왕래 증대를 위하여 1941년 워싱턴에 설립, 본 협회는 미국 내의 각종 운수업자, 호텔 · 모텔업자, 레스토랑, 출판사 등 여행에 관계있는 업자를 회원으로 하고 있다.
미국 여행작가협회	SATW	Society of American Travel Writers의 약자이다.
미국의 택시	Yellow Car	미국의 택시. Yellow Cap이라고도 하며, 전체를 노랗게(황색으로) 칠하고 있다.
미드 센트릭	Medcentric	관광자의 성격 중 Allocentric과 Psychocentric의 중간형태의 성격으로 모험적이지도 보수적이지도 않은 중간형태의 성격이다.
미상의원 관광협의회	STC	관광에 관한 법률을 제정하는 과정에서 자문역할을 하기 위한 미국 상원의 연합체이다. Senate Tourism Caucus의 약자이다.

용 어	영문용어	해 설
미주여행업협회	ASTA	미주여행업협회. American Society of Travel Agents의 약자이다.
미팅	Meeting	입국여행자를 마중하는 것이다.
버스 보이	Bus Boy	손님에게 직접 서비스를 하지 않는 종업원이다.
번호통화	Station(-to-Station) Call	번호통화
보이지	Voyage	장기간형태의 여행이다.
보통열차	Way Train	각 역 정차의 열차이다.
보통전보	OT(Ordinary Telegram)	보통전보
보험증서	Policy	여행업자에 있어서는 정책이다.
복수비자	Multiple Visa	해당 국가에 일정기간 내 자유롭게 입출국할 수 있는 비자이다.
볼거리	Point of Interest	관광의 볼만한 것(곳)이다.
봄베	Botanical Garden	식물원. 주요 관광자원으로 활용되고 있다.
부두	Pier	방파제이다.
부적절한 자극	Irrelevant Cues	소비자 관광행동에 있어 지각적 판단이 어려울 경우 부적절한 자극을 따르는 경우를 청한다. 기능보다 색 · 외형 등을 따르는 경우이다.
비수기요금	Off Season Fare	비수기에 적용되는 할인운임이다.
빌라	Villa	부호나 유한계급의 별장에서 유래된 피서, 피한, 휴양, 야외 레크리에이션 활동 등을 위한 휴양지의 숙박시설이다.
사적	Landmark	사적. 유적
사증	Visa	여행자를 받아들이는 나라가 여행자에게 주는 입국인정서. 영사에 의해 발행된다.
사증신청	Visa Application	재한국 외국대사관, 영사관에 신청을 하는 것이다.
사증신청서	Visa Application Form	각국이나 도항목적에 따라서 신청서의 양식이 다르다.
사파리	Safari	수렵, 사냥. 근간 동아프리카를 중심으로 하여 수렵여행(카메라 사파리를 포함)이 성행하고 있다.
산업관광	Industrial Tourism	산업관광. 산업현장 및 관련 대상물 관광을 주요 목적으로 하는 관광이다.
산업관광	Technical Tourism	산업관광
상용여행업자	Commercial Agent	기업체의 상용거래를 취급하는 여행업자이다.
상해보험	Accident Insurance	최근에는 보험사의 고객서비스 강화에 따라 Insurance를 Assistance로 사용하기도 한다. 즉 보험금의 보상에 한정한 서비스가 아닌 각종의 부가서비스를 강화하여 종합적인 고객 서비스를 제공하는 보험들이 많이 만들어지고 있다.
설명변수	Explanatory Variables	관광수요예측과 관련한 설명변수이다.

용 어	영문용어	해 설
성수기	High Season	수요가 급증하는 시기로 각종의 원가가 높게 책정되며, 여행을 위해서는 사전예약이 필요한 시기이기도 하다.
세계 레저 레크리에이션 협회	WLRA(World Leisure and Recreation Association)	관광레저 레크리에이션의 연구, 교육, 홍보를 통해 국민생활의 질적 향상을 기하고 관광부문에 대한 자문 및 국가간의 협력증진을 도모하며 관광전문지를 발간하고 있다. 1956년 필라델피아에서 국제 레크리에이션 협회(International Recreation Association)로서 설립되어 1973년에 현재의 명칭으로 변경됐다. 회원은 미국·영국·일본 등 80개국의 개인과 120개국의 관계단체로 구성되며, 본부는 뉴욕에 있고, 주네브에 지부가 있다. 한국관이다.
세계관광 자동차협회	WTAO(World Touring and Automobile Organization)	1947년에 국제관광연맹(ITA : International Touring Alliance, AIT : Alliance International de Tourism)과 국제자동차연맹(IAF : International Automobile Federation, FIA : Federationale de i'Automobile)에 의해 1950년 설립되었다. 이 협회의 목적은 양기관의 조정적 역할을 수행하는 데 있으며, 양기관의 공동이익을 수호하고 자동차교통, 국제적 단체이다.
세계관광기구	WTO(World Tourism Organization)	관광분야에 있어서 중심적인 역할의 수행을 목적으로 한 국제기관이다. 전신은 관설 관광기관 국제동맹(IUOTO)이지만 1970년의 IUOTO 멕시코 총회에서 구성 및 조직의 개정안이 채택되어 1975년 1월에 설립됐다. 경제적 발전, 국제간의 이해, 평화와 번영에 기여하기 위하여 관광을 진흥·발전시키는 일에 목적을 두고 있다. 조직은 가맹국, 준가맹국 및 찬조가맹원으로 구성되어 세계 102개국의 정부가 가맹, 2보호령이 준가맹하고 있다.
세계관광수입	Global Tourist Earnings	세계관광수입
세계여행업자 협회	WATA(World Association of Travel Agencies)	여행업자로 구성된 민간관광기구이며, 회원업자의 권익보호, 여행거래질서의 확립, 여행요금 산출방법의 개선, 여행자보호에 관한 공동대책의 수립 및 협의를 주된 업무로 하고, 세계의 관광왕래촉진을 목적으로 하여 1949년 설립되었다. 제네바에 본부가 있으며, 1도시 1여행업자가 가맹하고 있고, 회원은 100여개국 이상에 걸쳐 있다. 세계 각국의 여행사·호텔에 관한 현황, 요금, 자료를 수집한 《Moster Key》(연보)를 매년 발간하고 있다.
소더스트 조인트	Sawdust Joint	규모가 작고, 품위없는 Gambling 시설로 이용자형태를 작은 금액으로 Play하는 고객을 유치, 그들이 단골로 애호하는 Gaming Style로 시설투자 및 여러 경비부담을 경감하는 효과가 있으나 삼류라는 이미지를 벗어나기 힘들다.
소매여행업자	Retail Travel Agent	호울셀러가 만든 여행상품(패키지 투어)을 일반객에게 판매하는 것을 주된 영업내용으로 하고 있는 여행업자이다.
손님접대	Hospitality	손님을 친절하게 접대하는 것이다.
수상 보트	Hovercraft	수상 보트

■ 참고 및 인용문헌 ■

01. 관광학개론, 미학사, 2003
02. 관광학 내부강의록, 변상록, 2012
03. 관광법규론, 임주환 · 조찬호, 현학사, 2008
04. 관광학원론, 김병용, 한올출판사, 2010
05. 관광학원론, 김홍일 외, 새로미, 2011
06. 관광학원론, 이정학, 대왕사, 2010
07. 관광산업의 서비스, 안성연 · 이희천 공저, 남두도서, 2008
08. 관광자원론, 박종찬 · 김성동, 남두도서, 2009
09. 광광상품론, 신도길 · 박성규 · 노윤구, 남두도서, 2012
10. 관광학개론의 이해, 최복수 · 김성동, 남두도서, 2009
11. 국내병원 외국인환자 진료계약서, 출입국관리국
12. 국제 의료관광 코디네이터, 박문각, 2013
13. 국제 의료관광 코디네이터, 보건의료관광 마케팅, (주)시대고시기획, 2012
14. 의학용어 및 질환의 이해, 나승권, 도서출판 상학당, 2013
15. 국외여행 인솔자 가이드북, 이현동, 남두도서, 2009
16. 국회 보건복지위원회, 수석전문위원, 의료분쟁조정 관련 심사자료, 2007
17. 고품격 관광서비스 실무론, 김영호, 남두도서, 2009
18. 고객만족 요럴땐 요렇게, 강희선, 영진미디어, 2007
19. 금융환경변화에 따른 우체국의 리스크 관리 방안, 이홍새 이범진, 2001
20. 마케팅 관리론, 김원수, 경문사, 1989
21. 모든 고객을 VIP로 …, 홍원상, 문화예술 마케팅, 조선닷컴, 2012
22. 소비자상담의 이해, 김영신, 시그마프레스 2005
23. 소비자행동의 이해와 마케팅 응용, 김소영, 형설출판사, 2008
24. 수술 · 임상 · 검사 의료기기, 나승권, 도서출판 상학당, 2014
25. 생리해부학 및 생체물성학, 나승권, 도서출판 상학당, 2013
26. 의료마케팅, 박주희, 현문사, 1987
27. 의료관광 구조와 실제, 범문에듀케이션, 2013
28. 여행사 경영실무, 서철현 · 이현동, 남두도서, 2009
29. 여행사 경영과 실무, 윤병국 외, 새로미, 2012
30. 의료기관 평가지침서, 보건복지가족부, 한국보건산업진흥원, 2008
31. 의료경영학회, 병원경영개론, 서원미디어, 2010
32. 의료보장론, 유승흠 · 박은철 신광출판사, 2009
33. 인터넷 관광정보론, 김영호, 남두도서, 2008
34. 의료서비스마케팅, 조우현, 퇴설당, 1999
35. 병원 마케팅의 이해, 박창식 펴냄, 대학서림, 2002
36. 외식산업 경영과 창업, 전영직 외, 백산출판사, 2008
37. 재활 · 피부미용 · 비만 의료기기, 나승권, 도서출판 상학당, 2015
38. 진찰 · 진단 의료기기, 나승권, 도서출판 상학당, 2014

39. 치료의료기기, 나승권, 도서출판 상학당, 2014
40. 커뮤니케이션, 커뮤니케이션북스, 2012
41. 2013 한국의료관광총람, 한국관광공사, 2013
42. 한국보건산업진흥원, 국제진료서비스 교재, 2009
43. 한국관광학회, 관광학총론, 백산출판사, 2009
44. 한국문화관광연구원, 글로벌 리더로서 관광을 말하라, 대왕사, 2008
45. 호텔실무경영론, 이호길 · 김미경 · 신형섭, 남두도서, 2011
46. 호텔서비스실무론, 김춘호 외, 새로미, 2007
47. 호텔프로젝트 실무, 이희천, 남두도서, 2010
48. 호텔관광서비스 마케팅 실무, 신형섭, 남두도서, 2013
49. 환자중심의 의료 커뮤니케이션, 박용익, 백산서당, 2010
50. 헬스커뮤니케이션 연구의 접근방법, 이병관, 2009
51. 헬스커뮤니케이션의 역사, 정의, 과제, 박동진 · 정의철, 2009
52. 현대 기초의학 및 의공학, 나승권, 도서출판 상학당, 2009
53. 현대 의용전자공학, 나승권, 도서출판 상학당, 2009
54. 현대 의료기기, 나승권, 도서출판 상학당, 2009
55. 현대 의용기계공학, 나승권, 도서출판 상학당, 2009
56. 현대 의료안전 · 법규 및 정보, 나승권, 도서출판 상학당, 2014
57. 한 종합검진센타 이용자의 만족도와 서비스 요구분석, 강상권, 연세대 보건대학원, 석사 학위논문, 1991
58. 병원입원 진료관리에 대한 고객의 만족도 조사연구, 박원필, 경희대 행정대학원 석사 학위논문
59. The Rise of Medical Tourism, 2009 Grail Research

[인터넷 홈페이지]

http : //www.mcst.go.kr(문화체육관광부)
http : //www.knto.or.kr(한국관광공사)
http : //www.kata.or.kr(한국여행업협회)
http : //www.ktri.re.kr(한국관광연구원)
http : //www.hotelkorea.or.kr(한국관광호텔업협회)
http : //www.happycampus.co.kr(해피캠퍼스자료실)
http : //www.naver.com(네이버 자료실)
http : //www.mest.kr(메스타임즈 : 관광경영론)
http : //www.metro.seoul.kr(서울특별시)
http : //www.metro.pusan.kr(부산직할시)
http : //www.metro.incheon.kr(인천광역시)
http : //www.metro.daegu.kr(대구광역시)
http : //www.metro.daejon,kr(대전광역시)
http : //www.metro.ulsan.kr(울산광역시)
http : //www.metro.kwangju.kr(광주광역시)
http : //www.provin.kyonggi.kr(경기도)
http : //www.provin.kwangwon.kr(강원도)
http : //www.provin.chunngnam.kr(충청남도)
http : //www.provin.chungbuk.kr(충청북도)
http : //www.provin.cheonbuk.kr(전라북도)
http : //www.provin.cheonnam.kr(전라남도)
http : //www.provin.kyungbuk.kr(경상북도)
http : //www.provin.kyungnam.kr(경상남도)
http : //www.provin.cheju.kr(제주)

찾아보기

[ㄱ]
가독성 262
가압류 194
검사합격증명서 379
공유자 368
관광관련법 432
관광법규 353
관광사업 368
관광사업자 368
관광종사원 434
관광지 368
관광특구 369
관광형태 39
국가의료제도 199
국민 404
국제연합통행증 425
국제의료관광코디네이터 63
국제의료보험 215
권역계획 391
급여 202
기본계획 391
기술통계 236
기술통계학 237
기획여행 368

[ㄴ]
난민 404

[ㄷ]
단순환자 32
도덕적 해이 249
도착비자 421
독립채산제도 120

[ㄹ]
리스크 관리 245
리스크 대응 264
리스크 분석 256
리스크 예방 254
리스크 조정 254
리스크 통제 257
리스크 파악 253
리스크(risk) 245

[ㅁ]
마사지 26
명목척도 240
문화관광해설사 369
미수교국가 412
미용수술 54

[ㅂ]
법률 198
병상배정 188
보건의료기술 21
보험료 201
분쟁해결 221
비급여 203
비율척도 240

[ㅅ]
사전심사 208
사후심사 209
선택진료 185
세계보건기구(WHO) 38
수가 220
수납 68
순수치료형 46
스파 93
승무원 404
시장 리스크 관리 296
시장경제 166
신의료기술평가 327

[ㅇ]
아웃소싱 환자 31
약어 259
양해각서 43
여권 404
여행업자 373
여행의료보험 214
여행환자 32
연대지불보증 187
온천요법 25
외국국적동포 431
외국인 404
외국인보호실 404

외래원무관리 173
외래진료 178
운수업자 404
원격의료 322
원무관리 171
원스톱 진료 124
웰니스 관광 57
웰빙 30
위태 249
위해요소 중점 관리기준 250
위험성 분석 272
유동성 리스크 관리 297
유비쿼터스 환경 227
유원시설업자 381
의료과실 270
의료과오 269
의료관광 11
의료관광 마케터 61
의료관광객 13
의료관광사업 14
의료관광산업 11
의료관광코디네이터 58
의료기관 309
의료법 353
의료보험 195
의료사고 269
의료산업 11
의료서비스 34
의료소송 270
의료실비 보험금 217
의료여행 11
의료여행자 13
의료영상저장전달시스템(PACS) 231
의료유사업자 336
의료인 309
의료정보 226
의료정보시스템 225
이의신청 212
인증 260
인체면역결핍바이러스 235
인터넷 예약 181
임플란트 51
입원 원무관리 171
입원관리 184

[ㅈ]

재외국민 431
전일퇴원 예고제 191
전자사증 409
전자의무기록 318
전자의무기록(EMR) 232
정형외과 340
종래형 290
종합병원 310
중앙회 320
진료계약서 281
진료예약 180

[ㅊ]

처방전달시스템(OCS) 231
철의 삼각형 20
최소침습수술 148
추측통계 236
추측통계학 238
출입국사범 404
치료여행 56
치료+관광형 47

[ㅋ]

카지노기구 379

[ㅌ]

통계량 239
퇴원관리 189
특정국가 412

[ㅍ]

피설명변수 241

[ㅎ]

하맘 24
한국관광협회중앙회 386
할인율 220
해수치료법 25
헌법 198
헬스케어 58

[영문]

Asian Quality-seekers 56
FAX 예약 182
U-Health 산업 21
UNWTO 13

■ 저자약력 ■

■ 나 승 권

- 서울청량초등, 경희중, 한양공업고등학교 전기과 졸업
- 한국폴리텍대학 동부산캠퍼스 전기, 전자과 2년 수료
- 한국폴리텍대학 인천캠퍼스 전기과 기능장과정 졸업
- 세명대학교 대학원 전기전자학과 졸업(의공학 및 전력전자응용전공, 공학박사)
- 삼육의료원 부산(한방)병원 전기 및 의공기사 7년 근무
- 한국수자원공사 전기기사 7년 근무
- 의공기사, 의공산업기사, 병원코디네이터(Hospital Coordinator)사, 의료정보관리사
- 의료기기상품기획사, 전기·전자기술지도사, 전기기기기능장, 전기공사기능장, 산업안전기사
- 전기공사특급기술자, 한국전력기술인특급기술자, 한국전력기술인특급감리사
- 한국전력기술인설계사 면허, 전자산업기사 이외 20개의 자격증과 면허취득
- 한국폴리텍대학 강릉캠퍼스 교수(현)
- 한국산업인력공단 의공(산업)기사, 의료전자기능사 이론, 실기(출제, 검토, 채점)위원(현)
- 한국보훈복지의료공단 감사자문위원 및 평가위원(현)
- 식품의약품안전처 의료기기자문위원 및 평가위원(현)
- (재)원주의료기기테크노밸리 의료기기자문위원 및 평가위원(현)
- 한국산업단지공단 원주단지혁신클러스터추진단 기술과제 평가위원(현)
- 국가직무능력표준(NCS) 기반의 훈련과정 편성 주강사(현)
- 직업능력개발훈련 사업심사평가위원
- 강원도산업경제진흥원 강원지식재산전문위원 및 평가위원(현)
- 강원테크노파크 기술개발사업선정(의료기기) 평가위원(현)
- 한국방송통신전파진흥원 강원본부 ICT산학동반성장협의회 위원(현)
- 메디칼디바이스저널 기술편집자문위원(현)
- 강원일보, 메디저널, 의약정보 의료기기기술 및 포럼기고(현)
- ㈜메디아나, ㈜씨유메디칼시스템, ㈜리스템, ㈜태연메디칼, ㈜대화기기, ㈜ED, ㈜메디칼써프라이, ㈜바이오프로테크, ㈜조양디엠, ㈜메디코넷 의료기술자문위원(현)
- TUV Korea Ltd. TUV Suddeutschland Group(Medical-Health-Service부서) 의료기기자문(현)
- ISO9001:2008 국제심사원, (사)키캄연구소 한국서비스품질우수기업인증 전문위원 및 평가위원
- 대한의용생체공학회 교육이사, 한국모바일학회 총무부회장, 한국컴퓨터정보학회 이사, 한국통신학회 학술이사, 대한의공협회, 한국의료정보교육협회, 대한전기학회, 한국산업기술재단, 대한전력전자학회, 한국산학기술학회, 한국항행학회 회원

보건의료 관광행정

2016년 1월 20일 1판 1쇄 발행

저 자 나 승 권
발행인 남 승 우

발행처 도서출판 상尙 학學 당堂

서울시 동작구 사당로9가길 6(사당동)
TEL : 02) 595-1692~4
FAX : 02) 595-1394
E-mail : namdoo6@unitel.co.kr
신고 : 2-155호 (1968. 11. 29)

정가 32,000원

ISBN 978-89-6587-087-6 93510

〈디자인〉 편집 엄해숙 / 표지 나아기획